The Endocrine and Metabolic Diseases Volume

Interpretation
of Clinical Pathway
and Therapeutic Drugs

2022年版

临床路径治疗药物释义

INTERPRETATION OF CLINICAL PATHWAY AND THERAPEUTIC DRUGS

内分泌与代谢性疾病分册

《临床路径治疗药物释义》专家组 编

中国协和医科大学出版社
北 京

图书在版编目（CIP）数据

临床路径治疗药物释义·内分泌与代谢性疾病分册/《临床路径治疗药物释义》专家组编. —北京：中国协和医科大学出版社，2022. 8
ISBN 978-7-5679-2013-2

Ⅰ. ①临… Ⅱ. ①临… Ⅲ. ①内分泌病-用药法 ②代谢病-用药法 Ⅳ. ①R452

中国版本图书馆 CIP 数据核字（2022）第 119889 号

临床路径治疗药物释义·内分泌与代谢性疾病分册

编　　者：《临床路径治疗药物释义》专家组
责任编辑：许进力　王朝霞
丛书总策划：张晶晶　冯佳佳
本书策划：张晶晶　孙嘉惠

出版发行：中国协和医科大学出版社
（北京市东城区东单三条 9 号　邮编 100730　电话 010 65260431）
网　　址：www. pumcp. com
经　　销：新华书店总店北京发行所
印　　刷：北京天恒嘉业印刷有限公司

开　　本：787mm×1092mm　1/16
印　　张：37. 5
字　　数：1000 千字
版　　次：2022 年 8 月第 1 版
印　　次：2022 年 8 月第 1 次印刷
定　　价：218. 00 元

ISBN 978-7-5679-2013-2

内分泌与代谢性疾病临床路径及相关释义

（按姓氏笔画排序）

丁丽萍　浙江省人民医院
于　森　中国医学科学院北京协和医院
王　鸥　中国医学科学院北京协和医院
王卫庆　上海交通大学医学院附属瑞金医院
王林杰　中国医学科学院北京协和医院
王爱红　战略支援部队特色医学中心
平　凡　中国医学科学院北京协和医院
卢　琳　中国医学科学院北京协和医院
宁　光　上海交通大学医学院附属瑞金医院
母义明　中国人民解放军总医院
邢小平　中国医学科学院北京协和医院
吕朝晖　中国人民解放军总医院
朱　平　战略支援部队特色医学中心
朱　梅　天津总医院
朱惠娟　中国医学科学院北京协和医院
刘　赫　中国医学科学院北京协和医院
刘建民　上海交通大学医学院附属瑞金医院
刘爱民　中国医学科学院北京协和医院
闫朝丽　内蒙古医科大学附属医院
许岭翎　中国医学科学院北京协和医院
阳洪波　中国医学科学院北京协和医院
纪立农　北京大学人民医院
严　励　中山大学孙逸仙纪念医院
李　伟　中国医学科学院北京协和医院
李延兵　中山大学附属第一医院
李艳波　哈尔滨医科大学附属第一医院
杨　涛　江苏省人民医院
杨彩哲　中国人民解放军空军总医院
连小兰　中国医学科学院北京协和医院
张俊清　北京大学医院
张剑锋　广西医科大学第二附属医院
陈　适　中国医学科学院北京协和医院
陈诗鸿　山东大学第二医院

单忠艳　中国医科大学附属第一医院
赵　琳　首都医科大学宣武医院
赵家军　山东省立医院
钟历勇　首都医科大学附属北京天坛医院
段　炼　中国医学科学院北京协和医院
姜　艳　中国医学科学院北京协和医院
洪天配　北京大学第三医院
秦安京　首都医科大学附属复兴医院
夏维波　中国医学科学院北京协和医院
柴晓峰　中国医学科学院北京协和医院
高　莹　北京大学第一医院
郭晓蕙　北京大学第一医院
章　秋　安徽医科大学第一附属医院
程丽君　浙江省邵逸夫医院
童安莉　中国医学科学院北京协和医院
童南伟　四川大学华西医院
窦京涛　中国人民解放军总医院

《临床路径治疗药物释义》编审专家名单

编写指导专家

金有豫　首都医科大学
孙忠实　中国人民解放军总医院第六医学中心
李大魁　中国医学科学院北京协和医院
王汝龙　首都医科大学附属北京友谊医院
孙春华　北京医院
贡联兵　中国人民解放军第305医院
李玉珍　北京大学人民医院
王育琴　首都医科大学宣武医院
汤致强　中国医学科学院肿瘤医院
郭代红　中国人民解放军总医院
胡　欣　北京医院
史录文　北京大学医学部
翟所迪　北京大学第三医院
赵志刚　首都医科大学附属北京天坛医院
梅　丹　中国医学科学院北京协和医院
崔一民　北京大学第一医院

编　委（按姓氏笔画排序）

丁玉峰　华中科技大学同济医学院附属同济医院
卜书红　南方医科大学南方医院
马满玲　哈尔滨医科大学附属第一医院
王伟兰　中国人民解放军总医院
王咏梅　首都医科大学附属北京佑安医院
王晓玲　首都医科大学附属北京儿童医院
方建国　华中科技大学同济医学院附属同济医院
史亦丽　中国医学科学院北京协和医院
吕迁洲　复旦大学附属中山医院
朱　珠　中国医学科学院北京协和医院
朱　曼　中国人民解放军总医院
刘丽宏　中日友好医院
刘丽萍　中国人民解放军总医院第五医学中心
刘皋林　上海交通大学附属第一人民医院
孙路路　首都医科大学附属北京世纪坛医院

杜　光　华中科技大学同济医学院附属同济医院
杜广清　首都医科大学附属北京康复医院
李　静　煤炭总医院
李国辉　中国医学科学院肿瘤医院
李雪宁　复旦大学附属中山医院
杨会霞　清华大学第二附属医院
杨莉萍　北京医院
吴建龙　深圳市第二人民医院
沈　素　首都医科大学附属北京友谊医院
张　渊　上海交通大学附属第六人民医院
张相林　中日友好医院
张艳华　北京大学肿瘤医院
陆奇志　广西壮族自治区江滨医院
陆瑶华　上海交通大学附属第六人民医院
陈瑞玲　首都医科大学附属北京天坛医院
林　阳　首都医科大学附属北京安贞医院
周　颖　北京大学第一医院
屈　建　安徽省立医院
侯　宁　山东省立医院
侯连兵　南方医科大学南方医院
徐小薇　中国医学科学院北京协和医院
郭海飞　北京大学第六医院
陶　玲　中山大学附属第三医院
蔡　芸　中国人民解放军总医院

《临床路径治疗药物释义·内分泌与代谢性疾病分册》参编专家名单

（按姓氏笔画排序）

丁玉峰	丁丽萍	卜书红	马满玲	王　鸥	王卫庆	王伟兰	王汝龙
王林杰	王咏梅	王育琴	王晓玲	王爱红	方建国	平　凡	卢　琳
史亦丽	史录文	宁　光	母义明	邢小平	吕迁洲	吕朝晖	朱　平
朱　珠	朱　曼	朱惠娟	刘丽宏	刘丽萍	刘建民	刘爱民	刘皋林
汤致强	许岭翎	孙忠实	孙春华	孙路路	纪立农	贡联兵	杜　光
杜广清	李　伟	李　静	李大魁	李玉珍	李延兵	李国辉	李雪宁
杨会霞	杨莉萍	杨彩哲	连小兰	吴建龙	沈　素	张　渊	张相林
张俊清	张剑锋	张艳华	陆奇志	陆瑶华	陈　适	陈瑞玲	林　阳
金有豫	周　颖	单忠艳	屈　建	赵　琳	赵志刚	赵家军	胡　欣
钟历勇	段　炼	侯　宁	侯连兵	姜　艳	洪天配	秦安京	夏维波
柴晓峰	徐小薇	郭代红	郭晓蕙	郭海飞	陶　玲	梅　丹	崔一民
程丽君	童安莉	童南伟	窦京涛	蔡　芸	翟所迪	闫朝丽	

序 言

内分泌代谢疾病是一组广泛影响人体各组织、器官的疾病，既有发病率甚高的糖尿病，也有较为罕见的一些特殊综合征。因此，规范医疗行为、提高医疗质量、保障患者安全和降低医疗费用等问题至关重要。

研究与实践证明，临床路径管理是通过循证医学建立医师共识，以共识规范医疗行为，从而达到整合优化资源、节省成本、避免不必要检查与药物应用、建立较好医疗组合、减少文书作业、减少人为疏失、提高医疗服务质量等诸多方面的目标。因此，实施临床路径管理既是医疗质量管理的重要工作，也在医药卫生体制改革中扮演着重要角色。国家卫生和计划生育委员会（原卫生部）于2013年9月16日公布的《国家卫生计生委办公厅关于切实做好临床路径管理工作的通知》中对临床路径管理工作提出以下要求：“一、加大工作力度，扩大临床路径管理覆盖面；二、完善相关制度规范，提高临床路径管理水平和工作质量；三、做好数据上报、分析工作，加强临床路径管理信息化建设。”

迄今临床路径试点工作已进行十多年，对绝大多数医院而言，这是一项全新的、有挑战性的工作，不可避免地会遇到若干问题，既有临床方面的问题，也有管理方面的问题，尤其对临床路径的理解需要统一思想，并在实践中探索解决问题的最佳方案。

为更好地贯彻国务院办公厅医药卫生体制改革的有关精神，帮助各级医疗机构开展临床路径管理，保证临床路径试点工作顺利进行，受国家卫生和计划生育委员会（原卫生部）委托，中国医学科学院承担了组织编写《临床路径释义》的工作。中国协和医科大学出版社在组织专家编写《临床路径释义》过程中，根据《临床路径》及《临床路径释义》内容，又组织国内临床药学、药理学专家共同编写了《临床路径治疗药物释义》，就临床路径及释义的“治疗方案选择”“选择用药方案”中所涉及药物相关信息做了补充说明。这本《临床路径治疗药物释义·内分泌与代谢性疾病分册》就是该丛书中的重要一本。

当然，临床路径如同其他指南性文献一样，随着科学技术的进步将会动态变化。同时，在不同的医院、不同的临床科室，对临床路径的遵循状况也存在一定差别。我们希望这本书既能成为内分泌科医师的参考工具，也能在未来不断更新，与临床医师共同进步。

中国工程院　院士
上海交通大学医学院附属瑞金医院　院长
国家代谢性疾病临床医学研究中心　主任

前言

临床路径是由医院管理人员、医师、护师、药师、医技师等多学科专家共同参与，针对特定病种或病例组合的诊疗流程，整合检查、检验、诊断、治疗和护理等多种诊疗措施而制订的标准化、表格化的诊疗规范。开展临床路径工作是实现医疗保健优化、系统化、标准化和全程质量管理的重要途径。

为更好地贯彻国务院办公厅医药卫生体制改革的有关精神，帮助各级医疗机构开展临床路径管理，保证临床路径工作顺利开展，受国家卫生和计划生育委员会委托，中国医学科学院承担了组织编写《临床路径释义》的工作。在此基础上，中国协和医科大学出版社组织国内临床药学、药理学等领域的专家共同编写了《临床路径治疗药物释义》，就临床路径及相关释义中涉及药物的部分进行了补充释义和拓展阅读。

参加本书编写的专家大多数亲身经历了医院临床路径试点工作。他们根据临床路径各病种的具体特点，设计了便于临床医师在诊疗过程中查阅的药品表单，对药物信息进行了系统、简明阐述。本书为2015年9月份出版的《临床路径治疗药物释义·内分泌与代谢性疾病分册》的再版图书。全书涵盖了药品的政策和学术来源，并在临床路径及相关释义中，对“治疗方案选择”“选择用药方案”“术前、术中、术后”用药、“医师表单医嘱用药”等项下涉及相关药物的信息进行了归纳整理。根据最新公布的《医疗机构抗菌药物管理办法》，编者在每个学科分册中附加编写了“手术预防用抗菌药物”和“治疗用抗菌药物”表单，在适应证的基础上增加了抗菌药物的抗菌谱，这将极大地便利临床医师合理选择抗菌药物。

随着医药科技的不断进步，临床路径将根据循证医学的原则动态修正；与此同时，不同地域的不同医疗机构也应根据自身情况，合理制定适合本地区、本院实际情况的临床路径。因时间和条件限制，书中的不足之处难免，欢迎同行诸君批评指正。

编　者

2022年4月

目 录

第一篇　内分泌与代谢性疾病临床路径及相关释义

第二篇　内分泌与代谢性疾病临床路径释义药物信息表

第一篇

内分泌与代谢性疾病

临床路径及相关释义

Interpretation

of Clinical Pathway

第一章

1 型糖尿病临床路径释义

【医疗质量控制指标】（专家建议）

指标一、诊断需结合临床表现、血糖和胰岛功能指标。

指标二、完善糖尿病分型鉴别诊断和并发症筛查。

指标三、在不增加低血糖的前提下，实现血糖达标且缩短平均住院日。

一、1 型糖尿病编码

1. 原编码：

疾病名称及编码：1 型糖尿病（不伴急性并发症）（ICD-10：E10.2-E10.9）

2. 修改编码：

疾病名称及编码：1 型糖尿病（ICD-10：E10.9）

二、临床路径检索方法

E10.9

三、国家医疗保障疾病诊断相关分组（CHS-DRG）

MDC 编码：MDCK（内分泌、营养、代谢疾病及功能障碍）

ADRG 编码：KS1（糖尿病）

四、1 型糖尿病临床路径标准住院流程

（一）适用对象

第一诊断为 1 型糖尿病（不伴急性并发症）（ICD-10：E10.2-E10.9）。

释义

■ 1 型糖尿病（type 1 diabetes mellitus，T1DM）是指因胰岛 B 细胞破坏而导致胰岛素绝对缺乏，具有酮症倾向的糖尿病，患者需要终身依赖胰岛素治疗。

■ 因糖尿病是一长期终身的疾病过程，治疗也应是终身的，故本路径适用对象为首诊的 1 型糖尿病患者，或虽非首诊，但未曾进行本路径要求的诊断和治疗措施的 1 型糖尿病患者。

■ 本路径不包括伴有急性、慢性并发症以及合并症的糖尿病患者，该情况参见其他路径指南。

（二）诊断依据

根据《临床治疗指南・内分泌及代谢性疾病分册》（中华医学会，人民卫生出版社，2005 年）、《临床技术操作规范・内分泌及代谢性疾病分册》（中华医学会，人民军医出版社，2009 年）、《中国 2 型糖尿病防治指南》（2021 年）（中华医学会糖尿病学分会，中华糖尿病杂志，2018 年）。

1. 达到糖尿病诊断标准。
2. 具备1型糖尿病特点：
（1）通常年轻起病，起病迅速，症状明显，中度至重度的临床症状，包括体重下降、多尿、烦渴、多饮、体型消瘦、酮尿或酮症酸中毒等。
（2）空腹或餐后的血清C肽水平低或缺乏；可出现免疫标志：胰岛素自身抗体（IAA）、胰岛细胞抗体（ICA）、谷氨酸脱羧酶抗体（GAD）、胰岛抗原抗体（IA-2）；需要胰岛素治疗；可伴有其他自身免疫性疾病。

释义

■ 现在最新版为《临床治疗指南·内分泌及代谢性疾病分册》（中华医学会，人民卫生出版社，2009年）、《中国1型糖尿病诊治指南（2012年版）》、《中国2型糖尿病防治指南（2021年版）》。

■ T1DM主要依据临床表现而诊断，由于Beta细胞破坏所致的依赖胰岛素治疗是诊断T1DM的“金标准”。因此，T1DM实际上是一种回顾性诊断，在患者起病初期进行分型诊断有时非常困难。

■ 单用临床症状和血糖水平不能准确区分1型还是2型糖尿病；即使是被视为T1DM典型特征的酮症酸中毒，也可以发生在2型糖尿病患者。T1DM目前尚无确切的诊断标准，主要根据临床特征来诊断。

■ 支持T1DM诊断的临床特征如下：

（1）起病年龄：大多数患者20岁以前起病，但也可以在任何年龄发病；20岁以前发病的患者中约80%是T1DM。

（2）起病方式：起病较急，多数患者的口干、多饮和多尿、体重下降等“三多一少”症状较为典型，有部分患者直接表现为脱水、循环衰竭或昏迷等酮症酸中毒的症状。

（3）治疗方式：依赖胰岛素治疗。一般在临床上年轻起病、发病较急、“三多一少”症状明显，且伴有酮症或酮症酸中毒者，应警惕T1DM可能，先给予胰岛素治疗，定期观察患者对胰岛素治疗的依赖程度，同时注意与其他类型的糖尿病相鉴别，最终根据治疗后的临床表现特别是对胰岛素治疗的依赖程度确定分型。

3. 分型：①免疫介导（1A型）；②特发性（1B型）。

释义

■ 临床诊断的T1DM患者，应进一步进行胰岛自身抗体的检测以明确病因。胰岛自身抗体是胰岛B细胞遭受免疫破坏的标志物，是诊断自身免疫性T1DM的关键指标，包括胰岛细胞抗体、谷氨酸脱羧酶抗体、胰岛素自身抗体、酪氨酸磷酸酶抗体等。

■ 在中国人群中，胰岛自身抗体阳性的比例较低：有50%~70%的患者体内可检测到胰岛自身抗体，在病因上属于自身免疫性T1DM。但有少数患者起病初期胰岛自身抗体阴性，随着病程进展，可出现抗体阳转，这同样应归属于自身免疫性糖尿病。有30%~50%的患者体内一直检测不到胰岛自身抗体或其他的免疫学证据，可考虑为特发性T1DM的可能。

■ 成人晚发自身免疫性糖尿病（LADA）在病因上属于免疫介导性 T1DM 的缓慢进展亚型，其临床表现、诊断和治疗均具有特殊性。中国 LADA 的诊断标准为：糖尿病诊断成立后，排除妊娠糖尿病或其他特殊类型糖尿病，并具备下述 3 项：①胰岛自身抗体阳性（GADA 为首先推荐检测的抗体，联合 IA-2A、IAA、ZnT8A 可提高检出率）；②年龄≥18 岁（如年龄＜18 岁并具有①和③者则诊断为 LADY）；③诊断糖尿病后至少半年不依赖胰岛素治疗。

■ 总体来说，T1DM 临床表现形式多样，存在数种亚型。疾病的起病方式（急性酮症起病）、治疗方式（对胰岛素的治疗有依赖性）、胰岛功能衰竭（C 肽水平低下）以及胰岛自身抗体的状态均可为诊断 T1DM 提供有力线索。

■ 糖尿病的诊断标准

诊断标准	静脉血浆葡萄糖水平（mmol/L）
（1）糖尿病症状（高血糖所导致的多饮、多食、多尿、体重下降、皮肤瘙痒、视物模糊等急性代谢紊乱表现）加随机血糖	≥11.1
或	
（2）空腹血糖（FPG）	≥7.0
或	
（3）葡萄糖负荷后 2 小时血糖	≥11.1
无糖尿病症状者，需改日重复检查	

■ 1 型糖尿病诊断分型流程

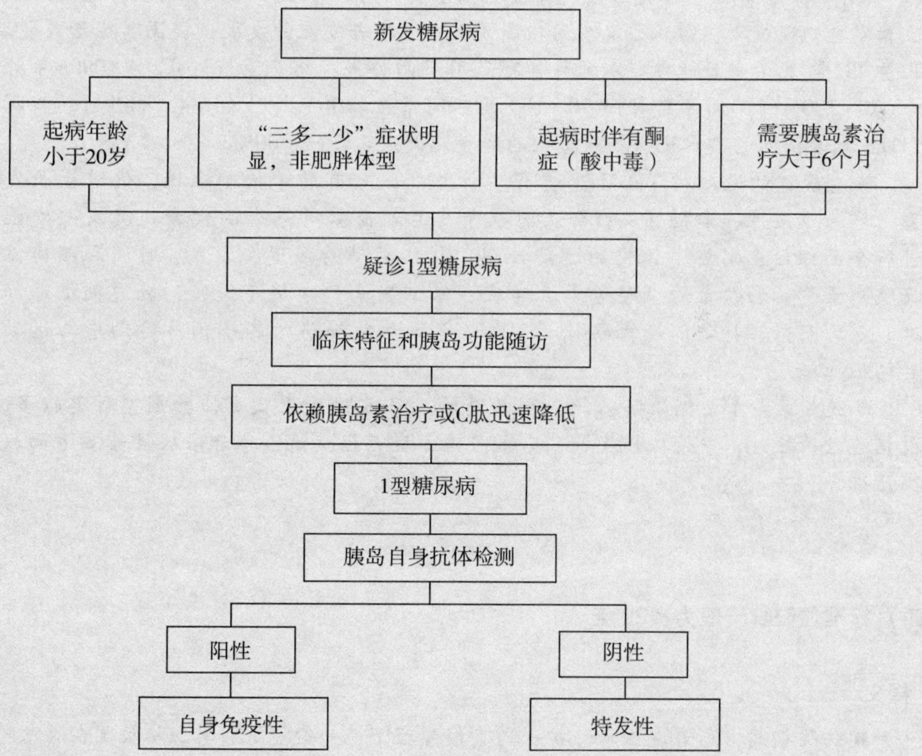

（三）治疗方案的选择

根据《临床治疗指南·内分泌及代谢性疾病分册》（中华医学会，人民卫生出版社，2005年）、《临床技术操作规范·内分泌及代谢性疾病分册》（中华医学会，人民军医出版社，2009年）、《WHO诊断标准及中国糖尿病防治指南》（2007年）。

1. 糖尿病宣传教育和管理。
2. 饮食疗法。
3. 运动疗法。
4. 自我血糖监测、低血糖事件评估。
5. 体重、尿酮体监测及并发症检测。
6. 视病情采用个体化的胰岛素强化或非强化治疗以及联合口服药物治疗。

释义

■《临床治疗指南·内分泌及代谢性疾病分册》（中华医学会编著，人民卫生出版社，2009年）《中国1型糖尿病诊治指南》（中华糖尿病学会分会，人民卫生出版社，2012）。

■ T1DM治疗的首要目标为：使用个体化的方案达到最佳的血糖控制；避免严重低血糖、症状性高血糖及酮症（酸中毒）的发生；延缓糖尿病慢性并发症的发生；改善患者的生活质量；维持正常的生长与发育。

■ 医患双方应制订个体化的血糖控制目标；在避免低血糖的基础上，应使儿童和青春期患者的HbA1c＜7.5%，成人期HbA1c＜7.0%。

■ 糖尿病教育、饮食运动治疗是基础。

■ T1DM患者医学营养治疗的目标是在保证患者正常生活和儿童青少年患者正常生长发育的前提下，纠正已发生的代谢紊乱，延缓并发症的发展，提高其生活质量。儿童T1DM患者全日能量摄入的计算可采用下面公式：总热量（kcal）=1000+年龄×（70~100）（不同年龄按照70~100的不同系数计算）（1kcal=4.1840kJ）。推荐T1DM患者摄入的碳水化合物所提供的能量比例应占50%~60%。

■ 有规律的运动对T1DM患者有多种益处，可有助于控制血糖，促进生长发育，增强适应性、幸福感及社会认同感等。运动前需对患者的代谢状况及并发症进行全面评估，制订个体化的运动计划，包括运动的强度、方式、时间和频率以及胰岛素剂量和饮食的调整等。运动应在保证安全的前提下进行，应遵循循序渐进、量力而行、持之以恒的原则，注意避免运动的损伤尤其是预防运动中与运动后的低血糖。

■ 胰岛素是1型糖尿病必须采用的药物。目前胰岛素及类似物剂型种类较多，包括速效、短效、中效、长效等。具体用药方案可据病情、患者依从性等多方面权衡后选择。

（四）标准住院日一般为≤20天

释义

■ 住院期间，患者在医师和护士的直接管理下，一般能够将其血糖控制在满意的范围，但其治疗措施仍需在以后的密切随诊中不断调整。

■ 住院期间，一旦查出有急性、慢性并发症以及合并症时，应参考相应路径进行。

（五）进入路径标准

1. 第一诊断必须符合 ICD-10：E10.2-E10.9 1 型糖尿病（不伴急性并发症）疾病编码。
2. 当患者同时具有其他疾病诊断，但在住院期间不需要特殊处理也不影响第一诊断的临床路径流程实施时，可以进入路径。

释义

■ 参见适用对象。

■ 已患 1 型糖尿病，但从未进行过本路径要求系统诊治的患者，若符合上条要求者也可进入本路径。

（六）住院期间检查项目

1. 必需检查的项目：
（1）血常规、尿常规+酮体、大便常规。
（2）全天毛细血管血糖谱（三餐前、三餐后 2 小时、睡前、必要时 0AM、3AM 等）。
（3）肝肾功能、电解质、血脂。
（4）X 线胸片、心电图、腹部及妇科 B 超。
（5）糖化血红蛋白（HbA1c）、胰岛 B 细胞自身抗体（ICA、GAD）、口服糖耐量试验和同步 C 肽释放试验（病情允许时）。
（6）并发症相关检查（新诊断糖尿病和病程超过 5 年定期复诊者）：尿蛋白/肌酐、24 小时尿蛋白定量、眼底检查、神经传导速度、超声心动图、颈动脉和下肢血管彩超等。
2. 根据患者病情可选的检查项目：
（1）血气分析、糖化血清蛋白（果糖胺）、胰岛 B 细胞自身抗体（IAA、IA-2 等）、动态血糖监测［血糖未达标和/或血糖波动较大者］。
（2）相关免疫指标（红细胞沉降率、CRP、RF、免疫球蛋白全套、补体全套、ANA 和 ENA）、自身抗体［抗甲状腺、抗肾上腺、抗卵巢、抗甲状旁腺抗体等（目前国内不能开展）］、内分泌腺体（甲状腺、肾上腺、性腺、甲状旁腺、垂体）功能评估。

释义

■ 必需的检查项目对明确诊断和规范治疗非常重要。

■ 根据患者病情可选的检查项目是在出现上述检查项目不能明确或解释的病症时进行。HbA1c：反映 2~3 个月平均血糖水平，是反映长期血糖控制水平的金标准，但存在不能精确反映患者低血糖的风险和不能反映血糖波动特征的局限性。来自 DCCT 研究的循证证据显示，以降低 HbA1c 为目标的强化治疗可以降低 T1DM 患者慢性并发症危险。

■ HbA1c 测定应采用标准化的检测方法。测定频率：年幼儿童应每年监测 6 次，年龄较大的儿童应每年监测 3~4 次，条件限制时，每个儿童患者应该至少每 6 个月检测 1 次。

■ 血酮、尿酮：反映严重糖代谢紊乱的重要监测指标。目前可用的监测方法包括尿酮（乙酰乙酸）、血酮（β-羟丁酸）。如果可能，最好监测血酮，尤其是留取尿样本较为困难的年幼患者。

■ 在下列情况下应该监测酮体水平：①伴有发热和/或呕吐的疾病期间；②持续血糖≥14mmol/L 时；③持续多尿伴血糖升高，尤其出现腹痛或呼吸加快时。过夜空腹的血酮正常值为＜0.6mmol/L，当血酮＞3.0mmol/L 时，高度提示存在酸中毒可能。应该注意的是，T1DM 患者在空腹、低碳水化合物饮食、持续运动锻炼、妊娠期间肠胃炎及酒精中毒时，血酮、尿酮水平会出现生理性升高。因此发现尿酮阳性和血酮升高时，在给予或调整胰岛素治疗之前，必须先监测血糖，如血糖正常或偏低，不应增加胰岛素剂量。

（七）治疗方案与药物选择

1. 胰岛素治疗方案选择及剂量调整：

（1）餐前短效（或速效）和睡前中效（长效或长效类似物）胰岛素方案。

（2）三餐前短效和早晚餐前中效胰岛素方案。

（3）预混胰岛素注射方案。

（4）胰岛素泵持续皮下胰岛素注射。

2. 口服降糖药：二甲双胍、葡萄糖苷酶抑制剂（18 岁以下患者不宜使用）。

3. 对症治疗。

释义

■ 胰岛素是 1 型糖尿病必须采用的药物，但其方案可据病情、患者依从可能性进行选择。

■ 口服降糖药一般可不采用，若伴有肥胖或超重时可加用二甲双胍，若餐后血糖高并波动大时可加用葡萄糖苷酶抑制剂，葡萄糖苷酶抑制剂在 18 岁以下患者不宜使用，而二甲双胍不得用于 10 岁以下患者。

（八）出院标准

1. 治疗方案确定，血糖控制达标或血糖趋于稳定。

2. 患者得到基本技能培训并学会自我血糖监测。

3. 完成相关并发症的检查。

4. 没有需要住院处理的并发症和/或合并症。

释义

■ 若有需要住院处理的并发症和/或合并症，参见其他相关路径进行。

■ 1 型糖尿病患者血糖会受已知或未知的诸多因素的影响产生波动，这些因素及其对策的寻找也是患者此后长期血糖管理的内容，故血糖稳定完全达标不是出院的标准。

（九）变异及原因分析

1. 出现急性并发症（低血糖昏迷、高渗性昏迷、酮症酸中毒、乳酸酸中毒等），则按相应路径或指南进行救治，退出本路径。
2. 合并妊娠或伴有增加控制血糖难度的合并症，延长住院时间，则按相应路径或指南进行治疗。
3. 若必须同时服用对血糖或降糖药物有影响的药物，或患者对胰岛素制剂、降糖药物有过敏情况，导致住院时间延长、住院费用增加。
4. 出现严重的糖尿病慢性并发症（糖尿病肾病，眼部、心血管、神经系统并发症，皮肤病变，糖尿病足），或合并感染，导致住院时间延长、住院费用增加。

释义

■ 变异是指入选临床路径的患者未能按路径流程完成医疗行为或未达到预期的医疗质量控制目标，包括三方面情况：①按路径流程完成诊治，但出现非预期结果，可能需要后续进一步处理；②按路径流程完成诊治，但超出了路径规定的时限或限定的费用，如住院日超出标准住院日要求；③患者出现路径要求外的情况，不能按路径流程完成诊治，患者需要中途退出路径。对这些患者，主管医师均应进行变异原因的分析，并在临床路径的表单中予以说明。

■ 因患者方面的主观原因导致执行路径出现变异，也需要医师在表单中予以说明。

■ 胰岛素治疗的全身副作用主要包括低血糖反应、水肿、屈光不正和过敏反应。低血糖是最常见的胰岛素不良反应。强化治疗的患者发生严重低血糖的风险增加 2~3 倍。发生低血糖的原因有胰岛素用量过大、注射胰岛素后未按时进食或进食量太少、活动量过大或时间过长等。部分患者可出现水肿，多见于面部及四肢，继续使用一段时间后常可自行消失。极少数患者使用胰岛素后可出现荨麻疹、血管神经性水肿、紫癜等，个别甚至可出现过敏性休克。局部副作用主要包括皮下脂肪增生以及注射部位疼痛。皮下脂肪增生是胰岛素治疗中最常见的局部并发症，部分患者注射部位皮肤红肿、发痒，皮下硬结，皮下脂肪萎缩或增生。皮下脂肪增生会导致胰岛素吸收延迟或不稳定，对糖尿病的管理造成不利影响。

五、1 型糖尿病临床路径给药方案

（一）用药选择

胰岛素的治疗方案应尽可能模拟生理性胰岛素分泌的模式，包括基础胰岛素和餐时胰岛素两部分的补充。方案的制订和执行要根据病情，同时兼顾患者及家庭的经济情况、生活方式和个人选择。

（二）药学提示

1. 胰岛素（及类似物）的剂型

种类	胰岛素类型	通用名	起效时间	峰值时间	作用时间
超短效	胰岛素类似物	门冬胰岛素	10~15min	1~3h	3~5h
		赖脯胰岛素	10~15min	0.5~1h	4~5h
		谷赖胰岛素	10~15min	1~1.5h	3~5h
短效	动物源性胰岛素	中性胰岛素	30~60min	2~4h	5~7h
	人胰岛素	生物合成人胰岛素	30~60min	2~4h	5~8h
中效	动物源性胰岛素	低精蛋白锌胰岛素	2~4h	8~12h	18~24h
	人胰岛素	精蛋白（低精蛋白锌）生物合成人胰岛素	2.5~3h	5~7h	13~16h
长效	动物源性胰岛素	精蛋白锌胰岛素	3~4h	12~14h	24~36h
	胰岛素类似物	甘精胰岛素	2~4h	无峰	20~24h
		地特胰岛素	3~8h	无峰	5.7~23.2h
预混	动物源性胰岛素	精蛋白锌胰岛素 30R	0.5h	2~8h	24h
	人胰岛素	人预混胰岛素 30R	0.5h	2~12h	14~24h
		人预混胰岛素 50R	0.5h	2~3h	10~24h
	胰岛素类似物	预混门冬胰岛素 30	10~20min	1~4h	14~24h
		预混门冬胰岛素 50	15min	30~70min	16~24h
		预混赖脯胰岛素 25	15min	30~70min	16~24h
		预混赖脯胰岛素 50	15min	30~0min	16~24h

2. 常用胰岛素治疗方案

方案	具体措施	用药选择	优点
强化胰岛素治疗方案	基础加餐时胰岛素	三餐前用短效胰岛素或速效胰岛素类似物，睡前用中效或长效胰岛素或其类似物	最常用、最普及
	胰岛素泵	胰岛素泵治疗时可选用的胰岛素为速效人胰岛素类似物	模拟生理性胰岛素分泌，在有很好的糖尿病自我管理能力的患者中能发挥出其独特的优势
非强化胰岛素治疗方案	每天 2 次预混胰岛素	目前可以提供的超短效/短效和中效胰岛素的预混制剂比例有 25∶75、30∶70和 50∶50	但在部分患者，如处于糖尿病蜜月期，或不能坚持强化胰岛素治疗方案的患者
	每天 1 次中效或长效胰岛素		仅少数糖尿病蜜月期患者短期内

3. LADA 治疗方案：LADA 患者应避免使用磺脲类药物。LADA 患者如代谢状态（血糖、糖化血红蛋白、胰岛功能等）良好，可考虑使用除磺脲类外的其他口服降糖药治疗方案（双胍类等），直至进展至胰岛素依赖阶段。胰岛自身抗体高滴度且代谢状况较差的 LADA 患者应早期使用胰岛素治疗。

4. 口服降糖药的应用：一般不采用，若伴有肥胖或超重时可加用二甲双胍，若餐后血糖高并波动大时可加用葡萄糖苷酶抑制剂，葡萄糖苷酶抑制剂 18 岁以下患者不宜使用，二甲双胍则不得用于 10 岁以下患者。

六、1 型糖尿病护理规范

患者可根据个人需要和经济状况选择胰岛素注射装置包括胰岛素注射笔（胰岛素笔或特充装置）、胰岛素注射器或胰岛素泵等。胰岛素注射装置的合理选择和正确的胰岛素注射技术是保证胰岛素治疗效果的重要环节。

七、1 型糖尿病营养治疗规范

1 型糖尿病患者医学营养治疗的目标是在保证患者正常生活和儿童青少年患者正常生长发育的前提下，纠正已发生的代谢紊乱，延缓并发症的发展，提高其生活质量。儿童 T1DM 患者全日能量摄入的计算可采用下面公式：总热量（kcal）= 1 000+年龄×（100~70）（不同年龄按照 100~70 的不同系数计算）。推荐 T1DM 患者摄入的碳水化合物所提供的能量比例应占 50%~60%。肾功能正常的成年 T1DM 患者，推荐蛋白质摄入量以每千克标准体重 1g 为宜；妊娠、儿童患者的膳食蛋白质摄入水平应适当提高。推荐 T1DM 患者的脂肪摄入组成：饱和脂肪酸及反式脂肪酸占每日总能量比例应小于 10%，单不饱和脂肪酸的比例应大于 10%，多不饱和脂肪酸的比例应小于 10%。通过合理的食物搭配可以满足患者的营养代谢需要。只有当饮食摄入无法达到膳食推荐摄入量时，可以适当补充无机盐等微量元素及维生素。

八、1 型糖尿病患者健康宣教

接受胰岛素治疗的患者应接受与胰岛素注射相关的教育，以掌握正确的胰岛素注射技术。胰岛素注射技术相关的教育内容包括：胰岛素治疗方案、注射装置的选择及管理、注射部位的选择、护理及自我检查、正确的注射技术（包括注射部位的轮换、注射角度及捏皮的合理运用）、注射相关并发症及其预防、选择长度合适的针头、针头使用后的安全处置。1 型糖尿病患者还需要关注心理健康，其常见的社会心理问题包括一般心理行为问题、焦虑与抑郁、进食障碍、认知障碍、行为和品行障碍、依从性差等。社会心理问题的评估可采用两种方法：一种是结构式或半结构式访谈；另一种是使用相关的问卷或量表进行检测。采用访谈方法获得的结果更加可靠，但问卷或量表测量更为简单，在临床更为常用。社会心理问题的对策包括提高糖尿病工作者的认识、加强患者及家属的糖尿病教育和专业的心理行为干预等。

九、推荐表单

（一）医师表单

1 型糖尿病临床路径医师表单

适用对象：第一诊断为 1 型糖尿病（ICD-10：E10.2-E10.9）

患者姓名：	性别：　年龄：　门诊号：	住院号：
住院日期：　年　月　日	出院日期：　年　月　日	标准住院日：≤20 天

时间	住院第 1 天	住院第 2~10 天	住院第 10~20 天（出院日）
主要诊疗工作	□ 询问病史及体格检查 □ 完成病历书写 □ 开化验单 □ 上级医师查房与病情评估 □ 初步确定治疗方案 □ 监测血糖谱或行动态血糖监测	□ 上级医师查房 □ 完成相关科室会诊 □ 复查相关异常检查 □ 注意病情变化 □ 确定胰岛素注射方案，调整胰岛素剂量	□ 上级医师查房，明确是否出院 □ 完成出院记录、病案首页、出院证明书等，向患者交代出院后的注意事项和复诊日期
重点医嘱	**长期医嘱：** □ 内科护理常规 □ 二级护理 □ 糖尿病饮食 □ 全天血糖谱 □ 初步设定多次胰岛素注射或胰岛素泵治疗的基础剂量及餐前胰岛素剂量 **临时医嘱：** □ 血常规、尿常规、大便常规及尿酮体 □ 肝肾功能、电解质、血脂 □ 糖化血红蛋白、胰岛 B 细胞自身抗体 □ 并发症相关检查 □ X 线胸片、心电图、腹部及妇科 B 超 □ 血气分析、动态血糖监测（必要时）	**长期医嘱：** □ 同前 □ 调整胰岛素剂量 □ 降糖药 **临时医嘱：** □ 口服糖耐量试验和同步 C 肽释放试验 □ 加测凌晨 0AM、3AM 末梢血血糖（必要时） □ 免疫指标、其他自身抗体、内分泌腺功能评估（必要时） □ 并发症的相关检查及处理	**出院医嘱：** □ 出院带药 □ 门诊随诊
病情变异记录	□ 无　□ 有，原因： 1. 2.	□ 无　□ 有，原因： 1. 2.	□ 无　□ 有，原因： 1. 2.
医师签名			

（二）护士表单

1型糖尿病临床路径护士表单

适用对象：第一诊断为1型糖尿病（ICD-10：E10.2-E10.9）

患者姓名：	性别：　　年龄：　　门诊号：		住院号：
住院日期：　　年　月　日	出院日期：　　年　月　日		标准住院日：≤20天

时间	住院第1~2天	住院第2~10天
主要护理工作	□ 入院宣教（环境、设施、人员等） □ 入院护理评估（营养状况、性格变化等） □ 病史询问，相应查体 □ 联系相关检查 □ 糖尿病健康教育 □ 血糖监测 □ 执行医嘱 □ 观察病情并及时向医师汇报	□ 继续监测血糖 □ 继续糖尿病健康教育 □ 联系相关检查 □ 糖尿病护理常规 □ 执行医嘱
重点医嘱	**长期医嘱：** □ 内科疾病护理常规/糖尿病护理常规 □ 一/二级护理 □ 糖尿病饮食 □ 糖尿病健康宣教 □ 末梢血血糖测定×7/天 □ 患者既往基础用药 **临时医嘱：** □ 血常规、尿常规（包括酮体）、大便常规 □ 血糖谱、肝肾功能、血脂、电解质、血黏度、HbA1c、尿白蛋白测定、果糖胺、糖耐量试验和同步胰岛素或C肽释放试验 □ 心电图、X线胸片、腹部B超 □ 并发症相关检查 □ 根据情况进行动态血糖、血压监测等 □ 静脉补液（必要时） □ 对症处理 □ 必要时请相关科室会诊	**长期医嘱：** □ 糖尿病护理常规 □ 根据情况调整护理级别 □ 糖尿病饮食 □ 口服降糖药或胰岛素的调整 □ 降压药、调脂药及其他药物（必要时）调整 □ 并发症相关检查与治疗 **临时医嘱：** □ 根据病情复查相应检查
病情变异记录	□ 无　□ 有，原因： 1. 2.	□ 无　□ 有，原因： 1. 2.
护士签名		

时间	住院第 10~20 天	住院第 10~14 天
主要护理工作	□ 糖尿病护理常规 □ 执行医嘱 □ 二级预防教育 □ 教会胰岛素治疗患者正确注射胰岛素的方法 □ 正确的血糖测定方法及记录方法 □ 告知患者低血糖的可能原因及处理原则	□ 协助患者办理出院手续 □ 通知出院处 □ 出院指导：二级预防教育，复诊时间及注意事项
重点医嘱	**长期医嘱：** □ 糖尿病护理常规 □ 二/三级护理 □ 运动及饮食治疗 □ 降糖药物的调整 □ 其他药物的应用及调整 □ 并发症治疗方案及药物的调整 **临时医嘱：** □ 根据病情下达	**出院医嘱：** □ 出院带药 □ 门诊随诊
病情变异记录	□ 无 □ 有，原因： 1. 2.	□ 无 □ 有，原因： 1. 2.
护士签名		

（三）患者表单

1 型糖尿病临床路径患者表单

适用对象：第一诊断为 1 型糖尿病（ICD-10：E10.2-E10.9）

患者姓名：	**性别：**　　**年龄：**　　**门诊号：**	**住院号：**
住院日期：　　年　月　日	**出院日期：**　　年　月　日	**标准住院日：**≤20 天

时间	住院第 1~2 天	住院第 2~10 天
医患配合	□ 接受入院宣教 □ 接受入院护理评估 □ 接受病史询问 □ 进行体格检查 □ 交代既往用药情况 □ 进行相关检查 □ 接受糖尿病宣教 □ 接受营养和运动治疗指导	□ 患者及家属与医师交流了解病情 □ 接受相关检查 □ 继续接受糖尿病宣教 □ 根据医嘱接受治疗方案调整
重点诊疗及检查	**重点诊疗：** □ 分级护理 □ 饮食安排 □ 既往基础用药 **重要检查：** □ 血常规、尿常规+酮体、大便常规 □ 血糖谱、肝肾功能、血脂、电解质、HbA1c、尿白蛋白测定、糖化白蛋白或果糖胺、糖耐量试验和同步胰岛素或 C 肽释放试验 □ 心电图、X 线胸片、腹部 B 超 □ 并发症相关检查 □ 根据情况进行动态血糖、血压监测等检查项目	**重点诊疗：** □ 调整降糖方案 □ 根据相应回报的检查结果调整或维持降压、调脂治疗方案 **重要检查：** □ 并发症相关检查与治疗 □ 根据已回报的检查结果进行相应复查或进一步检查

时间	住院第 10~20 天	住院第 10~14 天
医患配合	□ 患者及家属与医师交流了解病情 □ 学习胰岛素自我注射的正确方法 □ 学习低血糖可能的原因和基本处理方法 □ 学习正确的血糖测定方法及记录方法	□ 接受出院前康复宣教 □ 学习出院注意事项 □ 了解复查程序 □ 办理出院手续 □ 获取出院诊断书 □ 获取出院带药
重点诊疗及检查	**重点诊疗:** □ 前述治疗方案必要的调整 □ 继续营养和运动治疗 **重要检查:** □ 根据已回报的检查结果进行相应复查或进一步检查	**重点诊疗:** □ 出院

附：原表单（2009 年版）

1 型糖尿病临床路径表单

适用对象：第一诊断为 1 型糖尿病（ICD-10：E10.2-E10.9）

患者姓名：	性别：　年龄：　门诊号：	住院号：
住院日期：　年　月　日	出院日期：　年　月　日	标准住院日：≤20 天

时间	住院第 1 天	住院第 2~10 天	住院第 10~20 天（出院日）
主要诊疗工作	□ 询问病史及体格检查 □ 完成病历书写 □ 开化验单 □ 上级医师查房与病情评估 □ 初步确定治疗方案 □ 监测血糖谱或行动态血糖监测	□ 上级医师查房 □ 完成相关科室会诊 □ 复查相关异常检查 □ 注意病情变化 □ 确定胰岛素注射方案，调整胰岛素剂量	□ 上级医师查房，明确是否出院 □ 完成出院记录、病案首页、出院证明书等，向患者交代出院后的注意事项和复诊日期
重点医嘱	**长期医嘱：** □ 内科护理常规 □ 二级护理 □ 糖尿病饮食 □ 全天血糖谱 □ 初步设定多次胰岛素注射或胰岛素泵治疗的基础剂量及餐前胰岛素剂量 **临时医嘱：** □ 血常规、尿常规、大便常规及尿酮体 □ 肝肾功能、电解质、血脂 □ 糖化血红蛋白、胰岛 B 细胞自身抗体 □ 并发症相关检查 □ X 线胸片、心电图、腹部及妇科 B 超 □ 血气分析、动态血糖监测（必要时）	**长期医嘱：** □ 同前 □ 调整胰岛素剂量 □ 降糖药 **临时医嘱：** □ 口服糖耐量试验和同步 C 肽释放试验 □ 加测凌晨 0AM、3AM 末梢血血糖（必要时） □ 免疫指标、其他自身抗体、内分泌腺功能评估（必要时） □ 并发症的相关检查及处理	**出院医嘱：** □ 出院带药 □ 门诊随诊
主要护理工作	□ 介绍病房环境、设施和设备 □ 入院护理评估	□ 糖尿病及其并发症宣教 □ 胰岛素注射方法培训 □ 血糖监测培训 □ 营养及运动培训 □ 病情观察	□ 指导患者办理出院手续
病情变异记录	□ 无　□ 有，原因： 1. 2.	□ 无　□ 有，原因： 1. 2.	□ 无　□ 有，原因： 1. 2.
护士签名			
医师签名			

第二章

2型糖尿病（伴高危因素）临床路径释义

【医疗质量控制指标】（专家建议）

指标一、患者应定期监测空腹及餐后血糖、糖化血红蛋白、血压、血脂、肝肾功能，并尽早达标。

指标二、患者应定期接受糖尿病患者教育。

指标三、患者应进行生活方式干预。

指标四、患者应定期评估并发症的情况。

一、2型糖尿病（伴高危因素）编码

疾病名称及编码：2型糖尿病（除外急性并发症）（ICD-10 E11.2- E11.9）

二、临床路径检索方法

E11.2-E11.9

三、国家医疗保障疾病诊断相关分组（CHS-DRG）

MDC 编码：MDCK（内分泌、营养、代谢疾病及功能障碍）

ADRG 编码：KS1（糖尿病）

四、2型糖尿病（伴高危因素）临床路径标准住院流程

（一）适用对象

第一诊断为2型糖尿病（ICD-10：E11.2-E11.9）伴有高危因素，住院进行高血糖控制及并发症筛查的患者。

释义

■ 本路径适用于第一诊断为2型糖尿病的患者。在医师的评估后，考虑患者存在某种高危因素，如高龄、独居、血糖波动大等。患者入院目的是控制高血糖和进行糖尿病并发症的筛查。

■ 本路径不适用于存在糖尿病急性并发症的2型糖尿病患者。糖尿病急性并发症包括糖尿病酮症酸中毒、糖尿病高血糖高渗状态、糖尿病乳酸性酸中毒及低血糖昏迷。仅有酮症但未出现酸中毒的2型糖尿病患者可以进入本路径。

■ 本路径不适用于已经明确存在糖尿病视网膜病变、糖尿病肾病、糖尿病性神经病变、糖尿病足或其他显著的糖尿病慢性并发症，并以治疗上述慢性并发症为入院目的的2型糖尿病患者。如在住院期间经筛查发现上述并发症，并立即需要接受相应治疗的患者应中止本路径，进入其他相关路径。

■ 本路径可以用于存在早期糖尿病肾病、背景期糖尿病视网膜病变和/或轻度糖尿病神经病变，使用口服药便可以控制并发症情况，其本次入院目的与治疗并发症无关，只为控制血糖的2型糖尿病患者。

■ 本路径不适用于已经明确存在大血管病变，如冠心病（不稳定型心绞痛、心肌梗死）、周围血管病变等，并以处理大血管病变为入院目的的患者。在住院期间经筛查发现上述大血管病变，并需要立即接受相应治疗的患者应中止本路径，进入其他相关路径。

■ 本路径可以用于存在稳定大血管病变的患者，疾病病情稳定，使用口服药即可控制并发症情况，治疗方案无需更改，也不影响第一诊断的临床路径流程实施时，可以进入本路径。

■ 本路径可以用于已存在其他系统性疾病（如肿瘤、自身免疫病等），但病情稳定，且本次住院期间不需要对其系统性疾病进行相应治疗的 2 型糖尿病患者；如患者需要在本次住院期间进行相应治疗，或本次住院期间发现上述疾病等需要立即进行进一步诊治的患者，应中止本路径，进入其他相关路径。

（二）诊断依据

根据《WHO 1999 年糖尿病诊断标准》《2017 年版中国 2 型糖尿病防治指南》（中华医学会糖尿病分会，2017 年）。

1. 有糖尿病症状（典型症状包括多饮、多尿和不明原因的体重下降等）者满足以下标准中一项即可诊断为糖尿病。

（1）任意时间血浆葡萄糖≥11. 1mmol/L（200mg/dl）。

（2）空腹（禁食时间大于 8 小时）血浆葡萄糖≥7. 0mmol/L（126mg/dl）。

（3）75g 葡萄糖负荷后 2 小时血浆葡萄糖≥11. 1mmol/L（200mg/dl）。

2. 无糖尿病症状者，需满足以上 3 项标准中的两项。

释义

■ 最新版《中国 2 型糖尿病防治指南（2017 年版）》（中华医学会糖尿病学分会，2017）由于我国 HbA1c 作为糖尿病诊断切点的资料相对不足，且其测定标准化程度不够，暂不推荐在我国将 HbA1c 作为糖尿病诊断切点。

■ 糖尿病的诊断标准《WHO 1999 年糖尿病诊断标准》和《中国 2 型糖尿病防治指南（2017 年版）》（中华医学会糖尿病学分会，2017），均把患者分为两种情况：①如果患者有典型的临床症状，一次实验室检测结果达到糖尿病诊断切点即可诊断；②如果患者无临床症状，必须改日重复检查达到糖尿病诊断切点方可诊断。

■ 本路径仅针对 2 型糖尿病。2 型糖尿病的临床特点为起病隐匿，初期常无典型症状；体型肥胖或超重；多有 2 型糖尿病家族史；无明显酮症倾向；糖尿病自身抗体阴性；初始阶段口服降糖药有效。

■ 上述诊断标准中的血糖是指血浆葡萄糖水平，即静脉血离心之后所得血浆测得的葡萄糖水平。末梢血为毛细血管血，不能用于糖尿病的诊断。动态血糖监测系统所记录的组织间液葡萄糖水平也不能用于诊断。

■ 在急性感染、创伤或其他应激情况下可出现暂时性的血糖升高，如果患者既往无明确的高血糖病史，不能根据上述情况下的血糖水平诊断糖尿病。原则上，应在应激因素完全消除后进行复查。

（三）治疗方案的选择

根据《2017年版中国2型糖尿病防治指南》（中华医学会糖尿病分会，2017年）等

1. 一般治疗：

（1）糖尿病的教育和管理。

（2）血糖监测。

（3）医学营养治疗。

（4）运动治疗。

2. 药物治疗：

（1）口服降糖药治疗。

（2）胰岛素治疗。

（3）GLP-1受体激动剂。

释义

■ 2型糖尿病一经确诊即应开始综合治疗，包括一般治疗和药物治疗。影响血糖水平的因素众多，一般治疗即生活方式的干预是血糖控制的基础。一般治疗和药物治疗对于患者同等重要。

■ 每位糖尿病患者一经诊断就应接受糖尿病教育。糖尿病教育可以是糖尿病教育课堂或个体化的饮食和运动指导，后者的针对性更强。糖尿病教育应贯穿患者的所有诊疗过程，应长期和随时随地进行，特别是当血糖控制较差需要调整治疗方案或因出现并发症需要进行胰岛素治疗的时候。

■ 饮食治疗的原则是控制总热量的摄入，合理均衡碳水化合物、蛋白质和脂肪的摄入。应根据患者的身高、体重、体力活动、生理阶段、饮食特点、并发症情况等制订个体化的饮食和运动治疗方案。

■ 吸烟可以促进糖尿病血管并发症的发生、发展，因此应告诫糖尿病患者戒烟。

■ 药物治疗可具体参照下文——治疗方案与药物选择。在此基础上，最新版《中国2型糖尿病防治指南（2017版）》（中华医学会糖尿病学分会，2017）也提出了新诊断2型糖尿病患者短期（2周至3个月）强化胰岛素治疗的路径。

（四）标准住院日一般≤为14天

释义

■ 进入本临床路径的患者总住院天数不超过14天。根据患者血糖控制情况、并发症筛查的结果以及治疗效果决定具体的治疗和护理方案。

■ 入院1~2天，进行血糖监测，了解患者目前的血糖谱。根据病史与体格检查的情况完善检查项目，并制订饮食和运动治疗方案，同时进行糖尿病教育。

■ 入院3~7天，根据血糖监测的结果以及初步检查结果调整降糖治疗方案；在初步完善检查的基础上，决定降压、调脂等治疗方案以及决定是否需要进行深入的针对性检查。

■ 入院8~13天，基本完善相关检查，评估在调整降糖治疗方案后患者的反应、治疗效果。对治疗方案以及并发症情况等进行全面考量，确定下一步治疗方案并确定出院日期。

■ 入院第 14 天（或出院日），检查结束，治疗方案明确，患者具备足够的自我管理能力。办理出院前向患者及家属再次交代出院后的注意事项。

（五）进入路径标准

1. 第一诊断必须符合 2 型糖尿病 ICD-10：E10、E11 和 E14 疾病编码。
2. 年龄> 75 岁或 14~18 岁。
3. 除外妊娠。
4. 达到住院标准：符合糖尿病诊断标准，并经临床医师判断需要住院治疗。
5. 当患者同时具有其他疾病诊断，如在住院期间不需特殊处理也不影响第一诊断的临床路径流程实施时，可以进入路径。

释义

■ 进入本临床路径的患者必须符合 2 型糖尿病的诊断标准。

■ 2 型糖尿病在诊断时须除外 1 型糖尿病、妊娠糖尿病和特殊类型糖尿病。1 型糖尿病的特点为：发病年龄通常小于 30 岁，急性起病，起病时多出现典型的“三多一少”症状，且多以“糖尿病酮症酸中毒”起病，患者常体型偏瘦，糖尿病自身抗体常阳性，空腹和餐后 C 肽水平低。妊娠糖尿病发生于妊娠期。特殊类型糖尿病包括胰岛 B 细胞功能遗传性缺陷、胰岛素作用遗传性缺陷、胰腺外分泌病、内分泌病、药物和化学品所致糖尿病、感染所致糖尿病、不常见的免疫介导糖尿病以及其他与糖尿病相关的遗传综合征。通过详细的询问病史和辅助检查多数可以诊断，少数需要基因诊断。

■ 2 型糖尿病患者合并妊娠时，不应纳入本临床路径。

■ 患者既往无明确的高血糖病史，在急性感染、创伤或其他应激情况下出现暂时的血糖升高，应在应激完全消除后复查，不应纳入本路径。

■ 多数 2 型糖尿病患者在门诊诊断治疗即可，是否需要住院需由临床医师根据患者的具体情况判断。一般而言，对于年龄> 75 岁或 14~18 岁之间的患者，如高血糖持续且短期内难以纠正、血糖波动较大、临床怀疑存在血管并发症等，可以纳入路径。但是对于年龄不在该范围，如也存在上述高危因素的患者，也可酌情考虑纳入路径。

■ 患者同时具有其他疾病，如高血压、血脂异常、冠心病等，如其他疾病病情稳定，在住院期间不需要特殊处理，也不影响第一诊断的临床路径流程实施时，可以进入本路径。

（六）住院期间检查项目

1. 入院后所必需进行的检查项目：
（1）血常规、尿常规（包括酮体）、大便常规。
（2）全天毛细血管血糖谱（空腹和三餐后 2 小时、必要时三餐前、睡前、0AM、3AM 等），动态血糖监测［血糖未达标和/或血糖波动较大者］。
（3）肝肾功能、心肌酶、血脂、电解质、凝血功能、术前免疫八项。

(4) 糖化血红蛋白 (HbA1c) 和/或糖化血清蛋白 (或果糖胺)。
(5) 口服葡萄糖耐量试验和同步胰岛素和/或 C 肽释放试验 (病情允许时)。
(6) X 线胸片、心电图、腹部 B 超。

释义

■ 血常规、尿常规、大便常规为患者入院的三大常规检查。糖尿病患者易合并感染，血常规中的白细胞检测可以帮助判断有无急性感染存在；尿常规通常可以提示有无泌尿系感染。同时，尿常规必须包含尿酮体的检测，可了解患者是否存在酮症。便常规需包括便潜血检测。

■ 测定餐前血糖有助于发现低血糖，测定餐后 2 小时血糖有助于发现高血糖。餐前和餐后血糖的变化梯度有助于判断患者的饮食、运动和药物治疗方案是否设计合理。如患者有空腹血糖持续升高，应加测 0AM 和 3AM 血糖，以此判断空腹血糖升高的原因是黎明现象还是 Somogyi (低血糖后高血糖) 现象。如果患者经过调整治疗方案后血糖仍不易达标和/或出现难以解释的血糖大幅度波动，可以进行动态血糖监测，以发现前述全天血糖谱的测定不易发现的高血糖和低血糖，以便更有针对性地调整治疗方案。

■ 降糖、调脂等药物可能通过肝和/或肾脏代谢排出，检查肝肾功能有助于治疗方案的选择，也可以保证患者的用药安全；血糖水平过高可能引起水、电解质紊乱，某些降压药可影响血钾水平，入院后应常规检查血电解质；血脂异常是 2 型糖尿病的常见合并症，故入院后需进行血脂检查。冠心病是糖尿病的等危症，入院后需进行心肌酶的检查。糖尿病患者感染风险增加，术前感染指标的筛查是入院的常规化验。了解患者的出凝血功能可以保障在住院期间所进行的各项操作、检查的安全性。

■ 糖化血红蛋白可反映近 3 个月的血糖总体控制情况。糖化血清蛋白 (果糖胺) 可反映近 2~3 周的血糖控制情况。进行此两项检查有助于评价患者入院前高血糖持续的时间和程度。

■ 口服糖耐量试验和同步的胰岛素或 C 肽释放试验，可以帮助判断患者胰岛功能，有助于进一步明确糖尿病的分型诊断和后续降糖药物的选择。如果入院时患者存在持续高血糖，需在纠正高血糖后再进行此项检查，因为高糖毒性可能会使患者的胰岛功能暂时受到抑制，使此项检查中胰岛素或 C 肽的浓度暂时性降低，导致临床医师对患者的胰岛功能产生误判。

■ 肺结核等肺部感染性疾病的发病率在糖尿病患者中高于普通人群，糖尿病是冠心病的等危症，2 型糖尿病易合并脂肪肝、胆结石等疾病。因此，入院后应常规检查 X 线胸片、心电图、腹部 B 超等。

2. 并发症相关检查：尿微量白蛋白排泄率、尿蛋白/肌酐、24 小时尿蛋白定量、眼底检查、神经传导速度、心脏超声、颈动脉和下肢血管彩超等。

释义

■ 2 型糖尿病患者的慢性并发症可以出现在病程的任何时期，延误诊治会增加患者的致残和致死率。因此，针对糖尿病肾病、糖尿病视网膜病变、糖尿周围神经病变和大血糖并发症的检查应定期进行，其中尿微量白蛋白排泄率、尿蛋白/肌酐和

24 小时尿蛋白定量可以判断有无糖尿病肾病以及分期；眼底检查可以判断有无糖尿病视网膜病变以及分期；神经传导速度可以判断有无糖尿病性神经病变；心脏超声、颈动脉和下肢动脉彩超可以判断大血管病变的程度和范围。

3. 根据患者病情需要可增加以下检查项目：
(1) ICA、IAA、GAD、IA-2 自身抗体测定，血乳酸。
(2) 24 小时动态血压监测，运动平板试验、心肌核素检查、冠脉 CTA 或冠状动脉造影。
(3) 震动觉和温度觉测定、10g 尼龙丝压力检查、踝肱比（必要时趾肱比）检查。
(4) 肿瘤标志物筛查，感染性疾病筛查。
(5) 注意除外特殊类型糖尿病。

释义

■ 成人迟发性自身免疫性糖尿病（LADA）起病时症状和治疗反应可类似于 2 型糖尿病，但在数年或数月内会进展为胰岛素依赖性，诊断 LADA 的重要标准是患者体内存在自身抗体。因此，对临床表现可疑 LADA 的患者应增加自身抗体检测。糖尿病合并乳酸性酸中毒的发生率不高，但病死率很高。多见于伴有肾功能不全，或伴有慢性心肺功能不全等缺氧性疾病患者，尤其见于服用苯乙双胍的患者，临床上怀疑有乳酸酸中毒者要查血乳酸水平。

■ 糖尿病是冠心病的等危症，如患者的病史中有可疑的心绞痛或心肌缺血的表现，可以根据情况安排运动平板试验、心肌核素检查、冠脉 CTA 或冠状动脉造影等检查。对于血压波动大的患者可以增加 24 小时动态血压监测。

■ 踝反射异常（或踝反射正常、膝反射异常）、针刺痛觉异常、温度觉异常、振动觉异常和压力觉减退或消失为糖尿病周围神经病变的诊断要点，怀疑糖尿病周围神经病变时需进行振动觉和温度觉测定、10g 尼龙丝压力检查和踝肱比检查。

■ 糖尿病患者中肿瘤和感染性疾病发病率高于普通人群，入院后根据临床表现、前述必查项目的检查结果决定是否增加肿瘤标志物筛查和/或感染性疾病筛查。

■ 通过询问病史、家族史、体格检查及前述必查项目的结果，对于个别具有可疑表现的糖尿病患者应进行特殊类型糖尿病的相关筛查。

（七）治疗方案与药物选择

1. 降血糖药物包括口服降糖药、GLP-1 受体激动剂、胰岛素或胰岛素类似物。
2. 针对伴发疾病治疗的药物：降压药、调脂药、抗血小板聚集、改善微循环药物等。
3. 对症治疗药物：根据患者情况选择。

释义

■ 生活方式干预是糖尿病治疗的基础，如血糖控制不达标（HbA1c≥7.0%）则进入药物治疗。

■ 二甲双胍、α-糖苷酶抑制剂或胰岛素促泌剂可作为单药治疗的选择，其中二甲双胍是单药治疗的首选，其缓释剂型可减少服药次数，能有效降低二甲双胍的不良反应和提高患者的依从性。α-糖苷酶抑制剂（如米格列醇）通过抑制碳水化合物在小肠上部的吸收而降低餐后血糖，不刺激胰岛素分泌，可与磺脲类等联用。胰岛素促泌剂应在有一定胰岛功能的情况下使用，对于老年人（≥65岁）或低血糖高危人群（病程长、有无感知低血糖史、肝肾功能不全或全天血糖波动较大并反复出现低血糖症状的患者），应选择低血糖风险较小的胰岛素促泌剂，如 DPP-Ⅳ抑制剂、格列奈类、剂型改良后的第二代磺脲类（如缓释剂、控释剂）或第三代磺脲类（如格列美脲）。

■ 在单药治疗疗效欠佳时，可开始二联治疗、三联治疗或胰岛素多次注射。

■ GLP-1 受体激动剂通过激活 GLP-1 受体从而以葡萄糖依赖的形式促进胰岛素分泌、抑制胰高糖素分泌、延缓胃排空和抑制食欲等机制发挥降糖作用，同时还具有明显的降低体重和减少心血管危险因素的作用，且单独应用不明显增加低血糖发生风险，比较适合于超重或肥胖的 2 型糖尿病患者。需注意 GLP-1 受体激动剂不应用于有甲状腺髓样癌病史或家族史的患者以及 2 型多发性内分泌肿瘤综合征患者。

■ 对于那些使用口服降糖药血糖控制不佳的患者，需及时开始胰岛素治疗（如基础胰岛素）；胰岛素治疗的方案包括每天 1 次基础胰岛素注射、1~2 次预混胰岛素（或预混胰岛素类似物）、3 次预混胰岛素类似物、多次皮下胰岛素注射（MDI）和胰岛素泵等。

■ 具体药物的选择可参考中国 2 型糖尿病防治指南 2017 年版。

2 型糖尿病患者常伴有高血压、血脂异常、感染等疾病，可根据实际情况选择相应的治疗药物。其中，降压药物以 ACEI（如卡托普利、依那普利等）或 ARB（如厄贝沙坦、氯沙坦、替米沙坦等）为首选药物。为达到降压目标，通常需要多种降压药联合使用。当进行调脂治疗时，应将降低低密度脂蛋白、胆固醇作为首要目标，故他汀类药物常为首选。应用他汀类药物时，需要根据个体危险分层决定降脂治疗的力度，建议依据血脂基线水平起始应用中等强度他汀，如辛伐他汀分散片。三酰甘油（TG）>5.65mmol/L 者的治疗首要目标是降低 TG 水平，以防急性胰腺炎的发生；只有当 TG 降至<5.65mmol/L，才可将注意力转向 LDL 的治疗。对于 LDL-C 极度升高（≥4.94mmol/L）者有必要进行遗传因素的研究及家族的筛查。

■ 糖尿病是冠心病的等危症，处于二级预防的考虑，可加用抗血小板药物。

■ 糖尿病合并微血管病变时，如糖尿病神经病变、糖尿病肾病等，可使用改善微循环药物，如羟苯磺酸钙分散片、前列地尔、贝前列素钠等，以改善末梢血管微循环障碍。

■ 中医治疗

1. 2 型糖尿病前期气阴两虚证，建议在生活方式干预的基础上，联合口服天芪降糖胶囊。

2. 2 型糖尿病气阴两虚证，在单独应用二甲双胍疗效不佳的基础上，建议加用口服津力达颗粒。

3. 2 型糖尿病早中期肠道湿热证，建议口服葛根芩连汤。

4. 2 型糖尿病早中期肝胃郁热证，建议口服大柴胡汤加减。

（八）出院标准

1. 患者得到基本技能培训并学会自我血糖监测。
2. 降糖治疗方案确定，血糖控制达标或血糖趋于稳定，无低血糖事件发生。
3. 完成相关并发症的检查并开始对症治疗。
4. 没有需要住院处理的并发症和/或合并症。

释义

■ 出院时患者应当具有一定的糖尿病相关知识，能够进行自我血糖监测，具备一定的自我管理能力。

■ 血糖应控制平稳，既无明显的高血糖，也无低血糖发生。降糖治疗的方案明确，住院期间仅使用口服降糖药治疗的患者需继续原方案治疗。住院期间采用胰岛素治疗的患者，如病程较长、已筛查出血管并发症的患者，需继续胰岛素治疗；如果为病程较短的新诊断患者，可视情况改为口服降糖药治疗。根据患者的情况制订个体化的血糖控制目标。一般而言，病情较短、预期寿命较长、没有并发症、未合并心血管疾病的2型糖尿病患者在不发生低血糖的情况下，应使血糖尽可能接近正常水平。而儿童、老年人、有频发低血糖倾向、预期寿命较短以及合并心血管疾病和严重的急、慢性疾病等患者血糖控制目标需适当放宽。

■ 完成相关并发症的筛查，并根据结果开始进行相应的对症治疗；对于严重的并发症和/或合并症，如冠心病或周围血管疾病需要介入治疗或手术治疗等，则应转入相应的临床路径。

■ 出院时患者病情稳定，已无必须住院处理的并发症或合并症。

（九）变异及原因分析

1. 出现急性并发症（低血糖昏迷、高渗性昏迷、酮症酸中毒、乳酸酸中毒等），则按相应路径或指南进行救治，退出本路径。
2. 合并妊娠或伴有增加控制血糖难度的合并症，延长住院时间，则按相应路径或指南进行治疗。
3. 若必须同时服用对血糖或降糖药物有影响的药物，或患者对胰岛素制剂、降糖药物有过敏情况时，导致住院时间延长、住院费用增加。
4. 糖尿病慢性并发症或合并症急性加重，导致住院时间延长、住院费用增加。

释义

■ 变异是指入选临床路径的患者未能按路径流程完成医疗行为或未达到预期的医疗质量控制目标，包括以下情况：①按路径流程完成治疗，但超出了路径规定的时限或限定的费用。例如，入院后发现患者存在急性并发症情况，则需要首先治疗急性并发症，待急性并发症解决后再按照路径进行血管并发症的检查；或者入院后发现患者因其他基础疾病所服用的药物对血糖或降糖药物有影响，导致血糖短期内难以得到有效控制。上述情况可能无法在路径规定的时限或费用范围内完成患者的诊治；②不能按路径流程完成治疗，患者需要中途退出路径。例如，合并妊娠或伴有增加控制血糖难度的合并症，发现严重的糖尿病慢性并发症、出现对胰岛素制剂或降糖药过敏等。患者可能因为上述情况需要手术、脱敏和/或抗过敏治疗等。除了延长住院时间，增加住院费用外，用药和检查项目方面也会超出本路径所列出的范围。主管医师均应进行变异原因的分析，并在临床路径的表单中予以说明。

■ 医师认可的变异原因主要指患者入选路径后，医师在检查及治疗过程中发现患者合并存在一些事前未预知的对执行本路径可能产生影响的情况，需要中止路径或者是延长治疗时间、增加治疗费用。医师需要在表单中明确说明。

■ 因患者方面的主观原因导致执行路径出现变异，也需要医师在表单中予以说明。

■ 建议加上糖尿病诊断分型的改变。

五、2 型糖尿病（伴高危因素）临床路径给药方案

（一）用药选择

1. 高血糖的药物治疗多基于导致人类血糖升高的两个主要病理生理改变——胰岛素抵抗和胰岛素分泌受损。

2. 口服降糖药根据作用机制的不同，可以分为促胰岛素分泌剂（磺脲类、格列奈类、DPP-4 抑制剂）和非促胰岛素分泌剂（双胍类、TZDs、α-糖苷酶抑制剂、钠-葡萄糖共转运蛋白 2 抑制剂）。

3. 磺脲类和格列奈类直接刺激胰岛素分泌。

4. DPP-4 抑制剂通过减少体内肠促胰素的分解而增加肠促胰素浓度，促进胰岛素分泌。

5. 二甲双胍通过减少肝葡萄糖的输出和改善外周胰岛素抵抗而降低血糖。

6. TZDs 的主要药理作用为改善胰岛素抵抗。

7. α-糖苷酶抑制剂的主要药理作用为延缓碳水化合物在肠道内的消化吸收。

8. SGLT2 抑制剂通过抑制肾脏肾小管中负责从尿液中重吸收葡萄糖的 SGLT2 降低肾糖阈，促进尿葡萄糖的排泄，从而达到降低血液循环中葡萄糖水平的作用。

9. GLP-1 受体激动剂通过刺激 GLP-1 受体，以葡萄糖浓度依赖的方式刺激胰岛素分泌、抑制胰高血糖素分泌、延缓胃排空、中枢性抑制食欲等机制发挥降糖作用。

10. 随着 2 型糖尿病病程的进展，对外源性血糖控制手段的依赖性逐渐增大，在临床上常常需要口服药间的联合治疗及口服药物和注射降糖药（胰岛素、GLP-1 受体激动剂）间的联合治疗。

11. 2 型糖尿病患者口服降糖药失效或存在口服药使用的禁忌证时，需要使用胰岛素控制高血糖，以减少糖尿病并发症发生的危险。在某些时候，尤其是病程较长时，胰岛素治疗可能是最主要的，甚至是必需的控制血糖的措施。

（二）药学提示

1. 不同作用机制的降糖药物可以联合使用。

2. 二甲双胍可以使 HbA1c 下降 1%~1.5%，并可使体重下降。

3. 磺脲类药物可以使 HbA1c 降低 1%~1.5%，磺脲类药物如果使用不当可以导致低血糖，特别是在老年患者和肝、肾功能不全者；磺脲类药物还可以导致体重增加。

4. 格列奈类，具有吸收快、起效快和作用时间短的特点，可降低 HbA1c 0.5%~1.5%，此类药物需在餐前即刻服用。

5. α-糖苷酶抑制剂可使 HbA1c 下降 0.5%~1.4%，不增加体重，并且有使体重下降的趋势，

可与磺脲类、双胍类、TZDs 或胰岛素合用。

6. SGLT2 抑制剂降低 HbA1c 的幅度大约为 0.5%～1.0%，减轻体重 1.5～3.5kg，降低收缩压 3～5mmHg。在具有心血管高危风险的 2 型糖尿病患者中应用 SGLT2 抑制剂恩格列净或卡格列净的临床研究结果显示，该药物可使主要心血管不良事件和肾脏事件复合终点发生发展的风险显著下降，心衰住院率显著下降。

7. 胰岛素类似物与人胰岛素相比控制血糖的能力相似，但在模拟生理性胰岛素分泌和减少低血糖发生风险方面胰岛素类似物优于人胰岛素。

（三）注意事项

1. 二甲双胍的主要副作用为胃肠道反应，从小剂量开始并逐渐加量可减少其不良反应。二甲双胍与乳酸性酸中毒发生风险间的关系尚不明确。双胍类药物禁用于肾功能不全［血肌酐水平男性＞133μmol/L（1.5mg/dl），女性＞124μmol/L（1.4mg/dl）或肾小球滤过率＜45ml/min］、肝功能不全、严重感染、缺氧或接受大手术的患者。在使用碘化造影剂做造影检查时，应暂停二甲双胍。

2. TZDs 的使用还与骨折和心力衰竭风险增加相关。有心力衰竭［纽约心脏学会（NYHA）心功能分级 2 级以上］、活动性肝病或转氨酶升高超过正常上限 2.5 倍以及严重骨质疏松和骨折病史的患者应禁用本类药物。

3. α-糖苷酶抑制剂的常见不良反应为胃肠道反应，如腹胀、排气等。服药时从小剂量开始，逐渐加量是减少不良反应的有效方法。

4. SGLT2 抑制剂的常见不良反应为生殖泌尿道感染，罕见的不良反应包括酮症酸中毒（主要发生在 1 型糖尿病患者）。可能的不良反应包括急性肾损伤（罕见）、骨折风险（罕见）和足趾截肢（见于卡格列净）。

5. GLP-1 受体激动剂的常见胃肠道不良反应（如恶心、呕吐等）多为轻中度，主要见于初始治疗时，副作用可随治疗时间延长逐渐减轻。有胰腺炎病史的患者禁用艾塞那肽。

6. 对新发病且与 1 型糖尿病鉴别困难的消瘦的糖尿病患者，应把胰岛素作为一线治疗药物。

7. 在糖尿病病程中（包括新诊断的 2 型糖尿病患者），出现无明显诱因的体重显著下降时，应该尽早使用胰岛素治疗。

8. 开始胰岛素治疗后应继续指导患者坚持饮食控制和运动，并加强对患者的教育和指导，鼓励和指导患者进行自我血糖监测，并掌握根据血糖监测结果来适当调节胰岛素剂量的技能，以控制高血糖和预防低血糖的发生。所有开始胰岛素治疗的患者都应该接受教育，以了解低血糖发生的危险因素、症状以及自救措施。

六、2 型糖尿病护理规范

1. 密切观察血糖变化，了解患者有无感觉异常，注意检查足部皮肤。有无咳嗽咳痰，有无腹痛及排尿异常。

2. 正确执行医嘱，准时（餐前、餐中、餐后）准量给予口服降糖药，并观察药物的作用与副作用。注射胰岛素时剂型、剂量、时间要准确，注意轮换注射部位。观察患者有无低血糖的表现。

3. 饮食护理：遵医嘱控制总热量，使患者了解饮食与治疗的关系。注意定时、定量、定餐、禁食各种甜食，遵守饮食规定。每周定期测量体重，了解饮食是否符合治疗标准。

4. 保持室内通风，注意保暖，防止上呼吸道感染，做好基础护理，保持口腔卫生，坚持早晚刷牙，饭后漱口。保持皮肤及会阴清洁，避免皮肤感染。

5. 足部护理：每天检查足部 1 次，观察皮肤颜色温度以及足部神经感觉，足背的动脉搏动等情况。每晚用温水洗足，穿宽松柔软的鞋袜。修剪指甲勿损伤皮肤。

6. 告之患者早晨进行体育锻炼时不宜空腹，防止发生低血糖。

7. 低血糖反应及护理：教育患者及家属认识低血糖反应的表现，如心悸、头晕、出汗、面色苍白、饥饿等。如发生上述现象应立即进食糖类食物或饮料，嘱患者随时携带糖果以备低血糖时食用。

七、2 型糖尿病营养治疗规范

1. 2 型糖尿病及糖尿病前期患者均需要接受个体化医学营养治疗，由熟悉糖尿病治疗的营养（医）师或综合管理团队（包括糖尿病教育者）指导下完成。

2. 应在评估患者营养状况的前提下，设定合理的营养治疗目标，调整总能量的摄入，合理、均衡分配各种营养素，达到患者的代谢控制目标，并尽可能满足个体饮食喜好。

八、2 型糖尿病患者健康宣教

1. 糖尿病患者均应接受糖尿病自我管理教育，以掌握自我管理所需的知识和技能。

2. 糖尿病自我管理教育应以患者为中心，尊重和响应患者的个人爱好、需求和价值观，并以此来指导临床决策。

3. 糖尿病自我管理教育和支持可改善临床结局和减少花费。

4. 医护工作者应在最佳时机为糖尿病患者提供尽可能个体化的糖尿病自我管理教育。

5. 采用接受过规范化培训的糖尿病教育者为患者提供糖尿病自我管理教育。

九、推荐表单

（一）医师表单

2型糖尿病（伴高危因素）临床路径医师表单

适用对象：第一诊断为2型糖尿病（ICD-10：E11.2-E11.9）伴有高危因素，住院进行高血糖控制及并发症筛查的患者

患者姓名：	性别： 年龄： 门诊号：	住院号：
住院日期： 年 月 日	出院日期： 年 月 日	标准住院日：≤14天

时间	住院第1~2天	住院第3~7天
主要诊疗工作	□ 询问病史与体格检查、完成病历书写 □ 血糖监测 □ 完善项目检查 □ 糖尿病健康教育 □ 营养治疗和运动治疗 □ 药物治疗 □ 上级医师查房，确定进一步诊疗方案	□ 上级医师查房，确定进一步的检查和治疗 □ 完成上级医师查房记录 □ 调整降糖治疗方案 □ 根据相应回报的检查结果调整或维持降压、调脂治疗方案 □ 并发症相关检查与治疗
重点医嘱	**长期医嘱：** □ 护理常规：内科护理常规/糖尿病护理常规 □ 护理级别：一/二级护理 □ 饮食：糖尿病饮食 □ 糖尿病健康宣教 □ 血糖监测：末梢血血糖测定×（4~7）次/天 □ 降糖方案 □ 其他治疗 **临时医嘱：** □ 血常规、尿常规（包括酮体）、大便常规 □ 血糖谱、肝肾功能、凝血功能、血脂、电解质、术前免疫八项、HbA1c、糖化血清蛋白、尿微量白蛋白排泄率 □ 心电图、X线胸片、腹部B超 □ 并发症相关检查 □ 根据情况进行胰岛细胞自身抗体、动态血糖、血压监测等检查项目 □ 对症处理 □ 必要时请相关科室会诊	**长期医嘱：** □ 护理常规：内科护理常规/糖尿病护理常规 □ 根据情况调整护理级别 □ 糖尿病饮食 □ 口服降糖药或胰岛素的调整 □ 降压药、调脂药及其他药物（必要时）调整 **临时医嘱：** □ 根据病情复查相应检查 □ 并发症的相关检查 □ 根据病情补充相关治疗 □ 糖耐量试验和同步胰岛素或C肽释放试验
病情变异记录	□ 无 □ 有，原因： 1. 2.	□ 无 □ 有，原因： 1. 2.
医师签名		

时间	住院第 8~13 天	出院日
主要诊疗工作	□ 上级医师查房：并发症、治疗效果、治疗方案评估，完成疾病诊断、下一步治疗对策和方案的调整 □ 调整治疗方案 □ 完成上级医师查房记录 □ 请相关科室协助治疗 □ 评估患者是否达到出院标准	□ 通知患者及其家属出院 □ 向患者交代出院后的注意事项 □ 预约复诊日期 □ 完成出院病程记录、出院总结等病历书写 □ 如果患者不能出院，在病程记录中说明原因和继续治疗的方案
重点医嘱	**长期医嘱：** □ 内科护理常规/糖尿病护理常规 □ 护理常规：二/三级护理 □ 糖尿病饮食 □ 降糖治疗 □ 并发症、合并症治疗 **临时医嘱：** □ 并发症、合并症的进一步检查	**出院医嘱：** □ 根据病情下达出院医嘱 □ 出院带药 □ 门诊随诊
病情变异记录	□ 无 □ 有，原因： 1. 2.	□ 无 □ 有，原因： 1. 2.
医师签名		

（二）护士表单

2型糖尿病（伴高危因素）临床路径护士表单

适用对象：第一诊断为2型糖尿病（ICD-10：E11.2- E11.9）伴有高危因素，住院进行高血糖控制及并发症筛查的患者

患者姓名：	性别： 年龄： 门诊号：	住院号：
住院日期： 年 月 日	出院日期： 年 月 日	标准住院日：≤14天

时间	住院第1~2天	住院第3~7天
健康宣教	□ 入院宣教 □ 介绍主管医师、护士 □ 介绍环境、设施 □ 介绍住院注意事项 □ 介绍探视和陪伴制度 □ 介绍贵重物品制度	□ 糖尿病及其并发症宣教 □ 告知相关检查注意事项 □ 药物宣教 □ 教会胰岛素治疗患者正确的注射胰岛素方法 □ 正确的血糖测定方法及记录方法 □ 告知低血糖的可能原因及处理原则
护理处置	□ 核对患者，佩戴腕带 □ 建立入院护理病历 □ 协助患者留取各种标本 □ 测量体重、血压、体温、心率	□ 协助医师完成相关检查 □ 协助医师完成相关治疗
基础护理	□ 根据患者情况确定级别护理 □ 晨晚间护理	□ 晨晚间护理
专科护理	□ 护理查体 □ 病情观察 □ 血糖监测、饮食及运动观察等 □ 需要时，填写跌倒及压疮防范表 □ 需要时，请家属陪伴 □ 确定饮食种类 □ 心理护理	□ 病情观察 □ 血糖监测、饮食及运动观察等 □ 遵医嘱完成相关检查 □ 遵医嘱完成相关治疗 □ 给予饮食及运动指导 □ 心理护理
重点医嘱	□ 详见医嘱执行单	□ 详见医嘱执行单
病情变异记录	□ 无 □ 有，原因： 1. 2.	□ 无 □ 有，原因： 1. 2.
护士签名		

时间	住院第8~13天	出院日
健康宣教	□ 糖尿病及其并发症宣教 □ 药物宣教 □ 教会胰岛素治疗患者正确的注射胰岛素方法 □ 正确的血糖测定方法及记录方法 □ 告知低血糖的可能原因及处理原则	□ 出院宣教（复查时间、服药方法、指导饮食、运动等） □ 指导办理出院手续
护理处置	□ 协助医师完成相关检查 □ 协助医师完成相关治疗	□ 办理出院手续 □ 书写出院小结
基础护理	□ 晨晚间护理	□ 晨晚间护理
专科护理	□ 病情观察 □ 血糖监测、饮食及运动观察等 □ 遵医嘱完成相关检查 □ 遵医嘱完成相关治疗 □ 给予饮食及运动指导 □ 心理护理	□ 病情观察 □ 血糖监测、饮食及运动观察等 □ 出院指导 □ 心理护理
重点医嘱	□ 详见医嘱执行单	□ 详见医嘱执行单
病情变异记录	□ 无 □ 有，原因： 1. 2.	□ 无 □ 有，原因： 1. 2.
护士签名		

（三）患者表单

2 型糖尿病（伴高危因素）临床路径患者表单

适用对象：第一诊断为 2 型糖尿病（ICD-10：E11.2-E11.9）伴有高危因素，住院进行高血糖控制及并发症筛查的患者

患者姓名：	性别：　　年龄：　　门诊号：	住院号：
住院日期：　　年　月　日	出院日期：　　年　月　日	标准住院日：≤14 天

时间	住院第 1~2 天	住院第 3~7 天
医患配合	□ 配合询问病史、收集资料，请务必详细告知既往史、用药史、过敏史 □ 配合进行体格检查 □ 有任何不适请告知医师	□ 配合完善相关检查、化验 □ 配合完成相关治疗 □ 有任何不适请告知医师
护患配合	□ 配合测量体温、脉搏、呼吸 3 次、血压、体重 1 次 □ 配合完成入院护理评估（简单询问病史、过敏史、用药史） □ 接受入院宣教（环境介绍、病室规定、订餐制度、贵重物品保管等） □ 配合执行探视和陪伴制度 □ 有任何不适请告知护士	□ 配合完成血糖监测等病情观察 □ 配合完成病房管理 □ 接受糖尿病健康宣教 □ 接受营养和运动治疗指导 □ 接受药物宣教 □ 有任何不适请告知护士
饮食	□ 根据医嘱进行糖尿病饮食配合	□ 根据医嘱进行糖尿病饮食配合
活动	□ 根据医嘱进行运动	□ 根据医嘱进行运动

时间	住院第 8~13 天	出院日
医患配合	□ 配合完善相关检查、化验 □ 配合完成相关治疗 □ 有任何不适请告知医师	□ 接受出院前指导 □ 了解复查程序 □ 获取出院诊断书
护患配合	□ 配合完成血糖监测等病情观察 □ 配合完成病房管理 □ 接受糖尿病健康宣教 □ 接受营养和运动治疗指导 □ 接受药物宣教 □ 有任何不适请告知护士	□ 接受出院宣教 □ 办理出院手续 □ 获取出院带药 □ 了解服药方法、作用、注意事项 □ 了解复印病历程序
饮食	□ 根据医嘱进行糖尿病饮食配合	□ 根据医嘱进行糖尿病饮食配合
活动	□ 根据医嘱进行运动	□ 根据医嘱进行运动

附：原表单（2016 年版）

糖尿病（高危患者）临床路径表单

适用对象：第一诊断为糖尿病（ICD-10：E10、E11 和 E14）

患者姓名：	性别：　年龄：　门诊号：	住院号：
住院日期：　年　月　日	出院日期：　年　月　日	标准住院日：14 天

时间	住院第 1~2 天	住院第 3~7 天
主要诊疗工作	□ 询问病史与体格检查、完成病历书写 □ 血糖监测 □ 完善项目检查 □ 糖尿病健康教育 □ 营养治疗和运动治疗 □ 药物治疗 □ 上级医师查房，确定进一步诊疗方案	□ 上级医师查房，确定进一步的检查和治疗 □ 完成上级医师查房记录 □ 调整降糖治疗方案 □ 根据相应回报的检查结果调整或维持降压、调脂治疗方案 □ 并发症相关检查与治疗
重点医嘱	**长期医嘱：** □ 护理常规：内科护理常规 □ 护理级别：一/二级护理 □ 饮食：糖尿病饮食 □ 血糖监测：毛细血管血糖测定×（4~7）次/天 □ 降糖方案 □ 其他治疗 **临时医嘱：** □ 血常规、尿常规（包括酮体）、大便常规 □ 血糖谱、肝肾功能、凝血功能、血脂、电解质、HbA1c、术前免疫八项、尿微量白蛋白排泄率 □ 心电图、X 线胸片、腹部 B 超 □ 并发症相关检查 □ 根据情况进行胰岛细胞自身抗体、动态血糖、血压监测等检查项目 □ 对症处理 □ 必要时请相关科室会诊	**长期医嘱：** □ 同前 □ 根据情况调整护理级别 □ 口服降糖药或胰岛素的调整 □ 降压药、调脂药及其他药物（必要时）调整 **临时医嘱：** □ 根据病情复查相应检查 □ 并发症的相关检查 □ 根据病情补充相关治疗 □ 糖耐量试验和同步胰岛素或 C 肽释放试验
主要护理工作	□ 入院宣教，介绍病房环境、设施和设备 □ 执行医嘱，协助患者完成各种检查，观察药物疗效和副作用 □ 观察病情并及时向医师汇报 □ 入院护理评估	□ 执行医嘱 □ 糖尿病及其并发症宣教 □ 各种培训 □ 病情观察
病情变异记录	□ 无　□ 有，原因： 1. 2.	□ 无　□ 有，原因： 1. 2.
护士签名		
医师签名		

时间	住院第 8~14 天	出院日
主要诊疗工作	□ 上级医师查房：并发症、治疗效果、治疗方案评估，完成疾病诊断、下一步治疗对策和方案的调整 □ 调整治疗方案 □ 请相关科室协助治疗 □ 评估患者是否达到出院标准	□ 通知患者及其家属出院 □ 向患者交代出院后的注意事项 □ 预约复诊日期 □ 完成出院病程记录、出院总结等病历书写
重点医嘱	**长期医嘱：** □ 护理常规：二级护理 □ 降糖治疗 □ 并发症、合并症治疗 **临时医嘱：** □ 并发症、合并症的进一步检查	**出院医嘱：** □ 出院带药 □ 门诊随诊
主要护理工作	□ 病情观察 □ 进行胰岛素治疗者教会患者正确的注射方法 □ 正确的血糖测定方法及记录方法 □ 告知患者低血糖的可能原因及处理原则	□ 协助患者办理出院手续 □ 出院指导：Ⅱ级预防教育，复诊时间及注意事项
病情变异记录	□ 无　□ 有，原因： 1. 2.	□ 无　□ 有，原因： 1. 2.
护士签名		
医师签名		

第三章

2 型糖尿病伴多并发症临床路径释义

【医疗质量控制指标】（专家建议）

指标一、良好地控制血糖、血压和血脂，有效预延缓 2 型糖尿病并发症的进展。

指标二、长期有效的糖尿病患者教育及生活方式干预。

指标三、定期随访评估并发症情况。

一、2 型糖尿病伴多并发症编码

1. 原编码

疾病名称及编码：2 型糖尿病伴多慢性并发症（ICD-10：E11.700）

2. 修改编码

疾病名称及编码：2 型糖尿病伴多并发症（ICD-10：E11.7）

二、临床路径检索方法

E11.7

三、国家医疗保障疾病诊断相关分组（CHS-DRG）

MDC 编码：MDCK（内分泌、营养、代谢疾病及功能障碍）

ADRG 编码：KS1（糖尿病）

四、2 型糖尿病伴多并发症临床路径标准住院流程

（一）适用对象

第一诊断为 2 型糖尿病伴多慢性并发症（ICD-10：E11.700）进行高血糖控制及并发症治疗。

释义

■ 适用对象编码参见第一部分。

■ 本路径适用对象为临床诊断为 2 型糖尿病，同时伴有糖尿病肾病、糖尿病视网膜病变、糖尿病周围神经病变等多种慢性并发症中的两种或两种以上的患者。如伴有糖尿病酮症酸中毒、高血糖高渗综合征、乳酸性酸中毒、低血糖昏迷等急性并发症的患者，或糖尿病足患者，或只伴有一种慢性并发症患者需进入其他相应路径。

（二）诊断依据

根据《WHO 1999 年糖尿病诊断标准》、《2013 年版中国 2 型糖尿病防治指南》（中华医学会糖尿病学分会，2013 年）、《糖尿病肾病防治专家共识》（中华医学会糖尿病学分会微血管并发症学组，2014 年）、《2013 年糖尿病周围神经病诊断和治疗共识》（中华医学会神经病学分会肌电图与临床神经电生理学组，中华医学会神经病学分会神经肌肉病学组 2013 年）、

《我国糖尿病视网膜病变临床诊疗指南（2014年）》（中华医学会眼科学会眼底病学组，2014年）、《2型糖尿病早期大血管病变无创性检查的专家共识》（中国医师协会内分泌代谢科医师分会，2014年）。

明确2型糖尿病诊断。

有以下2种或2种以上并发症者。

1. 出现以下任何一条通常考虑其肾脏损伤是由糖尿病引起的：

（1）蛋白尿。

（2）肌酐（或EGRF）升高。

（3）糖尿病视网膜病变伴任何一期慢性肾脏病。

2. 出现以下任何一条考虑其视网膜病变是由糖尿病引起的：微血管瘤、视网膜内出血、硬性渗出、棉绒斑、视网膜内微血管异常、静脉串珠、新生血管、玻璃体积血、视网膜前出血、纤维增生等。

3. 出现以下任何一条考虑其周围神经病变是由糖尿病引起的：存在周围神经病变的临床和/或电生理的依据；排除导致周围神经病变的其他原因（慢性炎性脱髓鞘性多发性神经根周围神经病、营养缺乏、中毒、异常球蛋白血症、恶性肿瘤、结缔组织病等）。

4. 出现以下任何一条考虑其周围血管病变是由糖尿病引起的：

（1）①有代谢性高血压：其特点是糖代谢紊乱先于高血压；②心脏表现：出现胸闷、活动后气喘，心脏扩大，心率增快并固定，心音低钝、颈静脉充盈，端坐呼吸，唇指发绀，肝脾增大等，严重者表现为心力衰竭、无痛性心肌梗死、心律失常甚至猝死；③下肢血管表现：患者皮肤温度降低，皮肤颜色改变，动脉搏动减弱或消失、下肢溃疡或坏死，行走不能持久，行走时乏力感加重，休息2~3分钟后可缓解，逐渐可出现间歇性跛行。随着病变的进展出现静息痛和肢体疼痛。

（2）或有体格检查、辅助检查显示血管病变：①动脉血管内膜中层厚度增厚、动脉粥样硬化、动脉管腔狭窄或闭塞；②多普勒踝动脉/踝肱指数/经皮氧分压提示缺血或低灌注；③CT/MRI检查提示缺血或出血，CTA或MRA提示有血管病变；④指压试验阳性，肢体抬高试验阳性。

释义

■ 本路径的制订主要参考国际通行的诊断标准、国内权威的诊疗指南和专家共识。

■ 糖尿病肾病的诊断依据：通过全面考虑患者糖尿病病程、血糖控制情况、肾脏损害和肾脏功能下降程度、是否合并糖尿病视网膜病变、是否存在非糖尿病导致的其他慢性肾脏病等情况进行综合评估，可做出临床拟诊的诊断。肾脏穿刺活检及病理学检查虽然有助于明确诊断，但属于有创性检查。

■ 糖尿病视网膜病变的诊断依据：结合患者糖尿病病程、血糖控制情况，并且伴有视物模糊、飞蚊症等临床表现，通过眼底检查可以明确诊断。

■ 糖尿病周围神经病变的诊断依据：结合患者糖尿病病程、血糖控制情况，并且伴有双下肢麻木感、蚁行感、脚踩棉花感、烧灼痛、静息痛等临床表现，神经系统查体提示压力觉、温度觉、振动觉、针刺觉等异常，或神经电生理检查提示神经传导速度异常，同时需要排除其他原因所致神经病变。

■ 周围血管病变的诊断依据：病史和临床症状是诊断周围血管病变的初步依据，进一步通过查体和辅助检查可以帮助明确诊断。

■ 临床表现不典型，但是查体或辅助检查明确诊断的患者，也应进入路径。

（三）治疗方案的选择

根据《2017年版中国2型糖尿病防治指南》（中华医学会糖尿病学分会，2017年）、《糖尿病肾病防治专家共识》（中华医学会糖尿病学分会微血管并发症学组，2014年）、《2013年糖尿病周围神经病诊断和治疗共识》（中华医学会神经病学分会肌电图与临床神经电生理学组，中华医学会神经病学分会神经肌肉病学组2013年）、《我国糖尿病视网膜病变临床诊疗指南（2014年）》（中华医学会眼科学会眼底病学组，2014年）、《2型糖尿病早期大血管病变无创性检查的专家共识》（中国医师协会内分泌代谢科医师分会，2014年）等。

1. 一般治疗：

（1）糖尿病知识教育。

（2）饮食治疗。

（3）运动疗法。

2. 药物治疗：

（1）口服降糖药和/或胰岛素治疗控制血糖。

（2）控制血压且需达到控制目标值。

（3）生活方式干预及调脂药物治疗纠正脂质代谢紊乱。

（4）抗血小板药物治疗，改善血凝，血管重建改善血供。

（5）控制蛋白尿，透析治疗和移植。

（6）抗血管内皮生长因子，必要时激光光凝治疗。

（7）抗氧化应激、改善代谢紊乱类药物、改善微循环药、营养神经药物及改善神经痛药物等治疗。

3. 其他治疗：必要时行周围血管介入治疗。

释义

■ 临床诊断确立后即应开始进行综合性治疗，包括内科基本治疗和药物治疗，目的在于控制血糖、缓解临床症状、延缓并发症进展，做好糖尿病三级预防，有助于减少患者致残和死亡风险。

■ 内科基本治疗包括糖尿病的健康宣教，制订糖尿病饮食（每日总热量的设定，碳水化合物、脂肪、蛋白质等营养素的每日摄入量分配，每日进餐次数等），指导运动（每日运动次数、时间、运动量），控制体重，监测血糖，正确看待糖尿病，缓解紧张焦虑情绪等。

■ 具体药物治疗方案的选择需要进行个体化推荐，降糖药物的选择主要依据国内相关糖尿病指南中的药物治疗路径，同时需要结合患者年龄、糖尿病病程、并发症严重程度、血糖控制情况、低血糖风险、肝肾功能、依从性、耐受性、经济能力等因素。降压、调脂、抗血小板聚集、保护肾脏、营养神经等其他治疗药物的选择，需要结合相关临床指南、专家共识，必要时请相关专业科室进行会诊。

■ 中医治疗

1. 中药抽提物（如大黄酸、雷公藤甲素等）及中成药（如复方血栓通胶囊、金水宝等）对降低尿白蛋白及改善肾功能有一定疗效。

2. 糖尿病视网膜病变辅助治疗包括活血化瘀类中成药复方丹参、芪明颗粒和血栓通胶囊等。

（四）标准住院日一般为≤18 天

释义

■ 对于怀疑伴有2型糖尿病伴多并发症的患者，入院后3~9天通过必要的辅助检查可明确诊断，之后开始药物治疗，主要观察临床症状的缓解情况、有无药物治疗的副作用等，总住院时间不超过18天符合本路径要求。

（五）进入路径标准

1. 第一诊断必须符合2型糖尿病伴多并发症 ICD-10：E11.700 疾病编码。
2. 除外1型糖尿病、妊娠糖尿病、其他特殊类型糖尿病及其他因素所导致的血糖升高；除外非糖尿病性肾脏疾病、非糖尿病性视网膜病变、非糖尿病性周围神经病变、非糖尿病性周围血管病变等。
3. 达到住院标准：符合2型糖尿病伴多并发症诊断标准，并经临床专科医师判断需要住院治疗。
4. 当患者同时具有其他疾病诊断，如在住院期间不需特殊处理也不影响第一诊断的临床路径流程实施时，可以进入路径。

释义

■ 进入本路径患者的第一诊断应为2型糖尿病伴多并发症，并且排除其他类型糖尿病，除外非糖尿病所致的肾脏病、视网膜病变、周围神经病变、周围血管病变等。

■ 如果患者血糖控制不佳，或多并发症的临床症状较重，相关查体和辅助检查提示异常，由临床专科医师判断符合住院标准者，应入院进一步诊疗。

■ 既往或入院后常规检查发现患者同时伴有其他基础疾病，如高血压、冠状动脉粥样硬化性心脏病、肝功能不全、严重肾功能不全、严重心衰、心律失常、消化系统疾病等，经系统评估后对2型糖尿病伴多合并症诊断和治疗无特殊影响者，仍可进入本路径，但这可能会导致医疗费用增加、住院时间延长。

（六）住院期间检查项目

1. 入院后所必需进行的检查项目：
（1）血常规、尿常规（包括酮体）、大便常规。
（2）全天毛细血管血糖谱（三餐前、三餐后2小时、睡前、必要时0AM、3AM等），动态血糖监测［血糖未达标和/或血糖波动较大者］。
（3）肝肾功能、血脂分析、电解质、血黏度。
（4）糖化血红蛋白（HbA1c）和糖化血清蛋白（或果糖胺）。
（5）口服糖耐量试验，馒头餐、正常餐试验和同步胰岛素或C肽释放试验。
（6）X线胸片、心电图、腹部彩超。
2. 并发症相关检查：尿蛋白/肌酐、尿微量白蛋白排泄率、24小时尿蛋白定量、预估肾小球滤过率、眼底检查、震动觉和温度觉测定、10g尼龙丝压力检查、心脏超声、颈动脉和下肢血管彩超等。

3. 根据患者病情还要增加以下检查项目：
（1）ICA、IAA、GAD、IA-2 自身抗体测定，血乳酸。
（2）24 小时动态血压监测、24 小时动态心电图、运动平板试验、心肌核素检查、冠脉 CTA 或冠状动脉造影、头颅 MRI+MRA。
（3）神经传导速度、踝肱比（必要时趾肱比）检查。
（4）必要时行血管 CTA 或 MRA 检查。
（5）肾脏活检及病理。
（6）肿瘤指标筛查，感染性疾病筛查；必要时可行病原学检查及药物敏感性检测。

释义

■ 血常规、尿常规（包含尿酮体）、大便常规是最基本的三大常规检查，进入路径的患者均需完成。尿酮体检查有助于判断患者是否伴有糖尿病酮症或酮症酸中毒这种急性并发症。全天毛细血管血糖谱可以了解患者血糖的控制情况和变化特点，血糖波动大的患者可以进行动态血糖监测。肝肾功能、电解质、血糖、血黏度、心电图、X 线胸片、腹部超声等检查有助于评估是否伴有其他基础疾病，是否存在影响住院时间、费用及治疗预后的不利因素。糖化血红蛋白或糖化血清白蛋白可以了解患者一段时间内的平均血糖浓度，有助于评估患者总体血糖控制水平。口服葡萄糖耐量试验、馒头餐试验、正常餐试验及同步进行的胰岛素或 C 肽释放试验等有助于了解患者的糖代谢异常和胰岛功能状态，为确定糖尿病及其分型、指导药物治疗方案的选择提供依据。

■ 尿白蛋白/肌酐比值、尿白蛋白排泄率、24 小时尿蛋白定量、预估肾小球滤过率、眼底检查、神经传导速度、心脏超声、颈动脉和下肢血管彩超、震动觉和温度觉测定、10g 尼龙丝压力检查等检查，有助于明确糖尿病并发症的诊断及其严重程度，若无禁忌，均应进行相关检查和评估。

■ 2 型糖尿病需与 1 型糖尿病、其他特殊类型糖尿病相鉴别时，应行 ICA、IAA、GAD、IA-2 自身抗体测定。如果伴有糖尿病酮症或糖尿病酮症酸中毒、感染等时，应进行血乳酸检测。如果患者合并或怀疑患有冠心病、心律失常、心功能不全、脑血管疾病时，还应进行 24 小时动态血压监测、24 小时动态心电图、运动平板试验、心肌核素检查、冠脉 CTA 或冠状动脉造影、头颅 MRI+MRA。如果患者具有周围血管病变的相关临床表现或血管超声提示异常，则应进一步行血管 CTA 或 MRA 检查。如果患者的糖尿病肾病诊断不能完全确定，或疑似合并其他肾脏疾病时，肾脏穿刺活检及病理学检查可帮助明确诊断。此外，糖尿病患者是恶性肿瘤的高危人群，并且容易合并感染。因此，对于疑似具有相关临床表现的患者，应进行肿瘤指标筛查、感染性疾病筛查，必要时可进行病原学检查及药物敏感性检测。

（七）治疗方案与药物选择

1. 降血糖药物：口服降糖药、胰岛素、胰岛素类似物或其他种类降糖药物。
2. 控制血压药物：单独或联合用药。
3. 对症治疗药物：调脂药、控制尿蛋白、抗血小板聚集、改善微循环药物、抗氧化应激、改善代谢紊乱、神经营养修复药物及中成药等。
4. 肾脏替代治疗：根据患者情况选择血液透析、腹膜透析、肾脏移植等。

释义

■ 根据《中国2型糖尿病防治指南（2017年版）》中有关2型糖尿病高血糖治疗路径、2型糖尿病胰岛素治疗路径选择治疗药物。常用口服降糖药包括二甲双胍、磺脲类药物、格列奈类药物、α糖苷酶抑制剂、噻唑烷二酮类药物、DPP-4抑制剂、钠-葡萄糖协同转运蛋白-2等。2型糖尿病药物治疗首选是二甲双胍。若无禁忌证，二甲双胍应一直保留在糖尿病的治疗方案中。不适合二甲双胍治疗者可选择α-糖苷酶抑制剂或胰岛素促泌剂。如单独使用二甲双胍治疗而血糖仍未达标，则可加用胰岛素促泌剂、α-糖苷酶抑制剂、DPP-Ⅳ抑制剂或噻唑烷二酮药物（二线治疗）。磺脲类药物、格列奈类药物和DPP-Ⅳ抑制剂均为胰岛素促泌剂，磺脲类药物可使HbA1c降低1.0%~1.5%，是控制2型糖尿病患者高血糖的主要用药。国内上市有格列喹酮、格列美脲等，有肾功能轻度不全的患者宜选择格列喹酮。胰岛素治疗方案包括基础胰岛素治疗、预混胰岛素治疗、基础-餐时胰岛素治疗、胰岛素泵等。此外，GLP-1受体激动剂也是药物治疗的一种重要选择。其中，2型糖尿病患者控制高血糖的一线用药和药物联合治疗中的基础用药为二甲双胍。当口服药物控制不佳或存在严重糖尿病并发症时，应及时启始胰岛素治疗。

■ 根据《中国2型糖尿病防治指南（2017年版）》中有关2型糖尿病降压药、调脂药、抗血小板聚集标准治疗的筛查和临床决策路径指导用药。ACEI或ARB类降压药可作为控制高血压的首选治疗，既能够控制血压，亦可以控制尿蛋白。若单药降压效果不佳，则应该与其他不同种类降压药物联合治疗，如钙离子拮抗剂、利尿剂、β受体阻滞剂等。调脂药则应首选他汀类药物，根据个体危险分层决定降脂治疗的力度，建议依据血脂基线水平起始应用中等强度他汀，如辛伐他汀分散片，一般不推荐他汀类与贝特类或烟酸类药物联合治疗。根据《中国成人血脂异常防治指南（2016年修订版）》，天然调脂药如脂必泰与他汀类药物联用可降低他汀类药物的用量，还可降低转氨酶升高等不良反应的发生风险。对于他汀类药物不能耐受，包括肝酶和肌酶升高的血脂异常患者，亦可单独使用脂必泰进行调脂治疗。抗血小板聚集治疗首选阿司匹林，常用剂量为75~100mg/d。若无明显禁忌，建议降压、调脂、抗血小板治疗应该长期用药。

■ 神经营养修复药物主要通过增加神经细胞内核酸、蛋白质及磷脂的合成，刺激轴突再生，促进神经修复，常用药物包括甲钴胺等。抗氧化应激药物可通过抑制脂质过氧化、增加神经滋养血管的血流量、增加神经细胞Na^+-K^+-ATP酶活性，保护血管内皮功能，常用药物包括硫辛酸，静脉用药疗程为10~14天。改善微循环药物可通过扩张血管、改善微循环和血液高凝状态提高神经细胞的血氧供应，从而改善临床症状，常用药物有前列腺素E、贝前列腺素钠、西洛他唑、己酮可可碱、胰激肽酶原、钙拮抗剂、活血化瘀类中药等。改善代谢紊乱药物可通过抑制醛糖还原酶活性、蛋白质非酶糖基化、蛋白激酶C活性、氨基己糖通路激活、血管紧张素转换酶活性等机制而发挥作用，如醛糖还原酶抑制剂依帕司他等。其他药物还包括神经营养因子、肌醇、神经节苷脂、亚麻酸及中成药等，如参芪降糖片可有效控制血糖改善患者症状，亦对控制尿蛋白、降血脂等有一定效果，可用于糖尿病血管并发症的防治。上述口服药物治疗可长期用药。此外，抗惊厥药物、抗抑郁药物、阿片类药物、辣椒素等可作为糖尿病痛性神经病变的对症治疗药物。

■ 对于糖尿病肾病患者，在常规治疗基础上可考虑联用有高级别循证医学证据的中成药治疗，如黄葵胶囊，进一步降低尿蛋白、血肌酐水平，改善肾功能。金水宝所含成分参与机体超氧化物歧化酶等代谢，防止肾小球毛细血管内皮损伤，改善肾血流和肾功能。对于糖尿病肾病出现肾衰竭的患者，透析或移植治疗应该尽早开始准备。透析方式包括血液透析和腹膜透析。若条件允许，还可以考虑肾移植或胰-肾联合移植。

（八）出院标准

1. 患者得到基本技能培训并学会自我血糖监测。
2. 降糖治疗方案确定，血糖控制达标或血糖趋于稳定，无低血糖事件发生；降压治疗方案确定，血压控制达标或血压趋于稳定。
3. 完成糖尿病伴并发症相关检查并开始对症治疗。
4. 没有需要住院处理的其他并发症和/或合并症。

释义

■ 出院前，患者应该完成所有必要的检查项目，初步掌握糖尿病基本常识，学会自我血糖监测，制订饮食、运动计划，制订随访计划。

■ 根据患者的具体情况，选择个体化治疗方案和血糖控制目标。已经开始进行降糖药物治疗的患者，出院前血糖应该趋于稳定，且无严重低血糖事件发生。制订降压、调脂、抗血小板聚集等综合治疗方案。接受降压治疗的患者，出院前血压应达标或者趋于稳定。

■ 出院前，应明确患者2型糖尿病伴多并发症的诊断，明确具体并发症的程度或分期，并制订合理的治疗方案。其他并发症或合并症情况稳定，无须在医院内进行处理。

■ 观察临床症状是否减轻或消失，有无药物治疗相关的副作用。

（九）变异及原因分析

1. 出现急性并发症（低血糖昏迷、高渗性昏迷、酮症酸中毒、乳酸酸中毒等），则按相应路径或指南进行救治，退出本路径。
2. 合并妊娠或伴有增加控制血糖难度的合并症，延长住院时间，则按相应路径或指南进行治疗。
3. 若必须同时服用对血糖或降糖药物有影响的药物，或患者对胰岛素制剂、降糖药物有过敏情况时，导致住院时间延长、住院费用增加。
4. 出现其他严重的糖尿病慢性并发症（眼部、心血管、神经系统并发症、皮肤病变、糖尿病足），或合并感染，导致住院时间延长、住院费用增加。

释义

■ 患者住院期间，出现糖尿病急性并发症（酮症酸中毒、高渗性昏迷、乳酸性酸中毒、低血糖昏迷等），则按相应路径或指南进行救治，退出本路径。发现其他严重基础疾病，需调整药物治疗方案，或需要针对其他基础疾病进行重点治疗，则中止本路径。合并妊娠、血糖波动大、药物过敏、慢性并发症严重、合并感染、伴有增加控制血糖难度的合并症，可导致住院时间延长、住院费用增加，则按相应路径或指南进行治疗。

■ 认可的变异原因主要是指患者入选本路径后，在检查和治疗过程中发现患者存在事前未预知的、对本路径可能产生明显影响的情况，需要中止执行本路径，或延长住院时间、增加住院费用。医师需在表单中明确说明。

■ 因患者方面的主观原因导致执行本路径出现变异，医师也需在表单中予以说明。

五、2 型糖尿病伴多并发症临床路径给药方案

（一）用药选择

1. 降糖药物选择：选用合理有效的降糖方案可延缓糖尿病肾病的发生和进展。其中 SGLT2 抑制剂及 GLP-1 受体激动剂对肾脏具有保护肾脏作用。
2. 降压药物选择：对糖尿病伴高血压且 UACR > 300mg/g 或 eGFR < 60ml（min · 1.73m^2）的患者，强烈推荐 ACEI 或 ARB 类药物治疗。对伴高血压且 UACR 30~300mg/g 的糖尿病患者，推荐首选 ACEI 或 ARB 类药物治疗。
3. 糖尿病视网膜病变用药选择：玻璃体腔内注射抗血管内皮生长因子（VEGF）、皮质激素局部应用、非诺贝特、羟苯磺酸钙等。
4. 糖尿病神经病变用药选择：甲钴胺、神经生长因子修复神经，硫辛酸、依帕司他、贝前列腺素钠等针对神经病变治疗。甲氧氯普铵（胃复安）治疗胃轻瘫，磷酸二酯酶 5 型抑制治疗勃起功能障碍。痛性神经病变的对症治疗药物，比如普瑞巴林、度洛西汀等药物。
5. 下肢血管病变用药选择：口服阿司匹林一级预防。他汀类调脂药、ACEI 及血管扩张药物等二预防治疗。间歇性跛行患者需使用脂微球包裹前列地尔、贝前列素钠、西洛他唑、盐酸沙格雷酯、萘呋胺、丁咯地尔和己酮可可碱等血管扩张药物。

（二）药学提示

1. 部分口服降糖药物需要根据肾脏损害程度相应调整剂量。肾功能不全患者可优选从肾脏排泄较少的降糖药，严重肾功能不全患者宜采用胰岛素治疗。
2. ACEI 和 ARB 对糖尿病肾病的作用类似，考虑到高钾血症和 eGFR 迅速下降风险，不推荐联合。
3. 对于阿司匹林过敏者或合并有溃疡者，可服用氯吡格雷。
4. 玻璃体腔应用糖皮质激素治疗应注意监测眼压，发现眼压升高给予降眼压药物，对于眼压升高药物不能控制者可进行手术。
5. 当糖尿病周围神经病发生后，目前尚无药物能够逆转周围神经病变的进展。

（三）注意事项

1. 应用 ACEI/ARB 类药物，治疗期间应定期随访 UACR、血清肌酐、血钾水平。用药两个月内血清肌酐升高幅度> 30%，应停用 ACEI/ARB 类药物。
2. 阿司匹林对视网膜病变没有疗效，但也不会增加视网膜出血的风险。
3. 抗 VEGF 最常见的眼部严重不良反应包括眼内炎和眼内压升高。糖皮质激素主要副作用包括眼压升高和白内障。

六、2 型糖尿病伴多并发症护理规范

1. 运动治疗的原则是因人而异，适可而止，循序渐进，持之以恒。根据自身情况制定合适的运动计划，运动前测量血糖，低血糖时应及时加餐不可运动。运动时携带糖果以免发生低血糖。增殖性糖尿病视网膜病变患者应进行冲撞轻的运动，如游泳、散步、蹬车等。

2. 当怀疑有低血糖时，应立即检测血糖，低血糖自我救治方案：饮一杯糖水，含食糖 15~20g；饮一杯果汁或可乐；吃 1~2 汤匙蜂蜜；吃 6 颗糖块或 2 块饼干（重约 30g）。

3. 糖尿病肾病护理原则包括环境整洁、安静，劳逸结合，勤监测，并予以解释、安慰等心理支持。

4. 建议无糖尿病视网膜病变的糖尿病患者每年接受一次散瞳检查；视网膜病变的有效治疗依赖于及时的治疗，即使是有良好的视力且无眼部症状者也要定期随诊。

七、2 型糖尿病伴多并发症营养治疗规范

1. 医学营养治疗应强调饮食结构合理，包括对碳水化合物、蛋白质、脂肪、钠、钾、磷等营养素的管理。每日摄入的总热量应使患者维持接近理想体重，肥胖者可适当减少热量，消瘦者可适当增加热量。

2. 糖尿病肾病患者推荐低蛋白饮食，推荐对于尚未进行透析治疗的 DKD 患者蛋白质的摄入量为 $0.8g \cdot kg^{-1} \cdot d^{-1}$；透析患者可适当增加至 $1.0 \sim 1.2g \cdot kg^{-1} \cdot d^{-1}$。摄入的蛋白质应以优质蛋白质为主，可从家禽、鱼、大豆及植物蛋白等中获得，必要时可补充复方 α-酮酸制剂。

3. 摄入充足的维生素、微量元素。

八、2 型糖尿病伴多并发症患者健康宣教

1. 改变生活方式包括饮食治疗、运动、戒酒、戒烟、控制体重。

2. 积极控制血糖、血压、血脂。

3. 定期做眼部检查，注意用眼卫生，避免熬夜及长时间的近距离用眼。一旦出现视网膜出血时，禁激烈运动，减少头部活动，适当卧床休息。视力有严重障碍者不宜单独行动。

九、推荐表单

（一）医师表单

2 型糖尿病伴多并发症临床路径医师表单

适用对象：第一诊断为 2 型糖尿病伴多并发症（ICD-10：E11.700）

患者姓名：	性别： 年龄： 门诊号：	住院号：
住院日期： 年 月 日	出院日期： 年 月 日	标准住院日：≤18 天

时间	住院第 1~3 天	住院第 3~9 天
主要诊疗工作	□ 询问病史与体格检查、完成病历书写 □ 血糖监测 □ 完善项目检查 □ 糖尿病健康教育 □ 营养治疗和运动治疗 □ 药物治疗 □ 上级医师查房，确定进一步诊疗方案 □ 向患者家属初步交代病情	□ 上级医师查房，确定进一步的检查和治疗 □ 完成上级医师查房记录 □ 调整降糖治疗方案 □ 根据相应回报的检查结果调整或维持降压、降尿蛋白、调脂治疗方案 □ 并发症相关检查与治疗
重点医嘱	**长期医嘱：** □ 内科疾病护理常规/糖尿病护理常规 □ 一/二级护理 □ 糖尿病饮食 □ 糖尿病健康宣教 □ 指尖快速血糖监测 4 次/天或 7 次/天 □ 有急性并发症者 □ 记 24 小时出入量 □ 每 1~2 个小时测血糖 □ 建立静脉通道 □ 吸氧、重症监护（必要时） **临时医嘱：** □ 血常规、尿常规（包括尿酮体）、大便常规 □ 血糖、肝肾功能、血脂、电解质、血黏度、尿白蛋白/肌酐比值或尿白蛋白排泄率或 24 小时尿蛋白定量、糖化血红蛋白、糖化血清蛋白（或果糖胺）、糖耐量试验和同步的胰岛素或 C 肽释放试验 □ 心电图、X 线胸片、腹部彩超 □ 并发症相关检查 □ 根据情况进行动态血糖监测、动态血压监测等检查项目 □ 静脉补液（必要时） □ 对症处理 □ 必要时请相关科室会诊	**长期医嘱：** □ 糖尿病护理常规 □ 根据情况调整护理级别 □ 糖尿病饮食 □ 口服降糖药或胰岛素的调整 □ 降压药、调脂药、降尿蛋白药及其他药物（必要时）调整 □ 并发症相关检查和治疗 **临时医嘱：** □ 根据病情复查相应检查项目
病情变异记录	□ 无 □ 有，原因： 1. 2.	□ 无 □ 有，原因： 1. 2.
医师签名		

时间	住院第 9~15 天	住院第 15~18 天 （出院日）
主要诊疗工作	□ 上级医师查房：复查相关指标，治疗效果、治疗方案评估，完成疾病诊断，下一步治疗对策和方案的调整 □ 完成上级医师查房记录 □ 请相关科室协助治疗 □ 确定出院日期	□ 通知出院处 □ 通知患者及其家属出院 □ 向患者交代出院后的注意事项，血糖和血压的监测频率，血糖、血压、饮食、运动情况及记录方法，预约复诊日期 □ 将出院总结交给患者 □ 如果患者不能出院，在病程记录中说明原因和继续治疗的方案
重点医嘱	**长期医嘱：** □ 糖尿病护理常规 □ 二/三级护理 □ 运动和饮食治疗 □ 降糖药物的调整 □ 降压、调脂、抗血小板等药物的应用及调整 □ 并发症治疗方案及药物的调整 **临时医嘱：** □ 根据病情下达	**出院医嘱：** □ 出院带药 □ 门诊随诊
病情变异记录	□ 无　□ 有，原因： 1. 2.	□ 无　□ 有，原因： 1. 2.
医师签名		

（二）护士表单

2 型糖尿病伴并多发症临床路径护士表单

适用对象：第一诊断为 2 型糖尿病伴多并发症（ICD-10：E11.700）

患者姓名：	性别：　　年龄：	住院号：
住院日期：　　年　月　日	**出院日期：**　　年　月　日	**标准住院日：**≤18 天

时间	住院第 1~3 天	住院第 3~9 天
健康宣教	□ 入院宣教 □ 介绍主管医师、护士 □ 介绍环境、设施 □ 介绍住院注意事项 □ 介绍探视和陪伴制度 □ 介绍贵重物品保管制度 □ 介绍活动安全注意事项 □ 介绍优质护理服务病房和护理级别 □ 专科知识宣教 □ 介绍低血糖症状及处理措施 □ 药物宣教 □ 检查宣教	□ 药物宣教 □ 检查宣教 □ 糖尿病自我管理宣教 □ 饮食宣教 □ 运动宣教 □ 血糖控制目标 □ 糖尿病常见并发症
护理处置	□ 核对患者，佩戴腕带 □ 测量入院随机血糖 □ 测量身高、体重 □ 进行入院护理评估 □ 完成入院护理病历 □ 放置护理安全标示 □ 协助患者留取各种标本 □ 危重患者的特殊处理 □ 按要求完成护理记录书写	□ 协助医师完成相关化验检查 □ 血糖监测 □ 遵医嘱给予药物治疗 □ 按要求完成护理记录书写
基础护理	□ 一/二级护理 □ 晨晚间护理 □ 按自理能力情况给予生活协助 □ 排泄管理 □ 患者安全管理	□ 一/二级护理 □ 晨晚间护理 □ 按自理能力情况给予生活协助 □ 排泄管理 □ 患者安全管理
专科护理	□ 护理查体 □ 病情观察 □ 血糖的观察 □ 不适主诉的观察 □ 阳性症状、体征的护理观察 □ 按要求完成跌倒、压疮、ADL、静脉血栓、营养状况等内容的评分表 □ 按要求制订护理级别 □ 需要时，请家属陪伴 □ 确定饮食种类 □ 心理护理	□ 病情观察 □ 血糖的观察 □ 不适主诉的观察 □ 阳性症状、体征的护理观察 □ 遵医嘱完成相关检查 □ 按要求完成跌倒、压疮、ADL 静脉血栓、营养状况等内容的评分表 □ 按要求调整护理级别 □ 心理护理

续　表

时间	住院第 1~3 天	住院第 3~9 天
重点医嘱	□ 详见医嘱执行单	□ 详见医嘱执行单
病情变异记录	□ 无　□ 有，原因： 1. 2.	□ 无　□ 有，原因： 1. 2.
护士签名		

时间	住院第 9~15 天	住院第 15~18 天 （出院日）
健康宣教	□ 药物宣教 □ 检查宣教 □ 糖尿病自我管理宣教 □ 血糖监测宣教 □ 其他自我监测方式宣教 □ 低血糖宣教（常见诱因及处理原则） □ 糖尿病患者日常生活注意事项 □ 足部护理 □ 对使用胰岛素治疗的患者给予胰岛素注射方法的指导	□ 出院宣教 □ 复诊时间 □ 服药方法 □ 活动休息 □ 指导饮食 □ 指导办理出院手续
护理处置	□ 协助医师完成相关化验检查 □ 血糖监测 □ 遵医嘱给予药物治疗 □ 正确执行医嘱 □ 按要求完成护理记录书写	□ 办理出院手续 □ 书写出院小结
基础护理	□ 一/二级护理 □ 晨晚间护理 □ 按自理能力情况给予生活协助 □ 排泄管理 □ 患者安全管理	□ 一/二级护理 □ 晨晚间护理 □ 按自理能力情况给予生活协助 □ 排泄管理 □ 患者安全管理
专科护理	□ 病情观察 □ 血糖的观察 □ 不适主诉的观察 □ 阳性症状、体征的观察 □ 遵医嘱完成相关检查 □ 按要求完成跌倒、压疮、ADL 静脉血栓、营养状况等内容的评分表 □ 按要求调整护理级别 □ 心理护理	□ 按要求完成跌倒、压疮、ADL 静脉血栓、营养状况等内容的评分表 □ 按要求调整护理级别 □ 心理护理 □ 出院指导（出院带药、复诊时间及注意事项、饮食、运动、血糖监测）
重点医嘱	□ 详见医嘱执行单	□ 详见医嘱执行单
病情变异记录	□ 无 □ 有，原因： 1. 2.	□ 无 □ 有，原因： 1. 2.
护士签名		

（三）患者表单

2 型糖尿病伴多并发症临床路径患者表单

适用对象：第一诊断为 2 型糖尿病伴多并发症（ICD-10：E11.700）

患者姓名：	**性别：** **年龄：** **门诊号：**	**住院号：**
住院日期： 年 月 日	**出院日期：** 年 月 日	**标准住院日：** ≤18 天

时间	住院第 1~3 天	住院第 3~9 天
医患配合	□ 配合询问病史、收集资料，请务必详细告知既往史、用药史、过敏史 □ 配合进行体格检查 □ 有任何不适请告知医师	□ 配合完善相关检查、化验，如采血、留尿、心电图、X 线胸片、超声等 □ 医师与患者及家属介绍病情
护患配合	□ 配合入院测量生命体征、身高、体重，询问大便次数 □ 配合每日生命体征测量及排泄评估 □ 配合完成入院护理评估（简单询问病史、过敏史、用药史、个人史等） □ 配合完成 ADL、跌倒、压疮、静脉血栓、营养等评分表 □ 接受入院宣教（环境介绍、病室规定、订餐制度、贵重物品保管、活动安全注意事项等） □ 接受疾病相关专科知识宣教（低血糖症状及处理措施、药物宣教、检查注意事项宣教等） □ 配合执行探视和陪伴制度 □ 有任何不适请告知护士	□ 配合每日生命体征测量及排泄评估 □ 接受糖尿病自我管理宣教 □ 饮食宣教 □ 运动宣教 □ 血糖控制目标 □ 糖尿病常见并发症 □ 接受药物宣教 □ 接受特殊化验、检查宣教
饮食	□ 遵医嘱饮食	□ 遵医嘱饮食
排泄	□ 正常排尿、便	□ 正常排尿、便
活动	□ 正常活动	□ 正常活动

时间	住院第 9～15 天	住院第 15～18 天 （出院日）
医患配合	□ 配合完善相关检查、化验，如采血、留尿	□ 接受出院前指导 □ 知晓复诊程序 □ 获取出院诊断书
护患配合	□ 配合每日生命体征测量及排泄评估 □ 配合执行探视和陪伴制度 □ 配合跌倒、压疮、ADL 静脉血栓、营养状况等内容的评估 □ 注意活动安全，避免坠床或跌倒 □ 按照医嘱要求接受药物治疗 □ 配合完成临床化验检查 □ 接受药物宣教 □ 接受特殊化验、检查宣教 □ 接受糖尿病自我管理宣教 □ 血糖监测宣教 □ 其他自我监测方式宣教 □ 低血糖宣教（常见诱因及处理原则） □ 糖尿病患者日常生活注意事项 □ 足部护理 □ 使用胰岛素治疗的患者接受胰岛素注射方法的指导	□ 配合完成跌倒、压疮、ADL 静脉血栓、营养状况等内容的评估 □ 接受出院宣教 □ 办理出院手续 □ 复查时间 □ 知晓复印病历程序 □ 服药方法、作用、注意事项 □ 活动休息 □ 饮食 □ 获取出院带药
饮食	□ 遵医嘱饮食	□ 遵医嘱饮食
排泄	□ 正常排尿、便	□ 正常排尿、便
活动	□ 正常适度活动，避免疲劳	□ 正常适度活动，避免疲劳

附：原表单（2016 年版）

2 型糖尿病伴多并发症临床路径表单

适用对象：第一诊断为 2 型糖尿病性肾病（ICD-10：E11.200+）

患者姓名：	性别：　　年龄：　　门诊号：	住院号：
住院日期：　　年　月　日	出院日期：　　年　月　日	标准住院日：≤18 天

时间	住院第 1~3 天	住院第 3~9 天
主要诊疗工作	□ 询问病史与体格检查、完成病历书写 □ 血糖监测 □ 完善项目检查 □ 糖尿病健康教育 □ 营养治疗和运动治疗 □ 药物治疗 □ 上级医师查房，确定进一步诊疗方案 □ 向患者家属初步交代病情	□ 上级医师查房，确定进一步的检查和治疗 □ 完成上级医师查房记录 □ 调整降糖治疗方案 □ 根据相应回报的检查结果调整或维持降压、降尿蛋白、调脂治疗方案 □ 并发症相关检查与治疗
重点医嘱	**长期医嘱：** □ 内科疾病护理常规/糖尿病护理常规 □ 一/二级护理 □ 糖尿病饮食 □ 糖尿病健康宣教 □ 电脑血糖测定 4 次/天或 7 次/天 □ 有急性并发症者 □ 记 24 小时出入量 □ 每 1~2 个小时测血糖 □ 建立静脉通道 □ 吸氧、重症监护（必要时） **临床医嘱：** □ 血常规、尿常规（包括酮体）、大便常规 □ 血糖谱、肝肾功能、血脂、电解质、血黏度、HbA1c、尿白蛋白测定、糖化血清蛋白或果糖胺、糖耐量试验和同步胰岛素或 C 肽释放试验 □ 心电图、X 线胸片、腹部彩超 □ 并发症相关检查 □ 根据情况进行动态血糖、血压监测等检查项目 □ 静脉补液（必要时） □ 对症处理 □ 必要时请相关科室会诊	**长期医嘱：** □ 糖尿病护理常规 □ 根据情况调整护理级别 □ 糖尿病饮食 □ 口服降糖药或胰岛素的调整 □ 降压药、降尿蛋白药、调脂药及其他药物（必要时）调整 □ 并发症相关检查与治疗 **临床医嘱：** □ 根据病情复查相应检查
主要护理工作	□ 协助患者或其家属完成住院程序，入院宣教 □ 执行医嘱 □ 观察病情并及时向医师汇报 □ 危重患者的特殊处理	□ 糖尿病护理常规 □ 执行医嘱

续 表

时间	住院第 1~3 天	住院第 3~9 天
病情变异记录	□ 无 □ 有，原因： 1. 2.	□ 无 □ 有，原因： 1. 2.
护士签名		
医师签名		

时间	住院第 9~13 天	住院第 13~15 天 （出院日）
主要诊疗工作	□ 上级医师查房：复查相关指标、治疗效果、治疗方案评估，完成疾病诊断、下一步治疗对策和方案的调整 □ 完成上级医师查房记录 □ 请相关科室协助治疗 □ 确定出院日期	□ 通知出院处 □ 通知患者及其家属出院 □ 向患者交代出院后的注意事项，血糖血压的监测频率，血糖血压及饮食运动情况及记录方法，预约复诊日期 □ 将“出院小结”交给患者 □ 如果患者不能出院，在“病程记录”中说明原因和继续治疗的方案
重点医嘱	**长期医嘱：** □ 糖尿病护理常规 □ 二/三级护理 □ 运动及饮食治疗 □ 降糖药物的调整 □ 改善循环、降脂降压等药物的应用及调整 □ 并发症治疗方案及药物的调整 **长期医嘱：** □ 根据病情下达	**出院医嘱：** □ 出院带药 □ 门诊随诊
主要护理工作	□ 糖尿病护理常规 □ 执行医嘱 □ Ⅱ级预防教育 □ 进行胰岛素治疗者教会患者正确的注射方法 □ 正确的血糖测定方法及记录方法 □ 告知患者低血糖的可能原因及处理原则	□ 协助患者办理出院手续 □ 出院指导：Ⅱ级预防教育，复诊时间及注意事项
病情变异记录	□ 无　□ 有，原因： 1. 2.	□ 无　□ 有，原因： 1. 2.
护士签名		
医师签名		

第四章

Graves 病临床路径释义

【医疗质量控制指标】（专家建议）

指标一、诊断需结合临床表现、实验室及辅助检查。

指标二、治疗前需除外其他病因所致的甲状腺毒症，并筛查肝功能及血常规。

指标三、治疗方案选择应遵从个体化治疗原则。

指标四、口服药物治疗需足疗程，警惕药物副作用。

一、Graves 病编码

疾病名称及编码：Graves 病（ICD-10：E05.0）

二、临床路径检索方法

E05.0

三、国家医疗保障疾病诊断相关分组（CHS-DRG）

MDC 编码：MDCK（内分泌、营养、代谢疾病及功能障碍）

ADRG 编码：KT1（内分泌疾患）

四、Graves 病临床路径标准

（一）适用对象

第一诊断为 Graves 病［毒性弥漫性甲状腺肿（格雷夫斯病）］（ICD-10：E05.0）。

（二）诊断依据

根据《中国甲状腺疾病诊治指南》（中华医学会内分泌学会，2008 年）、《甲亢和其他病因甲状腺毒症诊治指南》（美国临床内分泌医师协会和美国甲状腺学会，2011 年）。

1. 症状：易激动、烦躁失眠、心悸、乏力、怕热、多汗、消瘦、食欲亢进、大便次数增多或腹泻等。

2. 体征：心率加快，甲状腺肿大（可伴血管杂音），手震颤，甲状腺相关眼病表现，胫前黏液性水肿或类杵状指等。

3. 实验室检查：血清促甲状腺激素（TSH）水平降低，血清游离甲状腺激素（FT_3 和/或 FT_4）、总甲状腺激素（TT_3 和/或 TT_4）水平增加，血清促甲状腺激素受体抗体（TRAb）阳性，和/或 ^{131}I 摄取率升高。

释义

■ 本路径的释义主要参考《中国甲状腺疾病诊治指南（2008 年）》和《甲状腺功能亢进症基层诊疗指南（2019 年）》。

■《甲亢和其他病因甲状腺毒症诊治指南》（美国甲状腺学会，2016 年）。

■ Graves 病是甲亢最常见的病因，约占所有甲亢的 85%。除甲状腺激素增多所致的高代谢症状，Graves 病特征性临床表现包括弥漫性甲状腺肿、突眼和胫前黏液性水肿。

■ 临床表现主要由循环中甲状腺激素过多引起，典型的表现包括：易激动、烦躁失眠、心悸、乏力、怕热、多汗、消瘦、食欲亢进、大便次数增多或腹泻、女性月经稀少。大多数患者有程度不等的弥漫性甲状腺肿大，可以触及震颤，闻及血管杂音。突眼常见，但眼病具有 Graves 病的特征表现。

■ 高代谢症状的严重程度与病史长短、激素升高程度和患者年龄等因素相关。少数格雷夫斯甲亢患者临床表现不典型，而格雷夫斯引起的亚临床甲亢患者可以没有明显症状。

■ Graves 病的诊断标准：①甲状腺毒症所致症状和体征；②甲状腺弥漫性肿大（触诊和 B 超证实），少数病例可以无甲状腺肿大；③血清 TSH 水平降低，甲状腺激素浓度增高；④眼球突出和其他浸润性眼征；⑤胫前黏液性水肿；⑥TRAb 或 TSAb 阳性；⑦甲状腺摄 ^{131}I 率（RAIU）增高或核素显像提示甲状腺摄取功能增强。以上标准中，1~3 项是诊断必备条件，4~7 项为辅助条件。

■ 在诊断格雷夫斯甲亢时要注意与甲状腺炎导致的甲状腺毒症、自主功能亢进性甲状腺腺瘤或毒性结节性甲状腺肿进行鉴别。鉴别诊断主要依靠病史、特殊体征、RAIU、甲状腺显像和血清 TRAb 检测等。

（三）治疗方案的选择

根据《中国甲状腺疾病诊治指南》（中华医学会内分泌学会，2008 年）、《^{131}I 治疗格雷夫斯氏甲亢指南》（中华医学会核医学分会，2014 年）、《甲亢和其他病因甲状腺毒症诊治指南》（美国临床内分泌医师协会和美国甲状腺学会，2011 年）。

1. 抗甲状腺药物治疗。
2. 甲状腺手术治疗。
3. ^{131}I 治疗。

释义

■ 本路径的释义主要参考《中国甲状腺疾病诊治指南（2008 年）》和《甲状腺功能亢进症基层诊疗指南（2019 年）》。

■《^{131}I 治疗格雷夫斯甲亢指南》（中华医学会核医学分会，2021 年）和《甲亢和其他病因甲状腺毒症诊治指南》（美国甲状腺学会，2016 年）。

■ 对所有 Graves 甲亢病的进行的一般治疗包括：低碘饮食，戒烟，注意补充足够的热量和营养，适当休息，避免情绪激动、感染、过度劳累等，如烦躁不安或失眠较重者可给予地西泮类镇静剂。

■ 针对 Graves 甲亢病的治疗方法主要包括抗甲状腺药物、^{131}I 和手术治疗，治疗的目的旨在降低甲状腺激素水平而非明确地针对病因。因此，3 种方法均为对症性治疗而非根治性治疗。3 种方法均有效并相对安全，但各有利弊，甲状腺功能正常后患者的长期生活质量未见明显不同。因此选择治疗方案时应遵从个体化治疗原则。

■ 抗甲状腺药物治疗是非甲状腺破坏性治疗，不会导致不可逆性甲减，可以避免手术风险及辐射暴露。但治疗持续时间长、复发比例相对较高，且可能有药物的不良反应。

■ ^{131}I治疗确切，控制甲状腺毒症所需的时间较短，可避免手术风险以及潜在的药物不良反应，是甲状腺的破坏性治疗，可能发生永久性甲减。也可能加重甲状腺相关Graves眼病。

■ 手术治疗可以迅速确切地控制甲状腺毒症，避免辐射暴露以及潜在的药物不良反应。除了永久性甲减，还存在手术本身潜在的风险。

（四）标准住院日一般为≤14天

释义

■ 伴并发症的Graves病如中重度Graves眼病患者入院后，在内分泌科完善检查并明确诊断的时间为7~10天。期间需要进行的相关检查如结核筛查（肺部CT、结核菌素试验、结核抗体和血沉检测）、糖尿病筛查（75g OGTT、HbA1c）和股骨头完整性的评估（骨盆片）骨密度检查，这些检查是可能需要的大剂量糖皮质激素冲击疗法的必要准备。

■ 若患者病情疑难且鉴别困难如甲状腺危象，或病情疑难且危重如甲亢性心脏病导致的心衰，需要进一步检查或治疗时，住院时间可适当延长。

■ 甲亢危象的诊断：表现为所有甲亢症状的急骤加重和恶化，多发生于较重甲亢未予治疗或治疗不充分的患者，常见诱因有感染、手术、创伤、精神刺激等。临床表现有：高热或过高热，大汗，心动过速（140次/分以上），烦躁，焦虑不安，谵妄，恶心，呕吐腹泻，严重患者可有心力衰竭，休克及昏迷。甲亢危象的诊断主要靠临床表现综合判断。

（五）进入路径标准

1. 第一诊断必须符合Graves病［毒性弥漫性甲状腺肿（格雷夫斯病）］疾病编码（ICD-10：E05.0）。

2. 当患者同时具有其他疾病诊断，但在住院期间不需要特殊处理也不影响第一诊断的临床路径流程实施时，可以进入路径。

释义

■ 患者同时具有其他疾病影响第一诊断的临床路径流程实施时均不适合进入临床路径。

■ 中重度Graves眼病、甲状腺危象、重症甲亢、甲亢性心脏病导致心衰以及药物治疗出现不良反应或需要入住ICU的患者不适合进入本路径。

（六）住院期间的检查项目

1. 必需的检查项目：

（1）血常规、尿常规、大便常规+潜血。

（2）肝功能、肾功能、血电解质、血糖、红细胞沉降率。
（3）血清 TSH、FT_4 或 TT_4、FT_3 或 TT_3。
（4）TRAb、抗甲状腺球蛋白抗体（TgAb）、抗甲状腺过氧化物酶抗体（TPOAb）。
（5）^{131}I 摄取率和/或甲状腺发射型计算机断层显像（ECT）（妊娠和哺乳期妇女除外）。
（6）甲状腺超声。
（7）胸部 X 线片、心电图、超声心动图。
2. 根据患者病情可选择的检查项目：
（1）如需评估有无 Graves 眼病，行突眼度、视力、视野、角膜检查，眼部 A 超或 B 超，眼眶 CT 或 MRI 检查。
（2）如需评估有无甲亢心脏病，行 24 小时动态心电图检查、血清脑钠肽和肘静脉压测定。
（3）如需评估有无气管压迫，行颈部数字摄片（DR）侧位片或颈部 CT 检查。
（4）如需评估有无其他自身免疫病，行 1 型糖尿病、原发性血管炎、自身免疫肝病等疾病相关抗体测定。

释义

■ 部分检查可以在门诊完成。如多数必需检查的血液项目，可以方便地在门诊进行。

■ 根据病情部分检查可以不进行。主要是指可选择的项目，例如若患者无眼部症状，可不必进行眼肌超声以及眼眶影像学检查。

■ 由于甲状腺激素测定的普及和 TSH 检测灵敏度的提高，甲状腺 ^{131}I 摄取率已不作为甲亢诊断的常规指标，仅在必要时作为甲状腺毒症病因的鉴别。更重要的意义是在 ^{131}I 治疗前，协助确定治疗 Graves 甲亢病 ^{131}I 的剂量。需要强调，妊娠及哺乳期均不能进行甲状腺 ^{131}I 摄取率/ECT。

■ 若诊断 Graves 眼病、还需行眼压检查。

（七）治疗方案与药物选择

1. 抗甲状腺药物：甲巯咪唑或丙硫氧嘧啶。
2. 其他治疗：β 受体阻滞剂等。

释义

■ 甲巯咪唑可用于几乎所有选择 ATD 治疗的 GD 患者，但妊娠第一阶段、甲亢危象和对甲巯咪唑反应较差且拒绝 ^{131}I 或手术治疗的患者建议选择丙硫氧嘧啶。

■ 疗程分 3 个阶段：初始阶段、减量阶段、维持阶段。甲巯咪唑起始剂量为 10~20 mg/d，每天 1 次或 2 次口服。PTU 起始剂量为 100~300 mg/d。在用药 4 周后复查甲状腺功能以评估治疗效果。当症状好转、甲状腺功能接近正常时可逐步减少药物用量。在减量过程中，每 2~4 周减少 MMI 5~10 mg 或者 PTU 50~100 mg。减量至 MMI 5~10 mg/d，PTU 50~100 mg/d，小剂量维持 TSHI 正常，疗程一般为 1.5~2 个月。

■ 药物治疗的不良反应主要包括肝功能异常、外周白细胞、粒细胞减少、过敏性皮疹等。

■ 甲状腺功能正常、疗程足够、ATD 剂量小、TRAb 阴性可以考虑停药。停药后甲亢复发率约为 50%。轻中度病情、甲状腺体积较小、TRAb 转阴性、小剂量抗甲状腺药物即能长期维持正常甲状腺功能的患者治疗缓解率高。

■ β 受体阻滞剂具有抑制外周组织 T_4 转换为 T_3 的作用，也可以阻断甲状腺激素对心肌的直接作用。哮喘和慢性阻塞性肺疾病、心脏传导阻断和充血性心力衰竭禁用；妊娠女性患者慎用。在不能耐受 B 受体阻滞剂的患者中，非二氢吡啶类钙离子通道阻滞剂，如地尔硫䓬等对控制心率可能有作用。

（八）出院标准

1. 症状好转，病情改善。
2. 甲状腺功能（主要是 FT_4、FT_3）好转。
3. 治疗方案明确。

释义

■ GD 患者在症状缓解、并发症改善、确定治疗方案后，可以门诊长期口服药物治疗，或至相应科室进行下一步治疗，如外科或核医学科，进行手术或 ^{131}I 治疗。

（九）变异及原因分析

1. 病情复杂、临床表现不典型，造成诊断和治疗困难者。
2. 出现甲亢危象者。
3. 出现影响本病治疗效果的甲亢并发症，治疗效果不佳者。
4. 伴有其他系统合并症，需要特殊诊断治疗措施者。
5. 服用抗甲状腺药物后出现不良反应者。

释义

■ 微小变异：因为医院检验项目的及时性，不能按照要求完成检查；因为节假日不能按照要求完成检查；患者不愿配合完成相应检查，短期不愿按照要求出院随诊。

■ 重大变异：因基础疾病需要进一步诊断和治疗；因各种原因需要其他治疗措施；医院与患者或家属发生医疗纠纷，患者要求离院或转院；不愿按照要求出院随诊而导致入院时间明显延长。

五、GD 治疗给药方案

（一）用药选择

1. 抗甲状腺药物主要有甲巯咪唑（MMI）、丙硫氧嘧啶（PTU）。
2. 甲巯咪唑 10~30mg/d，其半衰期长可以每天单次服用。丙硫氧嘧啶 100~300mg/d，半衰期短应分 3 次口服。

（二）药学提示

1. 血清甲状腺激素水平恢复正常后逐渐减量，减量时每 2~4 周减药 1 次，每次甲巯咪唑减量 5~10mg（丙硫氧嘧啶 50~100 mg）。
2. 减至最低有效剂量时维持治疗，总疗程一般为 1.5~2 年。
3. 起始剂量、减量速度、维持剂量和总疗程均有个体差异，需要根据临床实际掌握。

（三）注意事项

1. 开始应用 ATD 治疗之前，建议所有患者均进行一次包括有白细胞总数和粒细胞计数的基线血常规以及至少包括胆红素及转氨酶在内肝功能的测定。
2. 应告知患者 ATD 的潜在副作用以及出现皮疹、黄疸、血便或尿色加深、关节疼痛、腹痛、恶心、乏力、发热或咽炎等症状时有必要及时就诊并告知医生。
3. 应用 ATD 治疗的每次随访中，应叮嘱患者当出现粒细胞缺乏或肝功能损伤症状时应立即停药并通知医生。
4. 治疗中应当监测甲状腺激素的水平，但是不能用 TSH 作为治疗目标，因为 TSH 的变化之后甲状腺激素水平 4~6 周。

六、Graves 病护理规范

1. 协助患者监测心率、血压和体温。
2. 进行宣教，指导患者避免兴奋刺激，坚持规律服药，定期复查。
3. 服药期间，指导患者观察药物副作用。
4. 伴有心功能不全患者，需监测出入量、体重、生命体征变化。
5. 行核素检查或治疗的患者，需进行辐射防护宣教。

七、Graves 病营养治疗规范

1. 建议避免高碘饮食，可以食用碘盐，避免进食海产品、富含碘的食物。
2. 注意补充足够的热量和营养，包括蛋白质、B 族维生素等。
3. 如出汗多，应保证水分摄入。平时不宜喝浓茶、咖啡等刺激性饮料。

八、Graves 病患者健康宣教

1. 保持良好心态，避免过度劳累、精神紧张激动。
2. 保持规律作息，避免熬夜。
3. 病情稳定后逐步增加户外体育活动。
4. 坚持服药，定期复查，规律就诊，按疗程诊治。
5. 服药治疗期间注意观察有无皮疹、咽痛、发热等药物副作用，及时就诊。
6. 病情未稳定前不建议进行择期手术、妊娠。
7. 戒烟。

九、推荐表单

（一）医师表单

Graves 病临床路径医师表单

适用对象：第一诊断为伴并发症的 Graves 病（ICD-10：E05.0）

患者姓名：	性别：　　年龄：　　门诊号：	住院号：
住院日期：　　年　月　日	出院日期：　　年　月　日	标准住院日：≤14 天

时间	住院第 1 天	住院第 2~7 天	住院第 8~14 天 （出院日）
主要诊疗工作	□ 询问病史及体格检查 □ 完成病历书写 □ 完善检查 □ 上级医师查房与病情评估 □ 初步确定治疗方案	□ 上级医师查房 □ 明确诊断 □ 完成必要的相关科室会诊 □ 复查相关异常检查 □ 注意病情变化 □ 调整治疗	□ 上级医师查房，明确是否出院 □ 完成出院记录、病案首页、出院证明书等 □ 向患者交代出院后的注意事项
重点医嘱	**长期医嘱：** □ 内科护理常规 □ 二级护理 □ 忌碘饮食 □ β 受体阻滞剂 □ 抗甲状腺药物的选用 □ 并发症和合并症用药 **临时医嘱：** □ 血常规、尿常规、大便常规 □ 肝肾功能、电解质、血糖、血沉 □ TT_4、TT_3、FT_4、FT_3、sTSH、TRAb、TgAb、TPOAb □ ^{131}I 摄取率或甲状腺 ECT □ 甲状腺 B 超、胸片、心电图 □ 酌情行并发症的相关检查	**长期医嘱：** □ 内科护理常规 □ 二级护理 □ 忌碘饮食 □ β 受体阻滞剂 □ 抗甲状腺药物的选用 □ 并发症和合并症用药 **临时医嘱：** □ 根据病情补充相关检测 □ 根据病情补充相关治疗	**出院医嘱：** □ 出院带药 □ 门诊随访
主要护理工作	□ 介绍病房环境、设施和设备 □ 入院护理评估	□ 病情观察 □ 观察治疗反应	□ 指导患者办理出院手续
病情变异记录	□ 无　□ 有，原因： 1. 2.	□ 无　□ 有，原因： 1. 2.	□ 无　□ 有，原因： 1. 2.
医师签名			

（二）护士表单

Graves 病临床路径护士表单

适用对象：第一诊断为 Graves 病（ICD-10：E05.0）

患者姓名：	性别：　　年龄：　　门诊号：	住院号：
住院日期：　　年　月　日	出院日期：　　年　月　日	标准住院日：≤14 天

时间	住院第 1 天	住院第 2~7 天	住院第 8~14 天
主要护理工作	□ 介绍主管医师、护士 □ 介绍环境、设施 □ 介绍住院注意事项 □ 向患者宣教	□ 主管护士与患者沟通，了解并指导心理应对 □ 宣教疾病知识、用药知识及特殊检查操作过程 □ 告知检查及操作前后饮食、活动及探视注意事项及应对方式	□ 康复和锻炼 □ 定时复查 □ 出院带药服用方法 □ 饮食休息等注意事项指导
重点医嘱	□ 核对患者、佩戴腕带 □ 建立入院护理病历 □ 卫生处置：剪指（趾）甲、沐浴、更换病号服	□ 随时观察患者病情变化 □ 遵医嘱正确使用抗骨甲状腺药物 □ 协助医生完成各项检查化验	□ 办理出院手续 □ 书写出院小结
基础护理	□ 二级护理 □ 晨晚间护理 □ 患者安全管理	□ 二级护理 □ 晨晚间护理 □ 患者安全管理	□ 三级护理 □ 晨晚间护理 □ 患者安全管理
专科护理	□ 护理查体 □ 需要时填写跌倒及压疮防范表 □ 需要时请家属陪伴 □ 心理护理	□ 遵医嘱完成相关检查 □ 心理护理 □ 遵医嘱正确给药 □ 提供并发症征象的依据	□ 病情观察：评估患者生命体征，治疗后不良反应 □ 心理护理
重点医嘱	□ 详见医师表单	□ 详见医师表单	□ 详见医师表单
病情变异记录	□ 无　□ 有，原因： 1. 2.	□ 无　□ 有，原因： 1. 2.	□ 无　□ 有，原因： 1. 2.
护士签名			

（三）患者表单

Graves 病临床路径患者表单

适用对象：第一诊断为 Graves 病（ICD-10：E05.0）

患者姓名：	性别： 年龄： 门诊号：	住院号：
住院日期： 年 月 日	出院日期： 年 月 日	标准住院日：≤14 天

时间	入院当日	住院期间（第 2~7 天）	住院第 8~14 天（出院日）
患者配合	□ 配合询问病史、收集资料，请务必详细告知既往史、用药史、过敏史 □ 配合进行体格检查 □ 有任何不适告知医师	□ 配合完善相关检查、化验，如采血、留尿、心电图、X 线胸片等 □ 医师向患者及家属介绍病情，如有异常检查结果需进一步检查 □ 配合用药及治疗 □ 配合医师调整用药 □ 有任何不适告知医师	□ 接受出院前指导 □ 知道复查程序 □ 获取出院诊断书
重点诊疗及检查	□ 配合测量体温、脉搏、呼吸、血压、血氧饱和度、体重 □ 配合完成入院护理评估单（简单询问病史、过敏史、用药史） □ 接受入院宣教（环境介绍、病室规定、订餐制度、贵重物品保管等） □ 有任何不适告知护士	□ 配合测量体温、脉搏、呼吸，询问每日排便情况 □ 接受相关化验检查宣教，正确留取标本，配合检查 □ 有任何不适告知护士 □ 接受治疗 □ 注意活动安全，避免坠床或跌倒 □ 配合执行探视及陪伴 □ 接受疾病及用药等相关知识指导	□ 接受出院宣教 □ 办理出院手续 □ 获取出院带药 □ 指导服药方法、作用、注意事项 □ 知道复印病历方法
饮食	□ 低碘普食	□ 低碘普食	□ 低碘普食

附：原表单（2016 年版）

Graves 病临床路径表单

适用对象：第一诊断为 Graves 病（ICD-10：E05.0）

患者姓名：	性别：　年龄：　门诊号：		住院号：
住院日期：　年　月　日	出院日期：　年　月　日		标准住院日：≤14 天

时间	住院第 1 天	住院第 2~7 天	住院第 8~14 天（出院日）
主要诊疗工作	□ 询问病史及体格检查 □ 完成病历书写 □ 完善检查 □ 上级医师查房与病情评估 □ 初步确定治疗方案	□ 上级医师查房 □ 明确诊断 □ 完成必要的相关科室会诊 □ 复查相关异常检查 □ 注意病情变化 □ 调整治疗	□ 上级医师查房，明确是否出院 □ 完成出院记录、病案首页、出院证明书等 □ 向患者交代出院后的注意事项
重点医嘱	**长期医嘱：** □ 内科护理常规 □ 二级护理 □ 忌碘饮食 □ β 受体阻滞剂 □ 抗甲状腺药物的选用 □ 并发症和合并症用药 **临时医嘱：** □ 血常规、尿常规、大便常规 □ 肝肾功能、电解质、血糖、血沉 □ TT_4、TT_3、FT_4、FT_3、sTSH、TRAb、TgAb、TPOAb □ ^{131}I 摄取率 □ 甲状腺 B 超、胸片、心电图 □ 酌情行并发症的相关检查	**长期医嘱：** □ 内科护理常规 □ 二级护理 □ 忌碘饮食 □ β 受体阻滞剂 □ 抗甲状腺药物的选用 □ 并发症和合并症用药 **临时医嘱：** □ 根据病情补充相关检测 □ 根据病情补充相关治疗	**出院医嘱：** □ 出院带药 □ 门诊随访
主要护理工作	□ 介绍病房环境、设施和设备 □ 入院护理评估	□ 病情观察 □ 观察治疗反应	□ 指导患者办理出院手续
病情变异记录	□ 无　□ 有，原因： 1. 2.	□ 无　□ 有，原因： 1. 2.	□ 无　□ 有，原因： 1. 2.
护士签名			
医师签名			

第五章

低血糖症临床路径释义

【医疗质量控制指标】（专家建议）

指标一、诊断需结合既往史、临床表现和实验室检查。

指标二、对临床上考虑确实存在低血糖症的患者，需明确是否为内源性高胰岛素血症性低血糖。

指标三、对于临床上高度怀疑胰岛素瘤的患者，可进行 MEN 方面的筛查。

指标四、注意预防性抗菌药物选择与使用时机。

一、低血糖症编码

疾病名称及编码：低血糖症（ICD-10：E16.2）

二、临床路径检索方法

E16.2

三、国家医疗保障疾病诊断相关分组（CHS-DRG）

MDC 编码：MDCK（内分泌、营养、代谢疾病及功能障碍）

ADRG 编码：KJ1（因内分泌、营养、代谢疾患的其他手术）

四、低血糖症标准住院流程

（一）适用对象

临床考虑为反复发作低血糖患者。

释义

■ 适用对象编码参见第一部分。

■ 本路径适用对象为临床考虑为反复发作低血糖症的患者，如为已知明确原因的低血糖症，比如糖尿病治疗不当所引起的反复低血糖、恶性肿瘤所致的反复低血糖等，需进入其他相应路径。

（二）诊断依据

Whipple 三联征

1. 禁食或活动后诱发低血糖发作。
2. 低血糖症状可用葡萄糖迅速缓解。
3. 发作时成人血糖低于 2.8mmol/L。

释义

■ 本路径的制订主要是明确发作时肯定存在有低血糖，低血糖的诊断标准为血糖低于 2.8mmol/L。

■ Whipple 三联征是诊断低血糖的重要依据，反复发作的低血糖多数在相同的时间和/或条件下发生，比如禁食或运动后。某些疾病发作时的表现可能与低血糖的临床表现类似，在发作时及时给予口服或静脉葡萄糖后能迅速缓解，是诊断低血糖症的重要支持点。最终确诊为低血糖症需要靠发作时的血糖检测，发作时静脉血糖低于 2.8mmol/L。

（三）治疗方案的选择

1. 手术或者药物治疗。
2. 对应升糖激素替代。
3. 治疗原发病（肿瘤切除）。

释义

■ 治疗方案的选择主要是针对病因治疗。

■ 根据 2009 年发表在 J Clin Endocrinol Metab 上的美国内分泌学会临床指南中所推荐：防止低血糖的复发需要纠正或规避导致低血糖的原因，如停止使用相关药物或减少剂量，治疗潜在的严重疾病，补充皮质醇；对于非胰岛素瘤，即使不能治愈，仍可用手术、放疗和化疗使肿瘤缩小；也可给予糖皮质激素、生长激素或奥曲肽，两种方法均可减轻患者的低血糖症状。良性胰岛素瘤在手术切除后可痊愈。对于不能切除的胰岛素瘤和非肿瘤性 B 细胞疾病，可能需要切除部分胰腺，并可用二氮嗪、奥曲肽或合用二者来治疗。自身免疫性低血糖的治疗（如用糖皮质激素或其他免疫抑制剂）比较困难，但这类疾病至少在亚洲人中有自限性。对于 NIPHs 或胃旁路术后低血糖患者，多次进食、α-葡萄糖苷酶抑制剂、二氮嗪和奥曲肽在少数情况下有效。胰腺部分切除常可使病情减轻。如上述方法无效，则可能需用大量未经烹煮的玉米淀粉作为外源性葡萄糖，甚或胃内灌注葡萄糖进行治疗。

（四）标准住院日为 7~14 天

释义

■ 怀疑反复发作低血糖的患者入院后，第 1~3 天进行常规检查，如肝肾功能、垂体前叶功能、5 小时 OGTT 试验（同时检测血糖、胰岛素、C 肽、胰岛素原）、肿瘤标志物、腹部超声、胸正侧位 X 线片等；同时进行血糖监测，一旦出现低血糖发作时或指血血糖低于 2.8mmol/L，及时取血测定静脉血糖、胰岛素、C 肽、胰岛素原、泌乳素、生长激素、皮质醇、甲状腺激素等。根据第 1~3 天是否出现低血糖，分为两种情况：

情况 1：如第 1~3 天发现有低血糖，且完成上述检查，则第 4~6 天追前述检查结果，明确是否为高胰岛素血症性低血糖，如为高胰岛素血症性低血糖，需要检测胰岛素自身抗体，预约胰腺 CT 或 MRI 等影像学检查，必要时还需要进行胃肠道准备，预约经胃镜超声等检查。如为非高胰岛素血症性低血糖，则需进一步排除恶性肿瘤。

情况 2：如第 1~3 天未出现低血糖发作且血糖监测亦未发现低血糖，第 4~6 天可根据患者的具体情况行饥饿试验，期间注意监测血糖及尿酮体，明确饥饿试验 72 小时是否为阳性。如饥饿试验阳性，则根据饥饿试验低血糖时胰岛素、C 肽、胰岛素原等的检测结果，明确是否为高胰岛素血症性低血糖，进一步进行情况 1 中描述的检查。如为饥饿试验阴性，则需要考虑功能性低血糖的可能性，可根据患者的病史、家族性史、查体及入院后所接受的检查结果，决定是否让患者出院随诊。

总住院时间 7~14 天符合本路径要求。

（五）进入路径标准

反复院外低血糖而原因未明者。

释义

■ 本路径的适用对象为反复在院外发作低血糖，并且在门诊或其他医院进行相应的检查，未发现低血糖原因者。

（六）住院期间的检查项目

1. 必需的检查项目：

（1）血常规、尿常规、大便常规。

（2）血糖、胰岛素、C 肽、糖化血红蛋白、糖化白蛋白、甲状腺激素、血性激素全项、ACTH-皮质醇节律、24 小时尿游离皮质醇、24 小时尿 VMA、血胰岛素样生长因子-1，低血糖发作时静脉血糖、胰岛素、C 肽，胰岛素自身抗体、肝肾功能、电解质、出凝血功能及 24 小时尿电解质。

（3）胰腺 CT（平扫+增强）或磁共振、AFP、CEA、CA199。

释义

■ 血常规、尿常规、便常规+隐血是最基本的三大常规检查，进入路径的患者均需完成。

■ 本病诊断流程第一位是要明确是否存在低血糖，因此血糖检测必不可少，且有可能需要进行多次检测。测定糖化血红蛋白和糖化白蛋白是为了评估反复低血糖发作的病程长短，推测低血糖发作的频次与持续时间。其次是要明确是否为高胰岛素血症性的低血糖，因此在低血糖时需要测定胰岛素、C 肽。如为高胰岛素血症性低血糖，需要进一步检查胰岛素自身抗体。低血糖的原因有很多种，如果是由于垂体前叶功能减退所致，需要检测甲状腺功能、性激素全项、ACTH-皮质醇节律、24 小时尿游离皮质醇、IGF-1。肝肾功能、电解质、凝血功能及 24 小时尿电解质一方面用于低血糖原因的鉴别诊断，另一方面为下一步可能进行的有创检查如经胃镜超声前准备。

■ 如为内源性高胰岛素血症性低血糖，需要进一步进行胰腺 CT（平扫+增强）和/或 MRI 检查，寻找有无胰岛素瘤征象，同时进行胃肠道肿瘤标志物 CA199、CEA 和 AFP 的检查。

2. 根据患者病情进行的检查项目：PTH、胃泌素、血胰岛素样生长因子结合蛋白、血胰高糖素检查，经食管胰腺彩超、甲状腺彩超、胰腺彩超、奥曲肽显像、胰高糖素样肽受体显像技术。必要时行 OGTT 延长法、饥饿试验。

释义

■ 低血糖的病因有多种，因此临床上需要根据前述检查结果回报后再决定下一步的检查方案。如临床上根据前述检查结果，考虑胰岛素瘤可能性大，因胰岛素瘤可能是多发性内分泌腺瘤病（MEN）的一个临床表现，故需要进一步行 MEN 相关检查，如 PTH（协助诊断或排除甲状旁腺功能亢进症）、胃泌素（协助诊断或排除胃泌素瘤）、血胰岛素样生长因子结合蛋白（协助诊断或排除生长激素瘤）、胰高糖素（协助诊断或排除胰高糖素瘤）检查。如前述检查结果阳性，则需要进一步行定位检查，如甲状腺彩超、胰腺彩超、奥曲肽显像胰高糖素样肽受体显像技术。

■ 如患者在入院后未再出现低血糖，需要进行 OGTT 延长法、饥饿试验等诱发低血糖，在低血糖发生时检测血糖、胰岛素、C 肽等明确是否为高胰岛素血症性低血糖。

（七）治疗方案与药物选择

合并感染时。

释义

■ 须在有感染证据时使用抗菌药物，在用药前尽可能采集病原学证据，为以后抗菌药物的选择提供依据。

（八）出院标准

1. 明确病因建议下一步外科治疗，或制订药物治疗方案。
2. 出院时监测无低血糖发作。

释义

■ 患者在住院期间发现低血糖的病因为肿瘤，如胰岛素瘤、非胰岛素瘤等，下一步治疗首选手术，则建议患者出院，下一步外科治疗。

■ 患者在住院期间发现低血糖的病因为非肿瘤，如 NIPHs 或胃旁路术后低血糖、自身免疫性低血糖等；或者病因虽为肿瘤，但患者暂时由于身体等各种原因不能接受手术治疗，则应根据具体病因制订药物治疗方案，出院前开始药物治疗，观察临床症状是否减轻或消失，有无明显药物相关不良反应。

（九）变异及原因分析

明确低血糖是非胰岛素瘤原因造成，可接受增加住院天数。因低血糖发生心脑血管急性并发症可增加住院天数。

释义

■ 患者入院后经过相应的检查，发现低血糖的原因是非胰岛素瘤造成，并且还不能完全明确低血糖的病因，可增加住院天数，以便能再行相关检查，明确低血糖的病因。

■ 患者在患病过程中因低血糖发生心脑血管急性并发症，需要进行相关检查治疗，可增加住院天数。

■ 认可的变异原因主要是指患者入选路径后，在检查及治疗过程中发现患者合并存在事前未预知的、对本路径治疗可能产生影响的情况，需要中止执行路径或延长治疗时间、增加治疗费用。医师需在表单中明确说明。

■ 因患者方面的主观原因导致执行路径出现变异，需医师在表单中予以说明。

五、低血糖临床路径给药方案

（一）用药选择

1. 葡萄糖：首选，口服或者静脉注射，40～100 毫升/次，15 分钟后检测血糖，必要时可重复用药；如果存在低血糖昏迷的患者，需要用药直至清醒，然后予 10%葡萄糖静脉滴注，维持血糖在 11. 1mmol/L 左右。

2. 糖皮质激素：用于血糖> 11. 1mmol/L 仍神志不清者，可用氢化考的松 100mg/4 小时，共 12 小时。

（二）药学提示

糖皮质激素的副作用，包括水钠潴留、低钾血症、血压升高等。

（三）注意事项

低血糖的临床救治，重在临床判断，糖皮质激素常为短期用药，多数患者在用药期间注意观察生命体征即可。

六、低血糖症护理规范

1. 入院时仔细询问低血糖发作的时间，并按时监测患者血糖。

2. 一旦出现可疑低血糖情况时，马上进行指尖血糖的检测，并做好患者防护，避免跌倒等情况发生。

3. 按时提醒患者睡前及夜间加餐。

七、低血糖症营养治疗规范

1. 低血糖发作时予以葡萄糖口服或者静脉注射，轻者也可进食碳水化合物。
2. 未经烹煮的玉米淀粉有一定的预防低血糖发作的作用。

八、低血糖症患者健康宣教

1. 少量多餐，注意总量控制，避免体重持续增长。
2. 了解自身出现低血糖时的表现，一旦出现，马上进食。
3. 养成随身携带食物的习惯。
4. 做好血糖的自我监测。

九、推荐表单

（一）医师表单

低血糖症临床路径医师表单

适用对象：第一诊断为反复发作低血糖患者（ICD-10：E16.2）

患者姓名：	性别：　　年龄：　　门诊号：	住院号：
住院日期：　　年　月　日	出院日期：　　年　月　日	标准住院日：7~14 天

时间	住院第 1 天	住院第 2~3 天	住院第 4~6 天
主要诊疗工作	□ 完成询问病史和体格检查，按要求完成病历书写 □ 监测血糖，一旦出现低血糖，同时采血查血糖、胰岛素、C 肽 □ 安排完善常规检查	□ 上级医师查房 □ 明确下一步诊疗计划 □ 完成三级医师查房记录 □ 安排 5 小时糖耐量试验	□ 上级医师查房 □ 完成三级查房记录 □ 如第 1~3 天出现低血糖，且结果提示为高胰岛素血症性低血糖，安排胰岛素自身抗体检查、胰腺 CT 或磁共振检查 □ 如第 1~3 天出现低血糖，且结果提示为非高胰岛素血症性低血糖，则应安排相应检查寻找恶性肿瘤依据 □ 如第 1~3 天未出现低血糖，则应根据患者情况安排饥饿试验
重点医嘱	**长期医嘱：** □ 内分泌科护理常规 □ 二级护理 □ 对症治疗 **临时医嘱：** □ 血常规、尿常规、大便常规+隐血 □ 肝肾功能、电解质、血糖、凝血功能、血型、RH 因子、感染性疾病筛查 □ 心电图、X 线胸片 □ 血糖、胰岛素、C 肽 □ 指血血糖每 4~6 小时测 1 次 □ 其他检查：垂体前叶功能、糖化血红蛋白、糖化白蛋白、IGF-1	**长期医嘱：** □ 内分泌科护理常规 □ 二级护理 □ 对症治疗 **临时医嘱：** □ 5 小时糖耐量试验	**长期医嘱：** □ 消化内科护理常规 □ 二级护理 □ 禁食（可选）或根据 5 小时糖耐量结果决定是否为普食还是糖尿病饮食 □ 监测血糖，每 2~4 小时 1 次 □ 其他对症治疗 **临时医嘱：**（可选填） □ 胰岛素自身抗体 □ 胰腺 CT 或磁共振 □ 肿瘤标志物 □ 饥饿试验
病情变异记录	□ 无　□ 有，原因： 1. 2.	□ 无　□ 有，原因： 1. 2.	□ 无　□ 有，原因： 1. 2.
医师签名			

时间	住院第 7~13 天	住院第 7~14 天 （出院日）
主要诊疗工作	□ 上级医师查房及诊疗评估 □ 完成查房记录 □ 饥饿试验如为阳性，追结果；如为高胰岛素血症性低血糖，则安排胰岛素自身抗体检查、胰腺 CT 或磁共振检查 □ 饥饿试验如为阴性，则应安排相应检查寻找恶性肿瘤依据	□ 上级医师查房，确定能否出院 □ 通知出院处 □ 通知患者及家属准备出院 □ 向患者及家属交代出院后注意事项，预约复诊时间，定期检测血糖 □ 将出院记录的副本交给患者 □ 如果患者不能出院，在病程记录中说明原因和继续治疗的方案
重点医嘱	**长期医嘱：** □ 内分泌科护理常规 □ 二级护理 □ 根据 5 小时糖耐量结果决定是否为普食还是糖尿病饮食 **临时医嘱：** □ 胰岛素自身抗体、胰腺 CT 或磁共振检查（可选） □ 其他寻找病因的检查	**临时医嘱：** □ 出院带药（根据入院检查结果决定有无出院带药） □ 门诊随诊
病情变异记录	□ 无 □ 有，原因： 1. 2.	□ 无 □ 有，原因： 1. 2.
医师签名		

（二）护士表单

低血糖症临床路径护士表单

适用对象：第一诊断为反复发作低血糖患者（ICD-10：E16.2）

患者姓名：	性别： 年龄：	住院号：
住院日期： 年 月 日	**出院日期：** 年 月 日	**标准住院日：** 7~14 天

时间	住院第 1 天	住院第 2~3 天	住院第 4~6 天
健康宣教	□ 入院宣教 □ 介绍主管医师、护士 □ 介绍环境、设施 □ 介绍住院注意事项 □ 介绍探视和陪伴制度 □ 介绍贵重物品制度	□ 糖耐量试验宣教	□ 饥饿试验宣教 □ 告知饮食、体位要求 □ 给予患者及家属心理支持 □ 再次明确探视陪伴须知
护理处置	□ 核对患者，佩戴腕带 □ 建立入院护理病历 □ 协助患者留取各种标本 □ 测量体重	□ 完成 5 小时糖耐量试验采血	
基础护理	□ 三级护理 □ 晨晚间护理 □ 排泄管理 □ 患者安全管理	□ 三级护理 □ 晨晚间护理 □ 排泄管理 □ 患者安全管理	□ 二/一级护理 □ 晨晚间护理 □ 患者安全管理
专科护理	□ 护理查体 □ 病情观察 □ 低血糖反应的观察 □ 神经症状体征的观察 □ 需要时，填写跌倒及压疮防范表 □ 需要时，请家属陪伴 □ 确定饮食种类 □ 心理护理	□ 病情观察 □ 低血糖反应的观察 □ 神经症状体征的观察 □ 遵医嘱完成相关检查 □ 心理护理	□ 遵医嘱进行相关检查 □ 病情观察 □ 低血糖反应的观察 □ 神经症状体征的观察 □ 心理护理
重点医嘱	□ 详见医嘱执行单	□ 详见医嘱执行单	□ 详见医嘱执行单
病情变异记录	□ 无 □ 有，原因： 1. 2.	□ 无 □ 有，原因： 1. 2.	□ 无 □ 有，原因： 1. 2.
护士签名			

时间	住院第 7～13 天	住院第 7～14 天 （出院日）
健康宣教	□ 药物作用及频率 □ 饮食、活动指导	□ 出院宣教 □ 复查时间 □ 服药方法 □ 活动休息 □ 指导饮食 □ 指导办理出院手续
护理处置	□ 遵医嘱完成相关检查	□ 办理出院手续 □ 书写出院小结
基础护理	□ 二级护理 □ 晨晚间护理 □ 排泄管理 □ 患者安全管理	□ 三级护理 □ 晨晚间护理 □ 协助或指进食、饮水 □ 协助或指导活动 □ 患者安全管理
专科护理	□ 病情观察 □ 监测生命体征 □ 低血糖反应的观察 □ 神经症状体征的观察 □ 心理护理	□ 病情观察 □ 监测生命体征 □ 低血糖反应的观察 □ 神经症状体征的观察 □ 出院指导（加餐、饮食、随访） □ 心理护理
重点医嘱	□ 详见医嘱执行单	□ 详见医嘱执行单
病情变异记录	□ 无　□ 有，原因： 1. 2.	□ 无　□ 有，原因： 1. 2.
护士签名		

（三）患者表单

低血糖症临床路径患者表单

适用对象：第一诊断为反复发作低血糖患者（ICD-10：E16.2）

患者姓名：	性别：　年龄：　门诊号：	住院号：
住院日期：　年　月　日	出院日期：　年　月　日	标准住院日：7~14天

时间	入院日	饥饿试验前	饥饿试验3天内
医患配合	□ 配合询问病史、收集资料，请务必详细告知既往史、用药史、过敏史 □ 配合进行体格检查 □ 有任何不适请告知医师	□ 配合完善相关检查、化验，如采血、留尿、心电图、X线胸片 □ 医师与患者及家属介绍病情及饥饿试验	□ 配合完善相关检查、化验 □ 如采血、留尿 □ 配合医师禁食不禁水
护患配合	□ 配合测量体温、脉搏、呼吸3次、血压、体重1次 □ 配合完成入院护理评估（简单询问病史、过敏史、用药史） □ 接受入院宣教（环境介绍、病室规定、订餐制度、贵重物品保管等） □ 配合执行探视和陪伴制度 □ 有任何不适请告知护士	□ 配合测量体温、脉搏、呼吸3次、询问大便情况1次 □ 接受饥饿试验前宣教 □ 接受饮食宣教 □ 接受药物宣教	□ 配合测量体温、脉搏、呼吸3次、询问大便情况1次 □ 配合接受生命体征的测量 □ 有任何不适请告知护士
饮食	□ 遵医嘱饮食	□ 遵医嘱饮食	□ 禁食不禁水
排泄	□ 正常排尿、便	□ 正常排尿、便	□ 正常排尿、便
活动	□ 正常活动	□ 正常活动	□ 正常活动

时间	出院日
医患配合	□ 接受出院前指导 □ 知道复查程序 □ 获取出院诊断书
护患配合	□ 接受出院宣教 □ 办理出院手续 □ 获取出院带药 □ 知道服药方法、作用、注意事项 □ 知道复印病历程序
饮食	□ 遵医嘱饮食
排泄	□ 正常排尿、便
活动	□ 正常适度活动，避免疲劳

附：原表单（2016年版）

低血糖症临床路径表单

适用对象：第一诊断为低血糖症待查（ICD-10：E16.2）；行__________术

患者姓名：	性别：　　年龄：　　门诊号：	住院号：	
住院日期：　　年　月　日	出院日期：　　年　月　日	标准住院日：7~14天	

时间	住院第1天	住院第2~6天	住院第7~14天
主要诊疗工作	□ 检查评估 □ 护理常规：内科 □ 护理级别：一/二级护理 □ 普食 □ 合并症治疗 □ 监护	□ 检查评估 □ 血糖、胰岛素、C肽、糖化血红蛋白、甲状腺激素、血性激素全项、ACTH-皮质醇节律、24小时尿游离皮质醇、24小时尿VMA、血胰岛素样生长因子-1 □ 低血糖发作时静脉血糖、胰岛素、C肽，胰岛素自身抗体、电解质A+B、出凝血功能、胰腺CT（平扫+增强）或磁共振、AFP、CEA、CA199 □ 经食管胰腺彩超、甲状腺彩超、PTH、胃泌素、胰腺彩超、必要时行OGTT延长法、饥饿试验 □ 奥曲肽显像、胰高糖素样肽受体显像技术	□ 检查评估 □ 确定治疗方案 □ 如拟手术制订术前准备方案
重点医嘱	**长期医嘱：** □ 对症处理 □ 监测血糖 **临时医嘱：** □ 完善低血糖相关检查 □ 血常规、尿常规、大便常规+潜血检查 □ 肝肾功能、电解质、血脂、心肌酶、糖化血红蛋白 □ AFP、CEA、CA199	**长期医嘱：** □ 对症处理 □ 监测血糖 **临时医嘱：** □ 完善低血糖相关检查	**长期医嘱：** □ 对症处理 □ 监测血糖 **临时医嘱：** □ 完善低血糖相关检查
主要护理工作	□ 宣教		□ 出院宣教
病情变异记录	□ 无　□ 有，原因： 1. 2.	□ 无　□ 有，原因： 1. 2.	□ 无　□ 有，原因： 1. 2.
护士签名			
医师签名			

第六章

肥胖症临床路径释义

【医疗质量控制指标】（专家建议）

指标一、诊断需结合临床、实验室检查等除外继发性肥胖的原因。

指标二、肥胖症的诊断应完善血压、血脂、血糖、呼吸系统等重要脏器并发症的评估。

指标三、肥胖症患者应进行营养运动治疗指导。

一、肥胖症编码

疾病名称及编码：肥胖症（ICD-10：E66）

二、临床路径检索方法

E66

三、国家医疗保障疾病诊断相关分组（CHS-DRG）

MDC 编码：MDCK（内分泌、营养、代谢疾病及功能障碍）

ADRG 编码：KZ1（其他代谢疾患）

四、肥胖症临床路径标准住院流程

（一）适用对象

体质指数（BMI）≥28kg/m^2 的患者。

释义

■ 适用对象编码参见第一部分。

■ 本路径适用对象为第一诊断为肥胖症，并合并有肥胖症相关的代谢异常和并发症的患者，如2型糖尿病、高血压、血脂异常、高尿酸血症、非酒精性脂肪性肝炎、呼吸睡眠暂停低通气综合征、骨关节病以及多囊卵巢综合征等疾病患者。但本次住院是针对肥胖症的诊断、鉴别诊断和治疗方案的制订。

（二）诊断依据

BMI≥ 28kg/m^2，同时患有肥胖相关代谢异常疾病（2 型糖尿病、高血压、高脂血症和高尿酸血症等）和并发症（如非酒精性脂肪性肝炎、呼吸睡眠暂停低通气综合征等）。

释义

■ 根据《中国成人超重和肥胖预防与控制指南（试用）》（中华人民共和国卫生部疾病控制司编著，人民卫生出版社出版）。肥胖症是机体过多的热量以三酰甘油的形式储存在脂肪细胞中，表现为体内脂肪组织量或/和比例异常升高；BMI 与机体脂肪的比例具有显著的正相关，能够较好地反映机体的肥胖程度。临床上多采取

BMI［体重（kg）/身高的平方（m^2）］作为肥胖症诊断的指标。中国成人 BMI 大于等于 24kg/m^2为超重，大于等于 28kg/m^2为肥胖症。但需注意肌肉发达者和水肿的患者慎用该指标诊断肥胖或超重。单纯性肥胖症大多数是因为环境与遗传共同作用的结果，需除外因其他疾病导致的继发性肥胖症和因单基因缺陷导致的遗传相关肥胖症。导致体重显著增加的疾病包括下丘脑损伤、高皮质醇血症、甲状腺功能减退症、胰岛素瘤等；还有一些可导致体重显著增加的药物，包括超生理剂量的糖皮质激素、胰岛素、精神科药物等。因此在诊断和治疗肥胖症时应首先明确肥胖症的病因，因其他疾病或药物导致的肥胖症通常需要先治疗原发疾病或换用对体重影响小的药物后观察体重的改善情况。

■ 肥胖症的诊断依靠体重、BMI、腰围和体脂含量等指标，同时需要进行临床症状、病史和体征等信息的采集，部分患者还需要进行如皮质醇节律、小剂量地塞米松抑制试验、甲状腺功能等定性诊断试验以明确肥胖症的病因，再确定治疗方案。

（三）治疗方案的选择

1. 健康教育，心理疏导和支持。
2. 科学合理的饮食控制（根据患者日常活动强度，选择适合的热量控制方案和营养成分的比例建议）。
3. 运动疗法（建议每天进行 30~60 分钟中等强度的体育活动，根据患者的年龄、并发症建议安全的运动方式）。
4. 根据患者肥胖相关代谢并发症情况及合并症决定治疗药物种类和剂量。
5. 饮食控制、运动和药物治疗无效的肥胖症患者需经过综合评估决定是否接受减重手术。

释义

■ 根据《中国成人肥胖症防治专家共识》（中华医学会内分泌学分会肥胖学组）、《中华内分泌代谢杂志》［2011，27（9）：711-717］等国内、外临床诊疗指南。肥胖症治疗主要包括减轻和维持体重的措施和对并发症及合并症的治疗。

■ 医学营养治疗：总体原则是根据个体化的原则减少总摄入能量（根据体重和体力活动强度计算或减少日摄入量约 600Kcal），避免暴饮暴食。平衡饮食中，蛋白质、碳水化合物和脂肪提供能量的比例分别为 15%~20%、60%~65%和 25%以下。

■ 体力活动：根据患者的年龄以及并发症等情况科学合理的开展体力活动，通常建议每日 30~40 分钟的中等强度的体育运动。体力活动能够增加能量消耗和减少脂肪量，增加肌肉量，有助于改善血压、血脂和血糖等肥胖相关代谢指标异常，增强体质并改善肥胖相关心理情绪异常。

■ 行为方式治疗：通过宣教等方式改变肥胖症患者对肥胖和体重控制的观念，建立减重信心，改变生活方式，强化自我管理认知。

■ 药物治疗：通过饮食控制、运动和行为治疗 3~6 个月，仍不能有效减重的患者可以考虑药物辅助减重治疗。目前在我国上市具有减重效果的药物主要是作用于消化道的奥利司他，部分降糖药物具有减重效果如胰高糖素样肽-1（GLP-1）受体激动剂、钠-葡萄糖协同转运蛋白 2（SGLT-2）抑制剂、二甲双胍等。

■ 手术治疗：对于行为治疗和内科药物治疗仍不能减重的肥胖症患者，可以选择代谢手术减重治疗，根据《中国肥胖及2型糖尿病外科治疗指南（2019版）》建议年龄为16~65岁的 $BMI \geq 37.5kg/m^2$ 的肥胖症患者积极手术，$32.5kg/m^2 \leq BMI < 37.5kg/m^2$ 的肥胖患者推荐手术，$27.5kg/m^2 \leq BMI < 32.5kg/m^2$ 的患者经过生活方式改变和内科治疗伴有代谢综合征2项组分，综合评估后可考虑手术。$27.5kg/m^2 \leq BMI < 32.5kg/m^2$ 的超重或肥胖的2型糖尿病患者推荐手术。

（四）标准住院日一般为≤14天

释义

■ 肥胖症患者入院后开始进行肥胖相关病因和并发症的检查评估，在住院的1~7天开始进行心理疏导和支持、饮食运动指导，住院的8~14天进行综合管理代谢异常和代谢手术适应证和安全性评估。总住院天数不超过14天符合本路径要求。

（五）进入路径标准

1. 第一诊断必须符合ICD-10：肥胖症的编码。
2. 当患者同时具有其他疾病诊断，但在住院期间不需要特殊处理也不影响第一诊断的临床路径流程实施时，可以进入路径。

释义

■ 进入本路径的患者为第一诊断为肥胖症。

■ 入院后常规检查发现有严重并发症，如控制不佳的高血压、糖尿病、冠状动脉粥样硬化性心脏病、肝肾功能异常等，经系统评估后肥胖症的诊断治疗无特殊影响者，可进入路径。但可能增加医疗费用，延长住院时间。

（六）住院期间检查项目

1. 必需的检查项目：体格检查、三大常规、肝肾功能、电解质、血脂、出凝血功能、糖化血红蛋白、口服葡萄糖耐量试验（OGTT）（视患者情况可考虑延长试验）、胰岛素和C肽曲线、促肾上腺皮质激素（ACTH）-皮质醇节律、24小时尿游离皮质醇、24小时尿电解质、甲状腺功能、性激素全套、类胰岛素生长因子-1（IGF-1）、心肌损伤标志物、骨代谢标志物、心电图、胸片、睡眠呼吸监测、颈动脉彩超、体脂成分测定、超声肝脏脂肪含量测定、血气分析。
2. 根据患者病情进行的检查项目：动态血糖监测动态血压检测、肿瘤标志物、胃肠镜、骨密度、子宫附件B超。

释义

■ 血常规、尿常规、大便常规+潜血是最基本的三大常规检查，进入路径的患者均需完成。肝肾功能、电解质、血脂、尿酸、糖化血红蛋白、OGTT 可以评价患者是否罹患肥胖症相关的非酒精性脂肪性肝炎、血脂异常、高尿酸血症、糖尿病、高胰岛素血症等代谢相关异常；性激素全套可以评价肥胖症患者生殖内分泌系统的异常；心电图、心肌标志物、颈动脉彩超、动态血压检查评价患者的心血管系统；睡眠呼吸监测和血气分析用于评价患者是否合并呼吸睡眠暂停低通气综合征等呼吸系统并发症。根据患者并发症以及可能需要的代谢手术治疗尚需进行动态血糖监测、肿瘤标志物、胃肠镜、肝脏 MRS、骨密度和子宫附件超声。

■ 本病需与其他继发性的体重增加相鉴别，例如高皮质醇血症，因此需进行 ACTH、皮质醇节律，一般需要进行午夜 1mg 或经典小剂量地塞米松抑制试验。甲状腺功能减退的患者也可因基础代谢率的降低和黏液性水肿出现体重的增加。

（七）治疗方案与药物选择

根据患者具体代谢异常情况及合并症决定治疗药物和方式。

释义

■ 药物治疗：通过饮食控制、运动和行为治疗 3~6 个月，仍不能有效减重的患者可以考虑药物辅助减重治疗。目前在我国上市具有减重效果的药物包括奥利司他。而部分降糖药物具有轻度的减重效果如胰高糖素样肽-1（GLP-1）受体激动剂或钠-葡萄糖协同转运蛋白 2（SGLT-2）抑制剂或二甲双胍。

■ 奥利司他是非中枢作用的减重药物，竞争性的抑制胃肠道的胰脂肪酶，从而部分抑制食物中脂肪的吸收，减少热量的摄入，达到减重的作用。减肥药物的治疗通常在科学合理控制饮食和规律运动等行为治疗的基础上，如患者仍不能有效减重和改善代谢并发症，给予药物治疗。药物治疗时间通常需要 3~6 个月或以上，以期达到减重 5%~10%，从而改善肥胖相关的并发症。

■ 二甲双胍适合肥胖的 2 型糖尿病或多囊卵巢综合征的患者，能够使患者体重得到不同程度的减轻。

■ 胰高糖素样肽-1（GLP-1）受体激动剂通过抑制食欲、减少摄食以及延缓胃排空等作用降低体重。但无论是艾塞那肽还是利拉鲁肽减轻体重的作用均有明显的剂量依赖性，而且在我国尚未批准该类药物用于单纯性肥胖症的适应证，通常用于超重/肥胖的 2 型糖尿病患者。钠-葡萄糖协同转运蛋白 2（SGLT-2）抑制剂适用于肥胖的 2 型糖尿病患者，可以抑制肾脏对葡萄糖的重吸收，使用过量的葡萄糖从尿液中排出，在降低血糖的同时有减轻体重的作用。

（八）出院标准

1. 病情评估完成，明确并发症治疗和随访方案。
2. 患者了解肥胖症的饮食和运动治疗方案。
3. 若需药物治疗或者手术的患者，明确治疗方案。

释义

■ 患者出院前应完成必须检查项目，如开始药物治疗，观察药物相关的不良反应、体重的降低和相关并发症的改善情况。

五、肥胖症的给药方案

（一）用药选择

1. 奥利司他：是一种胃肠道胰脂酶抑制剂，特异性的与胃肠道胰脂酶三酰甘油（triglyceride，TG）结合位点发生不可逆的结合，饮食中大约30%的TG不被分解和吸收，随粪便排出体外；同时TG的分解产物甘油、游离脂肪酸及甘酰油单脂的产生也相应减少；由于甘油、脂肪酸的存在对胆固醇的吸收有促进作用，故胆固醇在小肠的吸收亦相应减少，促进机体能量负平衡从而达到减重效果。奥利司他使用剂量是60~120mg，每餐时服用。

2. 二甲双胍：能够增加胰岛素介导的葡萄糖利用，增加非胰岛素依赖组织的葡萄糖利用，抑制肝糖原异生，降低肝糖输出；抑制肠壁细胞摄取葡萄糖；抑制胆固醇的生物合成和储存。因此，超重或肥胖的患者，特别是合并有胰岛素抵抗、2型糖尿病患者使用双胍类药物可以在改善胰岛素抵抗的同时控制血糖，同时双胍类药物也可以轻度减轻体重。通常建议剂量为0.25~0.50g，每日3~4次服药。

（二）药学提示

1. 奥利司他：不良反应主要是以胃肠道症状为主，包括带便性胃肠排气、油性斑点、大便紧急感、脂性便和大便次数增多。不推荐有胃肠道疾病、胆汁淤积症或进行过胃肠道手术的患者服用奥利司他。由于奥利司他可抑制脂肪的吸收，因此对脂溶性维生素的吸收情况需要得到关注。同时有报道奥利司他可能导致肥胖症患者肝功能的恶化，因此治疗过程中需监测肝功能。

2. 二甲双胍：对于肾功能有可能减退的老年患者，应注意在监测肾功能的同时慎用双胍类药物。对于肝、肾功能不全，严重心、肺疾病的患者，应禁用双胍类药物。双胍类药物的不良反应主要是在服药的开始阶段部分患者可出现消化道症状，包括腹泻、腹胀、恶心和食欲减退等。

六、肥胖症护理规范

1. 协助患者进行饮食和运动记录，监测血压、血糖和体重。
2. 进行健康宣教，指导患者科学合理的饮食控制以及规律运动，注意运动防护。
3. 合并心血管系统、呼吸系统并发症的肥胖症患者的专科护理规范，卧床患者要严格执行护理规范避免压疮等。

七、肥胖营养治疗规范

1. 如患者合并高血压，给予低盐饮食。
2. 如患者合并血脂异常，给予低脂饮食。
3. 如患者合并高血糖或糖尿病，给予糖尿病膳食指导。
4. 无并发症的肥胖症患者应在营养科医师的指导下进行热量控制和科学合理的营养成分分配。

八、肥胖症患者健康宣教

1. 科学合理的饮食控制，规律的运动。
2. 监测体重、血压和血糖等。

九、推荐表单

（一）医师表单

肥胖症临床路径医师表单

适用对象：第一诊断为肥胖症（ICD-10：E66）

患者姓名：	性别：　　年龄：　　门诊号：	住院号：
住院日期：　　年　月　日	出院日期：　　年　月　日	标准住院日：≤14 天

时间	住院第 1 天	住院第 2~7 天	住院第 8~14 天
主要诊疗工作	□ 完成询问病史和体格检查，按要求完成病历书写 □ 安排入院常规检查 □ 上级医师查房及病情评估	□ 心理疏导和支持 □ 饮食运动指导 □ 各种检查评估 □ 上级医师查房，制订后续诊治方案	□ 代谢异常综合管理的效果评估及调整 □ 代谢手术评估 □ 上级医师查房，明确是否需要手术或出院 □ 完成出院记录、病案首页、出院证明书 □ 向患者及其家属交代出院后注意事项 □ 将出院小结及出院证明书交患者或其家属
重点医嘱	**长期医嘱：** □ 内科护理常规 □ 热卡制订 □ 营养医师会诊 □ 对症处理 **临时医嘱：** □ 开具各项检测项目	**长期医嘱：** □ 内科护理常规 □ 规定热卡饮食 □ 对症处理 **临时医嘱：** □ 24 小时血压监测 □ 睡眠呼吸监测	**长期医嘱：** □ 内科护理常规 □ 规定热卡饮食 **临时医嘱：** □ 完善术前代谢状况评估
病情变异记录	□ 无　□ 有，原因： 1. 2.	□ 无　□ 有，原因： 1. 2.	□ 无　□ 有，原因： 1. 2.
医师签名			

（二）护士表单

肥胖症临床路径护士表单

适用对象：第一诊断为肥胖症（ICD-10：E66）

患者姓名：	**性别：　　年龄：　　门诊号：**	**住院号：**
住院日期：　　年　　月　　日	**出院日期：**　　年　　月　　日	**标准住院日：**≤14 天

时间	住院第 1 天	住院第 2~7 天	住院第 8~14 天
健康宣教	□ 入院宣教 □ 介绍主管医师、护士 □ 介绍环境、设施 □ 介绍住院注意事项 □ 介绍探视和陪伴制度 □ 介绍贵重物品制度	□ 健康宣教 □ 心理和生活护理 □ 观察患者病情变化	□ 饮食和运动宣教 □ 给予患者及家属心理支持 □ 再次明确探视陪伴须知 □ 出院日给予出院指导
护理处置	□ 核对患者，佩戴腕带 □ 建立入院护理病历 □ 协助患者留取各种标本 □ 测量体重	□ 监测患者体重 □ 血压测量 □ 血糖监测（必要时）	□ 监测患者体重 □ 血压测量 □ 血糖监测（必要时）
基础护理	□ 三级护理 □ 晨晚间护理 □ 患者安全管理	□ 三级护理 □ 晨晚间护理 □ 患者安全管理	□ 二/一级护理 □ 晨晚间护理 □ 患者安全管理
专科护理	□ 护理查体 □ 病情观察 □ 需要时，填写跌倒及压疮防范表 □ 需要时，请家属陪伴 □ 确定饮食种类 □ 心理护理	□ 病情观察 □ 遵医嘱完成相关检查 □ 心理护理	□ 病情观察 □ 遵医嘱完成相关检查 □ 心理护理
重点医嘱	□ 详见医嘱执行单	□ 详见医嘱执行单	□ 详见医嘱执行单
病情变异记录	□ 无　□ 有，原因： 1. 2.	□ 无　□ 有，原因： 1. 2.	□ 无　□ 有，原因： 1. 2.
护士签名			

（三）患者表单

肥胖症临床路径患者表单

适用对象：第一诊断为肥胖症患者（ICD-10：E66）

患者姓名：	性别：　　年龄：　　门诊号：	住院号：
住院日期：　　年　月　日	出院日期：　　年　月　日	标准住院日：≤14 天

时间	入院日	2~7 天	8~14 天
医患配合	□ 配合询问病史、收集资料，请务必详细告知既往史、用药史、过敏史 □ 配合进行体格检查 □ 有任何不适请告知医师	□ 配合完善肥胖相关代谢并发症和系统并发症的相关检查 □ 配合开始饮食、运动治疗 □ 配合药物治疗（必要时）	□ 配合完善相关检查、化验 □ 配合饮食和运动治疗 □ 配合药物治疗（必要时） □ 接受出院指导
护患配合	□ 配合测量体温、脉搏、呼吸、血压、体重 □ 配合完成入院护理评估（简单询问病史、过敏史、用药史） □ 接受入院宣教（环境介绍、病室规定、订餐制度、贵重物品保管等） □ 配合执行探视和陪伴制度 □ 有任何不适请告知护士	□ 配合测量体温、脉搏、呼吸和体重 □ 接受行为治疗宣教 □ 接受饮食宣教 □ 接受药物宣教	□ 配合测量体温、脉搏、呼吸和体重 □ 接受行为治疗宣教 □ 接受饮食宣教 □ 接受药物宣教
饮食	□ 遵医嘱饮食	□ 遵医嘱饮食	□ 遵医嘱饮食
排泄	□ 正常排尿、便	□ 正常排尿、便	□ 正常排尿、便
活动	□ 正常活动	□ 正常活动	□ 正常活动

附：原表单（2009 年版）

肥胖症临床路径表单

适用对象：第一诊断为肥胖症患者（ICD-10：E66）

患者姓名：	性别：　年龄：　门诊号：	住院号：
住院日期：　年　月　日	出院日期：　年　月　日	标准住院日：≤14 天

时间	住院第 1 天	住院第 2~7 天	住院第 8~14 天
主要诊疗工作	□ 询问病史及体格检查 □ 完成病历书写 □ 安排入院常规检查 □ 上级医师查房及病情评估	□ 心理疏导和支持 □ 饮食运动指导 □ 各种检查评估 □ 上级医师查房，制订后续诊治方案	□ 代谢异常综合管理的效果评估及调整 □ 代谢手术评估 □ 级医师查房，明确是否需要手术或出院 □ 完成出院记录、病案首页、出院证明书 □ 向患者及其家属交代出院后注意事项 □ 将出院小结及出院证明书交患者或其家属
重点医嘱	**长期医嘱：** □ 内科护理常规 □ 热卡制订 □ 营养医师会诊 □ 对症处理 **临时医嘱：** □ 开具各种检测项目	**长期医嘱：** □ 内科护理常规 □ 低热卡饮食 □ 对症处理 **临时医嘱：** □ 24 小时血压监测 □ 睡眠呼吸监测	**长期医嘱：** □ 内科护理常规 □ 低热卡饮食 **临时医嘱：** □ 完善术前代谢状况评估
主要护理工作	□ 介绍病房环境、设施和设备 □ 入院护理评估	□ 健康教育 □ 心理与生活护理 □ 观察患者病情变化	
病情变异情况	□ 无　□ 有，原因： 1. 2.	□ 无　□ 有，原因： 1. 2.	□ 无　□ 有，原因： 1. 2.
护士签名			
医师签名			

第七章

糖尿病性周围神经病变临床路径释义

【医疗质量控制指标】(专家建议)

指标一、诊断需结合糖尿病史、临床表现、体检和辅助检查，并除外其他病因。

指标二、血糖控制选择适当的口服降糖药物或胰岛素治疗方案。

指标三、选择合适的神经病变的对因治疗。

指标四、选择合适的神经病变的对症治疗。

一、糖尿病性周围神经病变编码

1. 原编码：

疾病名称及编码：糖尿病周围神经病变（ICD-10：E14.423+G63.2）

2. 修改编码：

疾病名称及编码：糖尿病性周围神经病变（ICD-10：E10.4†/E11. 4†/E12.4†/E13.4†/E14.4†）

二、临床路径检索方法

E10.4†/E11.4†/E12.4†/E13.4†/E14.4†

三、国家医疗保障疾病诊断相关分组（CHS-DRG）

MDC 编码：MDCK（内分泌、营养、代谢疾病及功能障碍）

ADRG 编码：KS1（糖尿病）

四、糖尿病性周围神经病变标准住院流程

（一）适用对象

适用对象：第一诊断为糖尿病周围神经病变（ICD-10：E14.423+G63.2）。

释义

■ 适用对象编码参见第一部分。

■ 本路径适用对象为临床诊断为糖尿病周围神经病变的患者，如合并糖尿病（颈、胸、腰与骶）根丛神经病变、糖尿病伴中枢神经系统慢性并发症等，需进入其他相应路径。

（二）诊断依据

明确糖尿病病史；在诊断糖尿病时或之后出现的神经病变，临床症状与体征和糖尿病周围神经病变的表现相符；并且以下 4 项检查中如果任 1 项异常则诊断为糖尿病周围神经病变；踝反射异常（或踝反射正常、膝反射异常）；针刺痛觉异常；振动觉异常；压力觉异常。

需排除其他病因引起的神经病变，如颈腰椎病变（神经根压迫、椎管狭窄、颈腰椎退行性变）、脑梗死、吉兰-巴雷综合征，排除严重动静脉血管性病变（静脉栓塞、淋巴管炎）等，

尚需鉴别药物尤其是化疗药物引起的神经毒性作用以及肾功能不全引起的代谢毒物对神经的损伤。如根据以上检查仍不能确诊，需要进行鉴别诊断的患者，可做神经肌电图检查。

释义

■ 根据《内分泌学高级教程》（宁光，母义明·中华医学会组织．人民军医出版社），《内科学（第3版）》（王辰，王建安·人民卫生出版社）等国内、外临床诊疗指南。

■ 本路径的制订主要参考国内权威参考书籍和诊疗指南。

■ 病史和临床症状是诊断糖尿病周围神经病变的初步依据，但多数患者临床表现呈高度异质性，与所受累的神经纤维和种类有关。自主神经、躯体感觉神经和运动神经均可以受累，由于所累及神经种类、部位、片段、功能与程度不同而临床症状表现有所差异，如弥漫性对称性多神经病变、单神经病变与自主神经病变。临床上多数表现为弥漫性对称性多神经病变，弥漫性多神经病变又分为近端运动神经病变和远端对称性多神经病变。

1. 近端运动神经病变典型者又称为糖尿病性肌萎缩，见于老年2型糖尿病患者，常表现为严重的神经疼痛，可累及单侧或双侧肢体，缓慢或突然起病，以大腿、髋或骨盆疼痛为主诉，伴下肢近端肌无力，不能从坐姿站立，疼痛常在夜间加重并影响睡眠，运动神经症状如近端大腿无力和肌萎缩伴明显的体重下降，常与远端对称性多神经病变并存，可见自发性或叩诊诱发肌束收缩。

2. 远端对称性多神经病变为临床最常见的糖尿病神经病变，隐匿起病，也可急性起病，既包括了感觉神经病变，也包括运动神经病变；既可累及神经的小纤维，也可累及大纤维，但以小纤维功能异常较早出现。患者主观疼痛剧烈，除电生理检查异常外，多无阳性体征发现。

3. 糖尿病自主神经病变可累及全身各器官系统，是糖尿病神经病变中最复杂的一种类型，通过仔细询问病史及自主神经功能检查来发现，其症状也易与其他疾病混淆。主要影响心血管系统、消化系统、泌尿生殖系统、汗腺和瞳孔等。

4. 单神经病变大多由神经的缺血、梗死或压迫所引起。单根脑神经病变较少见，占糖尿病神经病变1%以下，最常累及第Ⅲ对脑神经（动眼神经），动眼神经病变的典型临床表现为突然出现复视和眼睑下垂，瞳孔对光反射消失伴有同侧头痛；其次是第Ⅵ对脑神经（外展神经）易受损。单根脑神经病变的诊断需排除其他潜在而严重的可引起神经病变的因素。

■ 辅助检查对诊断糖尿病周围神经病变有重要参考价值。多以感觉、运动与自主神经功能试验来确定。①感觉神经功能检查：振动觉、触觉、温度感觉、电生理检查等；②运动神经功能检查：腱反射、肢体活动与步态、肌肉有无萎缩及肌电图检查运动神经传导速度及潜伏期；③自主神经功能的检查；④神经活检和/或肌肉活检病理检查对鉴别诊断有一定的参考价值。

■ 在询问病史、临床症状和体格检查，辅助以感觉、运动与自主神经功能检查后多数可明确诊断。在病史明确、但部分患者临床表现与辅助检查不典型者，亦可进入路径。

（三）治疗方案的选择

选择用药

1. 血糖控制：选择适当的口服降糖药物或胰岛素治疗方案。
2. 神经病变治疗：神经修复；抗氧化应激；改善微循环；改善代谢紊乱；营养神经。
3. 对症治疗：传统抗惊厥药、新一代抗惊厥药、度洛西汀、三环类抗抑郁药物。

释义

■ 糖代谢的控制："选择适当的口服降糖药物或胰岛素治疗方案"。高血糖毒性与包括糖尿病神经病变在内的微血管并发症关系密切，循证医学业已证实严格控制血糖可有效地降低糖尿病微血管并发症的发病率，糖尿病控制与并发症研究（DCCT）发现，严格血糖控制的糖尿病患者糖尿病神经病变的发生率下降60%，英国前瞻性糖尿病研究（UKPDS）亦证实，良好的血糖控制可以阻止微血管并发症的进展。因此，糖尿病周围神经病变的治疗需要首先达到血糖的良好控制。根据国际和国内糖尿病防治指南，结合患者的血糖水平、并发症和伴发症情况以及机体状态，确定适宜的个体化血糖控制目标和降糖治疗方案。目前大多国际或区域性糖尿病组织多将血糖控制的靶目标推荐为 HbA1c ＜ 6.5%。对于糖尿病症状较严重，且空腹血浆血糖波动在 13.9~16.7mmol/L、HbA1c ＞ 9.0%、伴有体重下降和微血管并发症（如视网膜病变和糖尿病肾病）的糖尿病神经病变患者，早期开始使用胰岛素治疗是较安全和有效的治疗策略。

■ 神经病变的对因治疗："神经修复；抗氧化应激；改善微循环；改善代谢紊乱；营养神经"等措施大多针对糖尿病神经病变的对因治疗手段。

1. 糖尿病神经病变与氧化应激关系密切：氧化应激导致神经损伤是糖尿病神经病变发病机制之一。抗氧化应激治疗药物可通过减少循环中氧化应激的产物，改善神经组织的缺血缺氧等机制而起到病因治疗的作用。抗氧化应激治疗药物α-硫辛酸已被多项循证医学临床研究荟萃分析证明可明显改善糖尿病周围神经病变的临床症状，增加神经传导速度。

2. 神经营养与修复治疗：甲钴胺和维生素 B_{12} 是主要的神经营养修复治疗药物。甲钴胺是蛋氨酸合成酶的辅酶，较非活性维生素 B_{12} 更易进入神经细胞内。蛋氨酸合成酶促进髓鞘的主要成分卵磷脂的合成，与髓鞘、核糖体膜、线粒体膜、突触及受体等的功能有关，可促进神经元内核酸和蛋白质的合成，改善神经元和施万细胞的代谢合成，促进神经元轴突的生长，使轴突分叉增多，有助于恢复郎飞结结间长度，促进轴浆的传递速度，改善神经传导速度。甲钴胺还可以增加乙酰胆碱等神经递质的代谢活性，恢复被减少的神经传递物质。

3. 醛糖还原酶抑制剂治疗：醛糖还原酶抑制剂通过可逆性抑制醛糖还原酶而发挥作用。醛糖还原酶的活性减少后可以降低山梨醇和果糖在神经细胞内的堆积，恢复肌醇及钠-钾 ATP 酶活性，抑制蛋白激酶 C 信号通路、增加内皮细胞一氧化氮的生成，抑制高糖介导的中性粒细胞、内皮细胞黏附及内皮黏附因子的表达，减少糖尿病患者羧甲基赖氨酸产物及其前体物质水平。现阶段我国在应用的醛糖还原酶抑制剂是依贝司他。

4. 改善微循环治疗：改善微循环药物可以提高神经细胞的供血供氧。常用药物为前列腺素 E 及其类似物（如前列地尔注射液）、己酮可可碱、西洛他唑、胰激肽释放酶、山莨菪碱和活血化瘀类中成药如木丹颗粒、血塞通软胶囊（含三七总皂苷60mg）等。但各种药物的作用机制、用法及副作用不同，可酌情选用。

■ 神经病变的对症治疗：包括“传统抗惊厥药、新一代抗惊厥药、三环类抗抑郁药物、新型抗抑郁药”等。抗抑郁药用于对症治疗糖尿病痛性神经病变的作用机制是通过抑制神经突触前膜对去甲肾上腺素和/或5-羟色胺的再摄取，使突触后受体部位有效神经递质的浓度增加以及对N-甲基-D-天冬氨酸（NMDA）受体的阻断作用，影响内啡肽介导的疼痛调节通路，激活内源性镇痛系统，提高疼痛的阈值，从而缓解疼痛。这类药物除缓解疼痛外，还改善糖尿病痛性神经病变患者的抑郁情绪。

1. 三环类抗抑郁药物：包括阿米替林、丙米嗪等，目前有些国家和地区仍把三环类抗抑郁药作为糖尿病神经病变的对症治疗一线药物。较适用于夜间痛觉过敏、失眠的患者。主要副作用为抗胆碱能和抗组胺副作用，如嗜睡、口干、视物模糊、便秘、体位性低血压、心律不齐等。需强调的是：三环类抗抑郁药并不作为首选，需个体化，小剂量开始，需要权衡副作用与治疗获益间的关系。

2. 新型抗抑郁药：新型的抗抑郁药对于除5-羟色胺以外的其他受体几乎没有影响，因而避免了很多不良反应，副作用较三环类抗抑郁药少，无心脏毒性和抗胆碱效应。常见的新型抗抑郁药有帕罗西汀、文拉法辛、度洛西汀、西肽普兰、氟西汀等，均能不同程度地缓解糖尿病痛性神经病变的疼痛症状，但起效慢，需3~4周，适用于伴有焦虑症的糖尿病神经病变慢性疼痛，目前有循证医学证据表明文拉法辛可改善糖尿病痛性神经病变的疼痛症状。

3. 细胞膜稳定药：此类药物通过阻断钠离子通道而稳定神经细胞膜，减少损伤细胞的异常放电，减弱痛觉受体的敏感性，降低中枢神经系统的兴奋性。常用的细胞膜稳定药有利多卡因、美西律、苯妥英钠、卡马西平、加巴喷丁、普瑞巴林等。对痛超敏的锐痛、灼痛、触电样痛的治疗有效。细胞膜稳定药对神经源性疼痛的治疗效果优于阿片类药物。

（四）标准住院日一般为≤14 天

释义

■ 疑诊为糖尿病神经病变的患者入院后，根据病史与临床症状即可进行对症药物治疗1~2天，同时进行糖脂代谢、血压的控制与各种心脑血管危险因素的评估，第2~3天有关糖尿病周围神经病变的辅助检查完成后，开始对因药物系统治疗，主要观察糖脂代谢控制情况与糖尿病神经病变临床症状的缓解情况以及药物的副作用，总住院时间不超过14天符合本路径要求。在获得临床症状初步缓解后出院门诊随诊，建议在门诊进行序贯治疗以巩固疗效。

（五）进入路径标准

1. 第一诊断必须符合糖尿病性周围神经病变（ICD-10：E14.423+G63.2）。
2. 当患者同时具有其他疾病诊断，但在住院期间不需要特殊处理也不影响第一诊断的临床路径流程实施时，可以进入路径。

释义

■ 进入本路径的患者为第一诊断为糖尿病周围神经病变，需除外糖尿病（颈、胸、腰与骶）根丛神经病变以及糖尿病伴中枢神经系统慢性并发症等。

■ 入院后常规检查发现糖尿病微血管病变（视网膜病变、糖尿病肾病）、大中血管病变（高血压、冠状动脉粥样硬化性心脏病、缺血性脑血管病变与下肢周围血管病等）以及其他并发症者，经系统评估后对糖尿病周围神经病变诊断治疗无特殊影响者，亦可进入路径。但可能会增加医疗费用，延长住院时间。

（六）住院期间的检查项目

1. 必需的检查项目：

（1）血常规、尿常规、大便常规。

（2）全天毛细血管血糖谱（三餐前、三餐后、睡前、必要时 0AM、3AM 等）。

（3）HbA1c、血浆血糖、肝肾功能、电解质、血脂、血浆蛋白水平、C 反应蛋白、红细胞沉降率。

（4）X 线胸片、心电图、腹部 B 超。

（5）并发症相关检查：尿蛋白/肌酐、24 小时尿蛋白定量、眼底检查、超声心动图、颈动脉、双下肢动脉血管彩超等。

2. 根据患者病情进行的检查项目：双足多普勒血流图测定踝肱比值；肌电图测定神经传导速度、外周神经感觉测定；双下肢 TcPO。

释义

■ 在“1. 必需的检查项目”条款中所列出的项目是最基本的常规检查，进入本路径的糖尿病患者均需完成。血常规、尿常规、大便常规与全天毛细血管血糖谱（三餐前、三餐后、睡前、必要时 0AM、3AM 等）可了解糖尿病患者最基本的概况。HbA1c、血浆血糖、肝肾功能、电解质、血脂、血浆蛋白水平、红细胞沉降率、C 反应蛋白等可了解近期（120 天）糖代谢控制情况与评估机体总体情况。X 线胸片、心电图、腹部 B 超；并发症相关检查：尿蛋白/肌酐、24 小时尿蛋白定量、眼底检查、超声心动图、颈动脉、双下肢动脉血管彩超等可评价糖尿病伴发症，以及糖尿病微血管病变、大中血管病变的情况，可用于判断是否影响总体住院时间、费用及其治疗预后。

■ 在“2. 根据患者病情进行的检查项目”中，双足多普勒血流图测定踝肱比值，肌电图测定神经传导速度、外周感觉神经功能测定，双下肢 TcPO 等项目可用于评价糖尿病患者下肢动脉粥样硬化性闭塞症与糖尿病周围神经病变的相关性以及神经病变的严重程度，亦可用于判断是否影响总体住院时间、费用及其治疗预后等。

（七）出院标准

1. 临床病情已稳定：血糖控制达标。

2. 院外能够监护和治疗者。

3. 良好的后续计划，包括调节血糖指导和门诊能适当随访者。

释义

■ 患者出院前应完成所有必需检查项目，且开始对症与对因药物治疗，采用疼痛数字量表判断糖尿病神经病变的临床症状是否减轻或明显改善，有无明显药物不良反应。出院后除监控血糖等糖尿病综合控制指标的达标外，应继续进行有关糖尿病周围神经病变的对因药物序贯治疗以维持疗效和改善生活质量。

（八）变异及原因分析

1. 出现急性并发症（如低血糖昏迷、高渗性昏迷、酮症酸中毒、乳酸酸中毒等），则按相应路径或指南进行救治，退出本路径。
2. 出现急性合并症（如合并急性心肌梗死、急性脑梗死、下肢动脉栓塞、肺栓塞、重症肺炎等），则按相应路径或指南进行治疗，退出本路径。
3. 出现严重的糖尿病慢性并发症（如糖尿病肾病，眼部、心血管、神经系统并发症，皮肤病变）或合并其他感染，导致住院时间延长、住院费用增加。

释义

■ 按本路径标准治疗方案如患者糖尿病周围神经病变症状改善不明显，临床检查发现同时合并糖尿病急性并发症和或出现急性合并症（如低血糖昏迷、高渗性昏迷、酮症酸中毒、乳酸酸中毒等和或合并急性心肌梗死、急性脑梗死、下肢动脉栓塞、肺栓塞、重症肺炎等），需立即调整治疗方案，则退出本路径，按糖尿病急性并发症和或急性合并症相应路径或指南进行治疗。

■ 如按本路径标准治疗方案，即使患者周围神经病变症状已获得明显改善，但临床检查发现合并存在严重的糖尿病慢性并发症（如糖尿病肾病、视网膜病变、心血管及中枢神经系统并发症、皮肤病变等）或合并其他感染，需调整治疗方案，则退出本路径，按糖尿病慢性并发症相应路径或指南进行治疗。

■ 认可的变异原因主要是指患者入选本路径后，在检查及治疗过程中发现患者合并存在事前未预知的、对本路径治疗可能产生影响的情况，需要中止执行路径或延长治疗时间、增加治疗费用。医师需在表单中明确说明。

■ 因患者方面的主观原因导致执行路径出现变异，需医师在表单中予以说明。

五、糖尿病周围神经病变临床路径给药方案

（一）用药选择

1. 糖尿病神经病变的对症治疗药物：常用的对症治疗药物有抗抑郁药、抗惊厥药、罂粟碱类镇痛药、局麻药等。

（1）三环类抗抑郁药：阿米替林、丙米嗪等，常需 2~3 周起效，有效药物剂量因人而异，有效剂量多为 25~150mg/d。为避免不良反应发生，通常从小剂量 12.5mg/d，睡前服用开始，逐渐加量至有效剂量，分 2~3 次服用。

（2）新型抗抑郁药：帕罗西汀、文拉法辛、度洛西汀、西肽普兰、氟西汀等均能不同程度地缓解 PDN 疼痛，但起效慢，需 3~4 周，每日 1 次，或在临床心理科医师指导下使用。

（3）细胞膜稳定药：利多卡因、美西律、苯妥英钠、卡马西平、加巴喷丁、普瑞巴林等。卡

马西平 0.1~0.2g 每日 2 次；加巴喷丁有效缓解疼痛及减少睡眠障碍的有效剂量为 1800~3600mg/d；利多卡因 50~100mg/h 静脉持续泵入或静滴［5~10mg/（kg·h），血药浓度 1~3ng/L，可获得显著镇痛效果］，4~6 小时缓解后可改结构和作用类似的慢心律（美西律）口服，150mg/d 起始，最大剂量 450mg/d，分 3 次口服。

（4）罂粟碱类镇痛药：常见的有曲马多、可待因、羟考酮、美沙酮等，须慎重选择且个体化使用。

（5）局部镇痛治疗药物：常用外用局部镇痛药物有硝酸异山梨酯喷雾剂、三硝酸甘油酯贴膜剂、5%的利多卡因贴片；辣椒素用法是取 1~3 茶勺辣椒粉与一罐冷奶油混合后涂在疼痛皮肤表面（或 0.075%辣椒素），开始时症状可能加重，但 2~3 周后即可缓解。

2. 糖尿病神经病变的对因治疗药物

（1）抗氧化应激治疗药物：α-硫辛酸 600mg/d，静脉滴注，共 1~2 周，出院后再继续序贯口服α-硫辛酸 600mg，3 次/天，1~2 个月，或个体化治疗。

（2）神经营养与修复治疗：甲钴胺可采用静滴、肌注、口服序贯治疗。静脉滴注，500~1000μg/d，14 天为一疗程；肌内注射，500μg/d，14 天或更长为一疗程；最后改为口服 500μg，3 次/天；1~2 个月，或个体化治疗。

（3）醛糖还原酶抑制剂：依帕司他 50mg 口服，3 次/日，1~2 个月，或个体化治疗。

（4）改善微循环药物：前列地尔注射液，用法 10μg 稀释后静滴或入壶静注，1 次/天，14 天为一疗程。其他如己酮可可碱、阿司匹林、噻氯匹定、西洛他唑、胰激肽释放酶、山莨菪碱、活血化瘀中成药等可酌情选用，如血塞通软胶囊（含三七总皂苷 60mg）。

（二）药学提示

1. 三环类抗抑郁药的主要副作用为抗胆碱能和抗组胺副作用，如嗜睡、口干、视物模糊、便秘、直立性低血压、心律不齐等。需强调的是：三环类抗抑郁药并不作为首选，需个体化，小剂量开始，需要权衡副作用与治疗获益间的关系。禁忌证有心脏疾病或心律不齐、青光眼、前列腺增生、惊厥和自杀倾向等。

2. 加巴喷丁的应用目前临床报道较多，其有效缓解疼痛及减少睡眠障碍的有效剂量为 1 800~3 600mg/d，副作用主要是头晕、嗜睡、头痛、腹泻、恶心等。卡马西平的主要副作用为药物过敏、严重者可出现剥脱性皮炎等严重不良反应，还可以出现白细胞/粒细胞减少、肝功能受损等，需常复查血常规、肝功能等。

3. 利多卡因需要心电图持续监护和血浆药物浓度监测以减少药物毒性，P-R 间期和 QRS 延长为首要毒性体征，有心电传导异常者禁用。

4. 罂粟碱类镇痛药的最常见副作用是镇静、便秘、恶心和呕吐及药物成瘾。一般在非鸦片类药物治疗失败后才可酌情考虑应用阿片类药物或临时应用于间断性剧烈疼痛的糖尿病痛性神经病变者，需个体化。须签署知情同意书。

5. 局部镇痛治疗药物治疗时应戴手套避免与口、眼、外生殖道黏膜接触。主要用于疼痛部位相对比较局限时，如小纤维受损表现为局部表浅、呈烧灼样、刀割样剧疼。可高度选择性地作用于感觉神经元无髓鞘细胞纤维及具有极薄髓鞘的神经纤维，缓解从周围神经传向中枢神经的疼痛刺激，减少疼痛物质的释放。

6. α-硫辛酸不良反应主要为剂量依赖性的恶心，治疗期间需密切监测糖尿病患者的临床症状变化，在最初输注时需密切观察药物过敏等不良反应，有患者对 α-硫辛酸注射液中赋形剂过敏，可出现心悸、胸闷、出汗、呼吸困难等症状，严重者可出现过敏性休克症状，需高度重视。前列地尔注射液的主要副作用也为药物过敏性等不良反应，输注过程中应关注可能出现的任何临床症状。

7. 抗血小板聚集及血管扩张药物主要副作用为出血、消化系统症状如恶心等不适。

8. 依帕司他主要副作用为消化系统症状如恶心等不适。

（三）注意事项

1. α-硫辛酸与甲钴胺的在药物配伍与输注全过程中药物须避光处理。

2. 应注意对症与对因药物治疗有效的基础是糖尿病高血糖毒性的有效控制以及糖尿病基础疾病综合达标。

六、糖尿病性周围神经病变护理规范

1. 心理护理干预：由于糖尿病性周围神经病变病程长，病情重，易反复发作，患者易产生悲观、失望、恐惧等不良情绪，要通过构建良好护患关系，对患者进行放松训练，介绍成功治疗的经验，使患者保持乐观情绪，放松心情，增强战胜疾病的信心。

2. 足部护理：糖尿病性周围神经病变患者应做好足部护理。观察双下肢皮肤有无破损、胼胝等，若出现上述病变应立即报告医生给予相应处理。

3. 健康教育：根据患者自身情况制定个体化的健康教育计划，通过口头宣教、讲课、制定健康手册、设置小组讨论、与患者及家属沟通、多媒体等多种形式，让患者真正认识糖尿病周围神经病变的早期症状、治疗现状及预防。

七、糖尿病性周围神经病变营养治疗规范

1. 制定合理的低糖、低脂饮食，严格按不同个体计算热卡供给，即要保证控制血糖，又要保证正常的热量和营养。

2. 多食粗粮，注意富含 B 族维生素的蔬菜和食品的摄入，以糙米、燕麦、玉米等代替精米、精面主食，嘱患者克制食欲，多进食蔬菜和少糖水果，减少油脂摄入。

八、糖尿病性周围神经病变患者健康宣教

1. 让患者自己每天观察足部颜色、温度、足背动脉搏动，保持足部卫生，每晚用温水洗脚，每次洗脚后注意观察双下肢皮肤有无破损、胼胝。

2. 选择柔软、宽松的鞋子、袜子，不可过紧。

3. 冬天慎用热水袋、火炉、电热毯等给足部取暖，防止发生意外。

九、推荐表单

（一）医师表单

糖尿病性周围神经病变医师表单

适用对象：第一诊断为糖尿病性周围神经病变（ICD-10：E14.423+G63.2）（无并发症患者）

患者姓名：	性别：　年龄：　门诊号：	住院号：
住院日期：　年　月　日	出院日期：　年　月　日	标准住院日：≤14 天

时间	住院第 1 天	住院第 2~11 天	住院第 12~14 天（出院日）
主要诊疗工作	□ 询问病史及体格检查 □ 完成病历书写 □ 完善检查 □ 神经病变体征（感觉/运动/自主神经病变）的观察 □ 疼痛数字量表的测定 □ 上级医师查房与病情评估 □ 初步确定治疗方案	□ 上级医师查房 □ 明确诊断 □ 完成必要的相关科室会诊 □ 复查相关异常检查 □ 注意病情变化 □ 神经病变体征（感觉/运动/自主神经病变）的观察 □ 疼痛数字量表的测定 □ 调整治疗	□ 上级医师查房，明确是否出院 □ 神经病变体征（感觉/运动/自主神经病变）的观察 □ 疼痛数字量表的测定 □ 完成出院记录、病案首页、出院证明书等 □ 向患者交代出院后的注意事项
重点医嘱	**长期医嘱：** □ 内科护理常规 □ 二级护理 □ 糖尿病饮食 □ 毛细血管 5~7 点血糖谱、必要时监测 0AM 和凌晨 3AM 血糖 □ 胰岛素治疗 □ 口服降血糖药物治疗 □ 周围神经病变用药 □ 对症用药 **临时医嘱：** □ 血常规、尿常规、大便常规 □ 肝肾功能、血浆白蛋白、电解质、血糖、血脂、血沉、C 反应蛋白 □ HbA1c □ 尿白蛋白肌酐比值、24 小时尿蛋白 □ 腹部 B 超 □ 周围血管（动脉、静脉 B 超） □ X 线胸片、心电图、心动超声 □ 眼底检查 □ 可选项目：双足多普勒血流图测定踝肱比值、肌电图测定神经传导速度、外周神经感觉测定、双下肢 TcPO	**长期医嘱：** □ 内科护理常规 □ 二级护理 □ 糖尿病饮食 □ 调整胰岛素治疗 □ 口服降血糖药物剂量和/或种类的调整 □ 周围神经病变药物剂量和/或种类的调整 □ 对症用药 **临时医嘱：** □ 根据病情补充相关检测 □ 根据病情补充相关治疗	**出院医嘱：** □ 出院带药 □ 门诊随访与预约复诊

续　表

时间	住院第 1 天	住院第 2~11 天	住院第 12~14 天 （出院日）
主要护理工作	□ 介绍病房环境、设施和设备 □ 入院护理评估	□ 病情观察 □ 观察治疗反应	□ 指导患者办理出院手续
病情变异记录	□ 无　□ 有，原因： 1. 2.	□ 无　□ 有，原因： 1. 2.	□ 无　□ 有，原因： 1. 2.
护士签名			
医师签名			

（二）护士表单

糖尿病周围神经病变临床路径护士表单

适用对象：第一诊断为糖尿病性周围神经病变（ICD-10：E14.423+G63.2）（无并发症患者）

患者姓名：	性别：　年龄：　门诊号：	住院号：
住院日期：　年　月　日	出院日期：　年　月　日	标准住院日：≤14 天

时间	住院第 1 天	住院第 2~11 天	住院第 12~14 天 （出院日）
健康宣教	□ 入院宣教 □ 介绍主管医师、护士 □ 介绍环境、设施 □ 介绍住院注意事项 □ 介绍探视和陪伴制度 □ 介绍贵重物品制度	□ 糖尿病与治疗药物宣教 □ 糖尿病慢性并发症专科检查前宣教 □ 宣教检查前准备及检查后注意事项 □ 告知检查后饮食 □ 告知患者在检查中配合医师 □ 主管护士与患者沟通，消除患者紧张情绪 □ 告知检查后可能出现的情况及应对方式 □ 告知各种药物治疗的注意事项与可能副作用	□ 出院宣教 □ 复查时间 □ 服药方法 □ 指导糖尿病饮食与运动 □ 指导办理出院手续
护理处置	□ 核对患者，佩戴腕带 □ 建立入院护理病历 □ 协助患者留取各种标本 □ 测量体重	□ 协助医生完成糖尿病慢性并发症检查前的相关化验 □ 检查前准备 □ 禁食禁水	□ 办理出院手续 □ 书写出院小结
基础护理	□ 三级护理 □ 晨晚间护理 □ 血糖血压管理 □ 患者安全管理	□ 三级护理 □ 晨晚间护理 □ 血糖血压管理 □ 患者安全管理	□ 三级护理 □ 晨晚间护理 □ 协助或指导糖尿病饮食 □ 协助或指导活动 □ 患者安全管理
专科护理	□ 护理查体 □ 病情观察 □ 需要时，填写跌倒及压疮防范表 □ 需要时，请家属陪伴 □ 确定糖尿病饮食种类 □ 心理护理	□ 病情观察 □ 神经病变症状的观察 □ 神经病变体征（感觉/运动/自主神经病变）的观察 □ 疼痛数字量表的测定 □ 血糖血压管理 □ 遵医嘱完成相关检查 □ 心理护理	□ 病情观察 □ 神经病变症状的观察 □ 神经病变体征（感觉/运动/自主神经病变）的观察 □ 疼痛数字量表的测定 □ 血糖血压管理 □ 出院指导（需要治疗后复查神经病变相关检查） □ 心理护理

续　表

时间	住院第 1 天	住院第 2～11 天	住院第 12～14 天 （出院日）
重点医嘱	□ 详见医嘱执行单	□ 详见医嘱执行单	□ 详见医嘱执行单
病情变异记录	□ 无　□ 有，原因： 1. 2.	□ 无　□ 有，原因： 1. 2.	□ 无　□ 有，原因： 1. 2.
护士签名			

（三）患者表单

糖尿病周围神经病变临床路径患者表单

适用对象：第一诊断为糖尿病性周围神经病变（ICD-10：E14.423+G63.2）（无并发症患者）

患者姓名：	性别：　年龄：　门诊号：		住院号：
住院日期：　年　月　日	出院日期：　年　月　日		标准住院日：≤14 天

时间	住院第 1 天	住院第 2~11 天	住院第 12~14 天（出院日）
医患配合	□ 配合询问病史、收集资料，请务必详细告知既往史、用药史、过敏史 □ 配合进行体格检查 □ 有任何不适请告知医师 □ 遵医嘱配合相关药物治疗	□ 配合完善糖尿病与糖尿病慢性并发症相关检查、如采血、留尿、心电图、X 线胸片、B 超等 □ 医师与患者及家属介绍病情及各种检查谈话、相关检查前签字 □ 遵医嘱配合相关药物治疗、体格检查、疼痛数字量表测定 □ 有任何不适请告知医师	□ 医师与患者及家属介绍病情控制情况及各种检查结果 □ 医师与患者及家属介绍病情预后和出院后注意事项 □ 医师与患者及家属安排预约复诊 □ 继续遵医嘱配合相关药物治疗、体格检查、疼痛数字量表测定 □ 有任何不适请告知医师
护患配合	□ 配合测量体温、脉搏、呼吸 3 次，血压、体重 1 次 □ 配合完成入院护理评估（简单询问病史、过敏史、用药史） □ 接受入院宣教（环境介绍、病室规定、订餐制度、贵重物品保管等） □ 配合执行探视和陪伴制度 □ 有任何不适请告知护士 □ 遵医嘱配合相关药物治疗	□ 配合测量体温、脉搏、呼吸 3 次，询问大便情况 1 次 □ 接受检查前宣教 □ 接受饮食与运动健康宣教 □ 接受药物宣教 □ 遵医嘱配合相关药物治疗与检查 □ 有任何不适请告知医师/护士	□ 配合测量体温、脉搏、呼吸 3 次，询问大便情况 1 次 □ 配合出院指导（预约复查与神经病变相关检查） □ 有任何不适请告知护士
饮食与嗜好	□ 遵医嘱糖尿病饮食 □ 禁烟 □ 禁酒	□ 遵医嘱糖尿病饮食 □ 禁烟 □ 禁酒	□ 遵医嘱糖尿病饮食 □ 禁烟 □ 禁酒
排泄	□ 正常排尿、便	□ 正常排尿、便	□ 正常排尿、便
活动	□ 医护指导下正常活动	□ 医护指导下正常活动	□ 医护指导下正常活动

附：原表单（2016 年版）

糖尿病性神经周围神经病变临床路径表单

适用对象：第一诊断为糖尿病性周围神经病变（ICD-10：E14.423+G63.2）

患者姓名：	性别： 年龄： 门诊号：	住院号：
住院日期： 年 月 日	出院日期： 年 月 日	标准住院日：≤14 天

时间	住院第 1 天	住院第 2~11 天	住院第 12~14 天 （出院日）
主要诊疗工作	□ 询问病史及体格检查 □ 完成病历书写 □ 完善检查 □ 上级医师查房与病情评估 □ 初步确定治疗方案	□ 上级医师查房 □ 明确诊断 □ 完成必要的相关科室会诊 □ 复查相关异常检查 □ 注意病情变化 □ 调整治疗	□ 上级医师查房，明确是否出院 □ 完成出院记录、病案首页、出院证明书等 □ 向患者交代出院后的注意事项
重点医嘱	**长期医嘱：** □ 内科护理常规 □ 二级护理 □ 糖尿病饮食 □ 毛细血管 5~7 点血糖谱、必要时监测 0AM 和凌晨 3AM 血糖 □ 胰岛素治疗 □ 口服降血糖药物治疗（必要时） □ 周围神经病变用药 □ 对症用药 **临时医嘱：** □ 血常规、尿常规、大便常规 □ 肝肾功能、血浆蛋白、电解质、血糖、血脂、血沉、C 反应蛋白 □ HbA1c □ 尿蛋白肌苷比值、24 小时尿蛋白 □ 腹部 B 超 □ 周围血管（动脉、静脉 B 超） □ X 线胸片、心电图、心动超声 □ 眼底检查 □ 可选项目：双足多普勒血流图测定踝肱比值、肌电图测定神经传导速度、外周神经感觉测定、双下肢 TcPO	**长期医嘱：** □ 内科护理常规 □ 二级护理 □ 糖尿病饮食 □ 调整胰岛素治疗 □ 口服降血糖药物剂量和/或种类的调整 □ 周围神经病变药物剂量和/或种类的调整 □ 对症用药 **临时医嘱：** □ 根据病情补充相关检测 □ 根据病情补充相关治疗	**出院医嘱：** □ 出院带药 □ 门诊随访

续 表

时间	住院第 1 天	住院第 2~11 天	住院第 12~14 天 (出院日)
主要护理工作	□ 介绍病房环境、设施和设备 □ 入院护理评估	□ 病情观察 □ 观察治疗反应	□ 指导患者办理出院手续
病情变异记录	□ 无 □ 有，原因： 1. 2.	□ 无 □ 有，原因： 1. 2.	□ 无 □ 有，原因： 1. 2.
护士签名			
医师签名			

第八章

糖尿病足病临床路径释义

【医疗质量控制指标】（专家建议）

指标一、诊断依据病史、临床表现。

指标二、选择合适的分类系统对糖尿病足溃疡进行分级分类。

指标三、充分评估周围动脉病变，以判断糖尿病足溃疡预后及是否、何时、如何血管重建治疗。

指标四、根据临床对糖尿病足感染诊断、分级，正确取材进行微生物评估，选择恰当的抗生素治疗以及手术或局部治疗。

指标五、采用锐性清创术去除糖尿病足溃疡的腐肉、坏死组织、胼胝。

指标六、根据糖尿病足溃疡特征选择合适的减压方式。

指标七、采用促进糖尿病足溃疡创面愈合的干预措施。

一、糖尿病足病编码

1. 原编码：

疾病名称与编码：糖尿病足病（ICD. 10：E14. 601）

2. 修改编码：

疾病名称与编码：糖尿病足病（ICD-10：E10. 503-E10. 505、E11. 503-E11. 505）

二、临床路径检索方法

E10. 503/ E10. 504/E10. 505/E11. 503/ E11. 504/E11. 505/E14. 500×050

三、国家医疗保障疾病诊断相关分组（CHS-DRG）

MDC 编码：MDCK（内分泌、营养、代谢疾病及功能障碍）

ADRC 编码：KS1（糖尿病）

四、糖尿病足病标准住院流程

（一）适用对象

适用对象：第一诊断为糖尿病足病（ICD-10：E14. 601）。

释义

■ 适用对象编码参见第一部分。

■ 本路径适用对象为临床诊断为糖尿病足的患者，如合并心功能不全、急性或亚急性心肌梗死、急性或亚急性脑梗死等合并症，需进入其他相应路径。

（二）诊断依据

根据《糖尿病足国际临床指南》（国际糖尿病足工作组，2003 年、2011 年、2019 年）、《中国糖尿病足防治指南》（2019 年）、《临床治疗指南・内分泌及代谢性疾病分册》（中华医学会，人民卫生出版社，2009 年）、《临床技术操作规范·内分泌及代谢性疾病分册》（中华医学会，人民军医出版社，2009 年）、《糖尿病足感染诊断和治疗的临床实用指南》（美国感染疾病协会，2012 年）、《糖尿病诊疗标准（2012）版》（美国糖尿病协会，2015 年）。

1. 有糖尿病病史。

2. 具备糖尿病足病的特点：既往有溃疡、截肢、持续治疗等病史（包括血管重建）；下肢远端神经异常；不同程度的周围血管病变；足部感染、溃疡和/或深层组织坏。感染的诊断应根据炎症的临床表现，而不仅仅依靠培养的结果。应在去除胼胝和坏死组织后。根据创面的范围和深度以及全身情况评价感染的严重程度。

释义

■ 本路径的制订主要参考国内外权威参考书籍和诊疗指南。

■ 病史和临床症状是诊断糖尿病足的初步依据，为发生于糖尿病患者局部神经异常、下肢远端外周血管病变相关的足感染、溃疡和/或深层组织破坏。临床常见表现为蜂窝织炎、浅表感染、深部感染、骨髓炎、溃疡和/或坏疽等。

（三）治疗方案的选择

根据《糖尿病足国际临床指南》（国际糖尿病足工作组，2003 年、2011 年、2019 年）、《中国糖尿病足防治指南》（2019 年）、《临床治疗指南·内分泌及代谢性疾病分册》（中华医学会，人民卫生出版社，2009 年）、《临床技术操作规范·内分泌及代谢性疾病分册》（中华医学会，人民军医出版社，2009 年）、《糖尿病足感染诊断和治疗的临床实用指南》（美国感染疾病协会，2012 年）、《糖尿病诊疗标准（2012）版》（美国糖尿病协会，2015 年）。

1. 基本治疗：糖尿病饮食调整，停止吸烟、减轻压力和溃疡保护等。

2. 药物治疗：根据病情选择胰岛素和其他口服或注射降糖药物、抗生素、扩张血管改善血液循环和抗凝抗血小板药物、神经病变治疗药物以及降压、调脂等合并症药物等。

3. 足部局部处理：切开引流、物理及生物清创、换药、负压吸引治疗等。

4. 必要时下肢动脉介入治疗。

5. 必要时足部清创手术治疗。

释义

■ 本病确诊后即应开始综合性治疗，包括内科基本治疗、药物治疗及足部局部创面处理，目的在于减少危险因素、控制感染、促进创面愈合、防止足病复发。

■ 内科一般治疗包括生活方式调整：患足减压制动，糖尿病饮食，戒烟戒酒。

■ 药物治疗主要包括胰岛素控制血糖、阿司匹林抗血小板、前列地尔改善循环以及抗感染治疗等，具体治疗方案参见“（七）治疗方案与药物选择”。

（四）标准住院日一般为≤28 天

（五）进入路径标准

1. 第一诊断必须符合糖尿病足病疾病编码（ICD-10：E14.601）。

2. 当患者同时具有其他疾病诊断，但在住院期间不需要特殊处理也不影响第一诊断的临床路径流程实施时，可以进入路径。

释义

■ 进入本路径的患者为第一诊断为糖尿病足，需除外合并心功能不全、急性或亚急性心肌梗死、急性或亚急性脑梗死等严重合并症。

■ 入院后常规检查发现有基础疾病，如高血压、冠状动脉粥样硬化性心脏病、肝肾功能不全等，经系统评估后对糖尿病足病诊断治疗无特殊影响者可进入路径。但可能增加医疗费用、延长住院时间。

（六）住院期间的检查项目

1. 必需的检查项目：

（1）血常规、尿常规、大便常规。

（2）全天毛细血管血糖谱（三餐前、三餐后、睡前、必要时0AM、3AM）。

（3）血糖、肝肾功能、电解质、血脂谱、血浆蛋白水平、C反应蛋白、红细胞沉降率、降钙素原。

（4）糖化血红蛋白。

（5）足溃疡创面细菌培养+药物敏感试验。

（6）双足X线片、X线胸片、心电图、腹部超声。

（7）并发症相关检查：尿白蛋白/肌酐、24小时尿蛋白定量、眼底检查、超声心动图、下肢动脉血管彩超、颈动脉血管彩超等。

2. 根据患者病情进行的检查项目：

（1）双足多普勒血流图测定踝肱比值。

（2）肌电图测定神经传导速度、外周神经感觉测定。

（3）双下肢 $TcPO_2$ 测定。

（4）血培养+药物敏感试验。

（5）双足磁共振（MRI）。

（6）双下肢动脉多排螺旋CT血管成像（CTA）或磁共振血管成像（MRA）。

释义

■ 根据患者病情进行的检查项目可增加BNP、心梗三项和凝血四项。

（七）治疗方案与药物选择

1. 降糖药物治疗方案选择及剂量调整：根据病情选择胰岛素和其他口服或注射降糖药物。

2. 抗生素使用方案的选择：根据病情选择适当的抗生素。

3. 扩张血管抗凝抗血小板药物使用方案的选择：针对动脉血管闭塞应用扩张血管改善血液循环和抗凝药物。

4. 神经病变治疗药物。

5. 常见伴随疾病的药物治疗（如高血压、冠心病、陈旧脑梗死等）：根据伴随疾病情况选择适当的药物及治疗方案。

释义

■ 糖尿病足的病理生理变化包括肢端缺血、神经病变、微循环障碍、伤口和感染，故而糖尿病足的治疗是综合性的治疗，要做好对血糖的控制、血液循环的改善、下肢血运重建、感染的控制、溃疡修复的治疗。

■ 国内研究发现：糖尿病足是以混合型为主，其次为缺血型，而单纯神经型比较少见。对于神经病变目前尚缺乏有效的治疗手段，而对于缺血型病变则可以通过重建下肢血流，大多数患者可以达到一定疗效；即使混合型病变，如果血流重建成功，其神经病变也可得到部分缓解。

■ 糖尿病下肢缺血患者中有不少血液高凝状态，可以采用抗凝措施，以防止血栓形成。低分子量肝素可以灭活凝血酶，促进血管内皮释放组织型纤溶酶原激活物(t-PA)，增强纤溶活性，也有抑制血小板活性作用，抑制血栓形成，但不影响血小板聚集和凝血因子Ⅰ与血小板的结合，在控制血栓形成方面效果显著。但目前没有证据支持在糖尿病足前期的间歇性跛行阶段应用抗凝血治疗。

■ 抗血小板治疗：阻止血小板聚集，预防血栓形成。常用药物有阿司匹林、西洛他唑、沙格雷酯、硫酸氢氯吡格雷片等。

■ 扩血管药物：扩血管的目的是降低外周血管阻力，有延长移植血管、PTA和/或支架的通畅时间，并有利于干细胞的分化。前列腺素 E_1（前列地尔）能够迅速改善糖尿病患者周围血管管径、血流量和相关症状，有良好治疗作用。

■ 抗生素使用首先选择合适抗菌药物，根据微生物的实验室结果调整治疗，骨活检和培养是重要的根据。抗菌药物的疗程、种类和应用途径要根据患者情况决定，并且需要评价是否存在耐药菌的存在。对于局部应用抗菌药物治疗仍然未能够被指南采用。抗菌药物治疗中提倡必要的药学监测。如抗菌药物应用时要根据药物特点选择应用次数。如亚胺培南/西司他丁钠为时间依赖性药，要每天多次用药，保持合理滴注时间。尤其是要根据肾脏功能给予个体化治疗方案。

■ 中医治疗

1. 中药足浴熏洗：

（1）清化湿毒法：适用于脓液多而臭秽重、引流通畅者。推荐方药：土茯苓、马齿苋、苦参、明矾、黄连、蚤休等。

（2）温通经脉法：适用于肾阳亏虚、寒邪阻络者。推荐方药：桂枝、细辛、红花、苍术、土茯苓、黄柏、百部、苦参、毛冬青、忍冬藤等。

（3）清热解毒、活血化瘀法：适用于局部红、肿、热、痛明显，热毒较甚者。推荐方药：大黄、毛冬青、枯矾、马勃、元明粉等。

操作方法：将中药煎出液倒入足浴器内，加入适量水，温度要求为38.40℃。足浴前可根据足溃疡程度行清创换药，到达温度后受试者将双足放入足浴器内泡洗，根据病情可浸泡至踝关节上约10cm。浸泡时间宜30分钟左右。足浴后用干毛巾擦净并外盖无菌纱布。

2. 中药熏蒸：

将中药饮片放入熏蒸治疗仪中，以蒸汽形式对病变部位进行熏蒸治疗。

3. 口服中成药：

（1）脉络宁口服液：清热养阴，活血祛瘀。口服，每次20ml，每日3次。药物组成：牛膝、玄参、金银花、石斛。脉络宁口服液性属寒凉，体质虚寒者慎用

（2）龙血竭胶囊：活血散瘀，定痛止血，敛疮生肌。口服，每次4~6粒，每日3次。药物组成：龙血竭。

(3) 通心络胶囊：益气活血，通络止痛。口服，每次2~4粒，每日3次。药物组成：人参、全蝎、水蛭、蜈蚣、土鳖虫、蝉蜕。

4. 口服汤剂：

(1) 湿热毒蕴，筋腐肉烂证。

治法：清热利湿，解毒化瘀。

方药：四妙勇安汤（《验方新编》）合茵栀莲汤（奚九一验方）加减。金银花、玄参、当归、牛膝、黄柏、茵陈、栀子、半边莲、连翘、紫花地丁、桔梗。

加减：热甚加蒲公英、冬青、虎杖；湿重加车前子、泽泻、薏苡仁，肢痛加白芍、木瓜、海桐皮。

(2) 热毒伤阴、瘀阻脉络证。

治法：清热解毒、养阴活血。

方药：顾步汤（《外科真诠》）加减。黄芪、当归、石斛、川牛膝、太子参、金银花、紫花地丁、蒲公英、菊花。

加减：口干便秘加元参、生地。

(3) 气血亏虚、络脉瘀阻证。

治法：益气养血，化瘀通络。

方药：生脉饮（《内外伤辨惑论》）合血府逐瘀汤（《医林改错》）加减。党参、麦冬、当归、川牛膝、桃仁、红花、川芎、赤芍、枳壳、地龙、熟地、黄芪等。

加减：足部皮肤暗红，患肢皮肤发凉，加制附子、川断；疼痛剧烈，加乳香、没药。

(4) 肝肾阴虚、瘀阻脉络证。

治法：调补肝肾，化痰通络。

方药：六味地黄丸（《小儿药证直诀》）加减。熟地、山药、山萸肉、丹皮、茯苓、三七粉（冲）、鹿角片、地龙、穿山甲、枳壳。

加减：若口干、胁肋隐痛不适，加生地、白芍、沙参；腰膝酸软，加女贞子、墨旱莲。

(5) 脾肾阳虚、痰瘀阻络证。

治法：温补脾肾，化痰通脉。

方药：金匮肾气丸（《金匮要略》）加减。制附子、桂枝、地黄、山药、山萸肉、黄精、枸杞、三七粉（冲）、水蛭粉（冲）、海藻。

加减：肢端不温，冷痛明显，重用制附子，加干姜、木瓜；气虚明显，重用黄芪。

5. 中药外敷：

(1) 发病早期（炎症坏死期）：湿热毒盛，局部红肿，疮面糜烂，有脓腔，秽臭难闻，肉腐筋烂。宜清热解毒祛腐为主，外用箍围疗法，方选如意金黄散等；创面清洗可加用复方黄柏液涂剂等；创面可选九一丹；清创后可选用涂有九一丹或复方黄柏液涂剂浸湿的纱条放入窦道引流及外敷于创面。

(2) 中期（肉芽增生期）：邪正交争，疮面分泌物少，异味轻，肉芽渐红，宜祛腐生肌为主，方选红油膏、京万红软膏等外敷。

(3) 后期（瘢痕长皮期）：毒去正盛。疮面干净，肉芽嫩红，宜生肌长皮为主，外用生肌玉红膏等敷于创面。

（八）出院标准

1. 临床病情已稳定。
2. 局部清创已经完成。
3. 血糖控制达标。
4. 后续治疗计划明确。

释义

■ 患者出院前应完成所有必需检查项目，且经药物治疗后，血糖控制良好，感染控制，观察糖尿病足创面是否愈合或稳定，有无明显药物相关不良反应。

（九）变异及原因分析

1. 出现急性并发症（低血糖昏迷、高渗性高血糖昏迷、酮症酸中毒、乳酸酸中毒等），退出本路径。
2. 出现急性合并症（合并急性心肌梗死、急性脑梗死、下肢动脉栓塞、肺栓塞、重症肺炎等），退出本路径。
3. 出现严重的糖尿病慢性并发症（糖尿病肾病、增殖期视网膜病变、心血管、神经系统并发症、皮肤病变）或合并其他感染，导致住院时间延长、住院费用增加。

释义

■ 按标准治疗方案如患者发现其他严重基础疾病，需调整药物治疗或继续其他基础疾病的治疗，则中止本路径；治疗过程中出现急性心脑血管意外、感染性休克、消化道出血、缺血坏死性肠炎等并发症时，需转入相应路径。

■ 认可的变异原因主要是指患者入选路径后，在检查及治疗过程中发现患者合并存在事前未预知的、对本路径治疗可能产生影响的情况，需要中止执行路径或延长治疗时间、增加治疗费用。医师需在表单中明确说明。

■ 因患者方面的主观原因导致执行路径出现变异，需医师在表单中予以说明。

（十）参考费用标准

糖尿病足病患者个体差异性较大，住院费用差异也较大。糖尿病病程长短，足部溃疡深度、感染及缺血程度，以及并发症严重程度均明显影响住院时间及住院费用。

五、糖尿病足病给药方案

（一）用药选择

1. 降糖药物治疗方案：①三餐前短效（或速效）和睡前中效（长效或长效类似物）胰岛素方案；②三餐前短效和早晚餐前中效胰岛素方案；③预混胰岛素注射方案；④胰岛素泵持续皮下胰岛素注射（糖尿病足感染期间建议使用）。根据并发症和体重情况可以选择胰高血糖素样肽-1受体激动剂。

2. 抗生素使用方案的选择：有皮肤感染的表浅溃疡，经验性口服针对金黄色葡萄球菌、链球菌的抗生素。深部（可能威胁肢体）感染的溃疡，初始经验性静脉使用广谱抗生素治疗，针对革兰阳性菌和革兰阴性细菌，包括厌氧菌。骨髓炎治疗：起始静脉抗生素治疗，例如，氨苄西林+头孢哌酮、替卡西林+克拉维酸、阿莫西林+克拉维酸、克林霉素+一种喹诺酮、克林霉素+第二代或第三代头孢类抗生素、甲硝唑+一种喹诺酮。静脉用抗生素持续到炎症反应的临床体征减少，接着口服抗生素。有不可清除的感染组织情况下，口服服抗生素应持续3~6个月。

3. 抗凝药物使用方案的选择：血管重建后，大多数患者选择使用阿司匹林等药物抗凝、抗血小板治疗来保持血管的通畅，重建近远期用药不同，遵血管重建后用药指南使用。有研究证实在外周动脉疾病的患者中使用新型口服抗凝药物利伐沙班可以有效减少肢体缺血时间的发生。在严重肢体缺血患者，低分子肝素联合阿司匹林能显著减低血管腔内微创治疗的糖尿病足患者的血管闭塞/再狭窄率（高达85%）。

4. 扩血管药物：扩血管的目的是降低外周血管阻力，前列腺素 E_1（前列地尔、桂哌齐等）能够迅速改善糖尿病患者周围血管管径、血流量和相关症状，有良好治疗作用。

（二）药学提示

1. 胰岛素：副作用相对较少，主要包括低血糖、过敏、水肿、体重增加。

2. 阿司匹林：常见的不良反应为胃肠道反应，如腹痛和胃肠道轻微出血，偶尔出现恶心、呕吐和腹泻。小剂量阿司匹林能减少尿酸的排泄，对易感者可引起痛风发作。极少数病例在长期服用阿司匹林肠溶片后由于胃肠道隐匿性出血导致贫血，出现黑便（严重胃出血的症状），出现眩晕和耳鸣（特别是儿童和老人）可能为严重的中毒症状。一旦出现副作用，应立即停药并通知医生，以便医生能判断副作用的程度并采取必要的措施。

3. 克林霉素：最常见的不良反应是胃肠道反应，假膜性肠炎是最严重的并发症。偶可发生白细胞减少、中性粒细胞减少、嗜酸性粒细胞增多和血小板计数减少等；罕见再生障碍性贫血。另外还可发生皮疹、荨麻疹、瘙痒，高过敏反应。少数患者在应用克林霉素后会出现血清转氨酶升高及黄疸，多数为一过性，停药后即可消失。长期静脉滴注可能会引起血栓性静脉炎。

4. 喹诺酮类：全身性损害为报道最多的不良反应。在严重病例中，全身性损害主要表现为过敏样反应和过敏性休克，其他包括发热、寒战、多汗、乏力、水肿等。另外还包括腱断裂或者肌腱炎，主动脉夹层和主动脉瘤，肾损害，肝损害，精神/神经系统损害，光敏反应等。司帕沙星较常见出现光敏反应。莫西沙星的肝损害更为多见。另外喹诺酮类药物可能引起血糖异常，加替沙星引起血糖异常等不良反应已分别在《药品不良反应信息通报》中进行了警示，该产品已禁用于糖尿病患者。皮肤损害包括剥脱性皮炎、多形性红斑、大疱性皮疹、光敏性皮炎等。环丙沙星、氧氟沙星、诺氟沙星、罗氟沙星的血尿报道较多，帕珠沙星的肾功能衰竭病例所占比例相对较高。

（三）注意事项

1. 胰岛素治疗剂量的个体差异很大，确定治疗剂量及剂量的调整均应遵循个体化原则。初始剂量宜小，此后根据多次血糖测定结果调整用量。如果每天胰岛素的注射剂量超过36U，胰岛素应当分为一天两次或3次注射，以避免在每次注射时给予某种胰岛素的剂量过高而引起低血糖的发生。

2. 老年人肾功能呈生理性减退，按一般常用量接受主要经肾排出的抗菌药物时，由于药物自肾排出减少，导致在体内积蓄，血药浓度增高，容易产生药物不良反应。因此老年患者，尤其是高龄患者接受主要自肾排出的抗菌药物时，应按轻度肾功能减退情况减量给药。

3. 糖尿病足大部分轻度和中度感染只需1~2周抗生素疗程。大部分重度感染和部分中度感染需经静脉用抗生素，当抗感染效果良好时可转为口服抗生素。糖尿病足骨髓炎、感染骨组织未经去除者，推荐使用6周抗生素。当感染骨组织去除后，抗生素治疗不超过1周。对于严重缺血的溃疡，抗生素应该一直应用到溃疡愈合。如果感染控制不佳，则应该调整药物以覆盖所有分离出来的致病菌。如果感染不断加重，则需要考虑是否有培养出的细菌不包括已存在的致病菌，或外科治疗不当。

六、糖尿病足病护理规范

1. 询问病史，查看创面情况，对创面情况进行分级分期评估，填写相关记录。
2. 基础护理、心理护理、生活护理。
3. 对患足实施减压措施。
4. 配合医生对创面进行换药及其他局部处理，观察创面变化。
5. 配合医生进行多学科协作治疗，并进行相关护理。
6. 饮食及运动指导。
7. 患者及家属糖尿病足健康宣教。

七、糖尿病足病营养治疗规范

1. 营养干预目标：强调不同营养成分的食物合理搭配，以改善整体健康状况，特别强调：达成血糖、血压、血脂及白蛋白的个体化控制目标；达到并保持体重目标值；促进糖尿病足溃疡的愈合。

2. 如果患者营养不良或营养风险大于3分，每日能量和蛋白质摄入量，热卡30~35kcal/kg，蛋白质1.25~1.50g/kg以及足够的维生素和矿物质。宏量营养素的热卡分布比例应与传统饮食模式（即45%~60%的碳水化合物、25%~30%的脂肪和15%~20%的蛋白质）的分布相似。体重过轻的患者，将热量摄入增加到35~40kcal/kg。

3. 碳水化合物的补充：推荐碳水化合物占每日摄入总热卡的45%~60%。建议使用富含膳食纤维或者低升糖指数的碳水化合物食物。

4. 蛋白质和氨基酸的补充：蛋白质占每日摄入总热卡15%~20%。提倡摄入深海鱼、鸡蛋、大豆等优质蛋白为主。蛋白质每日需要量可适当增加到1.25~1.50g/kg。每日补充17~30g的精氨酸及约0.57g/kg的谷氨酰胺。

5. 脂肪的补充：脂肪占每日摄入总热卡的25%~30%左右，其中顺式单不饱和脂肪酸占每日总摄入量的10%~20%；饱和脂肪酸和反式不饱和脂肪酸占每日总摄入量应小于10%，低密度脂蛋白胆固醇升高时应低于8%。

6. 每隔2周服50 000U维生素D补充剂，根据创面情况增加维生素C摄入量至每日70~90mg。对于维生素A缺乏的患者，每日口服摄入10 000~50 000 U维生素A。对于需要长期使用皮质类固醇治疗的患者，每日口服维生素A 10 000~15 000 U。

八、糖尿病足病患者健康宣教

1. 足溃疡及其后果。
2. 预防性的足部自我保健行为。
3. 穿着有足够防护作用的鞋。
4. 定期进行足部检查。
5. 关注足部卫生。
6. 确定有足部问题后及时寻求专业帮助。

由糖尿病足专科医护人员对患者及家属进行足部保护相关知识和护理方面的教育，并帮助他们转换成有效的行动。

九、推荐表单

（一）医师表单

糖尿病足病临床路径医师表单

适用对象：第一诊断为糖尿病足病（ICD-10：E14.601）

患者姓名：	性别：　　年龄：　　门诊号：	住院号：
住院日期：　　年　月　日	出院日期：　　年　月　日	标准住院日：≤28天

时间	住院第1天	住院第2~7天	住院第8~14天
主要诊疗工作	□ 询问病史及体格检查 □ 完成病历书写 □ 完善检查 □ 血糖监测 □ 上级医师查房与病情评估 □ 初步确定治疗方案 □ 糖尿病足教育 □ 局部创面评估，根据创面情况行足部局部换药、清创或切开引流治疗 □ 向患者家属初步交代病情及告知风险	□ 上级医师查房 □ 明确诊断 □ 确定进一步检查及治疗方案 □ 完成上级医师查房记录 □ 药物治疗调整 □ 相关并发症检查及治疗 □ 根据足部系统检查结果明确是否需要行手术治疗 □ 进一步足部清创、换药处理，如需手术为择期手术行术前准备 □ 完成必要的相关科室会诊	□ 上级医师查房，治疗效果评估，完成疾病诊断、下一步治疗方案的调整 □ 足部感染控制后请相关科室协助治疗 □ 如手术后促进创面愈合可给予负压吸引治疗 □ 如缝合创面换药时密切观察缝合处有无渗出及坏死
重点医嘱	**长期医嘱：** □ 糖尿病护理常规 □ 一/二级护理 □ 糖尿病饮食 □ 毛细血管5~7点血糖谱、必要时监测0AM和凌晨3AM血糖 □ 胰岛素治疗 □ 口服降血糖药物治疗（必要时） □ 周围神经病变用药 □ 扩张血管抗凝药物 □ 抗生素应用 □ 对症用药 □ 糖尿病足换药1次/日或1次/隔日 □ 有急性并发症者 □ 记24小时出入量 □ 每1~2小时监测血糖 □ 建立静脉通道 □ 吸氧、重症监护（必要时） **临时医嘱：** □ 血常规、尿常规、大便常规 □ 肝肾功能、血浆蛋白、电解质、血糖、血脂、血沉、C反应蛋白、降钙素原、HbA1c	**长期医嘱：** □ 糖尿病护理常规 □ 根据病情调整护理级别 □ 糖尿病饮食 □ 胰岛素剂量和/或方案调整 □ 口服降血糖药物剂量和/或种类的调整 □ 周围神经病变药物剂量和/或种类的调整 □ 扩张血管抗凝药物调整 □ 抗生素应用调整 □ 降压、调脂药物及其他药物进一步调整（必要时） □ 对症用药 **临时医嘱：** □ 根据病情补充相关检测 □ 根据病情补充相关治疗 □ 创面的进一步处理（物理清创、生物清创治疗等），如需手术完善术前准备（血型、传染指标、备血等）	**长期医嘱：** □ 糖尿病护理常规 □ 二级护理 □ 降糖方案的调整 □ 并发症治疗方案及其他药物的调整 □ 如行手术给予负压吸引 □ 缝合创面隔日换药1次 **临时医嘱：** □ 异常化验指标复查，复查血常规、血沉、C反应蛋白、降钙素原等 □ 根据情况调整治疗

续 表

时间	住院第1天	住院第2~7天	住院第8~14天
	□ 足分泌物培养+药物敏感试验 □ 尿微量蛋白肌酐比值、24小时尿蛋白 □ 腹部超声 □ 周围血管（动脉超声） □ 足X线片、X线胸片、心电图、心动超声 □ 眼底检查 □ 创面清创治疗（必要时） □ 可选项目：双足多普勒血流图测定踝肱比值、肌电图测定神经传导速度、外周神经感觉测定、双下肢TcPO、血培养+药物敏感试验、双足磁共振（MRI）、双下肢动脉多排螺旋CT血管成像（CTA）或磁共振血管成像（MRA）		
主要护理工作	□ 协助患者或其家属完成住院程序，入院宣教 □ 介绍病房环境、设施和设备 □ 入院护理评估 □ 执行医嘱 □ 观察病情并及时向医师汇报 □ 危重患者的特殊处理	□ 糖尿病护理常规 □ 病情观察 □ 观察治疗反应	□ 糖尿病护理常规 □ 执行医嘱 □ Ⅱ级预防教育 □ 观察病情并及时向医师汇报 □ 术后的特殊处理
病情变异记录	□ 无 □ 有，原因： 1. 2.	□ 无 □ 有，原因： 1. 2.	□ 无 □ 有，原因： 1. 2.
护士签名			
医师签名			

时间	住院第 15~21 天	住院第 22~28 天（出院日）	创面愈合后复诊（1~3 个月）
主要诊疗工作	□ 上级医师查房：创面愈合情况评估，避免术后相关并发症的出现，调整下一步治疗方案 □ 如负压吸引完毕，创面新鲜可考虑缝合创面，如创面过大考虑植皮闭合创面 □ 感染控制后停用静脉抗生素，给予口服抗生素维持治疗	□ 上级医师查房确定能否出院 □ 通知出院处 □ 通知患者及其家属出院 □ 向患者交代出院后的注意事项，预约复诊日期 □ 将“出院记录”“出院介绍信”交给患者 □ 如果患者不能出院，在“病程记录”中说明原因和继续治疗的方案 □ 如创面仍处于愈合期需换药处理，门诊换药隔日 1 次	□ 足部愈合后减压处理（预防再次形成糖尿病足）（非负重状态、治疗性鞋袜、保护性鞋袜、鞋垫、正畸） □ 四肢多普勒血流图的复查（ABI） □ 糖化血红蛋白、尿微量白蛋白复查 □ 必要时降糖方案调整
重点医嘱	**长期医嘱：** □ 糖尿病护理常规 □ 二级护理 □ 调整抗感染药物方案（停用静脉抗生素、给予口服抗生素维持治疗） □ 继续保持换药，观察创面变化 **临时医嘱：** □ 复查异常检验指标、肝肾功能、电解质、血常规、C 反应蛋白、红细胞沉降率等	**出院医嘱：** □ 出院带药 □ 门诊随诊	**院外医嘱：** □ 糖尿病饮食，足部溃疡愈合后适量运动 □ 保持血糖达标 □ 观察足部有无新发溃疡 □ 定期进行胼胝削除 □ 通过严格使用拐杖、轮椅、支具或其他矫正装置，使足承重区域不再负重 □ 治疗性鞋袜，用来降低压力性溃疡的足底压力 □ 密切随诊
主要护理工作	□ 糖尿病护理常规 □ 执行医嘱 □ 观察病情并及时向医师汇报 □ Ⅱ级预防教育	□ 协助患者办理出院手续 □ 出院指导：Ⅱ级预防教育。复诊时间及注意事项，进行胰岛素治疗者教会患者正确的注射方法 □ 告知患者糖尿病足的预防	□ 教育患者及其家属，识别高危患者［有溃疡或截肢史、极少与社会接触、缺乏教育、保护性感觉受损（尼龙丝检查）、振动感觉受损、跟腱反射阙如、胼胝、足畸形、不适当的鞋袜、足背动脉搏动消失］协助患者办理出院手续
病情变异记录	□ 无　□ 有，原因： 1. 2.	□ 无　□ 有，原因： 1. 2.	□ 无　□ 有，原因： 1. 2.
护士签名			
医师签名			

（二）护士表单

糖尿病足临床路径护士表单

适用对象：第一诊断为糖尿病足病（ICD-10：E14.601）

患者姓名：	性别： 年龄： 门诊号：	住院号：
住院日期： 年 月 日	出院日期： 年 月 日	标准住院日：≤28 天

时间	住院第 1 天	住院第 2~7 天	住院第 8~14 天
健康宣教	□ 入院宣教 □ 介绍主管医师、护士 □ 介绍环境、设施 □ 介绍住院注意事项 □ 介绍探视和陪伴制度 □ 介绍贵重物品制度	□ 饮食宣教 □ 糖尿病饮食 □ 下肢增强动脉造影后告知患者多饮水 □ 药物宣教 □ 低血糖症状及应对措施宣教 □ 宣教患足制动及保护（病情平稳后，可加入非负重训练的指导及防血栓指导） □ 告知患者在检查中配合医师 □ 主管护士与患者沟通，消除患者紧张情绪	□ Ⅱ级预防教育
护理处置	□ 核对患者，佩戴腕带 □ 建立入院护理病历 □ 协助患者留取各种标本 □ 测量体重	□ 协助医师完成足部创面局部换药或清创处理 □ 下肢增强动脉造影前准备	□ 协助医师完成足部换药
基础护理	□ 一/二级护理 □ 晨晚间护理 □ 患者安全管理	□ 一/二级护理 □ 晨晚间护理 □ 患者安全管理	□ 二级护理 □ 晨晚间护理 □ 患者安全管理
专科护理	□ 护理查体 □ 病情观察 □ 体温、呼吸、脉搏、血压、出入量的观察 □ 血糖的观察 □ 足部疼痛、渗出、皮肤颜色温度、肿胀程度的观察 □ 需要时，填写跌倒及压疮防范表 □ 需要时，请家属陪伴 □ 确定饮食种类 □ 心理护理	□ 病情观察 □ 体温、呼吸、脉搏、血压、出入量的观察 □ 血糖的观察 □ 足部疼痛、渗出、皮肤颜色温度、肿胀程度的观察 □ 遵医嘱完成相关检查 □ 心理护理	□ 病情观察 □ 创面及患足红肿程度、皮肤温度、疼痛缓解情况观察 □ 负压吸引装置是否通畅观察 □ 负压吸引冲洗、引流液观察 □ 心理护理
重点医嘱	□ 详见医嘱执行单	□ 详见医嘱执行单	□ 详见医嘱执行单
病情变异记录	□ 无 □ 有，原因： 1. 2.	□ 无 □ 有，原因： 1. 2.	□ 无 □ 有，原因： 1. 2.
护士签名			

时间	住院第 15~21 天	住院第 22~28 天 （出院日）
健康宣教	□ 糖尿病饮食、运动指导	□ 教育患者及其家属，识别高危患者［有溃疡或截肢史、极少与社会接触、缺乏教育、保护性感觉受损（尼龙丝检查）、振动感觉受损、跟腱反射阙如、胼胝、足畸形、不适当的鞋袜、足背动脉搏动消失］ □ 复查时间 □ 服药方法 □ 指导饮食、运动 □ 指导办理出院手续
护理处置	□ 遵医嘱完成相关检查	□ 办理出院手续 □ 书写出院小结
基础护理	□ 二级护理 □ 晨晚间护理 □ 排泄管理 □ 患者安全管理	□ 三级护理 □ 晨晚间护理 □ 指导活动 □ 患者安全管理
专科护理	□ 病情观察 □ 观察患足皮肤颜色、温度、水肿情况 □ 观察创面颜色、渗出、面积 □ 心理护理	□ 病情观察 □ 观察患足皮肤颜色、温度、水肿情况 □ 观察创面颜色、渗出、面积 □ 出院指导 □ 心理护理
重点医嘱	□ 详见医嘱执行单	□ 详见医嘱执行单
病情变异记录	□ 无 □ 有，原因： 1. 2.	□ 无 □ 有，原因： 1. 2.
护士签名		

（三）患者表单

糖尿病足临床路径患者表单

适用对象：第一诊断为糖尿病足病（ICD-10：E14.601）

患者姓名：	性别：　年龄：　门诊号：		住院号：
住院日期：　年　月　日	出院日期：　年　月　日		标准住院日：≤28 天

时间	入院日	住院第 2~7 天	住院第 8~14 天
医患配合	□ 配合询问病史、收集资料，请务必详细告知既往史、用药史、过敏史 □ 配合进行体格检查 □ 有任何不适请告知医师	□ 配合完善相关检查、化验 □ 医师与您及家属介绍病情，风险告知书签字 □ 下肢增强动脉造影、足部清创等知情同意书签字 □ 配合完成足部局部清创或换药	□ 配合完成清创手术及足部局部换药 □ 配合完成血小板凝胶、负压吸引等治疗
护患配合	□ 配合测量体温、脉搏、呼吸 2~6 次、血压、体重 1 次、出入量 1~6 次 □ 配合完成入院护理评估（简单询问病史、过敏史、用药史） □ 接受入院宣教（环境介绍、病室规定、订餐制度、贵重物品保管等） □ 配合执行探视和陪伴制度 □ 有任何不适请告知护士	□ 配合测量体温、脉搏、呼吸 2~6 次、询问大便 1 次、出入量 1~6 次 □ 接受糖尿病饮食、糖尿病足溃疡保护、低血糖相关症状及处理措施宣教 □ 接受药物宣教	□ 配合测量体温、脉搏、呼吸 2 次、询问大便 1 次 □ 清创手术返回病房后，配合接受生命体征的测量 □ 配合缓解疼痛 □ 接受药物宣教 □ 有任何不适请告知护士
饮食	□ 遵医嘱饮食	□ 遵医嘱饮食 □ 下肢增强动脉造影后增加饮水	□ 遵医嘱饮食 □ 清创手术前 8 小时禁食、禁水
排泄	□ 正常排尿、便	□ 正常排尿、便	□ 正常排尿、便
活动	□ 患足减压制动	□ 患足减压制动	□ 患足减压制动

时间	住院第 15~28 天	出院日
医患配合	□ 配合足部换药 □ 配合完善术后检查：如采血、留尿便等	□ 接受出院前指导 □ 知道复查程序 □ 获取出院诊断书
护患配合	□ 配合定时测量生命体征、每日询问大便 □ 配合足部创面情况观察 □ 接受输液、服药等治疗 □ 接受进食、进水、排便等生活护理 □ 配合活动，预防皮肤压伤 □ 注意活动安全，避免坠床或跌倒 □ 配合执行探视及陪伴	□ 接受出院宣教 □ 办理出院手续 □ 获取出院带药 □ 知道服药方法、作用、注意事项 □ 知道复印病历程序
饮食	□ 遵医嘱饮食	□ 遵医嘱饮食
排泄	□ 正常排尿、便	□ 正常排尿、便
活动	□ 患足减压制动	□ 患足减压制动 □ 在支具辅助下适当行走

附：原表单（2016年版）

糖尿病足病临床路径表单

适用对象：第一诊断为糖尿病足病（ICD-10：E14.601）

患者姓名：	性别：　　年龄：　　门诊号：	住院号：
住院日期：　　年　月　日	出院日期：　　年　月　日	标准住院日：≤28天

时间	住院第1天	住院第2~26天	住院第27~28天（出院日）
主要诊疗工作	□ 询问病史及体格检查 □ 完成病历书写 □ 完善检查 □ 上级医师查房与病情评估 □ 初步确定治疗方案	□ 上级医师查房 □ 明确诊断 □ 完成必要的相关科室会诊 □ 复查相关异常检查 □ 注意病情变化 □ 调整治疗	□ 上级医师查房，明确是否出院 □ 完成出院记录、病案首页、出院证明书等 □ 向患者交代出院后的注意事项
重点医嘱	**长期医嘱：** □ 内科护理常规 □ 二级护理 □ 糖尿病饮食 □ 毛细血管5~7点血糖谱、必要时监测凌晨0AM和凌晨3AM血糖 □ 胰岛素治疗 □ 口服降血糖药物治疗（必要时） □ 周围神经病变用药 □ 扩张血管抗凝药物 □ 抗生素应用 □ 对症用药 **临时医嘱：** □ 血常规、尿常规、大便常规 □ 肝肾功能、血浆白蛋白、电解质、血糖、血脂、血沉、C反应蛋白 □ HbA1c □ 尿微量蛋白肌酐比值、24小时尿蛋白 □ 腹部超声 □ 周围血管（动脉超声） □ X线胸片、心电图、心动超声 □ 眼底检查 □ 可选项目：双足多普勒血流图测定踝肱比值、肌电图测定神经传导速度、外周神经感觉测定、双下肢TcPO、血培养+药物敏感试验、双足磁共振（MRI）、双下肢动脉多排螺旋CT血管成像（CTA）或磁共振血管成像（MRA）	**长期医嘱：** □ 内科护理常规 □ 二级护理 □ 糖尿病饮食 □ 调整胰岛素治疗 □ 口服降血糖药物剂量和/或种类的调整 □ 周围神经病变药物剂量和/或种类的调整 □ 扩张血管抗凝药物调整 □ 抗生素应用调整 □ 对症用药 **临时医嘱：** □ 根据病情补充相关检测 □ 根据病情补充相关治疗	**出院医嘱：** □ 出院带药 □ 门诊随访

续 表

时间	住院第 1 天	住院第 2~26 天	住院第 27~28 天 （出院日）
主要护理工作	□ 介绍病房环境、设施和设备 □ 入院护理评估	□ 病情观察 □ 观察治疗反应	□ 指导患者办理出院手续
病情变异记录	□ 无 □ 有，原因： 1. 2.	□ 无 □ 有，原因： 1. 2.	□ 无 □ 有，原因： 1. 2.
护士签名			
医师签名			

第九章

亚急性甲状腺炎临床路径释义

【医疗质量控制指标】（专家建议）

指标一、诊断需结合临床症状、体征和实验室化验与检查。

指标二、以非甾体抗炎药或糖皮质激素对症治疗为主，药物不宜过快减量或停用。

指标三、监测甲状腺功能的变化，当病程中出现甲状腺毒症时避免给予抗甲状腺药物治疗，出现甲减时根据程度给予补充甲状腺激素，维持甲状腺功能正常。

一、亚急性甲状腺炎编码

1. 原编码：

疾病名称及编码：亚急性甲状腺炎（ICD-10：E06.100）

2. 修改编码：

疾病名称及编码：亚急性甲状腺炎（ICD-10：E06.1）

二、临床路径检索方法

E06.1

三、国家医疗保障疾病诊断相关分组（CHS-DRG）

MDC 编码：MDCK（内分泌、营养、代谢疾病及功能障碍）

ADRC 编码：KVI（先天性代谢异常）

四、亚急性甲状腺炎临床路径标准住院流程

（一）适用对象

第一诊断为亚急性甲状腺炎（ICD-10：E06.100）。

释义

■ 适用对象编码参见第一部分。

■ 本路径适用对象为临床诊断为急性甲状腺炎的患者，如合并甲亢危象、甲亢心脏病、Graves 病或乳头状甲状腺癌时，需进入其他相应路径。

（二）诊断依据

根据《临床治疗指南·内分泌及代谢性疾病分册》（中华医学会，人民卫生出版社，2009年），《临床技术操作规范·内分泌及代谢性疾病分册》（中华医学会，人民军医出版社，2009年），《中国甲状腺疾病诊治指南》（中华医学会内分泌学会，2008年）。

1. 临床症状：急性起病、颈前疼痛、发热、有甲状腺毒症的症状等。

2. 专科体征：单侧或双侧甲状腺肿大、质韧硬、触痛等。

3. 实验室检查红细胞沉降率（ESR）显著增快，血清甲状腺激素（FT_4/TT_4 和 FT_3/TT_3）水平升高，与甲状腺^{131}I 摄取率降低呈现分离现象。

4. 甲状腺[131]I 摄取率降低，甲状腺核素显像摄取能力下降，甲状腺超声提示片状低回声或虫蚀样改变。

释义

■ 本路径的制订主要参考国内权威参考书籍和诊疗指南。

■ 病史和临床体征是诊断亚急性甲状腺炎的初步依据，多数患者亚急性起病，突出表现为颈前疼痛伴发热。颈前疼痛常为单侧，也可双侧，或从一侧转移到另一侧，疼痛可放射到咽喉部、下颌、耳部。发热常为低热，少数患者也可见高热。可伴有疲乏无力、怕热多汗、心悸、体重下降等甲状腺毒症症状。典型的体征为单侧或双侧甲状腺肿大、质韧硬、触痛。需要结合实验室化验和相应检查明确诊断。ESR 显著增快，FT_4/TT_4 和/或 FT_3/TT_3 水平升高，但是[131]I 摄取率降低或甲状腺核素显像提示摄取能力降低，甲状腺超声提示片状低回声或虫蚀样改变。

■ 少数患者临床表现不典型，例如疼痛不明显，或者不发热，这些都不能除外亚急性甲状腺炎。如果有典型的甲状腺激素升高而甲状腺核素摄取能力下降、甲状腺超声提示破坏性改变，甲状腺自身抗体阴性，支持亚急性甲状腺炎的诊断，亦可进入路径。

（三）治疗方案的选择

根据《临床治疗指南·内分泌及代谢性疾病分册》（中华医学会，人民卫生出版社，2009 年），《临床技术操作规范·内分泌及代谢性疾病分册》（中华医学会，人民军医出版社，2009 年），《中国甲状腺疾病诊治指南》（中华医学会内分泌学会，2008 年）。

1. 减轻炎症反应、缓解疼痛。
2. 甲状腺毒症明显者，可使用 β 受体阻滞剂。
3. 甲减期可应用左甲状腺素（$L-T_4$）治疗。

释义

■ 治疗的目标是缓解症状和甲状腺功能恢复正常。甲状腺疼痛明显者可服用非甾体抗炎药。当疼痛或发热严重时，可应用糖皮质激素例如泼尼松或其他类似药物，必要时可以同时伍胃黏膜保护剂和钙剂。

■ 甲状腺毒症明显者，可使用 β 受体阻滞剂。不建议应用抗甲状腺药物治疗。除非合并细菌性感染，否则不必应用抗生素。

■ 一过性轻度亚临床甲减暂不需要应用 $L-T_4$ 治疗，重度亚临床甲减（TSH > 10mU/L）和临床甲减应补充 $L-T_4$。

（四）标准住院日一般为≤7 天

释义

■ 怀疑亚急性甲状腺炎的患者入院后，完善各项化验和检查 2~3 天，检查后开始药物治疗，主要观察临床症状的缓解情况和有无药物副作用，总住院时间可适当延长不超过 14 天符合本路径要求。

（五）进入路径标准

1. 第一诊断必须符合 ICD-10：E06.100 亚急性甲状腺炎疾病编码。
2. 当患者同时具有其他疾病诊断，但在住院期间不需要特殊处理、也不影响第一诊断的临床路径流程实施时，可以进入路径。

释义

■ 进入本路径的患者为第一诊断是亚急性甲状腺炎，需除外合并甲状腺危象、甲状腺毒症心脏病、Graves 病或其他痛性甲状腺炎或乳头状甲状腺癌。

■ 入院后常规检查发现有基础疾病，如高血压、冠状动脉粥样硬化性心脏病、糖尿病、肝肾功能不全等，经系统评估后对亚急性甲状腺炎诊断无特殊影响者可进入路径。但在选择治疗药物，主要是糖皮质激素时，要注意对基础疾病的影响，可能增加医疗费用，延长住院时间。

（六）住院期间检查项目

1. 血常规、尿常规、大便常规。
2. 血肝、肾功能、电解质、血糖、ESR 和 C 反应蛋白（CRP）。
3. 血 FT_4 和/或 TT_4、FT_3 和/或 TT_3、TSH、TgAb、TPOAb、Tg 和 TRAb。
4. ^{131}I 摄取率，甲状腺核素显像。
5. 甲状腺超声、X 线胸片、心电图。
6. 必要时甲状腺细针穿刺。

释义

■ 血常规、尿常规、大便常规是最基本的三大常规检查，进入路径的患者均需完成。血常规可以进一步了解患者有无细菌性感染引起的发热；肝肾功能、电解质、血糖、心电图、X 线胸片可评估有无基础疾病，是否影响住院时间、费用及其治疗预后。ESR 和 CRP 可以了解是否存在炎症反应。

■ 血清 FT_4或 TT_4、FT_3或 TT_3、TSH 用于评估甲状腺功能；血清 TgAb、TPOAb 和 TRAb 进一步评估是否存在甲状腺自身免疫异常；血清 Tg 可用于了解甲状腺是否破坏。^{131}I 摄取率或者甲状腺核素显像可以了解甲状腺本身功能增强还是减低。甲状腺超声用于了解甲状腺的结构，例如是否受到破坏。

■ 本病需与其他引起颈前疼痛的疾病相鉴别，如急性化脓性甲状腺炎、甲状腺结节出血、慢性淋巴细胞性甲状腺炎、甲状腺癌也可出现甲状腺肿痛表现。一些非甲状腺疾病，如颈部血肿、肌肉或血管疾病、咽喉部炎症也可引起颈前疼痛，通过上述化验和检查可以鉴别。如果难以鉴别，必要时行甲状腺细针穿刺细胞学检查。本病还需与其他引起甲状腺毒症的疾病相鉴别，如 Graves 病等，通过上述化验和检查可以鉴别。

■ 亚急性甲状腺炎的诊断可根据病情选做^{131}I 摄取率和甲状腺核素显像。

（七）治疗方案与药物选择

1. 减轻炎症反应、缓解疼痛药物。轻症可选用非甾体抗炎药；剧烈疼痛、体温逐渐升高、非甾体抗炎药治疗无效者可选择糖皮质激素。
2. 甲状腺毒症明显者，可使用β受体阻滞剂。
3. 甲减期可应用 L-T_4治疗。

释义

■ 轻症可选用非甾体抗炎药；剧烈疼痛、体温逐渐升高、非甾体抗炎药治疗无效者可选择糖皮质激素，例如泼尼松或其他类似药物。非甾体抗炎药和糖皮质激素治疗可使疼痛症状很快缓解，但是药物不能马上停用或减量，需要继续应用至疼痛完全消失或2周疗程或ESR恢复正常，然后逐渐减量，总疗程通常1.5~3个月。少数患者药物减量或停药后病情反复，需恢复到减量前的药物剂量或再次用药，整个疗程会延长。

■ 在应用糖皮质激素时要注意药物的副作用，可以同时用胃黏膜保护剂和降低胃酸的药物，例如H_2受体阻滞剂（H_2RA）和质子泵抑制剂（PPI）；也可以加用钙制剂。

■ 甲状腺毒症明显者，可使用β受体阻滞剂。普萘洛尔或选择性β受体阻滞剂均可应用，剂量根据患者心率情况选择。

■ 如需补充L-T_4，剂量要根据甲减的程度、患者的年龄和体重决定总剂量，起始剂量和增加的速度要个体化。

（八）出院标准

1. 症状好转，病情改善。
2. ESR、CRP明显下降。
3. 治疗方法选择明确。

释义

■ 患者出院前应完成所有必需化验检查项目，制订了治疗方案且已经实施，观察临床症状是否减轻或消失，有无明显药物相关不良反应。

（九）变异及原因分析

1. 病情复杂、临床表现不典型，造成诊断和治疗困难，导致住院时间延长、住院费用增加。
2. 伴有其他系统合并症，需要特殊诊断治疗措施，导致住院时间延长、住院费用增加。

释义

■ 临床表现不典型，造成诊断困难，例如需要甲状腺细针穿刺的检查结果，导致住院时间延长、住院费用增加，需要退出本路径。

■ 按标准治疗方案如患者颈部疼痛或发热缓解不明显，发现其他严重基础疾病，需调整治疗药物或继续其他基础疾病的治疗，则退出本路径。如出现甲状腺危象或明确诊断为甲状腺结节出血或甲状腺癌等，需退出本路径，并转入相应路径。

■ 认可的变异原因主要是指患者入选路径后，在检查及治疗过程中发现患者合并存在事前未预知的、对本路径治疗可能产生影响的情况，需要中止执行路径或延长治疗时间、增加治疗费用。医师需在表单中明确说明。

■ 因患者方面的主观原因导致执行路径出现变异，需医师在表单中予以说明。

五、亚急性甲状腺炎给药方案

（一）用药选择

1. 非甾体抗炎药：适用于轻症病例，以减轻炎症反应、缓解疼痛为目的。非甾体抗炎药根据其对体内环氧化酶（COX）作用的选择性分为非选择性 COX 抑制药和选择性 COX-2 抑制药。前者主要有阿司匹林、双氯芬酸、布洛芬等；后者则以塞来昔布和罗非昔布为代表。双氯芬酸钠肠溶片 25mg，每日 3 次；或布洛芬缓释胶囊 0. 3g，每日 2~3 次；或阿司匹林 0. 5~1. 0g，每日 2~3 次；或其他非甾体抗炎药。一般用药约 2 周，根据临床症状和血沉情况决定是否减量和减少剂量。

2. 糖皮质激素：适用于全身症状较重、发热、甲状腺肿大、压痛明显的重症亚急性甲状腺炎患者。通常采用泼尼松或其他类似药物。一般每日泼尼松 15~30mg，2 周左右，之后逐步减量，每 1~2 周减量 5mg，总疗程 1. 5~3 个月。糖皮质激素在改善症状方面有明显优势，但是要注意药物的副作用。

3. 左甲状腺素钠（L-T_4）：L-T_4是治疗甲状腺功能减退的主要替代药物。L-T_4片剂的胃肠道吸收率可达到 70%~80%，半衰期约 7 天，可每日 1 次给药。治疗的剂量取决于患者甲减的程度、年龄、体重，要个体化。如果为临床甲减，起始的剂量和达到完全替代剂量所需时间要根据年龄、体重和心脏状态确定。老年人、患缺血性心脏病者起始剂量宜小，调整剂量宜慢，防止诱发和加重心脏病。

（二）药学提示

1. 非甾体抗炎药副作用：非甾体抗炎药可引起胃肠道副反应（胃肠膜糜烂、溃疡、出血、穿孔或肠梗阻）、皮肤反应（皮疹、荨麻疹、瘙痒、剥脱性皮炎、光敏等）、肾脏损害（急性肾功能不全、间质性肾炎及肾坏死）以及肝脏、心血管系统、血液系统、中枢神经系统等不良反应，其中以胃肠道副反应最为常见，其次是皮肤反应。

2. 糖皮质激素副作用：长期应用可引起一系列不良反应，其严重程度与用药剂量和用药时间成正比。主要不良反应包括：医源性库欣综合征；诱发或加剧各种感染；诱发或加剧胃十二指肠溃疡，甚至导致消化道大出血或穿孔；体重增加、高血压、充血性心力衰竭和动脉粥样硬化、血栓形成；血脂异常，尤其是高三酰甘油血症；肌无力、肌肉萎缩、伤口愈合迟缓；激素性青光眼、激素性白内障；焦虑、兴奋、性格改变等精神症状，严重时诱发精神失常、癫痫发作等；诱发低钾血症；骨质疏松症，严重时导致股骨头坏死。

3. L-T_4副作用：甲状腺激素过量可引起心悸、手震颤、多汗、体重减轻、失眠等甲状腺毒症症状。

（三）注意事项

1. 非甾体抗炎药应用：选择性 COX-2 抑制剂的胃肠毒性相对较小。阿司匹林可以抑制凝血酶原形成，引起凝血障碍，加重出血倾向。严重肝病或有出血倾向（如血友病）患者以及产妇、孕妇禁用。

2. 应用糖皮质激素之前要评估患者是否存在用药之后可能加重的疾病，例如高血压、高血糖、低钾血症、青光眼、溃疡性疾病、精神性疾病、骨质疏松或股骨头坏死等，要告知患者糖皮质激素应用的副作用。结核病患者或有结核病或活动性肝炎史者用药前请相关专科医生进行评估和指导。

3. $L-T_4$服药方法是每日晨起空腹服药1次。$L-T_4$与一些含高纤维的食物或药物服用间隔应在4小时以上，如碳酸钙、硫酸亚铁、卡马西平、利福平、异烟肼、洛伐他汀、胺碘酮等。

六、亚急性甲状腺炎护理规范

1. 疼痛、发热期应安静休息，多饮水，定期监测体温，嘱咐患者勿用手触摸肿大的甲状腺组织，减少刺激和损伤。

2. 定期监测脉搏，给予β受体阻滞剂控制心悸等甲状腺毒症症状。

3. 给予非甾体抗炎药或糖皮质激素药物对症治疗时，观察药物是否存在不良反应，观察治疗的效果：体温是否下降，甲状腺肿是否缩小，疼痛是否减轻或消失。

七、亚急性甲状腺炎营养治疗规范

1. 合理膳食，营养均衡，包括蛋白质、碳水化合物、脂肪、维生素、微量元素和膳食纤维等必需的营养素，可多摄入一些含高纤维素、新鲜的蔬菜和水果。

2. 正常碘饮食。高热者，适量补液。

八、亚急性甲状腺炎患者健康宣教

1. 注意休息、劳逸结合，规律作息，保持乐观、积极、向上的生活态度，养成良好的生活习惯对治疗和预防亚急性甲状腺炎有益。

2. 规律运动：亚急性甲状腺炎病因多考虑与病毒感染相关，规律运动，增强体质，预防感染。

九、推荐表单

（一）医师表单

亚急性甲状腺炎临床路径医师表单

适用对象：第一诊断为亚急性甲状腺炎（ICD-10：E06.100）

患者姓名：	性别：　　年龄：　　门诊号：	住院号：
住院日期：　　年　月　日	出院日期：　　年　月　日	标准住院日：≤7天

时间	住院第1天	住院第2~5天	住院第5~7天（出院日）
主要诊疗工作	□ 询问病史及体格检查 □ 完成病历书写 □ 完善检查 □ 上级医师查房与病情评估 □ 初步确定治疗方案	□ 上级医师查房 □ 明确诊断 □ 完成必要的相关科室会诊 □ 复查相关异常检查 □ 注意病情变化 □ 调整治疗	□ 上级医师查房，明确是否出院 □ 完成出院记录、病案首页、出院证明书等 □ 向患者交代出院后的注意事项
重点医嘱	**长期医嘱：** □ 内科护理常规 □ 二级护理 □ 普通饮食 □ β受体阻滞剂 □ 非甾体抗炎药或糖皮质激素 □ 合并症用药 **临时医嘱：** □ 血常规、尿常规、大便常规 □ 肝肾功能、电解质、血糖 ESR 和 CRP □ TT_4、TT_3、FT_4、FT_3、sTSH、Tg、TgAb、TPOAb 和 TRAb □ 依病情决定^{131}I摄取率、甲状腺核素显像 □ 甲状腺B超、X线胸片、心电图	**长期医嘱：** □ 内科护理常规 □ 二级护理 □ 普通饮食 □ β受体阻滞剂 □ 非甾体抗炎药或糖皮质激素 □ 合并症用药 **临时医嘱：** □ 根据病情补充相关检测 □ 根据病情补充相关治疗 □ 监测药物不良反应：如糖皮质激素应用后的血糖、血压等	**□ 出院医嘱：** □ 出院带药 □ 门诊随访
病情变异记录	□ 无　□ 有，原因： 1. 2.	□ 无　□ 有，原因： 1. 2.	□ 无　□ 有，原因： 1. 2.
医师签名			

（二）护士表单

亚急性甲状腺炎临床路径护士表单

适用对象：第一诊断为亚急性甲状腺炎（ICD-10：E06.100）

患者姓名：	性别： 年龄：	门诊号：	住院号：
住院日期： 年 月 日	出院日期： 年 月 日		标准住院日：≤7天

时间	住院第1天	住院第2~5天	住院第5~7天
健康宣教	□ 入院宣教 □ 介绍主管医师、护士 □ 介绍环境、设施 □ 介绍住院注意事项 □ 介绍探视和陪伴制度 □ 介绍贵重物品制度	□ 饮食、活动指导 □ 药物宣教	□ 出院宣教 □ 复查时间 □ 服药方法 □ 活动休息 □ 指导饮食 □ 指导办理出院手续
护理处置	□ 核对患者，佩戴腕带 □ 建立入院护理病历 □ 协助患者留取各种标本 □ 测量体重	□ 遵医嘱完成相关检查	□ 办理出院手续 □ 书写出院小结核对患者及资料
基础护理	□ 二级护理 □ 患者安全管理	□ 二级护理 □ 患者安全管理	□ 二级护理 □ 患者安全管理
专科护理	□ 护理查体 □ 病情观察，如体温、疼痛情况 □ 颈部体征的观察 □ 需要时，填写跌倒及压疮防范表 □ 需要时，请家属陪伴 □ 确定饮食种类 □ 心理护理	□ 病情观察 □ 颈前疼痛观察 □ 体温观察 □ 脉搏观察 □ 血压监测 □ 血糖测定 □ 遵医嘱完成相关检查 □ 心理护理	□ 病情观察 □ 颈前疼痛观察 □ 体温观察 □ 脉搏观察 □ 血压监测 □ 血糖测定 □ 出院指导 □ 心理护理
重点医嘱	□ 详见医嘱执行单	□ 详见医嘱执行单	□ 详见医嘱执行单
病情变异记录	□ 无 □ 有，原因： 1. 2.	□ 无 □ 有，原因： 1. 2.	□ 无 □ 有，原因： 1. 2.
护士签名			

（三）患者表单

亚急性甲状腺炎临床路径患者表单

适用对象：第一诊断为亚急性甲状腺炎（ICD-10：E06.100）

患者姓名：	性别：　　年龄：　　门诊号：	住院号：
住院日期：　　年　月　日	出院日期：　　年　月　日	标准住院日：≤7天

时间	入院日	住院期间	出院日
医患配合	□ 配合询问病史、收集资料，请务必详细告知既往史、用药史、过敏史 □ 配合进行体格检查 □ 有任何不适请告知医师	□ 配合相关化验和检查，如采血、留尿、留便、心电图、X线胸片等 □ 医师与患者及家属介绍病情	□ 接受出院前指导 □ 知道复查程序 □ 获取出院诊断书
护患配合	□ 配合测量体温、脉搏、呼吸、血压、体重 □ 配合完成入院护理评估 □ 接受入院宣教（环境介绍、病室规定、订餐制度、贵重物品保管等） □ 配合执行探视和陪伴制度 □ 有任何不适请告知护士	□ 配合测量体温、脉搏、呼吸、血压、询问尿便情况 □ 接受饮食宣教 □ 接受药物宣教 □ 接受用药等治疗 □ 接受生活护理 □ 注意活动安全，避免坠床或跌倒 □ 配合执行探视及陪伴	□ 接受出院宣教 □ 办理出院手续 □ 获取出院带药 □ 知道服药方法、作用、注意事项 □ 知道复查时间 □ 知道复印病历程序
饮食	□ 遵医嘱饮食	□ 遵医嘱饮食	□ 遵医嘱饮食
活动	□ 正常活动	□ 正常活动	□ 正常活动

附：原表单（2016 年版）

亚急性甲状腺炎临床路径表单

适用对象：第一诊断为亚急性甲状腺炎（ICD-10：E06.100）

患者姓名：	性别：　年龄：　门诊号：	住院号：
住院日期：　年　月　日	出院日期：　年　月　日	标准住院日：≤7 天

时间	住院第 1 天	住院第 2~5 天	住院第 5~7 天 （出院日）
主要诊疗工作	□ 询问病史及体格检查 □ 完成病历书写 □ 完善检查 □ 上级医师查房与病情评估 □ 初步确定治疗方案	□ 上级医师查房 □ 明确诊断 □ 完成必要的相关科室会诊 □ 复查相关异常检查 □ 注意病情变化 □ 调整治疗	□ 上级医师查房，明确是否出院 □ 完成出院记录、病案首页、出院证明书等 □ 向患者交代出院后的注意事项
重点医嘱	**长期医嘱：** □ 内科护理常规 □ 二级护理 □ 普通饮食 □ β 受体阻滞剂 □ 非甾体抗炎药或糖皮质激素 □ 合并症用药 **临时医嘱：** □ 血常规、尿常规、大便常规 □ 肝肾功能、电解质、血糖、血沉和 CRP □ TT_4、TT_3、FT_4、FT_3、sTSH、Tg、TgAb、TPOAb 和 TRAb □ ^{131}I 摄取率，甲状腺核素显像 □ 甲状腺 B 超、X 线胸片、心电图	**长期医嘱：** □ 内科护理常规 □ 二级护理 □ 普通饮食 □ β 受体阻滞剂 □ 非甾体抗炎药或糖皮质激素 □ 合并症用药 **临时医嘱：** □ 根据病情补充相关检测 □ 根据病情补充相关治疗	**出院医嘱：** □ 出院带药 □ 门诊随访
主要护理工作	□ 介绍病房环境、设施和设备 □ 入院护理评估	□ 病情观察 □ 观察治疗反应	□ 指导患者办理出院手续
病情变异记录	□ 无　□ 有，原因： 1. 2.	□ 无　□ 有，原因： 1. 2.	□ 无　□ 有，原因： 1. 2.
护士签名			
医师签名			

第十章

原发性醛固酮增多症临床路径释义

【医疗质量控制指标】（专家建议）

指标一、诊断需结合血压血钾情况和临床表现。

指标二、完善高血压的鉴别诊断。

指标三、规范原醛症分型诊断和针对治疗。

一、原发性醛固酮增多症编码

1. 原编码：

疾病名称及编码：肾上腺肿物（ICD-10，E27.8）、低钾血症（E87.601）或高血压（E10 和 E15.9）

2. 修改编码：

疾病名称及编码：原发性醛固酮增多症（ICD-10：E26.0）

二、临床路径检索方法

E26.0

三、国家医疗保障疾病诊断相关分组（CHS-DRG）

MDC 编码：MDCK（内分泌、营养、代谢疾病及功能障碍）

ADRC 编码：KT1（内分泌疾患）

四、原发性醛固酮增多症临床路径标准住院流程

（一）适用对象

第一诊断肾上腺肿物（ICD-10：E27.8）、低钾血症（E87.601）或高血压（E10 和 E15.9），为明确病因和决定治疗方案。

释义

■ 原发性醛固酮增多症（primary aldosteronism，PA）简称原醛症，是指肾上腺皮质分泌过多醛固酮，导致潴钠排钾、血容量增加，肾素-血管紧张素系统的活性受抑制，临床表现为高血压和/或低血钾的综合征。

（二）诊断依据

根据《原发性醛固酮增多症诊断治疗的专家共识》（中华医学会内分泌学分会肾上腺学组，中华内分泌代谢杂志，2016）《临床治疗指南・内分泌及代谢性疾病分册》（中华医学会，人民卫生出版社），《临床技术操作规范・内分泌及代谢性疾病分册》（中华医学会，人民军医出版社）。

1. 筛查对象：

（1）持续性 BP ＞ 150/100mmHg、难治性高血压（联合使用 3 种降压药物，其中包括利尿

剂，BP > 140/90mmHg 或联合使用 4 种及以上降压药物，BP < 140/90mmHg）。

（2）高血压合并自发性或利尿剂所致的低钾血症。

（3）高血压合并肾上腺以外瘤。

（4）早发性高血压家族史或早发（小于 40 岁）脑血管意外家族史的高血压患者。

（5）原醛症患者中存在高血压的一级亲属。

（6）高血压合并阻塞性呼吸睡眠暂停。

2. 注意事项：

筛查前准备

（1）尽量将血钾纠正至正常范围。

（2）维持正常钠盐摄入。

（3）根据临床需求和患者实际情况停用对 ARR 影响较大药物 2~4 周：包括醛固酮受体阻滞剂、保钾利尿剂、排钾利尿剂，ACEI、ARB、CCB 及甘草提炼物。

释义

■ 原醛症（PA）的主要临床表现是高血压和/或低血钾。以往认为低血钾是原醛症诊断的必要条件，有研究发现仅 9%~37%的 PA 患者表现低血钾。血钾正常、高血压是大部分 PA 患者的早期症状，而低血钾可能是症状加重的表现。患者可有如下症状：头痛、肌肉无力和抽搐、乏力、暂时性麻痹、肢体容易麻木、针刺感等；口渴、多尿，夜尿增多。低血钾时，患者的生理反射可以不正常。PA 心脑血管病变的发生率和死亡率高于相同程度的原发性高血压。

■ 原醛症的诊断分为两种情况：一是在临床所见高血压患者中将处于不同条件下的原醛症患者识别出来，包括血钾正常的高血压患者（如难治性高血压），有低血钾的患者等；一种情况是主动对高血压患者，尤其是原醛症发病较高的群体进行筛查。原醛症诊断分为三个步骤：筛查试验、确证试验以及分型试验。

■ 最佳的筛查试验是立位血浆醛固酮/肾素比值（plasma aldosterone-renin ratio，ARR）［醛固酮 ng/dl，肾素活性 ng/（ml·h），醛固酮 1ng/dl = 27.7pmol/L］。我国目前 ARR 切点根据不同实验室有不同值，多在 30~50 之间。

■ ARR 测定方法：纠正低血钾，不限制钠盐摄入情况下，清晨起床至少 2 小时，非卧位（立位、坐位、走动）采血。采血时间为上午 8~10 时之间。计算 ARR 比值。影响醛固酮和/或血浆肾素的药物应做调整，停用对 ARR 影响较大药物至少 4 周，包括醛固酮受体阻滞剂（螺内酯、依普利酮）、保钾利尿剂（阿米洛利、氨苯蝶啶）、排钾利尿剂（氢氯噻嗪、呋塞米）及甘草提炼物。需注意血管紧张素转换酶抑制剂（ACEI）、血管紧张素受体阻滞剂（ARB）、钙离子拮抗剂（CCB）等类药物可升高肾素活性，降低醛固酮，导致 ARR 假阴性，因此，需停用上述药至少 2 周再次进行检测；但如服药时肾素活性< 1ng/（ml·h）或低于正常检测下限同时合并 ARR 升高，考虑原醛症可能大，可维持原有药物治疗。如血压控制不佳，建议使用 α 受体阻滞剂及非二氢吡啶类 CCB。如患者因冠心病或心律失常等原因长期服用 β 受体阻滞剂，建议临床医师根据患者情况决定是否停药。口服避孕药及人工激素替代治疗可能会降低直接肾素浓度（DRC），一般无需停服避孕药物，除非有更好更安全的避孕措施。

（三）治疗方案的选择

根据《原发性醛固酮增多症诊断治疗的专家共识》（中华医学会内分泌学分会肾上腺学组，中华内分泌代谢杂志，2016），《临床治疗指南·内分泌及代谢性疾病分册》（中华医学会，人民卫生出版社），《临床技术操作规范·内分泌及代谢性疾病分册》（中华医学会，人民军医出版社）。

1. 明确病因。

2. 治疗原则：治疗方案取决于原醛症的病因和患者对药物的反应。醛固酮瘤及单侧肾上腺增生首选手术治疗，而特醛症及糖皮质激素可抑制性原醛症首选药物治疗。分泌醛固酮的肾上腺皮质癌发展迅速，转移较早，应尽早切除原发肿瘤。如已有局部转移，应尽可能切除原发病灶和转移灶。术后患者必须定期随访。药物治疗患者，需定期复查肾功能、电解质，并检测血压，根据血钾、血压等指标调整药物剂量。

3. 调整代谢异常，减少手术风险。

释义

■ 原醛症的治疗取决于病因。醛固酮瘤应选择手术治疗，单侧肾上腺切除术多可治愈。原发性肾上腺增生症单侧或次全切除术亦有效。特发性醛固酮增多症需要应用盐皮质激素受体拮抗剂为主的药物治疗。糖皮质激素可抑制性原醛症应考虑使用地塞米松治疗。如临床难以确定是腺瘤还是增生，可用药物治疗并随访其发展。

■ 单侧原醛症（醛固酮瘤和单侧肾上腺结节性增生）手术治疗是首选的治疗手段。目前腹腔镜下切除术是首先推荐的疗法。单侧原醛症的手术有效率（即血压和血钾的改善）接近100%。若在原醛症前即有高血压或老年患者、高血压病史较长者（>5年），手术后低血钾可纠正或改善，但高血压的疗效较差，需要继续降压药物治疗。与开放手术相比，腹腔镜手术具有并发症少、住院时间短的优点。

■ 不能行手术治疗的患者可选择药物治疗（具体参考原醛症用药方案）。常用药物包括螺内酯片，日剂量每天20~100mg。对于降低PA患者血压、纠正低血钾有显著作用。依普利酮，选择性作用于醛固酮受体而避免了上述不良反应。其通过特异性地阻断醛固酮的作用，可有效地控制高血压，减轻心、脑、肾等靶器官的损害；剂量每日25~100mg，可分2次口服。如应用醛固酮受体阻滞剂（螺内酯片或依普利酮）治疗后血压仍控制不佳，可加用钙离子拮抗剂或ACEI、ARB类药物联合治疗。

■ 糖皮质激素可抑制性原醛症应考虑使用地塞米松治疗。

（四）标准住院日一般为≤21天

释义

■ 住院期间，大部分患者原醛症及病因分型可诊断明确，但仍有部分患者通过实验室及影像学检查难以确诊；或原醛症诊断明确，但临床难以确定是腺瘤还是增生，可用药物治疗并密切随访其发展。

■ 住院期间，筛查试验和确诊试验完成后，应给予患者相应保钾、降压等对症治疗。血压、血钾控制达标后可转外科手术治疗。特醛症等长期应用药物治疗的患者，其药物剂量在院外还需依据患者个体情况不断调整。

■ 如果患者条件允许，住院时间可以低于上述住院天数。

（五）进入路径标准

1. 第一诊断必须符合肾上腺肿物、低钾血症或高血压疾病编码。
2. 有严重的高血压或伴随电解质异常等临床表现。
3. 当患者同时具有其他疾病诊断时，但在住院期间不需要特殊处理也不影响第一诊断的临床路径流程实施时，可以进入路径。

释义

■ 参见适用对象。

■ 患者同时具有其他疾病影响第一诊断的临床路径流程实施时均不适合进入临床路径。

■ 外院已诊断原醛症，但从未进行过本路径要求的系统诊治的患者，若符合上条要求者，也可进入本路径。

（六）住院期间检查项目

1. 必需的检查项目：
（1）血、尿、粪便常规+潜血检查。
（2）血肝肾功能、血脂、电解质、血糖、心肌酶、相关免疫指标。
（3）血气分析、甲状腺功能。
（4）心电图、胸片、腹部B超。
（5）24小时尿钾、钠定量。
（6）特殊激素检测及激发试验：①血立卧位肾素、血管紧张素、醛固酮水平；②尿间羟肾上腺素类似物，尿VMA、24小时尿钾、尿17羟类固醇；③血间羟肾上腺素类似物或血儿茶酚胺水平；④血皮质醇和血ACTH节律水平；⑤性激素水平；（注：为保证上述激素水平检测的准确性，应尽量重复2~3次）⑥大小剂量地塞米松抑制试验测定血皮质醇、24小时尿游离皮质醇水平变化。
（7）确诊试验如生理盐水输注试验、卡托普利试验、口服高钠饮食或氟氢可的松试验。
（8）完善肾上腺影像学检查（肾上腺CT平扫及增强-门诊未完成时），双侧肾上腺形态异常（包括增生或腺瘤）必要时进一步行双侧肾上腺静脉取血。

释义

■ 确诊试验：包括口服钠盐负荷试验、静脉生理盐水试验、氟氢可的松抑制试验以及卡托普利试验。考虑到操作程序、药物获取（氟氢可的松）等因素，目前国内常用确诊试验是静脉盐水输注试验、卡托普利试验。

■ 静脉盐水输注试验操作过程及结果判断：患者卧位过夜，空腹，静脉滴注0.9%氯化钠溶液500ml/h（共计2000ml），并于输注前及输注4小时后分别采血测定血醛固酮水平，监测血压和心率。结果判断：血浆醛固酮＜5ng/dl（138pmol/L）排除原醛症；血浆醛固酮≥10ng/dl（277pmol/L）确定原醛症；5ng/dl＜血浆醛固酮＜10ng/dl可疑。注意：静脉盐负荷可以导致体液容量的急剧增加，对恶性高血压、充血性心力衰竭患者有一定危险性。

■ 卡托普利试验操作过程及结果判断：受试者取坐位至少1小时后，口服卡托普利25~50mg，在试验前及服药后1小时或2小时分别抽血，测PRA、PA和F。结果判断：正常人血醛固酮应能被抑制（＞30%），肾素活性升高；原醛症患者仍为高醛固酮，低血浆肾素活性。对原醛症确诊试验中，卡托普利试验和盐水输注试验的诊断有效性相当；但耐受性更好，适用于盐水试验禁用的患者，如严重高血压和亚临床心力衰竭患者。

■ 分型检查：临床上确诊的，筛查中经ARR证实且确诊试验诊断的原醛症患者需进行分型检查以明确病因，给予正确治疗。分型检查包括肾上腺B超检查、CT扫描以及肾上腺静脉分段取血检查。其中肾上腺CT薄层增强扫描是原醛症分型诊断的首选影像学检查，分泌醛固酮瘤（APA）多＜2cm，低密度或等密度，强化不明显，CT值低于分泌皮质醇的腺瘤和嗜铬细胞瘤；直径＞3cm的占位可能为醛固酮癌。

■ 肾上腺静脉分段取血是原醛症分型诊断的金标准检查。对于确诊试验证实原醛症，且患者考虑手术治疗，但肾上腺增强CT扫描未发现明确占位或发现双侧肾上腺占位的患者可考虑行肾上腺静脉分段取血检查。

■ 部分检查可以在门诊完成。

■ 根据病情部分检查可以不进行，如年老、血压极高、心功能不全的患者禁行盐水输注试验，可行卡托普利试验和卧立位试验。

■ 住院期间应密切监测血压、血钾。

2. 根据患者病情可选择的检查项目：
（1）肺功能。
（2）胸部CT、垂体MRI、PET扫描、DXA。
（3）除外MEN的检查：甲状旁腺激素（PTH）、降钙素、胃泌素、胰岛素及泌乳素垂体其他相关激素的检查。

释义

■ 多内分泌腺瘤病（MEN）1型可合并肾上腺皮质增生，所以原醛症诊断时需对MEN1进行筛查。

（七）治疗方案与药物选择

1. 根据对于肾上腺肿物性质的评定情况决定患者用药方案。
2. 根据并发症有无，进行相关治疗。

释义

■ 原醛症患者入院后应调整其降压药物，不能影响肾素-血管紧张素-醛固酮系统实验室检查。应停用利尿剂（包括螺内酯片、氨苯蝶啶）≥4 周；停用 β-阻滞剂、α-甲基多巴、可乐定和双氢吡啶类钙拮抗剂，非甾体类消炎药，ACEIs and ARBs≥2 周；应用对 ARR 比值影响较小的药物如 α 受体阻滞剂短期控制血压。试验结束后可根据患者血压水平调整降压方案。

■ 合并高血压、低血钾的原醛症患者应给予相应降压、保钾治疗。

■ 根据患者的个体情况予以控制感染、营养支持等治疗。

■ 如合并其他疾病（如冠心病、肺部疾病等）继续使用患者既往基础用药。

（八）出院标准

1. 病因评定完成。
2. 若需药物治疗或者术前准备，已明确药物方案。
3. 已存在的并发症和/或合并症得到控制。

释义

■ 原醛症患者定位、定性诊断明确，血压、血钾控制正常或接近正常，经泌尿外科会诊后可转外科手术治疗。

■ 若有需要住院或转科处理的并发症和/或合并症，参见其他相关路径进行。

（九）出院指导

1. 介绍住院期间及出院时的各项指标以及并发症、合并症状况。
2. 解释住院期间和出院时应用药物的名称、剂量、用法及疗程。
3. 明确出院后门诊复查时间、项目。

释义

■ 选择药物治疗者可直接出院，院外定期监测血压、血钾、肾上腺 CT。

■ 术后还应注意血压、血钾变化情况。

（十）变异及原因分析

1. 入院经相关检查诊断明确后，可根据诊断转入库欣综合征、嗜铬细胞瘤等临床路径。
2. 有影响本病治疗效果的合并症，需要进行相关的诊断和治疗，导致住院时间延长、住院费用增加。
3. 不能耐受手术的患者，可能需要病灶的放疗和/或化疗，导致住院时间延长、住院费用增加。
4. 若出现化验结果和临床情况不符合时需重复检查，导致住院时间延长、住院费用增加。
5. 若合并 MEN，则根据受累腺体的情况决定手术治疗的先后顺序，导致住院时间延长、住院费用增加。

释义

■ 变异是指入选临床路径的患者未能按路径流程完成医疗行为或未达到预期的医疗质量控制目标，包括以下情况：①按路径流程完成诊治，但出现非预期结果，可能需要后续进一步处理，如住院期间发生心脑血管并发症（如血压控制不佳出现脑出血、脑梗死）等，需要进一步治疗的。②按路径流程完成诊治，但因为医院检验项目的不及时性，不能按照要求完成检查；因为节假日不能按照要求完成检查；患者不愿配合完成相应检查，短期不愿按照要求出院随诊，超出了路径规定的时限或限定的费用。③患者出现路径要求外的情况，不能按路径流程完成诊治，患者需要中途退出路径。④医院与患者或家属发生医疗纠纷，患者要求离院或转院。对这些患者，主管医师均应进行变异原因的分析，并在临床路径的表单中予以说明。

五、原发性醛固酮增多症临床路径给药方案

（一）用药选择

药物治疗首选螺内酯片，依普利酮为二线药物。而对于糖皮质激素可抑制性原醛症则首选小剂量糖皮质激素。此外，对上皮细胞钠通道有阻断作用的药物，如阿米洛利、氨苯蝶啶等对原醛症都有一定治疗效果，但其作用相对较弱，且无上皮保护作用，并不作为一线用药。血管紧张素转换酶抑制剂（ACEI）、血管紧张素受体阻滞剂（ARB）可能对部分血管紧张素Ⅱ敏感的特醛症有一定治疗效果，而钙离子拮抗剂（CCB）主要用于降低血压，对醛固酮分泌并无明显抑制作用。如患者单用螺内酯片治疗血压控制不佳时可联合使用。

（二）药学提示

螺内酯片是一种醛固酮受体阻滞剂，起始治疗剂量为20mg/d，可逐渐增加至100mg/d，服药后需监测血钾和肌酐变化，并注意乳腺发育与疼痛。依普利酮是一种选择性醛固酮受体阻滞剂，不阻断雄激素和孕激素受体，不导致严重的内分泌紊乱，在有效控制血压同时可避免诸如男性乳房发育等不良反应。依普利酮起始剂量25mg/d，由于其半衰期短，建议1天给药2次。糖皮质激素是治疗GRA的首选药物，主要通过抑制垂体ACTH分泌以减少醛固酮作用，建议服用长效或中效糖皮质激素，地塞米松起始剂量为0.125~0.25mg/d；泼尼松起始剂量为2.5~5mg/d，两种药物均在睡前服用。

（三）注意事项

螺内酯片可剂量相关性地引起男性乳房发育，必要时可同时加用氨苯蝶啶、阿米洛利等减少螺内酯剂量，以减轻其副作用；为避免高钾血症的发生，肾功能不全CKD3期［GFR < 60ml/（min·1.73m^2）］患者慎用，肾功能不全4期及4期以上禁止服用［GFR < 30ml/（min·1.73m^2）］。依普利酮：肾功能不全CKD3期［GFR < 60ml/（min·1.73m^2）］患者慎用，肾功能不全4期及4期以上禁止服用［GFR < 30ml/（min·1.73m^2）］。过量糖皮质激素治疗会导致医源性库欣综合征，影响儿童生长发育，建议使用最少剂量糖皮质激素使患者血压或血钾维持在正常范围，如血压控制不佳，可联合使用醛固酮受体阻滞剂。

六、原发性醛固酮增多症护理规范

1. 规范护理，注意活动安全，避免乏力和血压波动引起的坠床或跌倒。
2. 做好高血压的患者宣教。
3. 做好肾上腺静脉取血前后的患者宣教

七、原发性醛固酮增多症营养治疗规范

1. 加强营养、均衡膳食，建议饮食中低盐。
2. 清淡饮食，避免过量饮用碳酸饮料、咖啡或浓茶。

八、原发性醛固酮增多症患者健康宣教

1. 保持健康心态，积极配合医护的治疗。
2. 加强营养、均衡膳食，建议低盐饮食。
3. 监测血压和血钾。
4. 规律运动，控制体重。
5. 遵循医嘱，定期随访。

九、推荐表单

（一）医师表单

原发性醛固酮增多症临床路径医师表单

适用对象：第一诊断为肾上腺肿物、低钾血症或高血压

患者姓名：	性别：　　年龄：　　门诊号：	住院号：
住院日期：　　年　月　日	出院日期：　　年　月　日	标准住院日：21 天

时间	住院第 1 天	住院第 2~10 天	住院第 11~19 天	出院或转科日
主要诊疗工作	□ 询问病史及体格检查 □ 完成病历书写 □ 完善检查 □ 上级医师查房与病情评估 □ 初步确定是否存在严重疾病等不能进行功能评估的状态 □ 监测血压	□ 上级医师查房 □ 复查相关异常检查 □ 确定评估方案 □ 观察并记录病情变化	□ 上级医师查房 □ 复查相关异常检查，完善评估方案 □ 初步确定治疗方案 □ 根据检验、检查结果考虑是否进入其他路径 □ 评估是否具有出院或转科治疗指征	□ 完成出院总结等病历记录 □ 告知患者及家属转科或出院 □ 向患者及家属交代病情 □ 预约门诊复诊
重点医嘱	**长期医嘱：** □ 护理常规：内科 □ 护理级别：一/二级护理 □ 普食 □ 合并症治疗 □ 监护 **临时医嘱：** □ 血常规、尿常规、大便常规+潜血检查 □ 肝肾功能、电解质、血脂、心肌酶、糖化血红蛋白、相关免疫指标 □ 血气分析、甲状腺功能 □ 24 小时尿钾、钠 □ X 线胸片、心电图、B 超 □ 肾上腺 CT（平扫+增强+重建）-门诊未完成者 □ 相关合并症的检查	**长期医嘱：** □ 同前 **临时医嘱：** □ 血立卧位 RAAS 水平 □ 尿间羟肾上腺素类似物，或尿儿茶酚胺，VMA（血压高者），24 小时尿钾，尿 17 羟类固醇 □ 血间羟肾上腺素类似物，或血儿茶酚胺水平 □ 血皮质醇和 ACTH 节律 □ 性激素水平 □ 大小剂量地塞米松抑制试验测定血皮质醇、24 小时尿游离皮质醇水平变化（需要者）	**长期医嘱：** □ 同前 **临时医嘱：** □ 并发症的相关处理 □ 根据病情补充必要治疗	**出院或转科医嘱：** □ 继续患者的基础用药 □ 转科手术 □ 安排患者出院，并嘱咐患者定期复查

续　表

时间	住院第 1 天	住院第 2～10 天	住院第 11～19 天	出院或转科日
主要护理工作	□ 介绍病房环境、设施和设备 □ 入院护理评估 □ 观察病情变化	□ 病情观察	□ 病情观察	□ 协助完成出院或转科事宜
病情变异记录	□ 无　□ 有，原因： 1. 2.	□ 无　□ 有，原因： 1. 2.	□ 无　□ 有，原因： 1. 2.	□ 无　□ 有，原因： 1. 2.
医师签名				

（二）护士表单

原发性醛固酮增多症临床路径表单

适用对象：第一诊断为肾上腺肿物、低钾血症或高血压

患者姓名：	性别：　年龄：　门诊号：	住院号：
住院日期：　年　月　日	出院日期：　年　月　日	标准住院日：21天

时间	住院第1天	住院第2~20天	转科前
健康宣教	□ 入院宣教 □ 介绍主管医师、护士 □ 介绍环境、设施 □ 介绍住院注意事项 □ 介绍探视和陪伴制度 □ 介绍贵重物品制度	□ 药物宣教 □ 告知患者在检查中配合医师 □ 主管护士与患者沟通，消除患者紧张情绪 □ 告知检查后可能出现的情况及应对方式	□ 告知患者及家属转科或出院 □ 向患者及家属交代病情 □ 复查时间 □ 服药方法 □ 活动休息 □ 指导饮食 □ 指导办理转科或出院手续
护理处置	□ 核对患者，佩戴腕带 □ 建立入院护理病历 □ 协助患者留取各种标本 □ 测量体重	□ 协助医师完成相关化验	
基础护理	□ 三级护理 □ 晨晚间护理 □ 排泄管理 □ 患者安全管理	□ 三级护理 □ 晨晚间护理 □ 排泄管理 □ 患者安全管理	□ 二/一级护理 □ 晨晚间护理 □ 患者安全管理
专科护理	□ 护理查体 □ 病情观察 □ 呕吐物及大便的观察 □ 腹部体征的观察 □ 需要时，填写跌倒及压疮防范表 □ 需要时，请家属陪伴 □ 确定饮食种类 □ 心理护理	□ 病情观察 □ 遵医嘱完成相关检查 □ 心理护理	□ 病情观察 □ 心理护理
重点医嘱	□ 详见医嘱执行单	□ 详见医嘱执行单	□ 详见医嘱执行单
病情变异记录	□ 无　□ 有，原因： 1. 2.	□ 无　□ 有，原因： 1. 2.	□ 无　□ 有，原因： 1. 2.
护士签名			

（三）患者表单

原发性醛固酮增多症临床路径表单

适用对象：第一诊断为肾上腺肿物、低钾血症或高血压

患者姓名：	**性别：** **年龄：** **门诊号：**	**住院号：**
住院日期： 年 月 日	**出院日期：** 年 月 日	**标准住院日：** 21 天

时间	入院日	入院 2~20 天	出院或转科当天
医患配合	□ 配合询问病史、收集资料，请务必详细告知既往史、用药史、过敏史 □ 配合进行体格检查 □ 有任何不适请告知医师	□ 配合完善相关检查、化验，如采血、留尿、心电图、X 线胸片，以及内分泌临床试验 □ 医师与患者及家属介绍病情	□ 配合完善相关检查、化验，如采血、留尿、胃镜 □ 接受饮食宣教 □ 接受药物宣教
护患配合	□ 配合测量体温、脉搏、呼吸 3 次、血压、体重 1 次 □ 配合完成入院护理评估（简单询问病史、过敏史、用药史） □ 接受入院宣教（环境介绍、病室规定、订餐制度、贵重物品保管等） □ 配合执行探视和陪伴制度 □ 有任何不适请告知护士	□ 配合测量体温、脉搏、呼吸 3 次、询问大便情况 1 次 □ 接受胃镜检查前宣教 □ 接受饮食宣教 □ 接受药物宣教	□ 有任何不适请告知护士 □ 接受出院转科宣教
饮食	□ 遵医嘱饮食	□ 遵医嘱饮食	□ 遵医嘱饮食
排泄	□ 正常排尿、便	□ 正常排尿、便	□ 正常排尿、便
活动	□ 正常活动	□ 正常活动	□ 正常活动

附：原表单（2016年版）

原发性醛固酮增多症临床路径表单

适用对象：第一诊断为肾上腺肿物、低钾血症或高血压

患者姓名：	性别：　年龄：　门诊号：	住院号：
住院日期：　年　月　日	出院日期：　年　月　日	标准住院日：21天

时间	住院第1天	住院第2~10天	住院第11~19天	出院或转科日
主要诊疗工作	□ 询问病史及体格检查 □ 完成病历书写 □ 完善检查 □ 上级医师查房与病情评估 □ 初步确定是否存在严重疾病等不能进行功能评估的状态 □ 监测血压	□ 上级医师查房 □ 复查相关异常检查 □ 确定评估方案 □ 观察并记录病情变化	□ 上级医师查房 □ 复查相关异常检查，完善评估方案 □ 初步确定治疗方案 □ 根据检验、检查结果考虑是否进入其他路径 □ 评估是否具有出院或转科治疗指征	□ 完成出院总结等病历记录 □ 告知患者及家属转科或出院 □ 向患者及家属交代病情 □ 预约门诊复诊
重点医嘱	**长期医嘱：** □ 护理常规：内科 □ 护理级别：一/二级护理 □ 普食 □ 合并症治疗 □ 监护 **临时医嘱：** □ 血常规、尿常规、大便常规+潜血检查 □ 肝肾功能、电解质、血脂、心肌酶、糖化血红蛋白、相关免疫指标 □ 血气分析、甲状腺功能 □ 24小时尿钾、钠 □ X线胸片、心电图、B超 □ 肾上腺CT（平扫+增强+重建）-门诊未完成者 □ 相关合并症的检查	**长期医嘱：** □ 同前 **临时医嘱：** □ 血立卧位RAAS水平 □ 尿间羟肾上腺素类似物，或尿儿茶酚胺，VMA（血压高者），24小时尿钾、尿17羟类固醇 □ 血间羟肾上腺素类似物，或血儿茶酚胺水平 □ 血皮质醇和ACTH节律 □ 性激素水平 □ 大小剂量地塞米松抑制试验测定血皮质醇、24小时尿游离皮质醇水平变化（需要者）	**长期医嘱：** □ 同前 **临时医嘱：** □ 并发症的相关处理 □ 根据病情补充必要治疗	**出院或转科医嘱：** □ 继续患者的基础用药 □ 转科手术 □ 安排患者出院，并嘱咐患者定期复查
主要护理工作	□ 介绍病房环境、设施和设备 □ 入院护理评估 □ 观察病情变化	□ 病情观察	□ 病情观察	□ 协助完成出院或转科事宜

续　表

时间	住院第 1 天			住院第 2~10 天			住院第 11~19 天			出院或转科日		
病情变异记录	□无　□有，原因： 1. 2.			□无　□有，原因： 1. 2.			□无　□有，原因： 1. 2.			□无　□有，原因： 1. 2.		
护士签名	白班	小夜班	大夜班	白班	小夜班	大夜班	白班	小夜班	大夜班	白班	小夜班	大夜班
医师签名												

第十一章

垂体前叶功能减退症临床路径释义

【医疗质量控制指标】（专家建议）

指标一、诊断需结合病史、临床表现、垂体前叶功能和鞍区影像学结果。

指标二、完善垂体前叶功能减退的病因学鉴别诊断。

指标三、规范垂体前叶功能减退的替代治疗。

一、垂体前叶功能减退症编码

疾病名称及编码：垂体前叶功能减退（ICD-10：E23.008）

二、临床路径检索方法

E23.008

三、国家医疗保障疾病诊断相关分组（CHS-DRG）

MDC 编码：MDCK（内分泌、营养、代谢疾病及功能障碍）

ADRG 编码：KT1（内分泌疾患）

四、垂体前叶功能减退临床路径标准住院流程

（一）适用对象

第一诊断为垂体前叶功能减退症（ICD-10：E23.008）。

释义

■ 垂体前叶功能减退为长期慢性疾病，相应激素的替代治疗也需要长期随访和调整。故本路径适用对象为首诊的垂体前叶功能减退症患者，或虽非首诊、但未曾进行本路径要求的诊断和治疗措施的垂体前叶功能减退症患者。

（二）诊断依据

根据《临床治疗指南·内分泌及代谢性疾病分册》（中华医学会编著，人民卫生出版社，2016 年），《协和内分泌代谢学》（史轶蘩主编，科学出版社，1999 年，第 1 版）。

1. 腺垂体-靶腺功能减退的症状和体征。
2. 实验室检测：垂体前叶激素和相关靶腺激素水平降低，同时可能存在低血糖、低钠血症。
3. 有可疑与病因相关的病史：如产后大出血史、鞍区占位病史、鞍区手术史或放疗史、因其他肿瘤接受免疫治疗史以及感染和外伤史等。

释义

■ 垂体前叶损伤可为突发或缓慢发生，程度可轻可重，可能影响其中一种、数种或所有激素的分泌。因此，垂体前叶激素缺乏的临床表现各异，取决于疾病累及

垂体前叶细胞的速度、激素缺乏的严重程度和数量。

■ 垂体前叶功能减退可由诸多病因所致，在定性、定位诊断的同时，一定要重视导致垂体前叶功能减退的病因诊断，以免漏诊和误诊。

（三）治疗方案的选择

根据《临床治疗指南·内分泌及代谢性疾病分册》（中华医学会编著，人民卫生出版社，2016年），《协和内分泌代谢学》（史轶蘩主编，科学出版社，1999年，第1版）。

1. 替代治疗：根据检查结果给予相应激素替代治疗，剂量以生理性需要量为度。
2. 病因治疗：明确导致垂体前叶功能减退的病因，给予相应的治疗。

释义

■ 所有垂体前叶功能减退症患者都应该给予相应激素替代治疗，但是各靶腺功能减退并不一定同时出现，药物治疗应根据不同患者的临床特点，酌情选择。

（四）标准住院日一般为≤14天

释义

■ 如果患者诊断清楚，治疗完成，住院时间可以低于上述住院天数。

（五）进入路径标准

1. 第一诊断必须符合垂体前叶功能减退 ICD-10：E23.008 疾病编码。
2. 当患者同时伴有其他疾病诊断，但在住院期间不需要特殊处理也不影响第一诊断的临床路径流程实施时，可以进入路径。

（六）住院期间检查项目

1. 必需的检查项目：

（1）血常规、尿常规、大便常规+潜血。

（2）肝肾功能、电解质、血糖、血脂、血沉。

（3）腺垂体及其腺体功能：清晨8：00～9：00血总皮质醇，促肾上腺皮质激素（ACTH）；24小时尿游离皮质醇。促甲状腺激素（TSH）、总甲状腺素（T_4）、三碘甲状腺原氨酸（T_3）、游离甲状腺素（FT_4）和游离三碘甲状腺原氨酸（FT_3）。黄体生成素（LH）、卵泡刺激素（FSH）、睾酮、雌二醇、泌乳素。生长激素、胰岛素样生长因子（IGF-1）。

（4）胸片、心电图、腹部B超。

（5）影像学相关检查：鞍区增强MRI。如存在磁共振检查的禁忌，可选择行鞍区CT。

释义

■ 检测值小于 3μg/dl 说明存在皮质醇缺乏，检测值大于 18μg/dl 说明皮质醇充足。

■ 应结合 T_4、FT_4 和 TSH 浓度评估垂体 TSH 细胞的功能。

■ 若睾酮水平较低且 LH 未升高，则提示男性患者存在低促性腺激素型性腺功能减退；雌二醇水平低且 FSH 未升高则提示女性患者存在低促性腺激素型性腺功能减退。

2. 根据患者病情可选的检查项目：
(1) 垂体前叶储备功能试验：胰岛素低血糖兴奋试验（刺激 ACTH、GH 释放）；黄体生成素释放激素（LHRH）兴奋试验。
(2) 相关免疫指标：血沉、CRP、免疫球蛋白全套、补体全套、自身抗体（ANA、ENA、dsDNA，抗甲状腺、抗肾上腺、抗卵巢、抗甲状旁腺抗体等）、抗中性粒细胞胞质抗体（ANCA）、类风湿因子及类风湿相关抗体。
(3) 电解质紊乱者，必要时可查血气分析。
(4) 怀疑有鞍区占位病变者：眼底、视野检查；如考虑为全身性疾病累及鞍区，应进一步完善相关检查。包括胸腹盆增强 CT、甲状腺超声、骨扫描、PET-CT 等。同时应考虑脑脊液相关检查：脑脊液常规、脑脊液生化、细胞学、betaHCG、AFP、CEA、感染相关指标等。
(5) 对怀疑为垂体无功能瘤患者，尤其是有多发性内分泌腺瘤病相关家族史者，应对甲状旁腺、胰腺内分泌功能和影像学进行评估。
(6) 存在长期低促性腺激素型性腺功能减退症患者，应对可能的骨质疏松进行评价。通过双能 X 线骨密度仪测定腰椎骨密度、髋部骨密度或桡骨远端 1/3 骨密度。25（OH）D、血钙、磷、碱性磷酸酶、24 小时尿钙、磷、镁、空腹血清 I 型原胶原 N-端前肽（P1NP），空腹血清 I 型胶原 C-末端肽交联（S-CTX）等。

释义

■ 必需的检查项目对明确诊断和规范治疗非常重要。

■ 根据患者情况可选的检查项目是在必需检查项目完成后仍不能明确诊断时，需要进一步检查时进行。

（七）治疗方案与药物选择

靶腺激素替代治疗：
(1) 糖皮质激素替代治疗。
(2) 甲状腺激素替代治疗。
(3) 性腺激素替代治疗或促性腺激素治疗。

释义

■ 糖皮质激素通常应用氢化可的松或泼尼松。氢化可的松剂量为 15~25mg/d，可将一日总剂量分为 2~3 次给药。应激状态下应酌情增加剂量。ACTH 不应作为剂量充分性的评估标准。

■ 继发性甲状腺功能减退：在肾上腺皮质功能经评估为正常或者予以纠正之前，不应给予 LT_4 替代治疗。血清 TSH 不可用于衡量 $L-T_4$ 替代治疗是否充足。

■ 低促性腺激素型性腺功能减退：无生育需求的男性患者可给予十一酸睾酮替代治疗，应通过测定血清睾酮水平（而非 LH）来衡量治疗是否充分。无生育需求的绝经前女性患者，应尽可能按正常生理状态给予雌二醇和孕激素治疗。

（八）出院标准

1. 明确垂体前叶功能减退的诊断以及其病因。
2. 经激素替代治疗等，病情好转或稳定。
3. 垂体前叶功能减退的病因明确，如垂体瘤、鞍区其他性质的肿瘤、感染性疾病、自身免疫性疾病等，酌情转科进一步治疗。
4. 没有需要继续住院处理的并发症和/或合并症。

（九）变异及原因分析

1. 出现急性危及生命的并发症（如垂体危象、黏液性水肿昏迷、肾上腺危象等），则按相应路径或指南进行救治，退出本路径。
2. 感染为发病原因的患者，如果出现感染加重、感染性休克等导致住院时间延长，则按相应路径或指南进行治疗，并退出本路径。

五、垂体前叶功能减退临床路径给药方案

（一）用药选择

垂体前叶功能减退症的治疗方案要根据患者的病情和临床特点，性腺功能减退方面，需根据患者是否有生育需求给予不同的治疗。

（二）药学提示

1. 糖皮质激素：糖皮质激素通过弥散作用进入靶细胞，与其受体相结合，形成类固醇-受体复合物，然后被激活的类固醇-受体复合物作为基因转录的激活因子，以二聚体的形式与 DNA 上的特异性序列相结合，发挥其调控基因转录的作用。常用的制剂包括氢化可的松和泼尼松，如存在肝功能异常，可改用泼尼松龙。垂体前叶功能减退的替代治疗为生理剂量，长期超量可致骨质疏松以及糖脂代谢紊乱等不良反应。
2. 左甲状腺素钠：肾上腺功能不全未纠正者，可能诱发急性肾上腺危象。对急性心肌梗死患者禁用。对于老年人以及合并潜在心脏疾病时，起始治疗小剂量给药，注意密切监测。
3. 十一酸睾酮：十一酸睾酮分为口服制剂和注射剂。十一酸睾酮软胶囊规格为 40mg，注射剂规格为 250mg。一般情况下，剂量应根据每个病人对药物治疗反应情况进行适当调整或遵医嘱。已确诊或怀疑前列腺癌或乳腺癌的男性患者禁用。应在基线时及治疗中对睾酮水平进行检测，针对个体进行剂量调整以确保维持正常的睾酮水平。
4. 雌激素-孕激素：既可以雌二醇周期性地联合黄体酮或合成孕激素，即持续整月口服或经皮给予雌二醇，同时每个自然月第 1～12 日加用孕激素，也可以口服雌孕激素复合制剂如芬吗通。有生育需求的低促性腺激素型性腺功能减退症患者，应通过促性腺激素诱导排卵。

（三）注意事项

垂体前叶功能减退症的激素替代治疗要严格遵循药物使用说明，注意药物不良反应的发生，通过充分沟通告知患者长期替代治疗的重要性，避免不恰当停药带来风险。指导患者注意在

应激时糖皮质激素酌情加量。定期监测肝肾功能、血脂、电解质、垂体-各靶腺轴功能等。

六、垂体前叶功能减退症护理规范

1. 规范护理，注意活动安全，避免坠床或跌倒。
2. 做好药物替代治疗的患者宣教。

七、垂体前叶功能减退症营养治疗规范

1. 均衡膳食，建议饮食中富含钙，可每日饮用牛奶 300ml 或等量奶制品；保证适量的蛋白质摄入，推荐剂量为 0.8~1.0g/kg。
2. 已明确骨质疏松患者，避免过量饮用碳酸饮料、咖啡或浓茶。

八、垂体前叶功能减退症患者健康教育

1. 保持健康心态，积极配合医护的治疗。
2. 通常需要长期用药，定期接受血液检测来评估激素水平。
3. 鞍区有肿瘤或其他病变的患者可能还需要接受手术或其他治疗（如放疗）。
4. 有生育需求的患者，大多数经过恰当治疗都能生育。
5. 规律运动，建议进行有利于预防骨质疏松的体育运动。
6. 遵循医嘱，长期替代治疗，定期随访。

九、推荐表单

（一）医师表单

垂体前叶功能减退症临床路径医师表单

适用对象：第一诊断为垂体前叶功能减退（ICD-10：E23.008）

患者姓名：	性别：　年龄：　门诊号：	住院号：
住院日期：　年　月　日	出院日期：　年　月　日	标准住院日：≤14 天

时间	住院第 1 天	住院第 2~13 天	住院第 10~14 天（出院日）
主要诊疗工作	□ 询问病史及体格检查 □ 完成病历书写 □ 完善检查 □ 上级医师查房	□ 上级医师查房 □ 完成定性、功能、病因及定位诊断的各项检查 □ 完成相关科室会诊 □ 根据检查和会诊结果，确定诊断 □ 靶腺功能减退者，激素替代治疗	□ 上级医师查房，明确是否转科或出院 □ 替代治疗病情好转稳定，向患者及家属交代病情，根据疾病不同发病原因，可以准备转科或出院 □ 完成出院记录、病案首页、出院证明书等，向患者交代转科或出院后的注意事项
重点医嘱	**长期医嘱：** □ 内科护理常规 □ 二级护理 □ 饮食 **临时医嘱：** □ 血常规、尿常规、大便常规+潜血 □ 肝肾功能、电解质、血糖、血脂 □ 胸片、心电图、腹部 B 超 □ 内分泌激素检查：甲状腺激素、肾上腺激素、性腺激素、GH、PRL □ 预约鞍区 MRI 或 CT	**长期医嘱：** □ 同前 □ 靶腺激素替代治疗 □ 有感染者，抗生素治疗 **临时医嘱：** □ 完善化验：血沉、CRP、PCT、免疫球蛋白全套、补体全套、自身抗体、ANCA、类风湿因子及相关抗体等、血气分析（必要时） □ 垂体前叶储备功能试验：胰岛素低血糖试验；LHRH 兴奋试验、TRH 兴奋试验（必要时） □ 眼底、视野检查（必要时） □ 骨代谢：骨密度、钙、磷等 □ 鞍区增强 MRI（必要时） □ 考虑到全身系统性疾病累及鞍区者，必要时完善胸腹盆增强 CT、甲状腺超声、盆腔超声、PET-CT 等	**出院医嘱：** □ 出院带药 □ 根据病情，出院或转科 □ 嘱患者定期随访和复诊日期
病情变异记录	□ 无　□ 有，原因： 1. 2.	□ 无　□ 有，原因： 1. 2.	□ 无　□ 有，原因： 1. 2.
医师签名			

（二）护士表单

垂体前叶功能减退症临床路径护士表单

适用对象：第一诊断为垂体前叶功能减退（ICD-10：E23.008）

患者姓名：	性别：　　年龄：　　门诊号：	住院号：
住院日期：　　年　月　日	出院日期：　　年　月　日	标准住院日：≤14天

时间	住院第1~3天	住院第4~6天	住院第7~14天
健康宣教	□ 介绍主管医师、护士 □ 介绍环境、设施 □ 介绍住院注意事项 □ 向患者宣教（预防跌倒的宣教）	□ 主管护士与患者沟通，了解并指导心理应对 □ 宣教疾病知识、用药知识及特殊检查操作过程 □ 告知检查及操作前后饮食、活动及探视注意事项及应对方式	□ 康复和锻炼 □ 定时复查 □ 出院带药服用方法 □ 饮食休息等注意事项指导
护理处置	□ 核对患者、佩戴腕带 □ 建立入院护理病历 □ 卫生处置：剪指（趾）甲、沐浴、更换病号服	□ 随时观察患者病情变化 □ 遵医嘱正确使用抗骨质疏松药物 □ 协助医生完成各项检查化验	□ 办理出院手续 □ 书写出院小结
基础护理	□ 二级护理 □ 晨晚间护理 □ 患者安全管理	□ 二级护理 □ 晨晚间护理 □ 患者安全管理	□ 三级护理 □ 晨晚间护理 □ 患者安全管理
专科护理	□ 护理查体 □ 需要时填写跌倒及压疮防范表 □ 需要时请家属陪伴 □ 心理护理	□ 遵医嘱完成相关检查 □ 心理护理 □ 遵医嘱正确给药 □ 提供并发症征象的依据	□ 病情观察：评估患者生命体征，治疗后不良反应 □ 心理护理
重点医嘱	□ 详见医嘱执行单	□ 详见医嘱执行单	□ 详见医嘱执行单
病情变异记录	□ 无□ 有，原因： 1. 2.	□ 无□ 有，原因： 1. 2.	□ 无□ 有，原因： 1. 2.
护士签名			

（三）患者表单

垂体前叶功能减退症临床路径患者表单

适用对象：第一诊断为垂体前叶功能减退（ICD-10：E23.008）

患者姓名：	性别：　年龄：　门诊号：		住院号：
住院日期：　年　月　日	出院日期：　年　月　日		标准住院日：≤14 天

时间	入院当日	住院期间（第 2~6 天）	住院第 7~14 天（出院日）
医患配合	□ 配合询问病史、收集资料，请务必详细告知既往史、用药史、过敏史 □ 配合进行体格检查 □ 有任何不适告知医师	□ 配合完善相关检查、化验，如采血、留尿、心电图、X 线胸片等 □ 医师向患者及家属介绍病情，如有异常检查结果需进一步检查 □ 配合用药及治疗 □ 配合医师调整用药 □ 有任何不适告知医师	□ 接受出院前指导 □ 知道复查程序 □ 获取出院诊断书
护患配合	□ 配合测量体温、脉搏、呼吸、血压、血氧饱和度、体重 □ 配合完成入院护理评估单（简单询问病史、过敏史、用药史） □ 接受入院宣教（环境介绍、病室规定、订餐制度、贵重物品保管等） □ 有任何不适告知护士	□ 配合测量体温、脉搏、呼吸，询问每日排便情况 □ 接受相关化验检查宣教，正确留取标本，配合检查 □ 有任何不适告知护士 □ 接受治疗 □ 注意活动安全，避免坠床或跌倒 □ 配合执行探视及陪伴 □ 接受疾病及用药等相关知识指导	□ 接受出院宣教 □ 办理出院手续 □ 获取出院带药 □ 指导服药方法、作用、注意事项 □ 知道复印病历方法
饮食	□ 正常普食	□ 正常普食	□ 正常普食
排泄	□ 正常排尿、便	□ 正常排尿、便	□ 正常排尿、便
活动	□ 适度活动	□ 适度活动	□ 适度活动

附：原表单（2017 版）

垂体前叶功能减退临床路径表单

适用对象：第一诊断为垂体前叶功能减退（ICD-10：E23.008）

患者姓名：	性别：　　年龄：　　门诊号：	住院号：
住院日期：　　年　月　日	出院日期：　　年　月　日	标准住院日：≤14 天

时间	住院第 1 天	住院第 2~13 天	住院第 10~14 天（出院日）
主要诊疗工作	□ 询问病史及体格检查 □ 完成病历书写 □ 完善检查 □ 上级医师查房	□ 上级医师查房 □ 完成定性、功能、病因及定位诊断的各项检查 □ 完成相关科室会诊 □ 根据检查和会诊结果，确定诊断 □ 靶腺功能减退者，激素替代治疗	□ 上级医师查房，明确是否转科或出院 □ 替代治疗病情好转稳定，向患者及家属交代病情，根据疾病不同发病原因，可以准备转科或出院 □ 完成出院记录、病案首页、出院证明书等，向患者交代转科或出院后的注意事项
重点医嘱	**长期医嘱：** □ 内科护理常规 □ 二级护理 □ 饮食 **临时医嘱：** □ 血常规、尿常规、大便常规+潜血 □ 肝肾功能、电解质、血糖、血脂 □ 胸片、心电图、腹部 B 超 □ 内分泌激素检查：甲状腺激素、肾上腺激素、性腺激素、GH、PRL □ 预约下丘脑-垂体 CT 或 MRI	**长期医嘱：** □ 同前 □ 靶腺激素替代治疗 □ 有感染者，抗生素治疗 **临时医嘱：** □ 完善化验：血沉、CRP、PCT、免疫球蛋白全套、补体全套、自身抗体、ANCA、类风湿因子及相关抗体等、血气分析（必要时） □ 垂体前叶储备功能试验：胰岛素低血糖试验；LHRH 兴奋试验、TRH 兴奋试验（必要时） □ 眼底、视野检查（必要时） □ 骨代谢：骨密度、钙、磷等 □ 下丘脑-垂体增强 MRI（必要时）	**出院医嘱：** □ 出院带药 □ 根据病情，出院或转科 □ 嘱患者定期随访和复诊日期
主要护理工作	□ 介绍病房环境、设施和设备 □ 入院护理评估	□ 观察病情变化、预防跌倒、感染等意外	□ 指导患者办理出院手续
病情变异记录	□ 无　□ 有，原因： 1. 2.	□ 无　□ 有，原因： 1. 2.	□ 无　□ 有，原因： 1. 2.
护士签名			
医师签名			

第十二章

多发性内分泌腺瘤病临床路径释义

【医疗质量控制指标】（专家建议）

指标一、诊断需结合临床表现和定性定位检查。

指标二、进行家系信息采集及基因检测。

指标三、术前进行多科会诊。

一、多发性内分泌腺瘤病编码

疾病名称及编码：多发性内分泌腺瘤病（ICD-10：D44.801）

二、临床路径检索方法

D44.801

三、国家医疗保障疾病诊断相关分组（CHS-DRG）

MDC 编码：MDCK（内分泌、营养、代谢疾病及功能障碍）

ADRG 编码：KJ1（糖尿病）

四、多发性内分泌腺瘤病临床路径标准住院流程

（一）适用对象

第一诊断为多发性内分泌腺瘤病（ICD-10：D44.801）。

释义

■ 多发性内分泌腺瘤病（MEN）是指患者同时或先后出现两个或两个以上的内分泌腺增生或肿瘤病变，常合并功能亢进。

（二）诊断依据

根据《临床治疗指南·内分泌及代谢性疾病分册》（中华医学会编著，人民卫生出版社，2009 年），《内分泌学》（廖二元，人民卫生出版社，2007 年）

1. 临床表现：多发性内分泌腺瘤病（MEN）是指患者同时或先后出现两个或两个以上的内分泌腺增生或肿瘤病变，可合并功能亢进。慢性病程、起病隐匿、早期临床症状常不典型。因涉及腺体分泌的多种激素或生物活性物质，因此临床表现复杂多样。根据其不同的基本病变，临床上主要分为两大类，MEN1 和 MEN2。MEN1 常见病变包括：甲状旁腺功能亢进、胰岛细胞肿瘤和垂体腺瘤，同时还可合并非功能性肾上腺皮质腺瘤或增生、甲状腺病变和类癌。临床表现为相应内分泌功能异常的表现。MEN2A 基本组成为甲状腺 C 细胞增生或髓样癌、嗜铬细胞瘤和甲状旁腺功能亢进。甲状腺髓样癌直径小于 0.7cm 时可无临床表现，但可早期转移，直径> 1.5cm 者更容易转移至纵隔淋巴结、肺、肝、气管、肾上腺、食管和胃。嗜铬细胞瘤主要表现为阵发性高血压和持续性血压升高伴有阵发性加重，也可有患者表现为持续性高血压。MEN2B 常见病变为多发性神经瘤、嗜铬细胞瘤和甲状腺髓样癌。

2. 体征：MEN 的体征多变且常不典型，与累及的腺体不同及功能亢进程度有关，MEN1 可出现因甲旁亢导致的骨骼畸形、垂体瘤相关的体征。MEN2A 有甲状腺髓样癌者可出现面色潮红，MEN2B 有多发性神经瘤在舌表面与唇黏膜下，形成表面不平的粗厚“隆唇”“粗舌”。

3. 实验室检查：甲状旁腺功能亢进相关检查、胰腺肿瘤相关检查、垂体瘤相关检查、甲状腺髓样癌相关检查、嗜铬细胞瘤相关检查和致病基因检测证实多发性内分泌腺肿瘤。

释义

■ 多发性内分泌腺瘤病（MEN）患者发生两个或两个以上的内分泌腺增生或肿瘤，常合并功能亢进，具体诊断要点如下。

■ 甲状旁腺功能亢进症：为 MEN 1 中最常见病变，由于甲状旁腺增生或腺瘤使甲状旁腺激素分泌增多，产生骨代谢异常，出现骨痛、病理性骨折；血钙升高引起消化系统及神经精神症状；尿钙排泄增加导致泌尿系结石。检查需测定血清钙、磷、碱性磷酸酶、甲状旁腺激素、游离钙、24 小时尿钙、磷。如有高血钙、低血磷、尿钙排出增多及甲状旁腺激素增加，则可诊断为甲状旁腺功能亢进症。B 超及 MIBI 显像能明确定位。

■ 肠胰神经内分泌肿瘤：可为功能性或无功能性，功能性肿瘤包括胃泌素瘤、胰岛素瘤、胰升糖素瘤、舒血管肠肽瘤等。胃泌素瘤常伴 Zollinger-Ellison 综合征，患者出现反酸、胃灼热、腹泻等症状；胃泌素瘤约占 MEN 1 中肠胰神经内分泌肿瘤的 50%~60%，体积小、多中心，多位于十二指肠黏膜下，并多为恶性，易发生淋巴结和肝转移。同时存在高胃泌素血症及高胃酸分泌可为胃泌素瘤定性诊断的依据。MEN 1 中胰岛素瘤发生率约占胰岛肿瘤的 20%，常为多灶性、多数良性，患者有低血糖发作，低血糖发作时测定血糖、胰岛素及 C 肽，如发现在低血糖时有过高的胰岛素分泌有助于胰岛素瘤的定性诊断。其余为胰升糖素瘤、舒血管肠肽瘤及无功能瘤。血清胰升糖素测定明显升高对胰升糖素瘤的定性诊断有特异性。胰腺灌注增强 CT、内镜超声、放射性核素标记奥曲肽显像可作为明确肠胰神经内分泌肿瘤的定位诊断的手段。

■ 垂体瘤：MEN1 中发生率约为 25%，多为催乳素瘤，其次为生长激素瘤、无功能瘤及 ACTH 瘤。测定血清催乳素、生长激素、ACTH、皮质醇等确定垂体瘤的分泌功能。动态增强 MRI 用于垂体瘤的定位。

■ 甲状腺髓样癌：为 MEN 2 中最常见并最早出现的病变。MEN 2B 中的甲状腺髓样癌发生早（常在 5 岁前即出现）、进展快。甲状腺髓样癌常为多中心病灶，容易转移到区域性淋巴结，后期转移至肝、肺、骨骼。患者临床表现为甲状腺有质地硬的结节，并颈淋巴结增大。患者血降钙素、降钙素原及癌胚抗原水平升高，B 超可以发现甲状腺结节及增大的颈部淋巴结。

■ 嗜铬细胞瘤：MEN2 中发生率约 50%，多位于肾上腺，常为双侧受累，恶性少见。临床表现同散发性嗜铬细胞瘤，表现为持续或阵发性高血压，并头痛、心悸、大汗、面色改变、肢端湿冷、胸闷等症状。血或尿的儿茶酚胺及其代谢产物水平增加，CT 及 MRI 可显示肾上腺占位，^{131}I-MIGB 和^{99m}Tc-奥曲肽显像肿瘤摄取增高。

■ 基因诊断：对 MEN1 和 MEN2 患者及其血源亲属分别进行 MEN1 基因和 RET 基因突变检测。如存在胚系杂合突变则支持诊断。

（三）治疗方案的选择

根据《临床治疗指南·内分泌及代谢性疾病分册》（中华医学会编著，人民卫生出版社，2009年），《内分泌学》（廖二元，人民卫生出版社，2007年）

1. 治疗原则：手术治疗结合内科治疗，针对不同类型和受累腺体制订不同的治疗方案，必要时可采用放疗等其他治疗方法。

2. 甲状旁腺功能亢进明确诊断后首选手术治疗。胃泌素瘤治疗方案取决于病情的轻重，可应用质子泵抑制剂，少数情况下使用 H_2 受体阻滞剂，必要时手术治疗。甲状腺髓样癌需行甲状腺全切术。嗜铬细胞瘤需要内科准备后行手术治疗。面部皮肤病变的处理主要是整容和美容手术，胃肠道黏膜病变的手术需要视损害情况而定。

3. 药物治疗：生长抑素可于抑制胃肠、胰腺肿瘤和生长激素瘤的分泌。质子泵抑制剂用于胃泌素瘤。口服二氮嗪可与胰岛B细胞SUR1结合，使钾-ATP通道开放抑制胰岛素瘤释放胰岛素。

释义

■ MEN1和MEN2受累腺体首选手术治疗；如同时涉及多个腺体，根据病情轻重缓急决定手术顺序。MEN2患者如有嗜铬细胞瘤则优先手术切除嗜铬细胞瘤。

■ 甲状旁腺功能亢进症：4个甲状旁腺均受累，手术方式倾向于切除3个半甲状旁腺，留下半个甲状旁腺，或将此半个甲状旁腺移植到非优势手的前臂肌肉中。

■ 肠胰神经内分泌肿瘤：尽早手术切除。胃泌素瘤、胰升糖素瘤、舒血管肠肽瘤多为恶性，如果原发灶或转移灶无法切除干净时，需要药物治疗。

■ 垂体瘤：催乳素瘤用溴隐亭治疗，生长激素瘤及ACTH瘤首选手术，可术后辅以放疗。

■ 甲状腺髓样癌：尽早手术，行全部甲状腺切除术及中央组淋巴结清扫，并对其他可疑转移的颈淋巴结进行选择性切除。

■ 嗜铬细胞瘤：用α受体阻滞剂进行手术前准备后，进行嗜铬细胞瘤切除，如为双侧病变，应同时切除。术后密切随访，部分患者有肾上腺嗜铬细胞瘤复发。

（四）临床路径标准住院日为≤21天

（五）进入路径标准

1. 第一诊断必须符合ICD-10：D44.801多发性内分泌腺肿瘤病编码。

2. 当患者同时具有其他疾病诊断，但在住院期间不需要特殊处理也不影响第一诊断的临床路径流程实施时，可以进入路径。

释义

■ 患者同时具有其他疾病影响第一诊断的临床路径流程实施时均不适合进入临床路径。

（六）住院期间的检查项目

1. 必需的检查项目：

（1）血常规、尿常规、大便常规。

（2）肝肾功能、电解质、血糖、血脂。
（3）甲状旁腺功能亢进相关检查：血清钙、磷、碱性磷酸酶、游离钙、甲状旁腺激素，24小时尿钙、磷。胰腺肿瘤相关检查：胃泌素、胰岛素、胰高血糖素。垂体瘤相关检查包括：生长激素、泌乳素、垂体-肾上腺轴激素、垂体-甲状腺轴激素、垂体-性腺轴激素。甲状腺髓样癌需检测降钙素。嗜铬细胞瘤需要检查24小时尿儿茶酚胺，发作日应留取4小时尿儿茶酚胺。
（4）腹部超声、X线胸片、心电图、泌尿系统B超、甲状旁腺B超、甲状旁腺核素显像、甲状腺超声、垂体增强磁共振、肾上腺增强CT、胰腺增强磁共振或CT。
2. 根据患者病情可选择的检查项目：
（1）血清25羟维生素D、血清1，25双羟维生素D。
（2）血清Ⅰ型胶原C端肽（CTX）、骨钙素等骨代谢指标。
（3）血尿VMA、3-甲氧基肾上腺素（MN）和3-甲氧基去甲肾上腺素（NMN）。
（4）肿瘤标志物。
（5）致病基因检测。
（6）头颅正侧位片、双手相、胸腰椎侧位片、骨盆相、骨密度、颈部及/或上纵隔CT扫描。

释义

■ 部分检查可以在门诊完成。
■ 对患者进行遗传性致病基因检测。

（七）治疗方案与药物选择

1. 生长抑素治疗：用于胃肠、胰腺肿瘤和生长激素瘤的治疗。
2. 胃酸抑制剂：主要是质子泵抑制剂，可用于胃泌素瘤的治疗。
3. α肾上腺素受体阻滞剂：嗜铬细胞瘤手术前需使用α肾上腺素受体阻滞剂术前准备，有时需联合β肾上腺素受体阻滞剂。
4. 二氮嗪：口服二氮嗪可与胰岛B细胞SUR1结合，使钾-ATP通道开放抑制胰岛素瘤释放胰岛素。

释义

■ 生长抑素治疗：常用生长抑素类似物治疗肠胰腺神经内分泌肿瘤和生长激素瘤，能减少激素分泌及使肿瘤缩小。

■ 胃酸抑制剂：主要是质子泵抑制剂，可用于胃泌素瘤的对症治疗。

■ α肾上腺素能受体阻滞剂：嗜铬细胞瘤手术前需使用α肾上腺素能受体阻滞剂进行术前准备，可先用选择性α1受体阻滞剂哌唑嗪、特拉唑嗪和多沙唑嗪等或非选择性α受体阻滞剂酚苄明。用α受体阻滞剂治疗后，如患者出现心动过速，则再加用β受体阻滞剂，需要注意不能在未服用α受体阻滞剂之前使用β受体阻滞剂。

■ 二氮嗪：口服二氮嗪可与胰岛B细胞SUR1结合，使钾-ATP通道开放抑制胰岛素瘤释放胰岛素，减少患者发生低血糖。常用于转移性胰岛素瘤的治疗。

（八）出院标准

1. 诊断明确，治疗方法选择明确。

2. 如需手术，与相关外科商议术前准备事宜。

释义

■ 患者诊断明确，治疗方法选择明确，可考虑出院或转外科手术。若有转科处理的并发症和/或合并症，参见其他相关路径进行。

（九）变异及原因分析

1. 病情复杂、临床表现不典型，造成诊断和治疗困难，导致住院时间延长、住院费用增加。
2. 伴有其他系统合并症，需要特殊诊断治疗措施，导致住院时间延长、住院费用增加。

释义

■ 变异是指入选临床路径的患者未能按路径流程完成医疗行为或未达到预期的医疗质量控制目标，包括以下情况：①按路径流程完成诊治，但出现非预期结果，可能需要后续进一步处理，如住院期间发现其他肿瘤、感染等，需要进一步治疗的；②按路径流程完成诊治，但因为医院检验项目不能按照要求完成检查；因为节假日不能按照要求完成检查；患者不愿配合完成相应检查，短期不愿按照要求出院随诊，超出路径规定的时限或限定的费用；③患者出现路径要求外的情况，不能按路径流程完成诊治，患者需要中途退出路径；④医院与患者或家属发生医疗纠纷，患者要求离院或转院。对这些患者，主管医师均应进行变异原因的分析，并在临床路径的表单中予以说明。

五、多发性内分泌腺瘤病临床路径给药方案

（一）用药选择

1. 生长抑素治疗：生长抑素类似物治疗肠胰腺神经内分泌肿瘤和生长激素瘤。可选用善龙或兰瑞肽。善龙：每月肌内注射 1 次，每次 20mg；兰瑞肽：每 14 天肌内注射 1 次，每次 40mg。
2. 胃酸抑制剂：质子泵抑制剂可用于胃泌素瘤的对症治疗。可选用奥美拉唑 20mg bid。
3. α 肾上腺素受体阻滞剂：嗜铬细胞瘤手术前需使用 α 肾上腺素受体阻滞剂进行术前准备，可用选择性或非选择性 α 受体阻滞剂。酚苄明为非选择性 α 受体阻滞剂，半衰期长，控制血压较稳定，初始剂量 5～10mg，一天 2 次，以后根据治疗反应逐渐加量，一般每日 1mg/kg 体重，分次口服，患者血压多可获得满意控制。多沙唑嗪为选择性 α1 受体阻滞剂，初始剂量 2mg，一天 1 次，根据患者血压情况可逐渐增加剂量。
4. 二氮嗪：口服二氮嗪减少胰岛素瘤患者发生低血糖，常用为 50mg tid。

（二）药学提示

1. 嗜铬细胞瘤患者用 α 受体阻滞剂后会引起直立性低血压，需严密监测血压变化。绝对不能在服用 α 受体阻滞剂前使用 β 受体阻滞剂。患者应摄入高钠饮食和增加液体入量，以增加血容量，防止肿瘤切除后发生严重低血压。
2. 生长抑素类似物治疗后患者可能出现短暂的腹痛和腹泻副作用。
3. 二氮嗪治疗可引起水钠潴留、水肿、诱发充血性心力衰竭。

六、多发性内分泌腺瘤病护理规范

1. 规范护理，注意活动安全，避免坠床或跌倒。
2. 对原发性甲状旁腺功能亢进患者做好预防跌倒的患者宣教，嘱多饮水。
3. 对嗜铬细胞瘤患者需要定时监测血压和心率，嘱患者避免剧烈活动或应激。
4. 对胰岛素瘤的患者，定时监测血糖。

七、多发性内分泌腺瘤病营养治疗规范

1. 加强营养、均衡膳食。
2. 对原发性甲状旁腺功能亢进症存在高钙血症的患者需要限制饮食中的钙的摄入，多饮水。
3. 对嗜铬细胞瘤患者术前准备时适当进咸食，多饮水。避免饮酒，避免饮用咖啡、茶及食用奶酪及长期存放的食品。
4. 胰岛素瘤的患者应定时加餐。

八、多发性内分泌腺瘤病患者健康宣教

1. 保持健康心态，积极配合医护的治疗。
2. 加强营养、均衡膳食。
3. 遵循医嘱。

九、推荐表单

（一）医师表单

多发性内分泌腺瘤病临床路径医师表单

适用对象：第一诊断为多发性内分泌腺瘤病（ICD-10：D44.801）

患者姓名：	性别：　　年龄：　　门诊号：	住院号：
住院日期：　　年　月　日	出院日期：　　年　月　日	标准住院日：≤21 天

时间	住院第 1~5 天	住院第 3~14 天	住院第 10~21 天 （出院日）
主要诊疗工作	□ 询问病史及体格检查 □ 完成病历书写 □ 完善检查 □ 上级医师查房与病情评估 □ 初步确定治疗方案	□ 上级医师查房 □ 明确诊断 □ 完成必要的相关科室会诊 □ 注意病情变化 □ 调整治疗 □ 如需手术治疗，与相关外科商议术前准备事宜	□ 上级医师查房，明确诊断 □ 确定是否出院 □ 确定是否转往外科 □ 完成出院记录、病案首页、出院证明书等 □ 向患者交代出院后的注意事项
重点医嘱	**长期医嘱：** □ 内科护理常规 □ 二级护理 □ 普通饮食 □ 合并症用药 **临时医嘱：** □ 血常规、尿常规、大便常规 □ 肝肾功能、电解质、血糖 □ 血清钙、磷、碱性磷酸酶、游离钙、甲状旁腺激素，24 小时尿钙、磷、胃泌素、胰岛素、胰高血糖素、生长激素、泌乳素、垂体-肾上腺轴激素、垂体-甲状腺轴激素、垂体-性腺轴激素、降钙素、24 小时尿（儿茶酚胺），发作日应留取 4 小时尿（儿茶酚胺） □ 腹部超声、X 线胸片、心电图、泌尿系统 B 超、甲状旁腺 B 超、甲状旁腺核素显像、甲状腺超声、垂体增强磁共振、肾上腺增强 CT、胰腺增强磁共振或 CT	**长期医嘱：** □ 内科护理常规 □ 二级护理 □ 普通饮食 □ 相关药物（必要时） □ 合并症用药 **临时医嘱：** □ 血清 25 羟维生素 D、血清 1，25 双羟维生素 D、血清 I 型胶原 C 端肽（CTX）、骨钙素、血尿 VMA、3-甲氧基肾上腺素（MN）和 3-甲氧基去甲肾上腺素（NMN）（必要时） □ 致病基因检测（必要时） □ 头颅正侧位片、双手相、胸腰椎侧位片、骨盆相、骨密度、颈部及/或上纵隔 CT（必要时）	□ **出院医嘱：** □ 出院带药 □ 门诊随访
病情变异记录	□ 无　□ 有，原因： 1. 2.	□ 无　□ 有，原因： 1. 2.	□ 无　□ 有，原因： 1. 2.
医师签名			

（二）护士表单

多发性内分泌腺瘤病临床路径护士表单

适用对象：第一诊断为多发性内分泌腺瘤病（ICD-10：D44.801）

患者姓名：	性别： 年龄： 门诊号：	住院号：
住院日期： 年 月 日	出院日期： 年 月 日	标准住院日：≤21 天

时间	住院第 1~5 天	住院第 3~14 天	住院第 10~21 天 （出院日）
健康宣教	□ 入院宣教 □ 介绍主管医师、护士 □ 介绍环境、设施 □ 介绍住院注意事项 □ 介绍探视和陪伴制度 □ 介绍贵重物品制度 □ 介绍消毒隔离制度	□ 药物宣教 □ 饮食宣教	□ 饮食宣教 □ 药物宣教 □ 出院宣教 □ 指导患者办理出院手续
护理处置	□ 核对患者，佩戴腕带 □ 建立入院护理病历 □ 协助患者留取各种标本 □ 测量体重	□ 根据医嘱的相关采血 □ 根据医嘱发放相关药物	□ 根据医嘱的相关采血 □ 根据医嘱发放相关药物 □ 办理出院手续 □ 协助取出院带药 □ 书写出院小结
基础护理	□ 级别护理 □ 晨晚间护理 □ 患者安全管理	□ 级别护理 □ 晨晚间护理 □ 患者安全管理	□ 级别护理 □ 晨晚间护理 □ 患者安全管理
专科护理	□ 遵医嘱完成相关检查 □ 病情观察 □ 需要时请家属陪伴 □ 确定饮食种类 □ 心理护理	□ 病情观察 □ 遵医嘱完成相关检查 □ 心理护理	□ 出院指导
重点医嘱	□ 详见医嘱执行单	□ 详见医嘱执行单	□ 详见医嘱执行单
病情变异记录	□ 无 □ 有，原因： 1. 2.	□ 无 □ 有，原因： 1. 2.	□ 无 □ 有，原因： 1. 2.
护士签名	□	□	□

（三）患者表单

多发性内分泌腺瘤病临床路径患者表单

适用对象：第一诊断为多发性内分泌腺瘤病（ICD-10：D44.801）

患者姓名：	**性别：　　年龄：　　门诊号：**	**住院号：**
住院日期：　　年　月　日	**出院日期：**　　年　月　日	**标准住院日：**≤21 天

时间	住院第 1~5 天	住院第 3~14 天	住院第 10~21 天（出院日）
医患配合	□ 配合询问病史、收集资料，请务必详细告知既往史、用药史、过敏史 □配合进行体格检查 □有任何不适请告知医师	□ 配合完善相关检查、化验，如采血、留尿、心电图、X 线胸片等检查 □ 医师与患者及家属介绍病情	□ 接受出院前指导 □ 知道复查程序 □ 获取出院诊断书
护患配合	□ 配合测量体温、脉搏、呼吸、血压、体重 □ 配合完成入院护理评估（简单询问病史、过敏史、用药史） □ 接受入院宣教（环境介绍、病室规定、订餐制度、贵重物品保管等） □ 配合执行探视和陪伴制度 □ 有任何不适请告知护士 □ 配合检查	□ 配合测量体温、脉搏、呼吸、询问大便情况 1 次 □ 接受饮食宣教 □ 接受药物宣教 □ 配合检查	□ 接受出院宣教 □ 办理出院手续 □ 获取出院带药 □ 知道服药方法、作用、注意事项 □ 知道复印病历程序
饮食	□ 遵医嘱饮食	□ 遵医嘱饮食	□ 遵医嘱饮食
排泄	□ 正常排尿、便	□ 正常排尿、便	□ 正常排尿、便
活动	□ 卧床休息	□ 卧床休息	□ 卧床休息

附：原表单（2017 年版）

多发性内分泌腺瘤病临床路径表单

适用对象：第一诊断为多发性内分泌腺瘤病（ICD-10：D44.801）

患者姓名：	性别：　年龄：　门诊号：	住院号：
住院日期：　年　月　日	出院日期：　年　月　日	标准住院日：≤21 天

时间	住院第 1-5 天	住院第 3-14 天	住院第 10-21 天（出院日）
主要诊疗工作	□ 询问病史及体格检查 □ 完成病历书写 □ 完善检查 □ 上级医师查房与病情评估 □ 初步确定治疗方案	□ 上级医师查房 □ 明确诊断 □ 完成必要的相关科室会诊 □ 注意病情变化 □ 调整治疗 □ 如需手术治疗，与相关外科商议术前准备事宜	□ 上级医师查房，明确诊断 □ 确定是否出院 □ 确定是否转往外科 □ 完成出院记录、病案首页、出院证明书等 □ 向患者交代出院后的注意事项
重点医嘱	**长期医嘱：** □ 内科护理常规 □ 二级护理 □ 普通饮食 □ 合并症用药 **临时医嘱：** □ 血常规、尿常规、大便常规 □ 肝肾功能、电解质、血糖 □ 血清钙、磷、碱性磷酸酶、游离钙、甲状旁腺激素，24 小时尿钙、磷、胃泌素、胰岛素、胰高血糖素、生长激素、泌乳素、垂体-肾上腺轴激素、垂体-甲状腺轴激素、垂体-性腺轴激素、降钙素、24 小时尿（儿茶酚胺），发作日应留取 4 小时尿（儿茶酚胺） □ 腹部超声、X 线胸片、心电图、泌尿系统 B 超、甲状旁腺 B 超、甲状旁腺核素显像、甲状腺超声、垂体增强磁共振、肾上腺增强 CT、胰腺增强磁共振或 CT	**长期医嘱：** □ 内科护理常规 □ 二级护理 □ 普通饮食 □ 相关药物（必要时） □ 合并症用药 **临时医嘱：** □ 血清 25 羟维生素 D、血清 1，25 双羟维生素 D、血清 I 型胶原 C 端肽（CTX）、骨钙素、血尿 VMA、3-甲氧基肾上腺素（MN）和 3-甲氧基去甲肾上腺素（NMN）（必要时） □ 致病基因检测（必要时） □ 头颅正侧位片、双手相、胸腰椎侧位片、骨盆相、骨密度、颈部及/或上纵隔 CT（必要时）	**出院医嘱：** □ 出院带药 □ 门诊随访
主要护理工作	□ 介绍病房环境、设施和设备 □ 入院护理评估	□ 病情观察 □ 观察治疗反应	□ 指导患者办理出院手续

续　表

时间	住院第 1-5 天	住院第 3-14 天	住院第 10-21 天 （出院日）
病情变异记录	□ 无　□ 有，原因： 1. 2.	□ 无　□ 有，原因： 1. 2.	□ 无　□ 有，原因： 1. 2.
护士签名			
医师签名			

第十三章

高渗性非酮症糖尿病昏迷临床路径

【医疗质量控制指标】（专家建议）

指标一、根据临床表现、血糖、电解质、血气分析并计算有效血浆渗透压作为主要诊断标准。

指标二、监测生命体征及意识状态，需和其他糖尿病急性并发症进行鉴别。

指标三、在不增加脑水肿和低血糖风险的前提下及时纠正高渗状态及电解质失衡。

一、1 型糖尿病编码

疾病名称及编码：高渗性非酮症糖尿病昏迷（ICD-10：E14.001，E10.001，E11.001）

二、临床路径检索方法

E14.001，E10.001，E11.001

三、国家医疗保障疾病诊断相关分组（CHS-DRG）

MDC 编码：MDCK（内分泌、营养、代谢疾病及功能障碍）

ADRG 编码：KS1（糖尿病）

四、高渗性非酮症糖尿病昏迷临床路径标准住院流程

（一）适用对象

第一诊断为高渗性非酮症糖尿病昏迷（ICD-10：E14.001，E10.001，E11.001）。

释义

■ 高渗性非酮症糖尿病昏迷（hyperosmolar coma，nonketotic hyperosmolar syndrome，HNDC）是一种糖尿病较少见的严重急性并发症，是因体内胰岛素相对不足而引起的严重高血糖、严重脱水及血浆渗透压升高，不伴有显著的酮症酸中毒的进行性意识障碍综合征。又称为高渗高血糖状态（hyperosmolar hyperglycemic state，HHS）。

（二）诊断依据

根据《内科学（第八版）》（人民卫生出版社，2013 年），《中国糖尿病防治指南（2013 版）》。

1. 临床表现常以高血糖而无明显酮症酸中毒、血浆渗透压显著升高、失水和意识障碍为特征。

2. 高渗性非酮症糖尿病昏迷的实验室诊断参考标准是：①血糖≥33.3mmol/L；②有效血浆渗透压≥320mOsm/L；③血清碳酸氢根≥15mmol/L，或动脉血 pH≥7.30；④尿糖呈强阳性，而尿酮阴性或弱阳性。由于高渗性非酮症糖尿病昏迷可与糖尿病酮症酸中毒、乳酸酸中毒并存，当上述诊断标准中的①③④缺乏或不完全符合时，不能否定高渗性非酮症糖尿病昏迷的存在。

释义

■ 现在最新版为《中国糖尿病防治指南》(2020 年版)、《中国 2 型糖尿病防治指南(2017 年版)》(中华医学会糖尿病学分会,中华糖尿病杂志,2018 年)。《ADA 指南(2020 年版)》(American Diabetes Association. Standards of Medical Care in Diabetes-2020. 2020. S1, S1-212.)

■ 最新版指南③更正为血清碳酸氢根≥18mmol/L 或动脉血 pH≥7.3,并加入了第⑤阴离子间隙<12mmol/L

■ 高渗性非酮症糖尿病昏迷起病隐匿,一般从发病到意识障碍需要 1~2 周的时间,偶尔急性起病,约 30%~40%患者既往无明确糖尿病病史。

■ 最早的症状为口干、多尿、乏力,多食不明显,有时甚至厌食。病情进展时主要表现为脱水和神经系统两方面的症状和体征。当有效血浆渗透压(=2Na+2K+GLU)(单位均为 mmol/L)>320mOsm/L 时,即可出现淡漠、嗜睡等精神症状;当血浆渗透压>350mOsm/L 时,可出现更严重的如定向力障碍、幻觉、震颤、癫痫样发作、偏瘫、失语、意识障碍乃至昏迷和阳性病理征。

■ HNDC 的血清葡萄糖浓度常常高于 56mmol/L,但 DKA 患者的血清葡萄糖浓度一般低于 44mmol/L,且常介于 19.4~27.8mmol/L 之间。

(三) 治疗方案的选择

1. 补液:根据血糖、电解质、血渗透压、生命体征、心肾功能等情况选择补液种类及补液速度、补液量。
2. 胰岛素治疗方案选择及剂量调整:给予胰岛素治疗。持续静脉注射胰岛素,待高渗纠正、血糖基本平稳后改用胰岛素强化治疗。
3. 纠正电解质紊乱。
4. 其他对症治疗。纠正休克、抗感染、治疗急性肾衰、治疗脑水肿等。

释义

■ 根据《中国 2 型糖尿病防治指南(2020 年版)》(中华医学会糖尿病学分会,中华糖尿病杂志,2018 年)。《ADA 指南(2020 年版)》(American Diabetes Association. Standards of Medical Care in Diabetes-2020. 2020. S1, S1-212.)

■ 补液:24 小时总的补液量一般应为 100~200ml/kg,推荐生理盐水作为首选。补液速度在第 1 小时给予 1.0~1.5L,随后根据脱水程度、电解质水平、血渗透压、尿量等进行调整。并每小时计算有效血浆渗透压,目标是使其逐渐下降,速度为 3~8mOsm/(kg·h)。在补足液体而有效血浆渗透压不再下降或血钠升高时,可考虑给予 0.45% Nacl 溶液。24 小时血钠下降速度应不超过 10mmol/L,以减少脑水肿的发生风险。当血糖下降至 16.7mmol/L 时需静脉补充 5%含糖溶液。

■ 胰岛素:可先给予一次起始大剂量静脉推注胰岛素 0.1U/kg,之后持续输注,输注原则与治疗 DKA 大致相同,标准治疗为持续胰岛素静脉输注或泵入,一般以 0.1U/(kg·h)起始(也有文献建议可以不给予起始大剂量,而是 0.14U/(kg·h)持续输注),当血糖降至 16.7mmol/L 时,应减慢胰岛素的滴注速度至 0.02~0.05U/(kg·h),同时续以葡萄糖溶液静滴,并不断调整胰岛素和葡萄糖浓度比例,使血糖稳定在 13.9~16.7mmol/L,直至高渗危象消失。

■ 补钾：HNDC 患者因为总体缺钾，因此补钾原则与酮症酸中毒患者基本相同。若初始血清钾低于 3.3mmol/L，提示低钾血症较严重则应推迟胰岛素输注，而先静脉给予氯化钾（20~40mmol/h），目标是将血钾补充至4~5mmol/L；若初始血清钾介于 3.3~5.3mmol/L，则应在每升静脉补液液体中加入氯化钾 20~30mmol；若初始血清钾浓度超过 5.3mmol/L，则应推迟补钾，目标还是血钾 4~5mmol/L。需要警惕的是①应用胰岛素可迅速逆转并钾分布，可能导致血清钾浓度大幅下降；②对肾功能明显受损和/或尿量未增加至大于 50ml/h 的患者，必须谨慎补钾。

■ 抗凝治疗：HNDC 患者发生静脉血栓的风险显著升高，所有没有禁忌证的患者，建议住院期间接受低分子肝素的预防性抗凝治疗。

（四）标准住院日一般为≤14 天

释义

■ 住院期间，患者在上述治疗方案的管理下，并严密监测血糖、电解质、渗透压，一般能够将其血糖控制在满意的范围，但其治疗措施仍需在以后的密切随诊中不断调整。

■ 住院期间，一旦查出有其他急性或慢性并发症以及合并症时，应参考相应路径进行。

（五）进入路径标准

1. 第一诊断必须符合高渗性非酮症糖尿病昏迷疾病编码（ICD-10：E14.001，E10.001，E11.001）。

2. 当患者同时具有其他疾病诊断，但在住院期间不需要特殊处理也不影响第一诊断的临床路径流程实施时，可以进入路径。

释义

■ 参见适用对象。

（六）住院期间检查项目

1. 必需的检查项目：

（1）血常规、尿常规+酮体、大便常规、血气分析。

（2）在高渗性非酮症糖尿病昏迷未纠正时每 1~2 小时测定血糖，在高渗性非酮症糖尿病昏迷纠正后测全天毛细血管血糖谱（三餐前、三餐后 2 小时、睡前、必要时 0 点、3AM 等）。

（3）肝肾功能、电解质、血脂、血渗透压、尿渗透压。

（4）X 线胸片、心电图、腹部 B 超。

（5）糖化血红蛋白（HbA1c）。

2. 根据患者病情可选的检查项目：

（1）血酮，血乳酸，糖化血清蛋白（果糖胺），胰岛 B 细胞自身抗体（IAA、ICA、GAD 和 IA-2 等），待高渗状态纠正后行动态血糖监测（血糖未达标和/或血糖波动较大者）；待高渗状态纠正且血糖稳定后测定胰岛素、C 肽。
（2）并发症合并症相关检查：尿蛋白/肌酐或尿白蛋白排泄率、24 小时尿蛋白定量、眼底检查、神经传导速度、超声心动图、心肌酶谱、颈动脉和下肢血管彩超、头胸腹 CT 或 MRI 等。
（3）相关免疫指标（血沉、CRP、RF、免疫球蛋白全套、补体全套、ANA 和 ENA），自身抗体（抗甲状腺、抗肾上腺、抗卵巢、抗甲状旁腺抗体等），内分泌腺体功能评估（甲状腺、肾上腺、性腺、甲状旁腺、垂体）。

释义

■ 必需的检查项目对明确诊断和规范治疗非常重要。

■ 有效血浆渗透压（mOsm/kg）（计算公式 2Na+2K+GLU）（单位均为 mmol/L）是总渗透压的一部分，由钠、钾和葡萄糖产生，有效渗透压分子不会渗入大部分细胞膜，因此能使水分进行跨膜活动。注意 Na 是实际测得的血浆钠浓度，而不是校正后的钠浓度。

■ 血脂测定：HNDC 患者可出现明显的高脂血症和乳状血清，因为胰岛素相对缺乏、合并脂解激素及胰高血糖素水平升高。脂解作用会向循环中释放甘油和游离脂肪酸。血清脂肪酸水平高会抑制糖酵解，而胰岛素是最有效的抗脂解激素。

■ 根据患者病情可选的检查项目是在出现上述检查项目不能明确或解释的病症时进行。持续葡萄糖监测（continuous glucose monitor，CGM）分为实时 CGM、回顾性 CGM 和扫描式 CGM，是降低 HbA1c 和/或减少血糖控制不达标的成人 2 型糖尿病低血糖症的有用工具；CGM 检测组织间质葡萄糖（其与血浆葡萄糖相关性好），它可以提高治疗满意度、增加血糖达标时间、减少夜间低血糖的发生率。

（七）治疗方案与药物选择

1. 降血糖药物：胰岛素、胰岛素类似物，高渗状态纠正后可酌情加用口服降糖药。
2. 针对伴发疾病治疗的药物：降压药、调脂药、抗血小板聚集、改善微循环药物、抗感染药物等。
3. 去除诱因、对症治疗药物：根据患者情况选择。

释义

■ 降血糖药物首选胰岛素。

■ HNDC 患者精神状态恢复，有效血浆渗透压降至 315mOsm/kg 以下且能够进食时，考虑高血糖危象缓解。建议分别介绍高血糖危象的定义及高血糖危象缓解的诊断标准。

■ 当高血糖危象解除，可以将血糖控制目标下调至 13.9～16.7mmol/L 以下，并逐渐从静脉输注胰岛素过渡至多次皮下胰岛素注射方案，值得注意的是在停用静脉胰岛素之前的 2～4 小时需要皮下注射基础胰岛素，以防止高渗状态的再出现。

■ 对于之前采用胰岛素治疗的糖尿病患者，可以重启之前的胰岛素治疗方案；对于初治糖尿病患者，应以 0.5～0.8U/（kg·d）的剂量开始胰岛素多剂量给药方案，直至最佳剂量。

（八）出院标准

1. 血渗透压恢复正常。
2. 降糖治疗方案确定，血糖控制达标或血糖趋于稳定。
3. 没有需要住院处理的并发症和/或合并症。

释义

■ 建议血钠等电解质也需检查。

（九）变异及原因分析

1. 导致高渗性非酮症糖尿病昏迷的诱因难以控制时（如感染、胃肠疾病、脑卒中、心肌梗死、创伤、手术、精神刺激等），则按相应路径或指南进行救治，退出本路径。
2. 伴有增加控制血糖难度的合并症或并发症，延长住院时间，则按相应路径或指南进行治疗。

五、高渗透性非酮症糖尿病临床路径给药方案

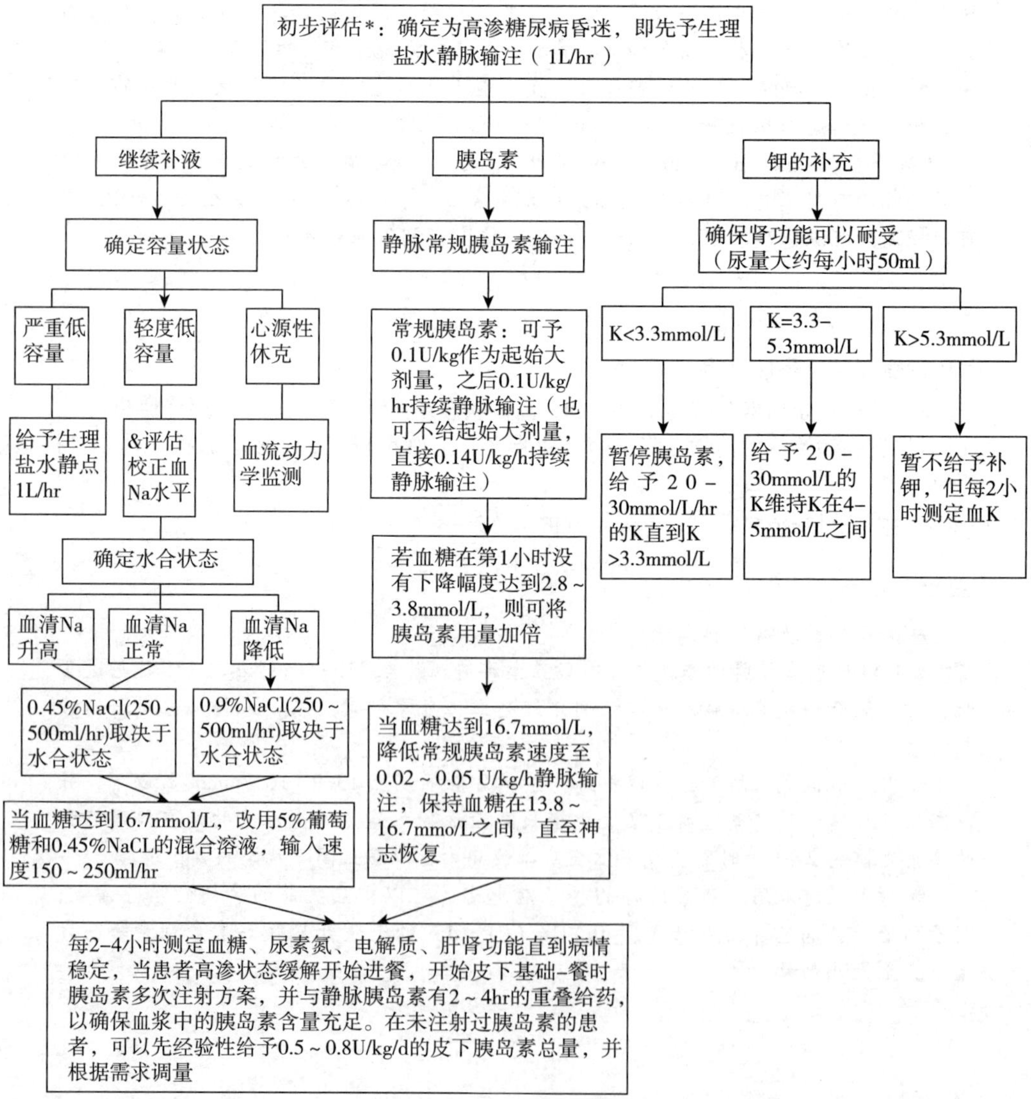

*注：HNDC 诊断标准：①血糖≥33.3mmol/L；②有效血浆渗透压≥320mOsm/L；③血清碳酸氢根≥15mmol/L，或动脉血 pH≥7.30；④尿糖呈强阳性，而尿酮阴性或弱阳性。

*经过病史采集及查体，采集毛细血管血糖以及血/尿酮体，先给予生理盐水 1L/h 的静脉补充，再抽血查动脉血气、全血细胞分析、尿常规、静脉血糖、尿素氮、电解质、肝肾功能评估等，必要时可行心电图、胸片、细菌培养。

& 血清 Na 应当根据高血糖水平进行校正，血糖每升高 5.6mmol/L，血清 Na 应在测定值基础上增加 2mmol/L。

（一）用药选择

胰岛素是抢救高渗性非酮症糖尿病昏迷的必须用药，一般是从静脉胰岛素起始，之后可以过渡为皮下胰岛素强化治疗，但具体方案可根据病情及患者依从性进行选择。强化胰岛素的治疗方案应尽可能模拟生理性胰岛素分泌的模式，包括基础胰岛素和餐时胰岛素两部分的补充。方案的制订和执行要根据病情，同时兼顾患者及家人的经济情况、生活方式和个人选择。

（二）药学提示

1. 胰岛素（及类似物）的剂型

种类	胰岛素类型	通用名	起效时间	峰值时间	作用时间
超短	效胰岛素类似物	门冬胰岛素	10~15min	1~3h	3~5h
		赖脯胰岛素	10~15min	0.5~1.0h	4~5h
		谷赖胰岛素	10~15min	1.0~1.5h	3~5h
短效	动物源性胰岛素	中性胰岛素	30~60min	2~4h	5~7h
	人胰岛素	生物合成人胰岛素	30~60min	2~4h	5~8h
中效	动物源性胰岛素	低精蛋白锌胰岛素	2~4h	8~12h	18~24h
	人胰岛素	精蛋白（低精蛋白锌）生物合成人胰岛素	2.5~3.0h	5~7h	13~16h
长效	动物源性胰岛素	精蛋白锌胰岛素	3~4h	12~14h	24~36h
	胰岛素类似物	甘精胰岛素	2~4h	无峰	20~24h
		地特胰岛素	3~8h	无峰	5.7~23.2h
预混	动物源性胰岛素	精蛋白锌胰岛素 30R	0.5h	2~8h	24h
	人胰岛素	人预混胰岛素 30R	0.5h	2~12h	14~24h
		人预混胰岛素 50R	0.5h	2~3h	10~24h
	胰岛素类似物	预混门冬胰岛素 30	10~20min	1~4h	14~24h
		预混门冬胰岛素 50	15min	30~70min	16~24h
		预混赖脯胰岛素 25	15min	30~70min	16~24h
		预混赖脯胰岛素 50	15min	30~0min	16~24h

2. 常用胰岛素治疗方案

方案	具体措施	用药选择	优点
强化胰岛素治疗方案	基础加餐时胰岛素	三餐前用短效胰岛素或速效胰岛素类似物，睡前用中效或长效胰岛素或其类似物	最常用、最普及
	胰岛素泵	胰岛素泵治疗时可选用的胰岛素为速效人胰岛素类似物	模拟生理性胰岛素分泌，在有很好的糖尿病自我管理能力的患者中能发挥出其独特的优势
非强化胰岛素治疗方案	每天 2 次预混胰岛素	目前可以提供的超短效、短效和中效胰岛素的预混制剂比例有 25：75、30：70 和 50：50	但在部分患者，如处于糖尿病蜜月期，或不能坚持强化胰岛素治疗方案的患者
	每天 1 次中效或长效胰岛素		仅少数糖尿病蜜月期患者短期内

（三）注意事项

在救治高渗性非酮症昏迷患者时，需要用质控达标的血糖仪每小时监测 1 次毛细血管血糖，血糖下降速度推荐为每小时 2. 8~3. 9mmol/L，不宜超过每小时 5. 6mmol/L。此外，在高渗危象的表现消失之前，尽量不要将高渗性非酮症昏迷患者的血糖降至 13. 9~16. 7mmol/L 以下，且 24 小时血钠下降速度应不超过 10mmol/L，以免脑水肿发生。

六、高渗性非酮症糖尿病昏迷护理规范

该病为糖尿病急症，需住院在密切监测血糖和电解质的前提下接受以下治疗：①补充液体和电解质；②胰岛素，一般起始使用静脉胰岛素，之后逐步过渡为皮下胰岛素强化治疗，在皮下胰岛素强化治疗期间，患者可根据个人需要和经济状况选择胰岛素注射装置包括胰岛素注射笔（胰岛素笔或特充装置）、胰岛素注射器或胰岛素泵等。胰岛素注射装置的合理选择和正确的胰岛素注射技术是保证胰岛素治疗效果的重要环节。在胰岛素强化治疗的基础上，必要时可以按医嘱服用口服降糖药物。此外，还需要针对该疾病的诱因如感染或其他疾病进行治疗。

七、高渗性非酮症糖尿病昏迷营养治疗规范

糖尿病医学营养治疗的目标为：①维持健康体重，对于超重/肥胖患者减重目标是 3~6 个月减重 5%~10%；②营养均衡的膳食，满足微量营养素的需求；③达到并维持理想的血糖水平，降低 HbA1c 的水平；④减少心血管疾病的危险因素，包括控制血脂和高血压。

八、高渗性非酮症糖尿病昏迷患者健康宣教

高渗性非酮症昏迷最常见于年龄较大的 2 型糖尿病患者，通常有如下诱因：感染、停用或未规律按医嘱服用糖尿病治疗药物、使用了影响血糖水平的其他药物，脱水，在发生前往往有多尿、口干、体重下降等表现，发生时则会出现意识模糊甚至陷入昏迷。患者可以通过以下措施来预防该急症的发生：①按医嘱严格服药；②经常监测血糖；③学习如何根据血糖调整胰岛素使用量。

九、推荐表单

（一）医师表单

高渗性非酮症糖尿病昏迷临床路径医师表单

适用对象：第一诊断为高渗性非酮症糖尿病昏迷（ICD-10：E14.001，E10.001，E11.001）

患者姓名：	性别：　年龄：　门诊号：	住院号：
住院日期：　年　月　日	出院日期：　年　月　日	标准住院日：≤14 天

时间	住院第 1 天	住院第 2~10 天	住院第 10~14 天（出院日）
主要诊疗工作	□ 询问病史及体格检查 □ 完成病历书写 □ 开化验单 □ 上级医师查房与病情评估 □ 初步确定治疗方案 □ 监测血糖谱或行动态血糖监测	□ 上级医师查房 □ 完成相关科室会诊 □ 复查相关异常检查，明确高血糖及高渗状态纠正情况 □ 注意病情变化 □ 确定胰岛素注射方案，调整胰岛素剂量	□ 上级医师查房，明确是否出院 □ 完成出院记录、病案首页、出院证明书等，向患者交代出院后的注意事项和复诊日期
重点医嘱	**长期医嘱：** □ 内科护理常规 □ 一/二级护理 □ 糖尿病饮食 **临时医嘱：** □ 血常规、尿常规、大便常规、尿酮体 □ 血气分析 □ 肝肾功能、电解质、血脂、糖化血红蛋白血尿渗透压、血酮和乳酸（必要时） □ 并发症、合并症相关检查 □ X 线胸片、心电图、腹部 B 超 □ 测血糖 1~2 小时 1 次 □ 补液、纠正电解质紊乱 □ 胰岛素静脉注射 □ 其他对症处理	**长期医嘱：** □ 同前 □ 监测全天毛细血管血糖谱，高渗纠正后动态血糖监测（必要时） □ 根据高渗纠正情况、血糖情况选择胰岛素静脉注射，或设定并调整定多次胰岛素注射或胰岛素泵治疗的基础剂量及餐前胰岛素剂量 □ 其他降糖药（必要时） □ 其他对症处理 **临时医嘱：** □ 加测凌晨 0AM，3AM 毛细血管血糖（必要时） □ 并发症相关检查（必要时） □ 免疫指标、其他自身抗体、内分泌腺功能评估（必要时） □ 并发症合并症的相关处理	**出院医嘱：** □ 出院带药 □ 门诊随诊
病情变异记录	□ 无　□ 有，原因： 1. 2.	□ 无　□ 有，原因： 1. 2.	□ 无　□ 有，原因： 1. 2.
医师签名			

（二）护士表单

高渗性非酮症糖尿病昏迷临床路径护士表单

适用对象：第一诊断为高渗性非酮症糖尿病昏迷（ICD-10：E14.001，E10.001，E11.001）

患者姓名：	性别： 年龄： 门诊号：	住院号：
住院日期： 年 月 日	出院日期： 年 月 日	标准住院日：≤14

时间	住院第1~2天	住院第2~10天	住院第10~14日
主要护理工作	□ 介绍病房环境、设施和设备 □ 入院护理评估 □ 病史询问，相应查体 □ 联系相关检查 □ 糖尿病健康教育 □ 血糖监测 □ 执行医嘱 □ 观察病情并及时向医师汇报	□ 病情变化的观察 □ 糖尿病及其并发症宣教 □ 胰岛素注射方法培训 □ 血糖监测培训 □ 营养及运动培训	□ 协助患者办理出院手续 □ 通知出院处 □ 出院指导：二级预防教育，复诊时间及注意事项
重点医嘱	**长期医嘱：** □ 内科护理常规 □ 一/二级护理 □ 糖尿病饮食 **临时医嘱：** □ 血常规、尿常规、大便常规、尿酮体 □ 血气分析 □ 肝肾功能、电解质、血脂、糖化血红蛋白血尿渗透压、血酮和乳酸（必要时） □ 并发症、合并症相关检查 □ X线胸片、心电图、腹部B超 □ 测血糖1~2小时1次 □ 补液、纠正电解质紊乱 □ 胰岛素静脉注射 □ 其他对症处理	**长期医嘱：** □ 同前 □ 监测全天毛细血管血糖谱，高渗纠正后动态血糖监测（必要时） □ 根据高渗纠正情况、血糖情况选择胰岛素静脉注射，或设定并调整定多次胰岛素注射或胰岛素泵治疗的基础剂量及餐前胰岛素剂量 □ 其他降糖药（必要时） □ 其他对症处理 **临时医嘱：** □ 加测凌晨0AM，3AM毛细血管血糖（必要时） □ 并发症相关检查（必要时） □ 免疫指标、其他自身抗体、内分泌腺功能评估（必要时） □ 并发症合并症的相关处理	**出院医嘱：** □ 出院带药 □ 门诊随诊
病情变异记录	□ 无□ 有，原因： 1. 2.	□ 无□ 有，原因： 1. 2.	□ 无□ 有，原因： 1. 2.
护士签名			

（三）患者表单

高渗性非酮症糖尿病昏迷临床路径患者表单

适用对象：第一诊断为高渗性非酮症糖尿病昏迷（ICD-10：E14.001，E10.001，E11.001）

患者姓名：	**性别：** **年龄：** **门诊号：**	**住院号：**
住院日期： 年 月 日	**出院日期：** 年 月 日	**标准住院日：** ≤14 天

时间	住院第 1~2 天	住院第 2~10 天	住院第 10~14 日
医患配合	□ 接受入院宣教 □ 接受入院护理评估 □ 接受病史询问 □ 进行体格检查 □ 交流既往用药情况 □ 进行相关检查 □ 接受糖尿病宣教 □ 接受营养和运动治疗指导	□ 患者及家属与医师交流了解病情 □ 接受相关检查 □ 继续接受糖尿病宣教 □ 学习胰岛素自我注射的正确方法 □ 学习低血糖可能的原因和基本处理方法 □ 学习正确的血糖测定方法及记录方法 □ 根据医嘱接受治疗方案	□ 接受出院前康复宣教 □ 学习出院注意事项 □ 了解复查程序 □ 办理出院手续 □ 获取出院诊断书 □ 获取出院带药
重点诊疗及检查	**重点诊疗：** □ 分级护理 □ 饮食安排 □ 既往基础用药 **重要检查：** □ 血常规、尿常规、大便常规、尿酮体 □ 血气分析 □ 肝肾功能、电解质、血脂、糖化血红蛋白血尿渗透压、血酮和乳酸（必要时） □ 并发症、合并症相关检查 □ X 线胸片、心电图、腹部 B 超 □ 测血糖 1~2 小时 1 次	**重点诊疗：** □ 监测全天毛细血管血糖谱，高渗纠正后动态血糖监测（必要时） □ 根据高渗纠正情况、血糖情况选择胰岛素静脉注射，或设定并调整定多次胰岛素注射或胰岛素泵治疗的基础剂量及餐前胰岛素剂量 □ 其他降糖药（必要时） □ 根据相应报告的检查结果调整或维持降压、调脂治疗方案 □ 继续营养和运动治疗 **重要检查：** □ 并发症相关检查与治疗 □ 根据已报告的检查结果进行相应复查或进一步检查	**重点诊疗：** □ 出院

附：原表单（2017版）

高渗性非酮症糖尿病昏迷临床路径表单

适用对象：第一诊断为高渗性非酮症糖尿病昏迷（ICD-10：E14.001，E10.001，E11.001）

患者姓名：	性别：　年龄：　门诊号：	住院号：
住院日期：　年　月　日	出院日期：　年　月　日	标准住院日：≤14天

时间	住院第1天	住院第2~10天	住院第5~14天 （出院日）
主要诊疗工作	□ 询问病史及体格检查 □ 完成病历书写 □ 开化验单 □ 上级医师查房与病情评估 □ 初步确定治疗方案 □ 监测血糖谱或行动态血糖监测	□ 上级医师查房 □ 完成相关科室会诊 □ 复查相关异常检查，明确高血糖及高渗状态纠正情况 □ 注意病情变化 □ 确定胰岛素注射方案，调整胰岛素剂量	□ 上级医师查房，明确是否出院 □ 完成出院记录、病案首页、出院证明书等，向患者交代出院后的注意事项和复诊日期
重点医嘱	**长期医嘱：** □ 内科护理常规 □ 一/二级护理 □ 糖尿病饮食 **临时医嘱：** □ 血常规、尿常规、大便常规、尿酮体 □ 血气分析 □ 肝肾功能、电解质、血脂、糖化血红蛋白血尿渗透压、血酮和乳酸（必要时） □ 并发症、合并症相关检查 □ X线胸片、心电图、腹部B超 □ 测血糖1~2小时1次 □ 补液、纠正电解质紊乱 □ 胰岛素静脉注射 □ 其他对症处理	**长期医嘱：** □ 同前 □ 监测全天毛细血管血糖谱，高渗纠正后动态血糖监测（必要时） □ 根据高渗纠正情况、血糖情况选择胰岛素静脉注射，或设定并调整定多次胰岛素注射或胰岛素泵治疗的基础剂量及餐前胰岛素剂量 □ 其他降糖药（必要时） □ 其他对症处理 **临时医嘱：** □ 加测凌晨0AM，3AM毛细血管血糖（必要时） □ 并发症相关检查（必要时） □ 免疫指标、其他自身抗体、内分泌腺功能评估（必要时） □ 并发症合并症的相关处理	**出院医嘱：** □ 出院带药 □ 门诊随诊
主要护理工作	□ 介绍病房环境、设施和设备 □ 入院护理评估	□ 病情变化的观察 □ 糖尿病及其并发症宣教 □ 胰岛素注射方法培训 □ 血糖监测培训 □ 营养及运动培训	□ 指导患者办理出院手续
病情变异记录	□ 无　□ 有，原因： 1. 2.	□ 无　□ 有，原因： 1. 2.	□ 无　□ 有，原因： 1. 2.
护士签名			
医师签名			

第十四章

抗利尿激素不适当分泌综合征临床路径

【医疗质量控制指标】（专家建议）

指标一、诊断需结合血钠情况和临床表现。

指标二、完善低钠血症的鉴别诊断。

指标三、规范抗利尿激素不适当分泌综合征分型诊断和针对治疗。

一、抗利尿激素不适当分泌综合征编码

疾病名称及编码：抗利尿激素不适当分泌综合征（ICD-10：E22.201）

二、临床路径检索方法

E22.201

三、国家医疗保障疾病诊断相关分组（CHS-DRG）

MDC 编码：MDCK（内分泌、营养、代谢疾病及功能障碍）

ADRG 编码：KT1（内分泌疾患）

四、抗利尿激素不适当分泌综合征临床路径标准住院流程

（一）适用对象

第一诊断为抗利尿激素不适当分泌综合征（ICD-10：E22.201）。

释义

■ 抗利尿激素不适当分泌综合征（Syndrome of inappropriate antidiuretic hormone secretion，SIADH）是由于多种原因引起的，内源性抗利尿激素不适当分泌，身体不能顺利排水的疾病，患者常表现为低钠血症。

（二）诊断依据

根据《临床治疗指南·内分泌及代谢性疾病分册》（中华医学会编著，人民卫生出版社，2016 年）。

1. 有原发疾病的临床表现、体征、病史以及用药史。
2. 低血钠、低渗透压血症。
3. 尿钠增高，并不受水负荷的影响。
4. 高渗尿，尿渗透压高于血渗透压。
5. 水负荷后抗利尿激素（AVP）活性不受抑制。
6. 肾脏、甲状腺及肾上腺皮质功能基本正常。
7. 排除其他可引起低钠血症疾病：肝硬化腹水、慢性心力衰竭、肾脏疾病伴低钠血症、甲状腺功能减退症和肾上腺皮质功能减退症等。

释义

■ 抗利尿激素在体内可起保水作用，体内抗利尿激素分泌不适当分泌增多时，患者可出现尿液浓缩（高渗尿），血液稀释（低渗血）的情况。因不适当保水，患者体液容量常不降低。

■ 正常人水负荷（如饮水）后，抗利尿激素分泌减少，应出现血液稀释，尿液稀释的现象。但SIADH患者水负荷后，抗利尿激素分泌常不减少，在血液稀释的同时，尿液不能稀释。若血钠显著下降的患者，不适合行水负荷检查。

■ 一些明确继发因素可以导致抗利尿激素不适当分泌，如继发性肾上腺皮质功能减退、肝硬化、利尿剂使用等。这些明确继发因素引起的抗利尿激素不适当分泌不诊断SIADH。心力衰竭、甲状腺功能减退患者也可出现肾脏水清除效率下降，而引起容量不减少且血钠降低。

（三）治疗方案的选择

根据《临床治疗指南·内分泌及代谢性疾病分册》（中华医学会编著，人民卫生出版社，2016年）。

1. 原发疾病的治疗。
2. 限制摄入水量：一般限制饮水量0.8~1.0L/24h，症状可好转。
3. 药物治疗。
4. 严重低钠血症的处理。

释义

■ SIADH的治疗原则包括，治疗原发疾病，限制入量，促进排出三个方面。

（四）标准住院日一般为≤14天

（五）进入路径标准

1. 第一诊断必须是抗利尿激素不适当分泌综合征（ICD-10：E22.201）疾病编码。
2. 当患者同时具有其他疾病诊断，但在住院期间不需要特殊处理也不影响第一诊断的临床路径流程实施时，可以进入路径。

（六）住院期间检查项目

1. 必需的检查项目：

（1）血常规、尿常规、大便常规。

（2）肝肾功能、电解质、血糖、血脂。

（3）X线胸片、胸CT、心电图、腹部B超。

（4）血和尿渗透压，尿钠测定。

（5）内分泌腺体功能评估：甲状腺、肾上腺。

（6）肿瘤标志物。

2. 根据患者病情可选的检查项目：

（1）血AVP测定。

（2）CT（腹部、头颅）/PET-CT。

（3）感染相关指标（CRP、PCT）、BNP、结核相关检查。
（4）水负荷试验。

释义

■ SIADH 患者可因中枢神经系统疾病、下丘脑垂体疾病、药物使用、肺部和纵隔肿瘤、神经内分泌肿瘤等原因引起，应进一步寻找 SIADH 的病因。

（七）治疗方案与药物选择

1. 抗利尿激素受体阻滞剂。
2. 呋塞米+口服 NaCl。

（八）出院标准

1. 抗利尿激素不适当分泌综合征病因诊断明确。
2. 临床症状缓解，血电解质基本正常、稳定。

（九）变异及原因分析

1. 出现急性并发症：出现严重低钠血症，或者治疗过程中出现脑桥脱髓鞘病变，可延长住院时间，则按相应路径或指南进行救治，退出本路径。
2. 感染为发病原因的患者，感染加重、感染性休克等，可延长住院时间，则按相应路径或指南进行治疗。

释义

■ SIADH 的治疗原则包括，治疗原发疾病，限制入量，促进排出三个方面。促进排出还可考虑使用抗利尿激素的拮抗药物。

■ 血钠波动不宜过快，尤其在慢性（>48 小时）低钠血症的患者中，一般 24 小时内血钠不要波动超过 10mmol，48 小时内血钠不要超过 18mmol，否则，可能出现渗透性脱髓鞘病变。

五、抗利尿激素不适当分泌综合征临床路径给药方案

（一）用药选择

抗利尿激素不适当分泌综合征的治疗方案要根据患者的病情和临床特点，同时兼顾患者及其家庭的经济情况、生活方式和个人选择。

（二）药学提示

抗利尿激素受体阻滞剂如托伐普坦。
此类药物长期以来因为其独特的作用，可以选择性增加肾脏溶质-自由水的排泄，而被期待是一种更有效的治疗低钠血症的方法。

（三）注意事项

需注意在急性低钠血症患者中血钠上升不宜过快，且需注意肝肾功能损伤的可能。

六、抗利尿激素不适当分泌综合征护理规范

1. 规范护理，注意活动安全，避免坠床或跌倒。

2. 做好预防跌倒的患者宣教。
3. 使用药物后，应注意休息，监测电解质变化，避免血钠上升过快。

七、抗利尿激素不适当分泌综合征营养治疗规范

1. 加强营养、均衡膳食，必要时建议饮食中富含盐，可使用盐胶囊口服治疗。
2. 用药前需控制日饮水量。

八、抗利尿激素不适当分泌综合征患者健康宣教

1. 保持健康心态，积极配合医护的治疗。
2. 加强营养、均衡膳食，建议富含钠的饮食。
3. 控制饮水，规律运动。
4. 遵循医嘱，定期随访。

九、推荐表单

（一）医师表单

抗利尿激素不适当分泌综合征临床路径医师表单

适用对象：第一诊断为抗利尿激素不适当分泌综合征（ICD-10：E22.201）

患者姓名：	**性别：　　年龄：　　门诊号：**	**住院号：**
住院日期：　　年　月　日	**出院日期：**　　年　月　日	**标准住院日：**≤14 天

时间	住院第 1 天	住院第 2~10 天	住院第 9~14 天 （出院日）
主要诊疗工作	□ 询问病史及体格检查 □ 完成病历书写 □ 完善检查 □ 上级医师查房	□ 上级医师查房 □ 完成定性、功能、病因及定位诊断的各项检查 □ 完成相关科室会诊 □ 根据检查和会诊结果，确定诊断 □ 限水	□ 上级医师查房，明确是否出院 □ 经治疗病情好转、稳定，向患者及家属交代病情，根据疾病不同发病原因，可以准备转科或出院 □ 完成出院记录、病案首页、出院证明书等，向患者交代转科或出院后的注意事项
重点医嘱	**长期医嘱：** □ 内科护理常规 □ 二级护理 □ 饮食 □ 记出入量 **临时医嘱：** □ 血常规、尿常规、大便常规+潜血 □ 肝肾功能、电解质、血糖、血脂 □ X 线胸片、心电图、腹部 B 超 □ 血 AVP 测定 □ 血与尿渗透压 □ 尿钠测定 □ 内分泌腺功能评估：甲状腺、肾上腺 □ 肿瘤标志物	**长期医嘱：** □ 同前 □ 限制饮水量 0.8~1.0L/d □ 呋塞米（必要时） □ 口服 NaCl（必要时） □ 抗感染（必要时） **临时医嘱：** □ 水负荷试验（必要时） □ CT（胸部、头颅）、PET（必要时） □ 感染相关指标（CRP、PCT）、BNP、结核相关检查（必要时）	**出院医嘱：** □ 出院带药 □ 嘱患者定期随访和复诊日期

（二）护士表单

抗利尿激素不适当分泌综合征临床路径护士表单

适用对象：第一诊断为抗利尿激素不适当分泌综合征（ICD-10：E22.201）

时间	住院第1天	住院第2~10天	住院第9~14天 （出院日）
主要护理工作	□ 介绍病房环境、设施和设备 □ 入院护理评估	□ 观察病情变化、预防跌倒、感染等意外	□ 指导患者办理出院手续

（三）患者表单

抗利尿激素不适当分泌综合征临床路径患者表单

适用对象：第一诊断为抗利尿激素不适当分泌综合征（ICD-10：E22.201）

时间	住院第1天	住院第2~10天	住院第9~14天 （出院日）
医患配合	□ 配合询问病史、收集资料，请务必详细告知既往史、用药史、过敏史 □ 配合进行体格检查 □ 有任何不适请告知医师	□ 配合完善相关检查、化验，如采血、留尿、心电图、X线胸片，以及内分泌临床试验 □ 医师与患者及家属介绍病情	□ 配合完善相关检查、化验，如采血、留尿、胃镜 □ 接受饮食宣教 □ 接受药物宣教
护患配合	□ 配合测量体温、脉搏、呼吸3次、血压、体重1次 □ 配合完成入院护理评估（简单询问病史、过敏史、用药史） □ 接受入院宣教（环境介绍、病室规定、订餐制度、贵重物品保管等） □ 配合执行探视和陪伴制度 □ 有任何不适请告知护士	□ 配合测量体温、脉搏、呼吸3次、询问大便情况1次 □ 接受饮食宣教 □ 接受药物宣教	□ 有任何不适请告知护士 □ 接受出院转科宣教
饮食	□ 遵医嘱饮食	□ 遵医嘱饮食	□ 遵医嘱饮食
排泄	□ 正常排尿、便	□ 正常排尿、便	□ 正常排尿、便
活动	□ 正常活动	□ 正常活动	□ 正常活动

附：原表单（2017年版）

抗利尿激素不适当分泌综合征临床路径表单

适用对象：第一诊断为抗利尿激素不适当分泌综合征（ICD-10：E22.201）

患者姓名：	性别：　　年龄：　　门诊号：	住院号：
住院日期：　　年　月　日	出院日期：　　年　月　日	标准住院日：≤14天

时间	住院第1天	住院第2~10天	住院第9~14天 （出院日）
主要诊疗工作	□ 询问病史及体格检查 □ 完成病历书写 □ 完善检查 □ 上级医师查房	□ 上级医师查房 □ 完成定性、功能、病因及定位诊断的各项检查 □ 完成相关科室会诊 □ 根据检查和会诊结果，确定诊断 □ 限水	□ 上级医师查房，明确是否出院 □ 经治疗病情好转、稳定，向患者及家属交代病情，根据疾病不同发病原因，可以准备转科或出院 □ 完成出院记录、病案首页、出院证明书等，向患者交代转科或出院后的注意事项
重点医嘱	**长期医嘱：** □ 内科护理常规 □ 二级护理 □ 饮食 □ 记出入量 **临时医嘱：** □ 血常规、尿常规、大便常规+潜血 □ 肝肾功能、电解质、血糖、血脂 □ X线胸片、心电图、腹部B超 □ 血AVP测定 □ 血与尿渗透压 □ 尿钠测定 □ 内分泌腺功能评估：甲状腺、肾上腺 □ 肿瘤标志物	**长期医嘱：** □ 同前 □ 限制饮水量0.8~1.0L/d □ 呋塞米（必要时） □ 口服NaCl（必要时） □ 抗感染（必要时） **临时医嘱：** □ 水负荷试验（必要时） □ CT（胸部、头颅）、PET（必要时） □ 感染相关指标（CRP、PCT）、BNP、结核相关检查（必要时）；	**出院医嘱：** □ 出院带药 □ 嘱患者定期随访和复诊日期
主要护理工作	□ 介绍病房环境、设施和设备 □ 入院护理评估	□ 观察病情变化、预防跌倒、感染等意外	□ 指导患者办理出院手续
病情变异记录	□ 无　□ 有，原因： 1. 2.	□ 无　□ 有，原因： 1. 2.	□ 无　□ 有，原因： 1. 2.
护士签名			
医师签名			

第十五章

慢性淋巴细胞性甲状腺炎临床路径释义

【医疗质量控制指标】（专家建议）

指标一、诊断需结合临床表现、体格检查、实验室检查和超声检查。

指标二、定期随访是慢性淋巴细胞性甲状腺炎的主要措施。

指标三、根据甲状腺功能选择治疗方案。

一、慢性淋巴细胞性甲状腺炎编码

疾病名称及编码：慢性淋巴细胞性甲状腺炎（ICD-10：E06.305）

二、临床路径检索方法

E06.305

三、国家医疗保障疾病诊断相关分组（CHS-DRG）

MDC 编码：MDCK（内分泌、营养、代谢疾病及功能障碍）

ADRG 编码：KT1（内分泌疾患）

四、慢性淋巴细胞性甲状腺炎临床路径标准住院流程

（一）适用对象

第一诊断为慢性淋巴细胞性甲状腺炎（ICD-10：E06.305）。

（二）诊断依据

根据《临床治疗指南·内分泌及代谢性疾病分册》（中华医学会编著，人民卫生出版社，2009 年），《临床技术操作规范·内分泌及代谢性疾病分册》（中华医学会编著，人民军医出版社，2009 年），《中国甲状腺疾病诊治指南》（中华医学会内分泌学会，2008 年）。

1. 临床表现：慢性病程、起病隐匿、早期临床症状常不典型。如影响患者甲状腺功能，可出现甲状腺功能减退症（甲减，常见）或甲状腺功能亢进症（甲亢，多为一过性）的相应症状。

2. 体征：常有甲状腺肿大。

3. 实验室检查：慢性淋巴细胞性甲状腺炎在病程中可出现甲状腺功能正常、亚临床甲减或甲减、一过性甲亢等三种不同的甲状腺功能结果。部分患者可出现甲亢与甲减交替的病程。甲状腺自身抗体：甲状腺球蛋白抗体（TgAb）和甲状腺过氧化物酶抗体（TPOAb）明显升高是本病的特征之一。

4. 甲状腺超声提示甲状腺肿，回声不均，可伴多发性低回声区域或甲状腺结节。甲状腺细针穿刺细胞学检查具有确诊价值。

释义

■ 本路径的制定主要参考《临床治疗指南·内分泌及代谢性疾病分册》、《临床技术操作规范·内分泌及代谢性疾病分册》和《中国甲状腺疾病诊治指南（2008 年版）》。

■ 已更新为《中国甲状腺疾病诊治指南》（中华医学会内分泌学会，2017 年）。

■ 临床表现：临床症状常不典型，如影响患者甲状腺功能，可出现甲状腺功能减退症的相应症状，如畏寒、乏力、手足肿胀感、嗜睡、记忆力减退、少汗、关节疼痛、体重增加、便秘、女性月经紊乱或者月经过多、不孕。还可能出现甲状腺功能亢进症（多为一过性）的相应症状，如易激动、烦躁失眠、心悸、乏力、怕热、多汗、消瘦、食欲亢进、大便次数增多或腹泻，女性月经稀少。

■ 诊断：主要结合临床表现、体征、实验室检查和超声检查进行诊断。

（三）治疗方案的选择

根据《临床治疗指南·内分泌及代谢性疾病分册》（中华医学会编著，人民卫生出版社，2009年），《临床技术操作规范·内分泌及代谢性疾病分册》（中华医学会编著，人民军医出版社，2009年），《中国甲状腺疾病诊治指南》（中华医学会内分泌学会，2008年）。

1. 甲状腺功能正常者，仅需定期随访，一般主张每半年至1年随访1次，主要检查甲状腺功能，必要时可行甲状腺超声检查。

2. 甲状腺功能减低者，应用左甲状腺素（$L-T_4$）替代治疗。

3. 甲状腺肿大显著、疼痛、有气管压迫者，经内科治疗无效者，可以考虑手术切除。

释义

■ 根据甲状腺功能选择下一步治疗。

■ 患者需定期复查甲状腺功能，必要时行甲状腺超声。

■ 内科治疗无效的显著甲状腺肿、伴气管受压，可考虑手术治疗。

（四）临床路径标准住院日为≤7天

释义

■ 普通病例通常无需住院，门诊随访即可。

■ 严重甲状腺功能减退症合并甲减危象者，或内科治疗无效的显著甲状腺肿、伴气管受压者，需住院治疗。

（五）进入路径标准

1. 第一诊断必须符合ICD-10：E06.305慢性淋巴细胞性甲状腺炎疾病编码。

2. 当患者同时具有其他疾病诊断，但在住院期间不需要特殊处理也不影响第一诊断的临床路径流程实施时，可以进入路径。

释义

■ 进入路径患者第一诊断为慢性淋巴细胞性甲状腺炎，如患者同时诊断其他疾病如糖尿病、支气管哮喘、风湿免疫病等，需全面评估，如果对慢性淋巴细胞性甲状腺炎治疗无明显影响，可以进入路径，但住院期间变异可能增多，也可能延长住院时间，增加花费。

（六）住院期间检查项目

1. 必需的检查项目：

（1）血常规、尿常规、大便常规。

（2）肝肾功能、电解质、血糖、血脂。

（3）血清 TT_4、TT_3、FT_4、FT_3、TSH、TgAb、TPOAb。

（4）甲状腺超声、X 线胸片、心电图。

释义

■ 常规检查：血常规、尿常规、大便常规为基本检查项目。合并甲状腺功能减退症患者血常规可能提示贫血，合并甲状腺功能亢进症患者血常规的外周血白细胞、粒细胞总数可能降低。

■ 血生化：合并甲状腺功能减退症患者生化检查可有肌酸激酶、血脂升高，合并甲状腺功能亢进症患者生化检查可有丙氨酸氨基转移酶、胆红素等升高。

■ 甲状腺功能：根据甲状腺破坏的程度可以分为 3 期。早期仅有甲状腺自身抗体阳性，甲状腺功能正常；以后发展为亚临床甲减 FT_4 正常，TSH 升高]。部分患者可出现甲亢与甲减交替的病程。TgAb 和 TPOAb 滴度明显升高是本病的特征之一。

■ 甲状腺超声：显示甲状腺肿，回声不均，可伴多发性低回声区域或甲状腺结节。

■ X 线胸片：通常无异常。

■ 心电图：心率增快或减慢，心律失常。

2. 根据患者病情可选择的检查项目：

（1）TRAb。

（2）甲状腺吸碘率。

（3）甲状腺细针穿刺细胞学。

释义

■ 还可检查的项目：^{131}I 摄取率或甲状腺 ECT。

■ 如患者甲功提示甲状腺功能减退毒症，可进一步完善 TRAb、甲状腺吸碘率毒症进行鉴别；甲状腺细针穿刺有助于慢性淋巴细胞性甲状腺炎病理诊断。

（七）治疗方案与药物选择

1. 目前尚无针对病因的治疗方法。提倡适碘饮食。
2. 甲减期可应用左甲状腺素（$L-T_4$）治疗。
3. 甲亢期可给予对症治疗。

释义

■ 针对病因目前暂无治疗方法，可嘱患者适碘饮食。

■ 如果甲状腺功能正常，随访是慢性淋巴细胞性甲状腺炎的主要措施，建议随访周期为半年到一年，主要检查甲状腺功能，必要时行甲状腺超声检查。

■ 甲减和亚临床甲减的治疗：$L-T_4$替代疗法。

■ 甲状腺毒症甲亢的治疗：对症，不建议 ATD 治疗。

（八）出院标准

诊断明确，治疗方法选择明确。

释义

■ $L-T_4$替代治疗后甲减症状和体征消失。

■ 气管压迫症状得到缓解。

（九）变异及原因分析

患者其他疾病需治疗或出现相关并发症。

释义

■ 病情复杂、临床表现不典型，造成诊断和治疗困难，导致住院时间延长、住院费用增加。

■ 伴有其他系统合并症，需要特殊诊断治疗措施，导致住院时间延长、住院费用增加。

五、慢性淋巴细胞性甲状腺炎临床路径给药方案

（一）用药选择

1. 甲减或亚临床甲减：左甲状腺素（$L-T_4$），治疗的剂量取决于患者的病情、年龄、体重和个体差异。成年患者 $L-T_4$替代剂量 50~200 μg/d，平均 125 μg /d。按体重计算的剂量是 1.6~1.8μg/（kg·d）；儿童需要较高的剂量，大约 2.0 μg/（kg·d）；老年患者则需要较低的剂量，大约 1.0 μg/（kg·d）；妊娠时的替代剂量需要增加 30%~50%。定期复查甲功，

根据甲功水平调整 LT_4替代剂量。

2. 甲状腺毒症：心悸明显者可给 β 受体阻滞剂，如普萘洛尔 10~20mg，每日 3 次，或美托洛尔 25~50mg，每日 2 次。

（二）药学提示

含铝药物、含铁药物和碳酸钙可能降低 $L-T_4$的作用，因此，应在服用上述药物至少 2 小时后服用 $L-T_4$。

（三）注意事项

1. 对 $L-T_4$及其辅料过敏者、未经治疗的肾上腺功能减退、垂体功能不足和甲状腺毒症患者及急性心肌梗死、急性心肌炎患者禁用 $L-T_4$。

2. 支气管哮喘、心源性休克、心脏传导阻滞（Ⅱ~Ⅲ度房室传导阻滞）、重度或急性心力衰竭、窦性心动过缓者禁用 β 受体阻滞剂。

六、慢性淋巴细胞性甲状腺炎护理规范

1. 保证休息，避免劳累、感染。
2. 遵医嘱按时服药，定期复查、随访。

七、慢性淋巴细胞性甲状腺炎营养治疗规范

提倡适碘饮食，避免碘缺乏、碘过量、刺激性食物，戒烟限酒。

八、慢性淋巴细胞性甲状腺炎患者健康宣教

1. 注意休息，避免过度劳累。
2. 注意保暖，避免受凉。
3. 适碘饮食，戒烟限酒。
4. 定期随访。

九、推荐表单

（一）医师表单

慢性淋巴细胞性甲状腺炎临床路径医师表单

适用对象：第一诊断为慢性淋巴细胞性甲状腺炎（ICD-10：E06.305）

患者姓名：	**性别：　　年龄：　　门诊号：**	**住院号：**
住院日期：　　年　月　日	**出院日期：**　　年　月　日	**标准住院日：**≤7天

时间	住院第1天	住院第2~5天	住院第3~7天（出院日）
主要诊疗工作	□ 询问病史及体格检查 □ 完成病历书写 □ 完善检查 □ 上级医师查房与病情评估 □ 初步确定治疗方案	□ 上级医师查房 □ 明确诊断 □ 完成必要的相关科室会诊 □ 注意病情变化 □ 调整治疗	□ 上级医师查房，明确是否出院 □ 完成出院记录、病案首页、出院证明书等 □ 向患者交代出院后的注意事项
重点医嘱	**长期医嘱：** □ 内科护理常规 □ 二级护理 □ 普通饮食 □ 合并症用药 **临时医嘱：** □ 血常规、尿常规、大便常规 □ 肝肾功能、电解质、血糖 TT_4、TT_3、FT_4、FT_3、TSH、TgAb、TPOAb □ 甲状腺B超、X线胸片、心电图	**长期医嘱：** □ 内科护理常规 □ 二级护理 □ 普通饮食 □ L-T_4（必要时） □ 合并症用药 **临时医嘱：**（可选择的检查） □ TRAb（必要时） □ 甲状腺吸碘率（必要时） □ 甲状腺细针穿刺（必要时）	**出院医嘱：** □ 出院带药 □ 门诊随访
病情变异记录	□ 无　□ 有，原因： 1. 2.	□ 无　□ 有，原因： 1. 2.	□ 无　□ 有，原因： 1. 2.
医师签名			

（二）护士表单

慢性淋巴细胞性甲状腺炎临床路径护士表单

适用对象：第一诊断为慢性淋巴细胞性甲状腺炎（ICD-10：E06.305）

患者姓名：	性别：　年龄：　门诊号：	住院号：
住院日期：　年　月　日	出院日期：　年　月　日	标准住院日：≤7天

时间	住院第1天	住院第2~5天	住院第3~7天（出院日）
健康宣教	□ 入院宣教 □ 介绍主管医生、护士 □ 介绍环境、设施，介绍住院注意事项 □ 介绍探视和陪伴制度 □ 介绍贵重物品保管制度 □ 介绍消毒隔离制度	□ 药物宣教 □ 饮食宣教	□ 出院宣教 □ 饮食宣教 □ 药物宣教 □ 指导患者办理出院手续
护理处置	□ 核对患者，佩戴腕带 □ 建立入院护理病历 □ 协助患者留取各种标本 □ 测量体重	□ 根据医嘱的相关采血 □ 根据医嘱发放相关药物 □ 普通饮食 □ $L-T_4$（必要时）	□ 办理出院手续 □ 协助取出院带药 □ 书写出院小结
基础护理	□ 级别护理 □ 晨晚间护理 □ 患者安全管理	□ 级别护理 □ 晨晚间护理 □ 患者安全管理	□ 级别护理 □ 晨晚间护理 □ 患者安全管理
专科护理	□ 护理查体 □ 病情观察 □ 需要时，填写跌倒及压疮防范表 □ 需要时，请家属陪伴 □ 确定饮食种类 □ 心理护理	□ 病情观察 □ 遵医嘱完成相关检查 □ 心理护理	□ 出院指导
重点医嘱	□ 详见医嘱执行单	□ 详见医嘱执行单	□ 详见医嘱执行单
病情变异记录	□ 无　□ 有，原因： 1. 2.	□ 无　□ 有，原因： 1. 2.	□ 无　□ 有，原因： 1. 2.
护士签名			

（三）患者表单

慢性淋巴细胞性甲状腺炎临床路径患者表单

适用对象：第一诊断为慢性淋巴细胞性甲状腺炎（ICD-10：E06.305）

患者姓名：	性别：　年龄：　门诊号：	住院号：
住院日期：　年　月　日	出院日期：　年　月　日	标准住院日：≤7天

时间	住院第1天	住院第2~5天	住院第3~7天（出院日）
医患配合	□ 配合询问病史、收集资料，请务必详细告知既往史、用药史、过敏史 □ 配合进行体格检查 □ 有任何不适请告知医师	□配合完善相关检查、化验，如采血、留尿、心电图、X线胸片 □ 医生与您及家属介绍病情	□ 接受出院前指导 □ 指导复查程序 □ 获取出院诊断书
护患配合	□ 配合测量体温、脉搏、呼吸3次，血压、体重1次 □ 配合完成入院护理评估（简单询问病史、过敏史、用药史） □ 接受入院宣教（环境介绍、病室规定、订餐制度、贵重物品保管等） □ 配合执行探视和陪伴制度 □ 有任何不适请告知护士	□ 配合测量体温、脉搏、呼吸3次、询问大便情况1次 □ 接受饮食宣教 □ 接受药物宣教	□ 接受出院宣教 □ 办理出院手续 □ 获取出院带药 □ 知道服药方法、作用、注意事项 □ 知道复印病历程序
饮食	□ 遵医嘱饮食	□ 遵医嘱饮食	□ 遵医嘱饮食
排泄	□ 正常排尿、便	□ 正常排尿、便	□ 正常排尿、便
活动	□ 卧床休息	□ 逐渐恢复正常活动	□ 正常活动

附：原表单（2007 年版）

慢性淋巴细胞性甲状腺炎临床路径表单

适用对象：第一诊断为慢性淋巴细胞性甲状腺炎（ICD-10：E06.305）

患者姓名：	**性别：　　年龄：　　门诊号：**	**住院号：**
住院日期：　　年　月　日	**出院日期：**　　年　月　日	**标准住院日：**≤7 天

时间	住院第 1 天	住院第 2-5 天	住院第 3-7 天 （出院日）
主要诊疗工作	□ 询问病史及体格检查 □ 完成病历书写 □ 完善检查 □ 上级医师查房与病情评估 □ 初步确定治疗方案	□ 上级医师查房 □ 明确诊断 □ 完成必要的相关科室会诊 □ 注意病情变化 □ 调整治疗	□ 上级医师查房，明确是否出院 □ 完成出院记录、病案首页、出院证明书等 □ 向患者交代出院后的注意事项
重点医嘱	**长期医嘱：** □ 内科护理常规 □ 二级护理 □ 普通饮食 □ 合并症用药 **临时医嘱：** □ 血常规、尿常规、大便常规 □ 肝肾功能、电解质、血糖 □ TT_4、TT_3、FT_4、FT_3、TSH、TgAb、TPOAb □ 甲状腺 B 超、X 线胸片、心电图	**长期医嘱：** □ 内科护理常规 □ 二级护理 □ 普通饮食 □ $L-T_4$（必要时） □ 合并症用药 **临时医嘱：（可选择的检查）** □ TRAb（必要时） □ 甲状腺吸碘率（必要时） □ 甲状腺细针穿刺（必要时）	**出院医嘱：** □ 出院带药 □ 门诊随访
主要护理工作	□ 介绍病房环境、设施和设备 □ 入院护理评估	□ 病情观察 □ 观察治疗反应	□ □ 指导患者办理出院手续
病情变异记录	□ 无　□ 有，原因： 1. 2.	□ 无　□ 有，原因： 1. 2.	□ 无　□ 有，原因： 1. 2.
护士签名			
医师签名			

第十六章

肾上腺皮质功能减退症临床路径释义

【医疗质量控制指标】（专家建议）

指标一、诊断需结合临床表现和垂体肾上腺激素检查结果。

指标二、完善肾上腺皮质功能减退的病因鉴别诊断。

指标三、规范糖皮质激素的替代治疗。

一、肾上腺皮质功能减退症编码

1. 原编码

疾病名称及编码：肾上腺皮质功能减退症（ICD-10：E27.102w11）

2. 修改编码

疾病名称及编码：肾上腺皮质功能减退症（ICD-11：5A61.1）

二、临床路径检索方法

5A61.1

三、国家医疗保障疾病诊断相关分组（CHS-DRG）

MDC 编码：MDCK（内分泌、营养、代谢疾病及功能障碍）

ADRG 编码：KT1（内分泌疾患）

四、肾上腺皮质功能减退症临床路径标准住院流程

（一）适用对象

第一诊断为肾上腺皮质功能减退症（ICD-10：E27.102w11）。

释义

■ 因绝大多数肾上腺皮质功能减退症是终身的疾病，治疗也应是终身的，故本路径适用对象为首诊的肾上腺皮质功能减退症患者，或虽非首诊、但未曾进行本路径要求的诊断和治疗措施的肾上腺皮质功能减退症患者。

（二）诊断依据

根据《临床内分泌学》（陈家伦主编，上海科学技术出版社，2011 年 8 月），2016 年美国内分泌学会《原发性肾上腺皮质功能减退症专家共识》[Diagnosis and Treatment of Primary Adrenal Insufficiency：An Endocrine Society Clinical Practice Guideline. J Clin Endocrinol Metab. 2016 Feb；101（2）：364-89]。

1. 慢性肾上腺皮质功能减退症的主要表现为易疲劳、乏力、头晕、厌食、体重减轻、恶心、呕吐及直立性低血压等，儿童可因为低钠血症出现生长及发育迟缓。皮肤黏膜色素沉着为原发性肾上腺皮质功能减退症的特征性表现，而继发性肾上腺皮质功能减退症表现为皮肤肤色淡，盐皮质激素缺乏的临床表现不明显。

2. 急性肾上腺皮质功能减退症的诊断宜尽早，依据原有慢性肾上腺皮质功能减退症病史的患者突然出现发热、恶心呕吐、腹痛腹泻；不能解释的低血压、休克或昏迷患者，同时伴有色素沉着、低血糖、低钠血症和高钾血症时应考虑本病可能。
3. 测定血基础皮质醇和 ACTH 水平，并结合功能试验明确诊断。

释义

■ 肾上腺皮质功能减退症根据病因部位可分为原发性、继发性和三发性，根据起病特点可分为慢性和急性。

■ 慢性肾上腺皮质功能减退症患者因皮质激素的缺乏常见表现为乏力（84%~95%）、体重减轻（66%~76%）、消化道症状包括食欲下降、恶心、呕吐和腹痛（49%~62%），部分患者还可表现为肌肉和关节疼痛、直立性低血压。急性肾上腺皮质功能减退症，往往表现为肾上腺危象，主要表现是休克，但患者常有非特异性症状，例如突然出现的厌食、恶心、呕吐、腹痛、无力、疲乏、嗜睡、发热、意识模糊或昏迷。肾上腺危象在原发性和继发性肾上腺皮质功能减退症患者中均可发生，且发生率接近。

■ 除了上述表现以外，原发性肾上腺皮质功能减退可导致阿黑皮素原（proopiomelanocortin，POMC）产生增加；POMC 可进一步裂解成促肾上腺皮质激素（Adrenocorticotropin，ACTH）和促黑素。促黑素增加使皮肤黑色素合成增加，从而导致明显的皮肤色素沉着。继发性肾上腺皮质功能减退无该项表现，反而会肤色变淡。

（三）治疗方案的选择

根据《临床内分泌学》（陈家伦主编，上海科学技术出版社，2011 年 8 月）和 2016 年美国内分泌学会《原发性肾上腺皮质功能减退症专家共识》［Diagnosis and Treatment of Primary Adrenal Insufficiency：An Endocrine Society Clinical Practice Guideline. J Clin Endocrinol Metab. 2016 Feb；101（2）：364-89.］。
1. 健康宣教：制订疾病卡。随身携带，长期随访策略以及遇到各种应激情况下替代激素剂量的调整等。
2. 长期肾上腺皮质激素替代治疗。
3. 肾上腺危象的预防和治疗。
4. 针对原发病因的治疗：如肾上腺结核引起者还应抗结核治疗，自身免疫性多腺体综合征还需要进行其他腺体功能异常的对症治疗。

释义

■ 对于出现肾上腺危象的成年患者，尤其是血钾＞6mmol/L 的患者，首选具有盐皮质激素活性的氢化可的松。建议给予氢化可的松（100mg 立即静脉注射），然后每 6 小时静脉注射 50mg（或最初 24 小时连续静脉输注 200mg）。对于肾上腺危象患者，不需要紧急给予盐皮质激素替代治疗，因为其保钠效应需要数日后才能显现，可先通过静脉输注盐水即可充分补钠。

■ 对于慢性肾上腺皮质功能减退症，需要口服糖皮质激素替代，补充缺少的皮质醇。正常人的皮质醇日均产生量为 2.7~14mg/（m^2·d），推荐氢化可的松每日总剂量为 10~12mg/m^2。因氢化可的松半衰期较短，应将氢化可的松的每日总剂量分 2 次或3次给药。对于原发性肾上腺皮质功能减退症，因为可能同时缺乏盐皮质激素，所以需要同时补充氟氢可的松，以防止钠丢失、血容量不足和高钾血症。剂量25~100μg/d。对继发性肾上腺皮质功能减退症患者，氢化可的松的推荐剂量同上，因继发性肾上腺皮质功能减退症多数并不缺乏盐皮质激素，可考虑给予等效剂量的泼尼松或者泼尼松龙进行替代治疗。

■ 对于肾上腺结核患者需按照深部结核菌感染的治疗原则给予抗结核治疗，疗程中需要监测肝功和抗结核药物的不良反应。

（四）标准住院日为≤14天

（五）进入路径标准

1. 第一诊断必须符合ICD-10：E27.102w11，肾上腺皮质功能减退症疾病编码。
2. 当患者同时具有其他疾病诊断，但在住院期间不需特殊处理也不影响第一诊断的临床路径流程实施时，可以进入路径。

（六）住院期间检查项目

1. 必需的检查项目：
（1）血常规、尿常规、大便常规。
（2）肝肾功能、电解质、血脂、凝血功能。
（3）X线胸片、心电图、腹部超声。
（4）血清皮质醇、血浆ACTH。
（5）垂体MRI、双侧肾上腺CT扫描。
2. 根据患者病情可选择的检查项目：
（1）基础激素水平测定：血醛固酮、肾素、血清脱氢表雄酮、17羟孕酮、尿游离皮质醇及性激素6项。
（2）各种兴奋试验：ACTH兴奋试验、胰岛素低血糖兴奋试验。
（3）鉴别病因相关检查，如血沉、结核抗体、PPD试验、ANA、ENA、dsDNA、抗磷脂抗体、极长链脂肪酸等。影像学检查包括胸部CT等。

释义

■ 肾上腺皮质功能减退症的实验室诊断需要有皮质醇生成不足的证据。血清总皮质醇水平是最常见的诊断检测指标。但在判断时，需考虑皮质醇结合球蛋白（cortisol binding globulin，CBG）或白蛋白异常的疾病干扰，例如肝硬化或肾病综合征患者，会使血皮质醇假性降低，而使用口服雌激素的患者，会使血皮质醇假性升高。正常人清晨血清皮质醇是全天的峰值，为10-20μg/dl（275~555nmol/L），当清晨血清皮质醇浓度<3μg/dl（80nmol/L）应考虑肾上腺皮质功能减退症。

■ 24小时尿皮质醇在部分肾上腺皮质功能减退症的患者中可能为正常低值。因此，不建议将24小时尿皮质醇作为肾上腺皮质功能减退症的筛查试验。

■ ACTH兴奋试验：清晨血皮质醇如在3μg/dl以上，难以准确判断是否存在肾上腺皮质功能减退症，需要进行功能试验，专家共识中推荐使用ACTH兴奋试验，使用的药物为人工合成ACTH（1-24）（替可克肽），该药物有天然ACTH（1-39）

的所有生物学效能。该试验最好在清晨进行，建议对大多数患者进行250μg的标准检测，在静脉注射ACTH（1-24）后，如皮质醇的峰值不能达到18μg/dl（500nmol/L），则考虑肾上腺皮质功能减退的诊断。

■ 胰岛素低血糖试验是检测下丘脑-垂体-肾上腺储备功能的另一项试验，但对有癫痫或者心脑血管疾病史的患者进行该试验需要谨慎，胰岛素剂量通常为0.15U/kg，用于基础皮质醇水平偏低的患者时应减至0.1U/kg，以达到血糖低于40mg/dl（2.2mmol/L），在0、30和45分钟时测定皮质醇浓度，判读标准同ACTH兴奋试验。

■ 肾上腺CT可协助原发性肾上腺皮质功能减退的病因判断，如肾上腺增粗有结节状伴有钙化，则需要高度怀疑肾上腺结核，如肾上腺CT提示肾上腺纤细，则高度怀疑自身免疫性肾上腺疾病；如幼年患者肾上腺纤细还需要考虑先天性肾上腺发育不良。垂体MRI有助于判断继发性肾上腺皮质功能不全的病因有无鞍区占位性病变。

（七）出院标准

1. 症状减轻、好转。
2. 没有需要住院处理的并发症和/或合并症。

（八）变异及原因分析

1. 病情复杂、严重、临床表现不典型，造成诊断和治疗困难，延长住院时间。
2. 伴有其他系统合并症，需要特殊诊断治疗措施，治疗和住院时间变异。
3. 出现影响本病治疗效果的并发症，治疗效果不佳，延长住院时间。

五、肾上腺皮质功能减退症临床路径给药方案

（一）用药选择

进行糖皮质激素替代是迄今为止治疗肾上腺皮质功能减退首选的治疗方法。

糖皮质激素的种类较多，根据半衰期可分为长效（地塞米松、倍他米松），中效（泼尼松和泼尼松龙）和短效（氢化可的松），进行替代治疗首选短效的氢化可的松，但需要每天分2~3次服用，氢化可的松的替代剂量全天20~30mg。对于继发性肾上腺皮质功能减退，因盐皮质激素缺乏程度不严重，也可采用中效泼尼松或泼尼松，分1~2次服用，全天剂量5~7.5mg。可根据患者的肾上腺皮质激素缺乏的程度给予调整剂量。

（二）药学提示

1. 如果同时使用了会影响糖皮质激素经*CYP3A4*代谢的药物，糖皮质激素用药剂量需要调整。
2. 对于原发性肾上腺皮质功能减退症患者合并原发性高血压时，应限制膳食钠的摄入并给予较低剂量的氟氢可的松。若需要使用降压药物，不要选取利尿剂和螺内酯。

（三）注意事项

1. 使用糖皮质激素替代的时候，需要摸索恰当的药物替代剂量，同时避免糖皮质激素过量对代谢异常的副作用，对于儿童和青少年患者需要计算体表面积，根据体表面积给予恰当的药物剂量。
2. 根据是否存在低钠、低血压和肾素水平升高来决定是否需要补充盐皮质激素（氟氢可的松）。

六、肾上腺皮质功能减退症护理规范

1. 协助患者监测出入量，监测血压。

2. 进行宣教，指导患者做好自我防护，避免感染。

七、肾上腺皮质功能减退症营养治疗规范

无特殊饮食要求。

八、肾上腺皮质功能减退症患者健康宣教

1. 糖皮质激素替代治疗往往需要长期甚至终身用药，不要随意停药。

2. 如有应激状况（感染、发热、外伤等）需要将氢化可的松或泼尼松加量2~3倍，如同时服用氟氢可的松不需要增加剂量。

3. 定期行血尿生化检测，调整用药。

九、推荐表单

肾上腺皮质功能减退症临床路径医师表单

（一）医师表单

适用对象：第一诊断为肾上腺皮质功能减退症（ICD-10：E27.102w11）

患者姓名：	性别：　年龄：　门诊号：	住院号：
住院日期：　年　月　日	出院日期：　年　月　日	标准住院日：≤14 天

时间	住院第 1 天	住院第 2~13 天	住院第 10~14 天（出院日）
主要诊疗工作	□ 询问病史及体格检查 □ 完成病历书写 □ 完善检查 □ 上级医师查房与病情评估 □ 初步确定诊疗方案 □ 怀疑肾上腺危象时，即刻治疗的同时采血检测血皮质醇和 ACTH。	□ 上级医师查房 □ 完成第一天所开检查及评价检查结果 □ 若不能明确病因为原发或继发，根据病情选择动态功能试验-ACTH 兴奋试验 □ 一旦诊断明确，即应终身激素替代治疗。 □ 病因为肾上腺结核引起者还应行抗结核治疗，以防结核复发或扩散。	□ 患者主观感觉良好，无明显激素过量或不足表现，评估激素替代剂量合适后出院并定期随诊。
重点医嘱	**长期医嘱：** □ 内分泌护理常规 □ 一/二级护理 □ 高钠饮食 **临时医嘱：** □ 血常规、尿常规、大便常规 □ 肝肾功能、电解质、血钙磷、血气分析 □ 血皮质醇、24 小时尿皮质醇和及 ACTH 测定 □ 立位醛固酮和肾素测定 □ X 线胸片、心电图、腹部超声 □ 其他内分泌激素（甲状腺功能、PTH、FSH、LH、PRL、孕酮、雌二醇、孕酮等） □ 垂体 MRI、双肾上腺 CT □ 胸部 CT	**长期医嘱：** □ 患者既往基础用药 □ 根据患者的个体情况如怀疑肾上腺危象，则继续予以静脉补充糖皮质激素、纠正水电解质紊乱、去除病因及诱因及对症支持等治疗 □ 肾上腺皮质激素替代治疗 **临时医嘱：** □ 抗肾上腺自身抗体测定及其他自身抗体（甲状腺、胰岛等）（视情况而定） □ 其他检查（必要时）：17 羟孕酮、硫酸脱氢表雄酮、极长链脂肪酸、PPD 试验、抗结核抗体、血沉等	**出院医嘱：** □ 出院带药 □ 患者教育
主要护理工作	□ 入院宣教护理评估 □ 正确执行医嘱	□ 健康宣教：指导患者避免过劳、腹泻、呕吐等应激，制做疾病卡随身携带 □ 正确执行医嘱	□ 正确执行医嘱 □ 完成出院

续　表

时间	住院第1天	住院第2~13天	住院第10~14天 （出院日）
病情变异记录	□无　□有，原因： 1. 2.	□无　□有，原因： 1. 2.	□无　□有，原因： 1. 2.
护士签名			
医师签名			

（二）护士表单

肾上腺皮质功能减退症临床路径护士表单

适用对象：第一诊断为肾上腺皮质功能减退症（ICD-10：E27.102w11）

患者姓名：	性别：　年龄：　门诊号：	住院号：
住院日期：　年　月　日	出院日期：　年　月　日	标准住院日：≤14 天

时间	住院第 1 天	住院第 2～13 天	住院第 10～14 天（出院日）
健康宣教	□ 入院宣教： 介绍主管医生、护士 介绍环境、设施 介绍住院注意事项 介绍探视和陪伴制度 介绍贵重物品制度 □ 入院护理评估（营养状况、心理状态） □ 病史询问，相应查体 □ 提醒患者记录出入量 □ 病情不能自理时安排陪护	□ 药物宣教 □ 主管护士与患者沟通，消除患者紧张情绪，告知检查后可能出现的情况及应对方式 □ 内分泌激素检查如皮质醇 ACTH、24 小时尿皮质醇检查中注意事项 □ 宣教特殊检查如 ACTH 兴奋试验，胰岛素低血糖兴奋试验的注意事项，引导患者在检查中配合，检查后可能出现的问题和应对措施	□ 出院或转科当日宣教 □ 告知出院或转科后用药、血压、血糖的监测 □ 给予患者家属心理支持 □ 对出院患者嘱出院后定期内分泌随诊
护理处置	□ 核对患者，佩戴腕带 □ 建立入院护理病历 □ 协助患者留取各种检测标本 □ 测量体重、身高、血压	□ 协助医生完成医嘱安排检查 □ 如有检查提前一天通知患者，进行检查前准备如禁食禁水	□ 办理出院手续 □ 书写出院小结
基础护理	□ 内分泌科护理常规 □ 二级护理（若患者存在合并症则根据程度选择相应的护理级别） □ 患者既往基础用药 □ 晨晚间护理 □ 出入量管理 □ 患者安全管理	□ 二级护理，如果进行胰岛素低血糖兴奋试验改为一级护理 □ 晨晚间护理 □ 出入量管理 □ 继续患者安全管理 □ 继续患者基础用药 □ 根据医嘱监测出入量和血压	□ 二级护理 □ 继续患者安全管理 □ 继续患者基础用药
专科护理	□ 护理查体 □ 病情观察：出入量、血压和体重的观察 □ 如行动不能自理、情绪异常或者跌倒高风险需要请家属陪伴 □ 如患者有合并症确定饮食种类 □ 心理护理	□ 继续病情观察：出入量和血压的观察 □ 遵医嘱完成相关检查 □ 内分泌专科特殊检查 ACTH 兴奋试验、胰岛素低血糖兴奋试验的操作指导，尤其是 24h 尿的收集 □ 避免在留尿过程中应用糖皮质激素 □ 心理护理	□ 继续病情观察：出入量、血糖、血压的观察 □ 指导转科或者出院 □ 如转科指导患者出院后也应至内分泌门诊随诊 □ 心理护理
重点医嘱	□ 详见医嘱单	□ 详见医嘱单	□ 详见医嘱单
病情变异记录	□ 无　□ 有，原因： 1. 2.	□ 无　□ 有，原因： 1. 2.	无　□ 有，原因： 1. 2.

（三）患者表单

肾上腺皮质功能减退症临床路径患者表单

适用对象：第一诊断为肾上腺皮质功能减退症（ICD-10：E27.102w11）

患者姓名：	**性别：　年龄：　门诊号：**	**住院号：**
住院日期：　年　月　日	**出院日期：**　年　月　日	**标准住院日：≤14 天**

时间	住院第 1 天	住院第 2~13 天	住院第 10~14 天（出院日）
医患配合	□ 接受病史询问 □ 配合询问病史、收集资料，请务必详细告知既往史、用药史、过敏史 □ 配合进行体格检查 □ 有任何不适请告知医师	□ 配合完善入院后相关检查、化验，如采血、留尿、心电图、影像学检查 □ 医生与患者及家属介绍病情及特殊检查前的谈话、签字 □ 继续基础用药 □ 如果存在其他合并症如高血压等给予相应药物治疗	□ 配合转科或者出院 □ 配合出院后随诊 □ 获取出院诊断书
护患配合	□ 接受入院宣教（环境介绍、病室规定、订餐制度、贵重物品保管等） □ 接受入院护理评估 □ 配合测量体温、脉搏、呼吸、血压、体重和身高 □ 配合执行探视和陪伴制度 □ 有任何不适请告知护士	□ 配合进行采集血样、尿样进行疾病的相关检查 □ 配合 24 小时尿皮质醇的留尿 □ 配合测量体温、脉搏、呼吸、血压、血糖、询问大便情况等 □ 接受输液、服药等治疗 □ 接受进食、进水、排尿、排便等生活护理 □ 注意活动安全，避免坠床或跌倒 □ 配合执行探视及陪伴 □ 接受 ACTH 兴奋试验或胰岛素低血糖兴奋试验宣教	□ 接受出院宣教 □ 办理出院手续 □ 取出院带药 □ 知道服药方法、作用、注意事项 □ 知道复印病历程序
饮食	□ 遵医嘱饮食	□ 遵医嘱饮食 □ 如有特殊检查对饮食有要求配合护士通知来提前禁饮食	□ 遵医嘱饮食
排泄	□ 正常排尿、便	□ 正常排尿、便	□ 正常排尿、便
活动	□ 正常活动	□ 正常活动	□ 正常活动

附：原表单（2017 年版）

肾上腺皮质功能减退症临床路径表单

适用对象：第一诊断为肾上腺皮质功能减退症（ICD-10：E27.102w11）

患者姓名：	性别：　　年龄：　　门诊号：		住院号：
住院日期：　　年　月　日	出院日期：　　年　月　日		标准住院日：≤14 天

时间	住院第 1 天	住院第 2-13 天	住院第 10-14 天 （出院日）
主要诊疗工作	□ 询问病史及体格检查 □ 完成病历书写 □ 完善检查 □ 上级医师查房与病情评估 □ 初步确定诊疗方案 □ 怀疑肾上腺危象时，即刻治疗的同时采血检测血皮质醇和 ACTH	□ 上级医师查房 □ 完成第一天所开检查及评价检查结果 □ 若不能明确病因为原发或继发，根据病情选择动态功能试验-ACTH 兴奋试验 □ 一旦诊断明确，即应终身激素替代治疗 □ 病因为肾上腺结核引起者还应行抗结核治疗，以防结核复发或扩散	□ 患者主观感觉良好，无明显激素过量或不足表现，评估激素替代剂量合适后出院并定期随诊
重点医嘱	**长期医嘱：** □ 内分泌护理常规 □ 一/二级护理 □ 高钠饮食 **临时医嘱：** □ 血常规、尿常规、大便常规 □ 肝肾功能、电解质、血气分析 □ 血皮质醇、醛固酮及 ACTH 测定 □ X 线胸片、心电图、腹部超声 □ 其他垂体激素（TSH、FSH、LH、PRL 等） □ 垂体 MRI、双肾上腺 CT	**长期医嘱：** □ 患者既往基础用药 □ 根据患者的个体情况如怀疑肾上腺危象，则继续予以补充糖皮质激素、纠正水电解质紊乱、去除病因及诱因及对症支持等治疗 □ 肾上腺皮质激素替代治疗 **临时医嘱：** □ 抗肾上腺自身抗体测定及其他自身抗体（甲状腺、胰岛等）（视情况而定） □ 其他检查（必要时）	**出院医嘱：** □ 出院带药 □ 患者教育
主要护理工作	□ 入院宣教护理评估 □ 正确执行医嘱	□ 健康宣教：指导患者避免过劳、腹泻、呕吐等应激，制做疾病卡随身携带 □ 正确执行医嘱	□ 正确执行医嘱 □ 完成出院
病情变异记录	□ 无　□ 有，原因： 1. 2.	□ 无　□ 有，原因： 1. 2.	□ 无　□ 有，原因： 1. 2.
护士签名			
医师签名			

第十七章

糖尿病酮症酸中毒临床路径释义

【医疗质量控制指标】（专家建议）

指标一、诊断需要高血糖、高血酮或者尿酮体阳性、血 pH 下降三方面结合。

指标二、一旦确诊，应尽快开始治疗，制定补液方案。

指标三、缓慢降糖，寻找诱因，并积极予以治疗。

指标四、重视并发症的防治。

一、糖尿病酮症酸中毒编码

疾病名称及编码：糖尿病酮症酸中毒（ICD-10：E10.111，E11.111，E14.111）

二、临床路径检索方法

E10.111，E11.111，E14.111

三、国家医疗保障疾病诊断相关分组（CHS-DRG）

MDC 编码：MDCK（内分泌、营养、代谢疾病及功能障碍）

ADRG 编码：KS1（糖尿病）

四、糖尿病酮症酸中毒标准住院流程

（一）适用对象

第一诊断为糖尿病酮症酸中毒（ICD-10：E10.111，E11.111，E14.111）。

释义

■ 适用对象编码参见第一部分。

■ 本路径适用对象为临床考虑为糖尿病酮症酸中毒的患者，如为糖尿病非酮症性高糖高渗状态，乳酸性酸中毒等其他急性情况，需进入其他相应路径。

（二）诊断依据

根据《内科学（第八版）》（人民卫生出版社，2013 年）；《中国糖尿病防治指南（2013）》。

1. 尿糖和酮体阳性伴血糖升高。
2. 血 pH 和/或二氧化碳结合力降低。

释义

■ 最新版为《内科学（第 10 版）》；《中国糖尿病防治指南（2020）》。

■ 本路径的制订主要是明确诊断为糖尿病酮症酸中毒者，首先要求血糖升高达到糖尿病标准；其次要求证实体内有过量的酮体产生，即尿酮体阳性；最后要求证实存在酸中毒，即血 pH 和/或二氧化碳结合力降低。

■《内科学》与《中国 2 型糖尿病防治指南》选择最新版本。

（三）进入路径标准。

1. 第一诊断必须符合 ICD-10：E10.111，E11.111，E14.111 糖尿病酮症酸中毒疾病编码。
2. 当患者同时具有其他疾病诊断，但在住院期间不需要特殊处理也不影响第一诊断的临床路径流程实施时，可以进入路径。

释义

■ 本路径的适用对象为符合糖尿病酮症酸中毒诊断者。

■ 如果患者合并症病情不稳定，需要在住院期间进行相关的诊疗活动者；或者糖尿病酮症酸中毒诊断不明确，住院期间很可能需要修改第一诊断者，则不能进入本路径。

（四）标准住院日一般为≤10 天。

释义

■ 糖尿病酮症酸中毒为急症，因此入院第 1 天，应尽快询问病史并进行体检，进行血糖监测（每 1~2 小时监测血糖 1 次），DKA 伴脱水患者不适合用动态葡萄糖监测，开化验单，包括血常规、尿常规（包括尿酮体，如果条件允许，同时查血酮体）、大便常规、血气分析、肝肾功能、电解质、血脂、糖化血红蛋白、胰岛 B 细胞自身抗体、胸片、心电图、腹部彩超，并请上级医师查房，共同进行病情评估，确定初步的治疗方案。

■ 入院第 2~10 天，根据血糖监测、电解质、血气分析以及血尿酮体的结果，及时调整治疗方案，尽快使酮体转阴。患者开始进餐后，应尽快制定胰岛素注射方案，并根据血糖结果及时调整。开展病因诊断相关检查，并根据结果请相关科室会诊。待酮症酸中毒纠正且血糖稳定后测定胰岛素或 C 肽，评估胰岛 B 细胞功能。待酮体转阴，病情稳定后，进行糖尿病并发症方面的筛查，如尿蛋白/肌酐或尿白蛋白排泄率、24 小时尿蛋白定量、眼底检查、神经传导速度、超声心动图、颈动脉和下肢血管彩超、头胸腹 CT 或 MRI 等。如果确诊为自身免疫性糖尿病，则需要进行相关免疫指标（血沉、CRP、RF、免疫球蛋白全套、补体全套、ANA 和 ENA），自身抗体（抗甲状腺、抗肾上腺、抗卵巢、抗甲状旁腺抗体等），内分泌腺体功能评估（甲状腺、肾上腺、性腺、甲状旁腺、垂体），以明确有无多内分泌腺自身免疫综合征。

总住院时间≤10 天符合本路径要求。

（五）住院期间检查项目。

1. 必需的检查项目：

（1）血常规、尿常规（必须包括酮体）、大便常规、血气分析。
（2）在酮症酸中毒未纠正时每1~2小时测定血糖，在糖尿病酮症纠正后测全天毛细血管血糖谱（三餐前、三餐后2小时、睡前、必要时0点、3AM等）。
（3）肝肾功能、电解质、血脂。
（4）X线胸片、心电图、腹部B超。
（5）糖化血红蛋白（HbA1c），胰岛β细胞自身抗体（ICA、GAD）。

释义

■ 血常规、尿常规、便常规+隐血是最基本的三大常规检查，进入路径的患者均需完成。

■ 测定尿酮体，以评估酮症的情况。

■ 测定血气以评估酸中毒的情况。

■ 酮症酸中毒属于急症，且常需要补液+小剂量胰岛素静脉滴注的方式降糖、纠酮，在这个过程中，需要比较频繁地监测血糖（1~2小时测定1次），并根据血糖情况决定下一步胰岛素的比例。

■ 测定肝肾功能、电解质和血脂，其中糖尿病酮症酸中毒时易出现电解质紊乱和血脂谱异常，脱水时易出现肾前性肾功能不全。

■ 寻找糖尿病酮症酸中毒的病因，常规筛查胸片以除外肺部感染等情况；心电图以筛查有无心脏方面的情况；腹部彩超以筛查有无腹部疾病情况存在。

■ 查糖化血红蛋白（HbA1c）以评估高血糖持续的时间，如果酮症酸中毒时HbA1c＜8.7%，应注意有无暴发性1型糖尿病可能。查胰岛B细胞自身抗体以协助诊断有无1型糖尿病可能。

2. 根据患者病情可选的检查项目：
（1）血酮，糖化血清蛋白（果糖胺），胰岛B细胞自身抗体（IAA、IA-2等），待酮症酸中毒状态纠正后行动态血糖监测（血糖未达标和/或血糖波动较大者）；待酮症酸中毒纠正且血糖稳定后测定胰岛素或C肽。
（2）并发症相关检查（待酮症酸中毒纠正后）：尿蛋白/肌酐或尿白蛋白排泄率、24小时尿蛋白定量、眼底检查、神经传导速度、超声心动图、颈动脉和下肢血管彩超、头胸腹CT或MRI等。
（3）相关免疫指标（血沉、CRP、RF、免疫球蛋白全套、补体全套、ANA和ENA），自身抗体（抗甲状腺、抗肾上腺、抗卵巢、抗甲状旁腺抗体等），内分泌腺体功能评估（甲状腺、肾上腺、性腺、甲状旁腺、垂体）。

释义

■ 如果尿酮体测定的结果与临床不相符，则需要检测血酮体；糖化血清蛋白（果糖胺）目前临床已经很少使用，取而代之的是糖化白蛋白的检测，用于评估近2周内的平均血糖水平；如果ICA、GAD结果均阴性，但临床仍考虑1型糖尿病，应选择IAA、IA-2等胰岛自身免疫性抗体联合检测；待酮症酸中毒纠正后，如果患者血糖控制仍不满意，可选择动态血糖监测，以寻找患者血糖波动的规律，为进一步调整治疗方案提供依据；血糖明显升高时对胰岛B细胞分泌胰岛素有抑制作用，故待血糖平稳后检测血胰岛素/C肽浓度更能反映真实的胰岛B细胞功能。

■ 待酮症酸中毒纠正后，如果临床评估病情，发现患者糖尿病分型为 2 型糖尿病或者 1 型糖尿病病程较长时，需要评估是否存在糖尿病慢性并发症，可选择的检查有：尿蛋白/肌酐或尿白蛋白排泄率、24 小时尿蛋白定量、眼底检查、神经传导速度、超声心动图、颈动脉和下肢血管彩超、头胸腹 CT 或 MRI 等。

■ 如果临床上考虑患者糖尿病的分型为 1 型糖尿病，需要评估是否存在其他自身免疫性疾病的可能，可选择的检查有血沉、CRP、RF、免疫球蛋白全套、补体全套、ANA 和 ENA。如果临床上存在两种或两种以上自身免疫性内分泌疾病，则需要评估是否存在 APS，可选择的检查有：自身抗体（抗甲状腺、抗肾上腺、抗卵巢、抗甲状旁腺抗体等），内分泌腺体功能评估（甲状腺、肾上腺、性腺、甲状旁腺、垂体）。

（六）治疗方案的选择

1. 补液根据血糖、电解质、血渗透压、生命体征、心肾功能等情况选择补液种类及补液速度、补液量。
2. 胰岛素治疗方案选择及剂量调整：给予胰岛素治疗。持续静脉注射胰岛素，待酸中毒纠正、血糖基本平稳后改用胰岛素强化治疗。
3. 纠正电解质紊乱。
4. 纠正酸中毒。当 pH＜7. 1 时，可补碱性药物。
5. 其他对症治疗。纠正休克、抗感染、治疗急性肾衰、治疗脑水肿等。

释义

■ 补液是治疗的关键环节。只有在有效组织灌注改善、恢复后，胰岛素的生物效应才能充分发挥。基本原则为“先快后慢，先盐后糖”，在治疗前以及治疗过程中，需要注意监测血糖、电解质、血渗透压、生命体征、心肾功能等，并根据结果调整补液速度、补液的种类与补液的量。一般来说，每隔 1~2 小时检测血糖、生命体征，每 2~4 小时检测电解质，对于老年患者与合并心肾疾病的患者，必要时可根据中心静脉压指导治疗。

■ 一般采用小剂量（短效）胰岛素治疗方案，即每小时给予 0. 1μ/kg 胰岛素，使血清胰岛素浓度恒定达到 100~200μU/ml，对于抑制脂肪分解和酮体生成的效应最大，并且降糖效果亦较好。同时在治疗过程中应根据血糖的下降速度调整胰岛素治疗方案，一般来说血糖以每小时下降 3. 9~6. 1mmol/L 为宜。待酸中毒纠正，患者恢复正常饮食、饮水，可改为胰岛素强化治疗方案。

■ 糖尿病酮症酸中毒的患者均有不同程度的失钾，治疗前的血钾水平不能真实地反应体内缺钾的程度，补钾应根据血钾和尿量：如果治疗前血钾已低于正常，在开始胰岛素和补液治疗同时立即开始补钾；如果治疗前血钾正常，且尿量＞40ml/h，也应立即开始补钾；如果治疗前血钾正常，但尿量＜30ml/h，暂缓补钾，待尿量增加后再开始补钾；如果治疗前血钾高于正常，暂缓补钾。治疗过程中需要定期监测血钾和尿量，调整补钾量和速度。

■ 糖尿病酮症酸中毒主要由酮体中酸性代谢产物引起，经输液和胰岛素治疗后，酮体水平下降，酸中毒可自行纠正，一般不必补碱。但严重酸中毒会影响心血管、呼吸和神经系统功能，应给予相应治疗，但补碱不宜过多、过快。补碱指征为血 pH <7.1。

■ 在抢救酮症酸中毒过程要注意治疗措施之间的协调及从一开始就重视防治重要并发症，特别是脑水肿和肾衰竭，维持重要脏器功能。如休克严重且经快速输液后仍不能纠正，应详细检查并分析原因，例如确定有无合并感染或急性心肌梗死。严重感染是糖尿病酮症酸中毒常见的诱因，亦可继发于本症。由于糖尿病酮症酸中毒可引起体温降低，白细胞增多，因此不能以有无发热或血象改变来判断，需根据整体病情综合评估，并及时取得细菌学证据。急性肾衰竭是糖尿病酮症酸中毒主要的死亡原因之一，与原来有无肾病、失水和休克程度及持续时间、有无延误治疗等密切相关。治疗上强调预防治疗，治疗过程中密切观察尿量变化，及时处理。脑水肿常与脑缺氧、补碱或补液不当、血糖下降过快等有关。如经治疗后血糖下降、酸中毒改善，但昏迷反而加重，或虽然一度清醒又再次昏迷，或出现烦躁、心率慢而血压偏高、肌张力增高，应警惕脑水肿可能，可给予地塞米松、呋塞米或白蛋白治疗，慎用甘露醇。

（七）选择用药

1. 降血糖药物：胰岛素、胰岛素类似物，酮症酸中毒纠正后可根据情况加用口服降糖药。
2. 针对伴发疾病治疗的药物：降压药、调脂药、抗血小板聚集、改善微循环药物、抗感染药物等。
3. 去除诱因、对症治疗药物：根据患者情况选择。

释义

■ 一般情况下，糖尿病酮症酸中毒的救治采用静脉持续输注小剂量短效胰岛素的治疗方案；如果病情较轻，患者无明显的胃肠道症状，能够主动大量饮水，也可酌情采用胰岛素泵泵入胰岛素类似物的方式降糖、消酮。待酮症酸中毒纠正后可根据病情、糖尿病的分型等酌情加用口服降糖药物。

■ 糖尿病酮症酸中毒多合并多种慢性疾病，如高血压、高脂血症、高血液黏稠度等，治疗过程中可根据患者当时的血压、血脂等情况，以及是否可以进食等，给予相应的降压药物、调脂药物和抗血小板药物。如果临床评估患者可能存在微循环障碍和感染等情况，则选择相应的治疗药物。

■ 糖尿病酮症酸中毒起病前多数存在诱因，因此寻找到糖尿病酮症酸中毒的诱因，并积极予以治疗，对于彻底消除酮体起重要作用。如果在治疗前和治疗过程中患者出现恶心、呕吐等症状，可予以相应的对症治疗药物。

（八）出院标准

1. 酸中毒及酮症消失。
2. 降糖治疗方案确定，血糖控制达标或血糖趋于稳定。患者或家属得到基本技能培训并学会自我血糖监测。

3. 没有需要住院处理的并发症和/或合并症。

释义

■ 出院时必须有证据证实酸中毒已被纠正，酮体转阴。

■ 患者的高血糖已有针对性的治疗方案，且血糖监测结果提示血糖已达到目标值或者血糖趋于稳定；患者及其家属已接受糖尿病宣教，学会自我血糖监测，并会初步应对高血糖和低血糖的情况。

■ 除了糖尿病酮症酸中毒已被纠正外，患者的并发症和/或合并症病情稳定，不需要在住院期间进行进一步处理。

（九）变异及原因分析

1. 导致糖尿病酮症酸中毒的诱因难以控制时（如感染、胃肠疾病、脑卒中、心肌梗死、创伤、手术、精神刺激等），则按相应路径或指南进行救治，退出本路径。

2. 合并妊娠或伴有增加控制血糖难度的合并症，延长住院时间，则按相应路径或指南进行治疗。

3. 若必须同时服用对血糖或降糖药物有影响的药物，或患者对胰岛素制剂、降糖药物有过敏情况时，导致住院时间延长、住院费用增加。

4. 出现严重的糖尿病慢性并发症（糖尿病肾病、眼部、心血管、神经系统并发症、皮肤病变、糖尿病足），或合并感染，导致住院时间延长、住院费用增加。

释义

■ 某些导致糖尿病酮症酸中毒的诱因在短时间内难以控制时，需要按照相应的路径或者指南进行救治，此时需要退出本路径。这些诱因通常为感染、胃肠疾病、脑卒中、心肌梗死、创伤、手术、精神应激等。

■ 某些糖尿病酮症酸中毒患者同时合并一些增加血糖控制难度的合并症，导致血糖难以在短时间内控制，如妊娠、甲状腺功能亢进症等，可能会导致住院时间延长，此时需要按照相应的路径或指南进行相应的治疗。

■ 如何患者同时使用某些药物可能会引起高血糖，或者会导致血糖波动而使血糖难以控制，如糖皮质激素等，可能会延长血糖达到目标值或者趋于平稳的时间，从而导致住院时间延长、住院费用增加。

■ 当患者出现的糖尿病慢性并发症或者感染需要在住院期间予以进一步治疗时，会导致住院时间延长、住院费用增加。

五、给药方案

（一）用药选择

1. 补液：根据病情选择生理盐水、5%葡萄糖以及10%葡萄糖，慎选低渗液。

2. 胰岛素：静脉使用短效常规胰岛素；如采用皮下胰岛素泵，则选用速效胰岛素类似物。

3. 补钾：10%氯化钾静脉或者口服。

4. 纠酸：1.25%碳酸氢钠。

（二）药学提示

1. 注意补液速度，血糖不宜下降过快，预防脑水肿。
2. 胰岛素使用可能会出现水肿、低血糖等副作用。

（三）注意事项

1. 补液过程中要监测血浆渗透压，并经常对患者心脏、肾脏、神经系统状况进行评估以防止补液过多。
2. 治疗过程中主要监测血糖，根据血糖来调整胰岛素给药速度和葡萄糖浓度，保持血糖稳定在 8.3~11.1 mmol/L。
3. 治疗期间需要定时监测血钾变化，一般情况下每 2 小时监测 1 次。静脉补钾停止后改为氯化钾 1~3g/d 口服 1 周。
4. 注意防止脑水肿的发生。

六、糖尿病酮症酸中毒护理规范

1. 入院时仔细询问起病、用药、目前的表现、饮食、饮水、排尿等情况。
2. 予以监测生命体征，记录尿量、补液量与饮水量，每 2 小时 1 次。
3. 予以监测血糖，每 1~2 小时 1 次。
4. 提醒患者进餐前或进餐后需要接受皮下胰岛素注射治疗。
5. 对患者及家属进行糖尿病宣教。
6. 防跌倒、压疮等。

七、糖尿病酮症酸中毒的营养治疗规范

1. 急性期根据患者胃肠道以及意识等神经系统方面的情况，判断是否可以进食以及进食的种类。
2. 酮体转阴后根据临床判断是否恢复正常糖尿病饮食。
3. 予以平衡膳食，及时给予餐前或餐后胰岛素皮下注射，并根据血糖谱调整治疗方案。

八、糖尿病酮症酸中毒患者健康宣教

1. 向患者讲解糖尿病的病因、临床表现、并发症、预防、酮症酸中毒的诱因及先兆症状。
2. 告知患者必须坚持服药及定期门诊复查，强调不擅自停药、减药、改药及盲目乱服药。
3. 适当运动、增强机体免疫力。根据病情不同，可从轻到中等强度。切忌剧烈及空腹运动。
4. 教育患者预防各种感染，不宜穿过紧的鞋子，预防糖尿病足，避免外伤。
5. 指导患者定期复诊。

九、推荐表单

（一）医师表单

糖尿病酮症酸中毒临床路径医师表单

适用对象：第一诊断为糖尿病酮症酸中毒（ICD-10：E10.111，E11.111，E14.111）

患者姓名：	性别：　年龄：　门诊号：	住院号：
住院日期：　年　月　日	出院日期：　年　月　日	标准住院日：≤10天

时间	住院第1天	住院第2~10天
主要诊疗工作	□ 完成询问病史和体格检查，按要求完成病历书写 □ 监测生命体征、血糖、出入量 □ 安排完善常规检查 □ 上级医师查房 □ 制订初步治疗方案	□ 完成三级医师查房记录 □ 调整治疗方案 □ 患者恢复进餐后及时给予皮下胰岛素治疗方案 □ 安排针对诱因的检查 □ 待病情稳定后，安排评估胰岛B细胞功能和糖尿病慢性并发症的检查 □ 安排自身免疫相关检查
重点医嘱	**长期医嘱：** □ 内分泌科护理常规 □ 一级护理或特级护理 □ 对症治疗 **临时医嘱：** □ 血常规、尿常规、大便常规+隐血、血气分析 □ 监测血糖 □ 肝肾功能、电解质、血脂、血酮、胰岛B细胞自身抗体（IAA、IA-2等） □ X线胸片、心电图、腹部B超 □ 糖化血红蛋白（HbA1c），胰岛B细胞自身抗体（ICA、GAD）	长期医嘱： □ 内分泌科护理常规 □ 一级护理，病情平稳后改为二级护理 □ 对症治疗 **临时医嘱：** □ 动态血糖监测 □ 血糖、胰岛素、C肽 □ 尿蛋白/肌酐或尿白蛋白排泄率、24小时尿蛋白定量、眼底检查、神经传导速度、超声心动图、颈动脉和下肢血管彩超、头胸腹CT或MRI □ 血沉、CRP、RF、免疫球蛋白全套、补体全套、ANA和ENA、自身抗体（抗甲状腺、抗肾上腺、抗卵巢、抗甲状旁腺抗体等） □ 甲状腺功能、垂体前叶功能、甲状旁腺素、血钙、磷、碱性磷酸酶
病情变异记录	□ 无　□ 有，原因： 1. 2.	□ 无　□ 有，原因： 1. 2.
医师签名		

（二）护士表单

糖尿病酮症酸中毒临床路径护士表单

适用对象：第一诊断为糖尿病酮症酸中毒（ICD-10：E10.111，E11.111，E14.111）

患者姓名：	性别：　年龄：　门诊号：	住院号：
住院日期：　年　月　日	出院日期：　年　月　日	标准住院日：≤10 天

时间	住院第 1 天	住院第 2~10 天
健康宣教	□ 入院宣教 □ 介绍主管医师、护士 □ 介绍环境、设施 □ 介绍住院注意事项 □ 介绍探视和陪伴制度 □ 介绍贵重物品制度	□ 胰岛素注射的宣教 □ 糖尿病饮食的宣教 □ 血糖监测的宣教
护理处置	□ 核对患者，佩戴腕带 □ 建立入院护理病历 □ 协助患者留取各种标本 □ 测量身高、体重 □ 记出入量	□ 完成动态血糖监测
基础护理	□ 特级护理 □ 晨晚间护理 □ 输液护理 □ 排泄管理 □ 患者安全管理	□ 一级护理，待病情稳定后改为二级护理 □ 晨晚间护理 □ 输液护理 □ 排泄管理 □ 患者安全管理
专科护理	□ 护理查体 □ 病情观察 □ 生命体征的观察 □ 神经症状体征的观察 □ 需要时，填写跌倒及压疮防范表 □ 需要时，请家属陪伴 □ 确定饮食种类 □ 心理护理	□ 病情观察 □ 低血糖反应的观察 □ 神经症状体征的观察 □ 遵医嘱完成相关检查 □ 心理护理
重点医嘱	□ 详见医嘱执行单	□ 详见医嘱执行单
病情变异记录	□ 无　□ 有，原因： 1. 2.	□ 无　□ 有，原因： 1. 2.
护士签名		

（三）患者表单

糖尿病酮症酸中毒临床路径患者表单

适用对象：第一诊断为糖尿病酮症酸中毒（ICD-10：E10.111，E11.111，E14.111）

患者姓名：	性别：　　年龄：　　门诊号：	住院号：
住院日期：　　年　月　日	出院日期：　　年　月　日	标准住院日：≤10 天

时间	入院日	入院 2~10 天
医患配合	□ 配合询问病史、收集资料，请务必详细告知既往史、用药史、过敏史 □ 配合进行体格检查 □ 配合输液等治疗 □ 有任何不适请告知医师	□ 配合完善相关检查、化验，如动态血糖监测、采血、留尿、心电图、X 线胸片、CT 或 MRI 等 □ 医师与患者及家属介绍病情 □ 配合输液扡治疗
护患配合	□ 配合测量体温、脉搏、呼吸 3 次、血压、体重 1 次 □ 配合完成入院护理评估（简单询问病史、过敏史、用药史） □ 接受入院宣教（环境介绍、病室规定、订餐制度、贵重物品保管等） □ 配合执行探视和陪伴制度 □ 配合记录出入量 □ 有任何不适请告知护士	□ 配合测量体温、脉搏、呼吸 3 次、询问大便情况 1 次 □ 接受糖尿病相关知识的宣教 □ 接受饮食宣教 □ 接受药物宣教
饮食	□ 遵医嘱饮食	□ 遵医嘱饮食
排泄	□ 正常排尿、便	□ 正常排尿、便
活动	□ 正常活动	□ 正常活动

时间	出院日
医患配合	□ 接受出院前指导 □ 知道复查程序 □ 获取出院诊断书
护患配合	□ 接受出院宣教 □ 办理出院手续 □ 获取出院带药 □ 知道服药方法、作用、注意事项 □ 知道复印病历程序
饮食	□ 遵医嘱饮食
排泄	□ 正常排尿、便
活动	□ 正常适度活动，避免疲劳

附：原表单（2017 年版）

糖尿病酮症酸中毒临床路径表单

适用对象：第一诊断为糖尿病酮症酸中毒（ICD-10：E10.111，E11.111，E14.111）

患者姓名：	性别：　　年龄：　　门诊号：	住院号：
住院日期：　　年　月　日	出院日期：　　年　月　日	标准住院日：≤10 天

时间	住院第 1 天	住院第 2-7 天	住院第 3-10 天（出院日）
主要诊疗工作	□ 询问病史及体格检查 □ 完成病历书写 □ 开化验单 □ 上级医师查房与病情评估 □ 初步确定治疗方案 □ 监测血糖谱或行动态血糖监测	□ 上级医师查房 □ 完成相关科室会诊 □ 复查相关异常检查，明确酮症酸中毒纠正情况 □ 注意病情变化 □ 确定胰岛素注射方案，调整胰岛素剂量	□ 上级医师查房，明确是否出院 □ 完成出院记录、病案首页、出院证明书等，向患者交代出院后的注意事项和复诊日期
重点医嘱	**长期医嘱：** □ 内科护理常规 □ 一/二级护理 □ 糖尿病饮食 □ 记出入量 **临时医嘱：** □ 血常规、尿常规、大便常规、尿酮体 □ 血气分析 □ 肝肾功能、电解质、血脂 □ 糖化血红蛋白、胰岛 B 细胞自身抗体（ICA、GAD） □ 胰岛 B 细胞自身抗体（IAA、IA-2 等）（必要时） □ 并发症、合并症相关检查 □ X 线胸片、心电图、腹部 B 超 □ 测毛细血管血糖 1～2 小时 1 次 □ 补液、纠正电解质紊乱 □ 持续胰岛素静脉注射 □ 必要时纠正酸中毒 □ 其他对症处理	**长期医嘱：** □ 同前 □ 监测全天毛细血管血糖谱，酮症酸中毒纠正后可动态血糖监测（必要时） □ 根据病情可继续持续胰岛素静脉注射，或设定并调整多次胰岛素注射或胰岛素泵治疗的基础剂量及餐前胰岛素剂量 □ 其他降糖药物（必要时） □ 其他对症处理 **临时医嘱：** □ 加测凌晨 0AM，3AM 毛细血管血糖（必要时） □ 并发症相关检查（必要时） □ 免疫指标、其他自身抗体、内分泌腺功能评估（必要时） □ 并发症合并症的相关处理	**出院医嘱：** □ 出院带药 □ 门诊随诊
主要护理工作	□ 介绍病房环境、设施和设备 □ 入院护理评估	□ 病情变化的观察 □ 糖尿病及其并发症宣教 □ 胰岛素注射方法培训 □ 血糖监测培训 □ 营养及运动培训	□ 指导患者办理出院手续

续 表

时间	住院第 1 天	住院第 2-7 天	住院第 3-10 天 （出院日）
病情变异记录	□无 □有，原因： 1. 2.	□无 □有，原因： 1. 2.	□无 □有，原因： 1. 2.
护士签名			
医师签名			

第十八章

下丘脑综合征临床路径释义

【医疗质量控制指标】（专家建议）

指标一、诊断需结合病史、临床表现、垂体功能和鞍区影像学结果。

指标二、完善下丘脑综合征的病因学鉴别诊断。

指标三、规范下丘脑综合征的治疗。

一、下丘脑综合征编码

疾病名称与编码：下丘脑综合征（ICD-10：E23.302）

二、临床路径检索方法

E23.302

三、国家医疗保障疾病诊断相关分组（CHS-DRG）

MDC 编码：MDCK（内分泌、营养、代谢疾病及功能障碍）

ADRG 编码：KT1（内分泌疾患）

四、下丘脑综合征临床路径标准住院流程

（一）适用对象

第一诊断为下丘脑综合征（ICD-10：E23.302）。

释义

■ 下丘脑综合征临床表现和诊断复杂，相应的治疗需要长期随访和调整。故本路径适用对象为首诊的下丘脑综合征患者，或虽非首诊、但未曾进行本路径要求的诊断和治疗措施的下丘脑综合征患者。

（二）诊断依据

根据《临床治疗指南·内分泌及代谢性疾病分册》（中华医学会编著，人民卫生出版社，2016 年）。

临床表现复杂，诊断有难度。应详问病史，联系下丘脑结构与功能的关系，结合相关检查结果，综合分析后作出诊断。

1. 具有下丘脑损害的病史。

2. 具有内分泌腺体功能障碍的临床表现、体征和实验室证据，尤其是不能用单一腺体功能障碍解释、伴有神经、精神症状或者体温异常的患者。

3. 影像学及其他检查，如头颅 X 线平片、头颅鞍区 CT 或者 MRI，可示蝶鞍扩大、鞍背、后床突吸收或者破坏、鞍区病理性钙化等颅内病变和性质。

最后要排除原发于垂体、靶腺的疾病。

释义

■ 下丘脑虽然体积小，但其内的神经核和神经纤维结构复杂，诸多病因，如肿瘤浸润及压迫、感染、自身免疫性疾病等均可累及该部位。

■ 下丘脑能够分泌抗利尿激素、缩宫素，通过垂体柄运输至垂体后叶储存；同时可分泌生长激素释放激素、促甲状腺激素释放激素、促肾上腺皮质激素释放激素、催乳素抑制因子等，对垂体前叶激素的分泌起到重要的调节作用，因此，一旦下丘脑功能受损，将产生一种或多种垂体前叶功能减退、中枢性尿崩症等表现。与此同时，下丘脑区还是重要的体温调节中枢，同时对食欲、能量平衡、睡眠觉醒周期、昼夜节律、情绪行为等均具有调节作用，因此出现下丘脑综合征的患者还可以出现体温异常、食欲改变、体重增加、睡眠倒错、情绪异常等多种表现。

■ 下丘脑综合征可由多种病因导致，故对该部位进行相应的影像学检查有助于病因诊断。目前鞍区 MRI 是该部位首选的影像学检查手段。此外头颅鞍区 CT 观察到鞍区病理性钙化对诊断颅咽管瘤具有重要的提示意义。头颅 X 线平片也对局部骨骼破坏情况具有参考意义。

■ 下丘脑-垂体-靶腺轴中任何部位异常所导致的功能减退的临床表现是类似的，但在治疗中存在差异，因此当诊断功能减退时，需注意区分具体病变部位。

（三）治疗方案的选择

根据不同的发病原因采取不同的治疗方案。

1. 肿瘤所致者，可采用手术切除、放疗或化疗。
2. 感染：选用适当、敏感的抗生素。
3. 各内分泌靶腺功能减退：根据临床表现、激素水平予以合适的激素替代治疗。
4. 中枢性尿崩症：根据病情适当予以抗利尿激素或者 1-去氨基-8 右旋精氨酸加压素。
5. 有溢乳-闭经综合征者，可选用多巴胺受体激动剂。

释义

■ 常见的易累及下丘脑区的肿瘤包括良性肿瘤，如颅咽管瘤；恶性肿瘤，如生殖细胞肿瘤、鞍区转移瘤等，可根据肿瘤类型不同选择不同的治疗方式，如颅咽管瘤首选手术治疗，而生殖细胞肿瘤通常选用化疗和放疗。

■ 下丘脑综合征亦可由感染性疾病引起，如真菌、细菌、结核等，可根据病原学结果选择合适的抗感染治疗。

■ 对于出现垂体前叶功能减退的患者，可进行相应激素的替代治疗，特别是肾上腺皮质激素和甲状腺激素的补充。此外，对于由于肿瘤引起的下丘脑综合征患者，建议在病情活动期暂不予生长激素替代治疗。

■ 出现尿崩症患者，可予以抗利尿激素替代治疗，根据尿量调整用药间隔及剂量；此外，部分下丘脑综合征患者可合并口渴中枢受损，因此需注意量出为入，监测血钠变化，警惕严重高钠血症的发生。

■ 由于下丘脑对于垂体分泌催乳素的调节主要起抑制作用，故当下丘脑功能受损时，可出现高催乳素血症，但多数情况下程度较轻，不需特殊治疗，但若高催乳素血症程度较重，且出现明显的临床症状，如溢乳、闭经时，可考虑使用多巴胺受体激动剂。

（四）标准住院日一般为≤14 天

释义

■ 怀疑下丘脑综合征的患者入院后，在内分泌科进行检查明确诊断的时间为10~14 天。期间需要进行鞍区影像学、眼科检查、垂体前叶及后叶功能评估、病因筛查等；根据病情选择治疗方案：药物治疗者，主要观察临床症状的缓解情况和有无药物副作用，需要手术或放疗者应转入相应科室。

（五）进入路径标准

1. 第一诊断必须符合下丘脑综合征 ICD-10：E23. 302 疾病编码。
2. 当患者同时具有其他疾病诊断，如在住院期间不需特殊处理也不影响第一诊断的临床路径流程实施时，可以进入本路径。

释义

■ 进入本路径的患者为第一诊断为下丘脑综合征，需除外垂体或原发腺体功能异常。

■ 入院后常规检查发现有基础疾病，如高血压、冠状动脉粥样硬化性心脏病、糖尿病、肝肾功能不全等，经系统评估后对下丘脑综合征的诊断及治疗无特殊影响者，可进入路径。但可能增加医疗费用，延长住院时间。

（六）住院期间检查项目

1. 必需的检查项目：
（1）血常规、尿常规、大便常规。
（2）肝肾功能、电解质、血糖、血脂。
（3）血尿渗透压。
（4）X 线胸片、心电图、腹部 B 超。
（5）内分泌腺体功能评估：垂体-甲状腺轴相关激素、垂体-肾上腺轴相关激素、垂体-性腺轴相关激素、催乳素、生长激素、IGF-1 等。
（6）影像学相关检查：下丘脑-垂体 CT 或 MRI。
2. 根据患者病情可选的检查项目：
（1）相关免疫指标：血沉、CRP、PCT、免疫球蛋白全套、补体全套、自身抗体（ANA、ENA、dsDNA，抗甲状腺、抗肾上腺、抗卵巢、抗甲状旁腺抗体等）、抗中性粒细胞胞质抗体（ANCA）、类风湿因子及类风湿相关抗体等。
（2）内分泌相关检查：GnRH 兴奋试验、禁水加压素试验。
（3）电解质紊乱者，必要时可查血气分析。

释义

■ 必查项目用于评价患者的一般状况、伴发疾病情况、垂体前叶、后叶功能、鞍区影像学改变。

■ 可选择的检查项目主要包括能够引起鞍区病变的系统性疾病的筛查、内分泌功能试验及严重电解质紊乱、甚至垂体危象时进行血气分析等。

（七）治疗方案与药物选择

1. 内分泌激素替代治疗：

（1）糖皮质激素：泼尼松或氢化可的松。

（2）甲状腺激素：左甲状腺素片。

（3）抗利尿激素：1-去氨基-8 右旋精氨酸加压素。

2. 有溢乳-闭经者：溴隐亭。

释义

■ 糖皮质激素补充：通常应用氢化可的松或泼尼松。氢化可的松剂量为 15～25mg/d，可将一日总剂量分为 2～3 次给药。应激状态下应酌情增加剂量。ACTH 不应作为剂量充分性的评估标准。

■ 甲状腺功能减退的替代治疗：在肾上腺皮质功能经评估为正常或者予以纠正之前，不应给予 LT_4 替代治疗。血清 TSH 不可用于衡量 LT_4 替代治疗是否充足。

■ 对于中枢性尿崩症患者可予以 1-去氨基-8 右旋精氨酸加压素，服药期间注意量入为出，避免水中毒或由于口渴中枢受损引起的饮水量不足。

■ 对于存在高催乳素血症，且有溢乳-闭经表现的患者，可考虑应用多巴胺受体激动剂，即溴隐亭治疗，可从小剂量起始，应用过程中警惕药物副作用。

（八）出院标准

1. 明确下丘脑综合征的诊断以及其病因。
2. 内分泌激素替代治疗病情好转或稳定。
3. 明确诊断为肿瘤、风湿免疫疾病或精神因素等所致者，酌情考虑转科进行进一步治疗。
4. 没有需要继续住院处理的并发症和/或合并症。

释义

■ 下丘脑综合征经过相应评估诊断明确，制订相应替代治疗方案后，可出院在门诊随诊和调整治疗，短期内临床症状很难明显好转。

■ 对于需要进行手术治疗或放疗的患者，建议转至相关科室。

（九）变异及原因分析

1. 出现急性危及生命的并发症（如黏液性水肿昏迷、肾上腺危象等），则按相应路径或指南进行救治，退出本路径。

2. 感染为发病原因的患者，如果出现感染加重、感染性休克等导致住院时间延长的情况，则按相应路径或指南进行治疗，同时退出本路径。

释义

■ 认可的变异原因主要是指患者入选路径后，在检查及治疗过程中发现患者合并存在事前未预知的、对本路径治疗可能产生影响的情况，需要中止执行路径或延长治疗时间、增加治疗费用。医师需在表单中明确说明。

■ 因患者方面的主观原因导致执行路径出现变异，需医师在表单中予以说明。

■ 少数出现严重并发症的患者，如出现垂体危象或严重感染导致感染性休克等情况时，治疗变异较大，应在临床表单中注明。同时退出本路径。

五、下丘脑综合征临床路径用药方案

(一) 用药选择

1. 垂体前叶、后叶功能替代治疗。
2. 原发病因治疗：根据病因选择化疗、糖皮质激素、免疫抑制剂等治疗方案。

(二) 药学提示

1. 糖皮质激素：糖皮质激素通过弥散作用进入靶细胞，与其受体相结合，形成类固醇-受体复合物，然后被激活的类固醇-受体复合物作为基因转录的激活因子，以二聚体的形式与DNA 上的特异性序列相结合，发挥其调控基因转录的作用。常用的制剂包括氢化可的松和泼尼松，如存在肝功能异常，可改用泼尼松龙。垂体前叶功能减退的替代治疗为生理剂量，长期超量可致骨质疏松以及糖脂代谢紊乱等不良反应。
2. 左甲状腺素钠：肾上腺功能不全未纠正者，可能诱发急性肾上腺危象。对急性心肌梗死患者禁用。对于老年人以及合并潜在心脏疾病时，起始治疗小剂量给药，注意密切监测。

(三) 注意事项

激素替代治疗应严格遵循药物使用说明，注意药物不良反应的发生，通过充分沟通告知患者长期替代治疗的重要性，避免不恰当停药带来的风险。指导患者注意在应激时糖皮质激素酌情加量。定期监测肝肾功能、血脂、电解质、垂体-各靶腺轴功能等。对于原发病的治疗，建议患者严格遵守相关科室制定的治疗方案。

六、下丘脑综合征护理规范

1. 规范护理，注意活动安全，避免坠床或跌倒。
2. 做好药物替代治疗的患者宣教。

七、下丘脑综合征营养治疗规范

1. 均衡膳食，建议饮食中富含钙，可每日饮用牛奶 300ml 或等量奶制品；保证适量的蛋白质摄入，推荐剂量为 0.8~1.0g/kg。
2. 已有明确骨质疏松患者，避免过量饮用碳酸饮料、咖啡或浓茶。

八、下丘脑综合征患者健康宣教

1. 保持健康心态，积极配合医护的治疗。
2. 通常需要长期用药，定期接受实验室检测来评估激素水平。
3. 鞍区有肿瘤或其他病变的患者可能还需要接受手术、放疗或其他治疗。
4. 遵循医嘱，长期替代治疗，定期随访。

九、推荐表单

（一）医师表单

下丘脑综合征临床路径医师表单

适用对象：第一诊断为下丘脑综合征（ICD-10：E23.302）

患者姓名：	性别：　　年龄：　　门诊号：	住院号：
住院日期：　　年　月　日	出院日期：　　年　月　日	标准住院日：≤14 天

时间	住院第 1 天	住院第 2~13 天	住院第 10~14 天（出院日）
主要诊疗工作	□ 询问病史及体格检查 □ 完成病历书写 □ 完善检查 □ 上级医师查房	□ 上级医师查房 □ 完成定性、功能、病因及定位诊断的各项检查 □ 完成相关科室会诊 □ 根据检查和会诊结果，确定诊断 □ 靶腺功能减退者，激素替代治疗	□ 上级医师查房，明确是否转科或出院 □ 替代治疗病情好转稳定，向患者及家属交代病情，根据疾病不同发病原因，可以准备转科或出院 □ 完成出院记录、病案首页、出院证明书等，向患者交代转科或出院后的注意事项
重点医嘱	**长期医嘱：** □ 内科护理常规 □ 二级护理 □ 饮食 □ 记 24 小时出入量 **临时医嘱：** □ 血常规、尿常规、大便常规+潜血 □ 肝肾功能、电解质、血糖、血脂 □ X 线胸片、心电图、腹部 B 超 □ 内分泌激素检查：甲状腺激素、肾上腺激素、性腺激素、GH、PRL □ 预约鞍区 MRI 或 CT	**长期医嘱：** □ 同前 □ 靶腺激素替代治疗 □ 有感染者，抗生素治疗 **临时医嘱：** □ 完善化验：血沉、CRP、PCT、免疫球蛋白全套、补体全套、自身抗体、ANCA、类风湿因子及相关抗体等、血气分析（必要时） □ 垂体前叶储备功能试验：胰岛素低血糖试验；LHRH 兴奋试验、TRH 兴奋试验（必要时） □ 眼底、视野检查（必要时） □ 骨代谢：骨密度、钙、磷等 □ 鞍区增强 MRI（必要时） □ 考虑到全身系统性疾病累及鞍区者，必要时完善胸腹盆增强 CT、甲状腺超声、盆腔超声、PET-CT 等	**出院医嘱：** □ 出院带药 □ 根据病情，出院或转科 □ 嘱患者定期随访和复诊日期
病情变异记录	□ 无　□ 有，原因： 1. 2.	□ 无　□ 有，原因： 1. 2.	□ 无　□ 有，原因： 1. 2.
医师签名			

（二）护士表单

下丘脑综合征临床路径护士表单

适用对象：第一诊断为下丘脑综合征（ICD-10：E23.302）

患者姓名：	性别：　　年龄：　　门诊号：		住院号：
住院日期：　　年　月　日	出院日期：　　年　月　日		标准住院日：≤14 天

时间	住院第 1~3 天	住院第 4~6 天	住院第 7~14 天
健康宣教	□ 介绍主管医师、护士 □ 介绍环境、设施 □ 介绍住院注意事项 □ 向患者宣教（预防跌倒的宣教）	□ 主管护士与患者沟通，了解并指导心理应对 □ 宣教疾病知识、用药知识及特殊检查操作过程 □ 告知检查及操作前后饮食、活动及探视注意事项及应对方式	□ 康复和锻炼 □ 定时复查 □ 出院带药服用方法 □ 饮食休息等注意事项指导
护理处置	□ 核对患者、佩戴腕带 □ 建立入院护理病历 □ 卫生处置：剪指（趾）甲、沐浴、更换病号服	□ 随时观察患者病情变化 □ 遵医嘱正确使用抗骨质疏松药物 □ 协助医师完成各项检查化验	□ 办理出院手续 □ 书写出院小结
基础护理	□ 二级护理 □ 晨晚间护理 □ 患者安全管理	□ 二级护理 □ 晨晚间护理 □ 患者安全管理	□ 三级护理 □ 晨晚间护理 □ 患者安全管理
专科护理	□ 护理查体 □ 需要时填写跌倒及压疮防范表 □ 需要时请家属陪伴 □ 心理护理	□ 遵医嘱完成相关检查 □ 心理护理 □ 遵医嘱正确给药 □ 提供并发症征象的依据	□ 病情观察：评估患者生命体征，治疗后不良反应 □ 心理护理
重点医嘱	□ 详见医嘱执行单	□ 详见医嘱执行单	□ 详见医嘱执行单
病情变异记录	□ 无□ 有，原因： 1. 2.	□ 无□ 有，原因： 1. 2.	□ 无□ 有，原因： 1. 2.
护士签名			

（三）患者表单

下丘脑综合征临床路径患者表单

第一诊断为下丘脑综合征（ICD-10：E23.302）

患者姓名：	性别： 年龄： 门诊号：	住院号：
住院日期： 年 月 日	出院日期： 年 月 日	标准住院日：≤14 天

时间	入院当日	住院第 2~6 天	住院第 7~14 天（出院日）
医患配合	□ 配合询问病史、收集资料，请务必详细告知既往史、用药史、过敏史 □ 配合进行体格检查 □ 有任何不适告知医师	□ 配合完善相关检查、化验，如采血、留尿、心电图、X线胸片等 □ 医师向患者及家属介绍病情，如有异常检查结果需进一步检查 □ 配合用药及治疗 □ 配合医师调整用药 □ 有任何不适告知医师	□ 接受出院前指导 □ 知道复查程序 □ 获取出院诊断书
护患配合	□ 配合测量体温、脉搏、呼吸、血压、血氧饱和度、体重 □ 配合完成入院护理评估单（简单询问病史、过敏史、用药史） □ 接受入院宣教（环境介绍、病室规定、订餐制度、贵重物品保管等） □ 有任何不适告知护士	□ 配合测量体温、脉搏、呼吸，询问每日排便情况 □ 接受相关化验检查宣教，正确留取标本，配合检查 □ 有任何不适告知护士 □ 接受治疗 □ 注意活动安全，避免坠床或跌倒 □ 配合执行探视及陪伴 □ 接受疾病及用药等相关知识指导	□ 接受出院宣教 □ 办理出院手续 □ 获取出院带药 □ 指导服药方法、作用、注意事项 □ 知道复印病历方法
饮食	□ 正常普食	□ 正常普食	□ 正常普食
排泄	□ 正常排尿、便	□ 正常排尿、便	□ 正常排尿、便
活动	□ 适度活动	□ 适度活动	□ 适度活动

附：原表单（2017 年版）

原下丘脑综合征临床路径表单

适用对象：第一诊断为下丘脑综合征（ICD-10：E23.302）

患者姓名：	性别：　年龄：　门诊号：	住院号：
住院日期：　年　月　日	出院日期：　年　月　日	标准住院日：≤14 天

时间	住院第 1 天	住院第 2～13 天	住院第 7～14 天 （出院日）
主要诊疗工作	□ 询问病史及体格检查 □ 完成病历书写 □ 完善检查 □ 上级医师查房	□ 上级医师查房 □ 完成定性、功能、病因及定位诊断的各项检查 □ 完成相关科室会诊 □ 根据检查和会诊结果，确定诊断 □ 靶腺功能减退者，激素替代治疗	□ 上级医师查房，明确是否转科或出院 □ 经治疗（替代治疗等）病情好转、稳定，向患者及家属交代病情，根据疾病不同发病原因，可以准备转科或出院 □ 完成出院记录、病案首页、出院证明书等，向患者交代转科或出院后的注意事项
重点医嘱	**长期医嘱：** □ 内科护理常规 □ 二级护理 □ 饮食 **临时医嘱：** □ 血常规、尿常规、大便常规+潜血 □ 肝肾功能、电解质、血糖、血脂 □ X 线胸片、心电图、腹部 B 超 □ 内分泌腺体激素检查：甲状腺激素、肾上腺激素、性腺激素、GH、PRL □ 预约下丘脑-垂体 CT/MRI □ 发热者，CRP、PCT 等（必要时）	**长期医嘱：** □ 同前 □ 靶腺激素替代治疗 □ 有感染者，抗生素治疗 **临时医嘱：** □ 完善化验：血沉、免疫球蛋白全套、补体全套、自身抗体、ANCA、类风湿因子及相关抗体、血气分析（必要时） □ 内分泌相关检查：GnRH 兴奋试验、血尿渗透压、禁水加压素试验（必要时） □ 下丘脑-垂体 MRI（必要时）	**出院医嘱：** □ 出院带药 □ 根据病情，出院或转科 □ 嘱患者定期随访和复诊日期
主要护理工作	□ 介绍病房环境、设施和设备 □ 入院护理评估	□ 观察病情变化、预防跌倒、感染等意外	□ 指导患者办理转科、出院手续
病情变异记录	□ 无　□ 有，原因： 1. 2.	□ 无　□ 有，原因： 1. 2.	□ 无　□ 有，原因： 1. 2.
护士签名			
医师签名			

第十九章

胰岛素瘤临床路径释义

【医疗质量控制指标】（专家建议）

指标一、诊断需进行定位及定性诊断。

指标二、明确诊断后，首选手术治疗。

指标三、晚期综合治疗可选择药物治疗。

一、胰岛素瘤编码

疾病名称与编码：胰岛素瘤（ICD-D13.703）

二、临床路径检索方法

D13.703

三、国家医疗保障疾病诊断相关分组（CHS-DRG）

MDC 编码：MDCH（肝、胆、胰疾病及功能障碍）

ADRG 编码：HZ3（胰腺其他疾患）

四、胰岛素瘤临床路径标准住院流程

（一）适用对象

第一诊断为胰岛素瘤（ICD-D13.703）进行检查明确诊断和确定进一步诊治方案。

（二）诊断依据

根据《临床治疗指南·内分泌及代谢性疾病分册》（中华医学会编著，人民卫生出版社，2009年）。

有 Whipple 三联征者并且满足以下标准可考虑诊断：

（1）未应用胰岛素促泌剂。

（2）排除药物（包括酒精及其他可能导致低血糖的药物）、升糖激素缺乏、严重疾病（肝功能不全、肾衰、心衰、败血症、疟疾、重度营养不良等）、非胰岛细胞肿瘤导致低血糖。

（3）胰岛素抗体阴性。

（4）低血糖时伴有内源性高胰岛素血症：胰岛素≥3μU/ml，C 肽≥0.6ng/ml（0.2nmol/L），胰岛素原≥5pmol/L，或胰岛素释放指数>0.4 或胰岛素释放修正指数>85。

（5）低血糖时血 β 羟丁酸≤2.7mmol/L，静脉注射胰高糖素 1mg 后血糖上升>1.4mmol/L 。

（6）有胰腺影像学（超声、CT、MR 等）或病理支持诊断。

（三）治疗方案的选择

根据《临床治疗指南·内分泌及代谢性疾病分册》（中华医学会编著，人民卫生出版社，2009年等。

1. 一般治疗：

（1）低血糖知识教育。

（2）饮食治疗：少食多餐等。

（3）出现低血糖时给予葡萄糖口服或静脉应用升糖治疗。

2. 手术治疗：切除胰腺肿瘤。

释义

■ 主要临床表现

99%以上的胰岛素瘤会引起低血糖的相关症状，包括对中枢神经系统影响，如头痛、意识模糊、视觉和行为异常等，或低血糖引起儿茶酚胺过度释放，如出汗、震颤和心悸等。由于症状复杂多样，临床上容易误诊，部分患者在出现症状数年后才能确诊。因此，当患者出现不明原因的清晨昏迷，whipple 三联征，即低血糖、血糖水平≤2.2 mmol/L、进食或静脉推注葡萄糖后症状能改善时，应首先考虑排除胰岛素瘤。

■ 诊断

包括定性诊断和定位诊断。定性诊断即明确病变的性质，穿刺活组织检查是常用的手段，但对可切除的胰腺肿瘤，不要求术前一定取得病理学证据。

定位检查常见的手段有：①胰腺增强 CT 和/或 MRI；②内镜超声检查；③生长抑素受体显像和 68Ga-PET-CT；④经皮经肝穿刺脾静脉分段取血；⑤动脉造影；⑥术中超声。

3. 药物治疗：二氮嗪、链脲菌素；生长抑素类似物奥曲肽等。

释义

符合胰岛素瘤诊断标准，并经临床医师判断需要住院治疗。

（四）标准住院日 ≤14 天

（五）进入路径标准

1. 第一诊断必须符合 ICD-10：D13.703 胰岛素瘤疾病编码。
2. 除外药物（包括外源性胰岛素、胰岛素促泌剂、酒精及其他药物）、升糖激素缺乏、其他严重疾病（肝功能不全、肾衰、心衰、败血症、疟疾、重度营养不良等）、非胰岛细胞肿瘤、胰岛素自身免疫综合征、胃旁路术后等导致低血糖。

释义

■ 一般治疗：低血糖知识宣教，注意饮食治疗，防治低血糖。

■ 手术治疗：手术是胰岛素瘤主要治疗手段，也是目前唯一可能治愈的方法，手术的目的是争取 R_0 切除，手术方式可首选腹腔镜下切除。

■ 药物治疗：

①生长抑素类药物：生长抑素类药物治疗的客观有效率不到 10%，但疾病控制率可达 50%~60%。②化疗：链脲霉素联合氟尿嘧啶和/或表阿霉素治疗 G1/G2 期的证据最为充分，客观有效率为 35%~40%。氟尿嘧啶或卡培他滨联合奥沙利铂或伊立替康等方案也可以作为二线治疗的选择。③分子靶向药物如舒尼替尼和依维莫司也可作为治疗选择。

3. 达到住院标准：符合胰岛素瘤诊断标准，并经临床医师判断需要住院治疗。
4. 当患者同时具有其他疾病诊断，如在住院期间不需特殊处理也不影响第一诊断的临床路径流程实施时，可以进入路径。

释义

第一诊断必须符合 ICD-10：D13.703 胰岛素瘤疾病编码。除外其他因素导致的低血糖，符合胰岛素瘤诊断标准，并经临床医师判断需要住院治疗，当患者同时具有其他疾病诊断，如在住院期间不需特殊处理也不影响第一诊断的临床路径流程实施时，可以进入路径，但住院期间变异可能增多，也可能延长住院时间，增加花费。

（六）住院期间检查项目

1. 入院后所必需进行的检查项目：
（1）血常规、尿常规（包括酮体）、大便常规。
（2）空腹毛细血管血糖（其他时间根据病情选测）。
（3）肝肾功能、血脂、电解质、血糖。
（4）胰岛素抗体、皮质醇、甲状腺功能、X 线胸片。
（5）低血糖时查静脉血浆葡萄糖、胰岛素、C 肽、胰岛素原、β 羟丁酸。
（6）腹部超声、胰腺增强 CT/MR。
2. 并发症相关检查：认知功能等。

释义

■ 常规检查：包括血常规、尿常规（包括酮体）、大便常规为基本常规检查项目；空腹毛细血管血糖（其他时间根据病情选测）；肝肾功能、血脂、电解质、血糖；胰岛素抗体、皮质醇、甲状腺功能；低血糖时查静脉血浆葡萄糖、胰岛素、C 肽、胰岛素原、β 羟丁酸，进行定性诊断。

■ 影像学检查：胸片、腹部超声、胰腺增强 CT/MR 进行定位诊断。

■ 并发症相关检查：认知功能等，反复发作低血糖可能会影响神经系统功能。

3. 根据患者病情需要可增加以下检查项目：
（1）72 小时饥饿试验；混合餐试验。
（2）超声内镜胰腺穿刺；选择性胰腺动脉钙刺激试验；生长抑素受体显像。
（3）垂体影像学（MR 等），甲状旁腺超声。
（4）糖化血红蛋白（HbA1c）、胰岛素原、垂体激素测定、IGF-Ⅱ、PTH、24 小时尿钙、尿磷等。
（5）肿瘤指标筛查，感染性疾病筛查。
（6）低血糖时胰高糖素 1mg 静脉注射后 10 分钟、20 分钟、30 分钟后血糖。

释义

■ 72 小时饥饿试验、混合餐试验：可诱导低血糖产生，进行定性诊断。

■ 超声内镜胰腺穿刺、选择性胰腺动脉钙刺激试验；生长抑素受体显像、68Ga-PET-CT：常规的影像学检查可能难以获得病灶位置，可通过上述这些特殊的检查进行定位诊断。

根据患者病情需要可增加以下检查：糖化血红蛋白（HbA1c）、胰岛素原、垂体激素测定、IGF-II、PTH、24 小时尿钙、尿磷等；肿瘤标志物筛查，感染性疾病筛查；垂体影像学（MR 等），甲状旁腺超声；低血糖时胰高糖素 1mg 静脉注射后 10 分钟、20 分钟、30 分钟后血糖。胰岛素瘤可以与其他部位如甲状旁腺、十二指肠、垂体的神经内分泌肿瘤同时出现，故相应检查排除多发性内分泌腺瘤。

（七）出院标准

1. 完成胰岛素瘤的定性和定位诊断。
2. 已确定下一步治疗方案（普通外科手术等）。
3. 没有需要住院处理的并发症和/或合并症。

释义

患者出院前已明确胰岛素瘤的诊断，包括定位及定性，确定进一步的治疗方案。病情平稳，无其他需继续住院的并发症和/或合并症。

（八）变异及原因分析

1. 出现急性并发症如严重低血糖昏迷等，则按相应路径或指南进行救治，退出本路径。
2. 低血糖诱发急性心、脑血管事件或导致跌倒骨折外伤等，延长住院时间，住院费用增加，则按相应路径或指南进行治疗。
3. 肿瘤定位困难或难以明确，导致住院时间延长、住院费用增加。
4. 其他并发症或共患病或合并感染，导致住院时间延长、住院费用增加。

释义

出现急性并发症、相关的心脑血管事件或其他意外事件，则转入相应路径流程。

五、胰岛素瘤临床路径给药方案

（一）用药选择

1. 生长抑素类药物：

（1）奥曲肽：对于可手术切除肿瘤患者，术前使用奥曲肽有助于恢复和维持正常血糖。对于不能手术切除的良、恶性肿瘤患者，奥曲肽可改善血糖的调节，即使循环中胰岛素水平不能持续下降。无论是疾病进展较为缓慢或未进展的胃肠胰神经内分泌肿瘤（推荐 Ki-67 ＜10%），均可采用生长抑素类药物进行抗增殖的治疗，且副作用小。

2. 分子靶向药物：
(1) 舒尼替尼：多靶点酪氨酸激酶抑制剂。
(2) 依维莫司：口服的 mTOR 抑制剂。
二者对晚期和转移性胰腺神经内分泌肿瘤具有较好的疗效及耐受性，均可显著延长胰腺神经内分泌肿瘤患者的无肿瘤进展生存期。
3. 化疗：
(1) 链脲霉素联合氟尿嘧啶和/或表阿霉素：治疗 G_1/G_2 期的证据最为充分，客观有效率为35%~40%。
(2) 替莫唑胺联合卡培他滨：对转移性胰腺神经内分泌肿瘤也有一定疗效。
(3) 氟尿嘧啶或卡培他滨联合奥沙利铂或伊立替康：也可以作为二线治疗的选择。

(二) 药学提示

(1) 奥曲肽可使血液循环中免疫反应性胰岛素水平降低。由于奥曲肽抑制生长激素和胰高糖素的作用强于对胰岛素的抑制，且对胰岛素的抑制时间较短，因此奥曲肽有可能加重并延长低血糖的发作。应密切观察此类患者。
(2) 舒尼替尼应用期间若出现充血性心力衰竭的症状应停药。射血分数< 50%以及射血分数低于基线 20%的患者也应停药或减量。本品可延长 QT 间期，且呈剂量依赖性。若出现严重高血压应暂停使用，直至血压恢复正常。
(3) 依维莫司用药可能发生血清肌酐，血糖和脂质的升高。还可能发生血红蛋白、白细胞和血小板减低。同时需要监查临床症状或放射学变化。监视临床症状或放射影像学变化，并及时治疗。注意口腔清洁（无酒精或过氧化物）和局部治疗。
(4) 化疗药物可引起肝肾功能损害、骨髓抑制，治疗前和以后定期监测肝肾功能和血液学参数。

(三) 注意事项

(1) 对于奥曲肽或制剂中任何成分过敏者禁用。
(2) 对索坦或药物的非活性成分严重过敏者禁用。
(3) 对本品有效成分、其他雷帕霉素衍生物或本品中任一辅料过敏者禁用。
(4) 对链脲霉素、氟尿嘧啶、表柔比星、替莫唑胺、卡培他滨、奥沙利铂或伊立替康化疗药物过敏者禁用。

六、胰岛素瘤护理规范

1. 监测血糖变化：规律监测血糖，当患者出现疲乏无力、心悸、出冷汗、手足震颤、意识障碍等低血糖症状时，急查血糖，并静脉推注 50%葡萄糖 50~100ml。观察低血糖发生的规律，指导患者预防。
2. 定时巡视病房，观察病情，特别是凌晨 3：00~4：00 为低血糖的高发时段，尤其应该注意。
3. 指导患者注意休息，不要过于疲劳；保持情绪稳定；不要单独外出，以免因低血糖发生意外。
4. 评估患者自理缺陷的程度和范围，根据自理缺陷的程度由护士或家属提供生活照顾和帮助。
5. 评估患者对疾病及手术的心理反应，鼓励、安慰患者，要同情、关心患者，减轻其焦虑心理。

七、胰岛素瘤营养治疗规范

1. 给予高糖、低蛋白饮食，增加进餐次数，缩短空腹时间，同时减少运动，尤其夜间加餐 1 次，食物中不要限制碳水化合物，多吃含糖食物。

2. 主食应选择吸收缓慢的含糖食物，如玉米、荞麦、土豆等制作的食品。
3. 平时携带一些糖果，感觉有发作先兆时立即服用，可预防发作。
4. 低血糖发作时，给予能快速吸收的含糖饮料或糖水，必要时直接静脉滴注葡萄糖。
5. 指导患者戒酒，因酒精能抑制糖原形成，使血糖下降。

八、胰岛素瘤患者健康宣教

1. 避免情绪激动及过度劳累，保持心情舒畅。
2. 养成良好的饮食习惯。
3. 学会自我监测血糖。
4. 遵医嘱，积极配合治疗，出现异常情况，及时就诊。

九、推荐表单

（一）医师表单

胰岛素瘤临床路径医师表单

适用对象：第一诊断为胰岛素瘤（ICD-10：D13.703）

患者姓名：	性别： 年龄： 门诊号：	住院号：
住院日期： 年 月 日	出院日期： 年 月 日	标准住院日：≤14天

时间	住院第1~2天	住院第3~8天	住院第7~14天（出院日）
主要诊疗工作	□ 询问病史、用药史及体格检查 □ 完成病历书写 □ 开化验单 □ 上级医师查房与病情评估 □ 初步确定检查方案 □ 监测血糖（按需，必要时） □ 注意病情变化	□ 上级医师查房，重要病史、用药史补充 □ 进行内分泌功能试验（必要时） □ 复查相关异常检查及检验（必要时） □ 监测血糖（按需，必要时） □ 相关科室会诊 □ 注意病情变化 □ 完成病程记录	□ 上级医师查房，明确是否出院 □ 联系相关科室（如普通外科或胰腺外科等）确定进一步诊疗方案 □ 完成出院记录、病案首页、出院证明书等，向患者交代出院后的注意事项和复诊日期
重点医嘱	**长期医嘱：** □ 内分泌科护理常规 □ 一/二级护理 □ 饮食 □ 监测血糖（按需，必要时） □ 基础疾病用药 **临时医嘱：** □ 血常规、尿常规（含尿酮体）、便常规 □ 肝肾功、电解质、血脂、血糖 □ 糖化血红蛋白（必要时）、胰岛素抗体、皮质醇、甲状腺功能、IGF-Ⅱ（必要时）、X线胸片 □ 低血糖时查静脉血浆葡萄糖、胰岛素、C肽、胰岛素原（必要时）、β羟丁酸 □ 低血糖时胰高糖素1mg静脉注射后血糖（必要时） □ 腹部超声、胰腺增强CT/MR，超声内镜胰腺穿刺（必要时）	**长期医嘱：** □ 内分泌科护理常规 □ 一级护理 □ 饮食 □ 监测血糖（按需，必要时） □ 基础疾病用药 **临时医嘱：** □ 如入院后无低血糖发作，行72小时饥饿试验或混合餐试验 □ 低血糖时查静脉血浆葡萄糖、胰岛素、C肽、胰岛素原（必要时）、β羟丁酸 □ 低血糖时胰高糖素1mg静脉注射后血糖（必要时） □ 胰腺增强CT/MR等定位困难时行选择性胰腺动脉钙刺激试验（必要时）；生长抑素受体显像等（必要时） □ MEN相关检查（必要时），肿瘤、感染相关检查（必要时）	**出院医嘱：** □ 出院带药 □ 门诊随诊
病情变异记录	□ 无 □ 有，原因： 1. 2.	□ 无 □ 有，原因： 1. 2.	□ 无 □ 有，原因： 1. 2.
医师签名			

（二）护士表单

胰岛素瘤临床路径护士表单

适用对象：第一诊断为胰岛素瘤（ICD-10：D13.703）

患者姓名：	性别：　年龄：　门诊号：	住院号：
住院日期：　年　月　日	出院日期：　年　月　日	标准住院日：≤14 天

时间	住院第 1~2 天	住院第 3~8 天	住院第 7~14 天 （出院日）
健康宣教	□ 入院宣教 介绍主管医师、护士 介绍环境、设施 介绍住院注意事项 介绍探视和陪伴制度 介绍贵重物品制度 介绍消毒隔离制度	□ 药物宣教 □ 饮食宣教	□ 出院宣教 □ 饮食宣教 □ 药物宣教 □ 指导患者办理出院手续
护理处置	□ 核对患者佩戴腕带 建立入院护理病历 协助患者留取各种标本 测量体重	□ 根据医嘱的相关采血 □ 根据医嘱发放相关药物	□ 办理出院手续 □ 协助取出院带药 □ 书写出院小结
基础护理	□ 级别护理 □ 晨晚间护理 □ 患者安全管理	□ 级别护理 □ 晨晚间护理 □ 患者安全管理	□ 级别护理 □ 晨晚间护理 □ 患者安全管理
专科护理	□ 护理查体 □ 病情观察 □ 需要时，填写跌倒及压疮防范表 □ 需要时，请家属陪伴 □ 确定饮食种类 □ 心理护理	□ 病情观察 □ 遵医嘱完成相关检查 □ 心理护理	□ 出院指导
重点医嘱	□ 详见医嘱执行单	□ 详见医嘱执行单	□ 详见医嘱执行单
病情变异记录	□ 无　□ 有，原因： 1. 2.	□ 无　□ 有，原因： 1. 2.	□ 无　□ 有，原因： 1. 2.
护士签名			

（三）患者表单

胰岛素瘤临床路径患者表单

适用对象：第一诊断为胰岛素瘤（ICD-10：D13.703）

患者姓名：	性别：　　年龄：　　门诊号：	住院号：
住院日期：　　年　月　日	出院日期：　　年　月　日	标准住院日：≤14天

时间	住院第1~2天	住院第3~8天	住院第7~14天 （出院日）
医患配合	□ 配合询问病史、收集资料，请务必详细告知既往史、用药史、过敏史 □ 配合进行体格检查 □ 有任何不适请告知医师	□ 配合完善相关检查、化验如采血、留尿、72小时饥饿试验或混合餐试验、胰腺增强CT/MR □ 医生与患者及家属介绍病情	□ 接受出院前指导 □ 知道复查程序 □ 获取出院诊断书
护患配合	□ 配合测量体温、脉搏、呼吸 □ 3次、血压、体重1次 □ 配合完成入院护理评估（简单询问病史、过敏史、用药史） □ 接受入院宣教（环境介绍、病室规定、订餐制度、贵重物品保管等） □ 配合执行探视和陪伴制度 □ 有任何不适请告知护士	□ 配合测量体温、脉搏、呼吸3次、询问大便情况1次 □ 配合测量血糖 □ 接受饮食宣教 □ 接受药物宣教	□ 接受出院宣教 □ 办理出院手续 □ 获取出院带药 □ 知道服药方法、作用、注意事项 □ 知道复印病历程序
饮食	□ 遵医嘱饮食	□ 遵医嘱饮食	□ 遵医嘱饮食正常排尿
排泄	□ 正常排尿、便	□ 正常排尿、便	□ 正常排尿、便
活动	□ 卧床休息	□ 逐渐恢复正常活动	□ 正常活动

附：原表单（2016 年版）

胰岛素瘤临床路径表单

适用对象：第一诊断为胰岛素瘤（ICD-10：D13.703）

患者姓名：	性别：　　年龄：　　门诊号：	住院号：
住院日期：　年　月　日	出院日期：　年　月　日	标准住院日：≤14 天

时间	住院第 1~2 天	住院第 3~8 天	住院第 7~14 天 （出院日）
主要诊疗工作	□ 询问病史、用药史及体格检查 □ 完成病历书写 □ 开化验单 □ 上级医师查房与病情评估 □ 初步确定检查方案 □ 监测血糖（按需，必要时） □ 注意病情变化	□ 上级医师查房，重要病史、用药史补充 □ 进行内分泌功能试验（必要时） □ 复查相关异常检查及检验（必要时） □ 监测血糖（按需，必要时） □ 相关科室会诊 □ 注意病情变化 □ 完成病程记录	□ 上级医师查房，明确是否出院 □ 联系相关科室（如普通外科或胰腺外科等）确定进一步诊疗方案 □ 完成出院记录、病案首页、出院证明书等，向患者交代出院后的注意事项和复诊日期
重点医嘱	**长期医嘱：** □ 内分泌科护理常规 □ 一/二级护理 □ 饮食 □ 监测血糖（按需，必要时） □ 基础疾病用药 **临时医嘱：** □ 血常规、尿常规（含尿酮体）、大便常规 □ 肝肾功、电解质、血脂、血糖 □ 糖化血红蛋白（必要时）、胰岛素抗体、皮质醇、甲状腺功能、IGF-Ⅱ（必要时）、X 线胸片 □ 低血糖时查静脉血浆葡萄糖、胰岛素、C 肽、胰岛素原（必要时）、β 羟丁酸 □ 低血糖时胰高糖素 1mg 静脉注射后血糖（必要时） □ 腹部超声、胰腺增强 CT/MR，超声内镜胰腺穿刺（必要时）	**长期医嘱：** □ 内分泌科护理常规 □ 一级护理 □ 饮食 □ 监测血糖（按需，必要时） □ 基础疾病用药 **临时医嘱：** □ 如入院后无低血糖发作，行 72 小时饥饿试验或混合餐试验 □ 低血糖时查静脉血浆葡萄糖、胰岛素、C 肽、胰岛素原（必要时）、β 羟丁酸 □ 低血糖时胰高糖素 1mg 静脉注射后血糖（必要时） □ 胰腺增强 CT/MR 等定位困难时行选择性胰腺动脉钙刺激试验（必要时）；生长抑素受体显像等（必要时） □ MEN 相关检查（必要时），肿瘤、感染相关检查（必要时）	**出院医嘱：** □ 出院带药 □ 门诊随诊
主要护理工作	□ 介绍病房环境、设施和设备 □ 入院护理评估 □ 低血糖宣教 □ 协助患者监测血糖	□ 协助血糖监测及低血糖的识别与处理	□ 指导患者办理出院手续

续 表

时间	住院第1~2天	住院第3~8天	住院第7~14天 （出院日）
病情变异记录	□无 □有，原因： 1. 2.	□无 □有，原因： 1. 2.	□无 □有，原因： 1. 2.
护士签名			
医师签名			

第二十章

肢端肥大症临床路径释义

【医疗质量控制指标】（专家建议）

指标一、诊断需包括定性诊断、定位诊断、其他垂体前叶功能检测和并发症评估。

指标二、规范肢端肥大症的治疗。

指标三、重视其他垂体前叶功能减退的替代治疗和并发症的治疗。

一、肢端肥大症编码

1. 原编码：

疾病名称及编码：肢端肥大症（ICD-10：E22.003）

2. 修改编码：

疾病名称及编码：肢端肥大症（ICD-10：E22.001）

二、临床路径检索方法

E22.001

三、国家医疗保障疾病诊断相关分组（CHS-DRG）

MDC 编码：MDCK（内分泌、营养、代谢疾病及功能障碍）

ADRC 编码：KT1（内分泌疾患）

四、肢端肥大症临床路径标准住院流程

（一）适用对象

第一诊断为肢端肥大症（ICD-10：E22.001），入院行定性、定位诊断。

释义

■ 适用对象编码参见第一部分。

■ 本路径适用对象为临床内源性生长激素（growth hormone，GH）或生长激素释放激素（growth hormone releasing hormone，GHRH）分泌异常增高的患者，如为外源性补充不当引起其增高，需进入其他相应路径。

■ 超过95%的肢端肥大症患者是由分泌GH的垂体腺瘤所致，垂体GH腺瘤也可能是多发性内分泌腺瘤病（multiple endocrine neoplasia，MEN）的表现之一，其他腺瘤造成的疾病需要进入其他路径。

（二）诊断依据

根据《临床诊疗指南·内分泌及代谢性疾病分册》（中华医学会编著，人民卫生出版社，2016年），《中国肢端肥大症诊治指南》（中华医学会内分泌学分会，2013版）。

1. 具备较明显的临床特征：

（1）特殊面容和体态：皮肤变厚变粗，额部皱褶变深，眼睑肥厚，鼻大而宽厚，唇厚舌肥，

声音低沉，颧骨、眶上嵴及下颌骨增大突出，牙缝增宽，咬合错位，四肢长骨变粗，手脚掌骨变宽、厚大。

(2) 内分泌代谢紊乱：女性月经失调、闭经，男性性功能减退。可伴有糖尿病或糖耐量异常。少数患者可合并高催乳素血症和中枢性甲状腺功能亢进症。

(3) 脏器肥大：常伴高血压、心脏肥大、左心室功能不全、冠状动脉粥样硬化等，晚期可出现心力衰竭。

(4) 肿瘤压迫症状：头痛、视力减退、视野缺损、其他腺垂体功能减退等。

2. 检查：

(1) 生长激素（GH）测定。

(2) 胰岛素样生长因子-1（IGF-1）测定。

(3) 口服葡萄糖生长激素抑制试验。

(4) 垂体前叶及靶腺其他激素测定：促肾上腺皮质激素（ACTH）、血皮质醇、促甲状腺激素（TSH）、游离甲状腺素（FT_4）、游离三碘甲状腺原氨酸（FT_3）、催乳素（PRL）、卵泡刺激素（FSH）、黄体生成素（LH）、睾酮（T）、雌二醇（E_2）。

(5) 钙磷代谢。

(6) 糖代谢异常：OGTT、HbA1c。

(7) 影像学：鞍区 MRI 或者 CT 可发现肿瘤；头颅 X 线检查可有骨板增厚、骨质增生等改变。

(8) 结肠镜检查：筛查是否存在结肠息肉或肿瘤。

(9) 阻塞性睡眠呼吸暂停综合征的筛查。

(10) 其他：必要时 MEN 相关疾病的筛查。

释义

■ 更新为《中国肢端肥大症诊治共识（2021 版）》

■ 本路径的制订主要参考国内外权威书籍和临床指南。

■ 本路径适用于临床内源性生长激素或生长激素释放激素分泌异常增高的患者，如为外源性补充不当引起其增高，需进入其他相应路径。此外，由于垂体生长激素腺瘤常作为 MEN 的组成之一，诊断时还应进行全面筛查，排除其他内分泌腺瘤。诊断 MEN 的患者，需根据情况进入其他路径。

■ GH 及 IGF-1 分泌过多的临床表现多种多样，且起病隐匿，病情进展缓慢，容貌改变、头痛和视觉功能障碍、性腺轴功能受损、糖尿病、高血压等相关临床表现通常是肢端肥大症患者就诊的主要原因，肢端肥大症的诊断通常在收集相关临床信息后，通过血清 GH、IGF-1 测定、口服葡萄糖生长激素抑制试验、影像学检查以及相关并发症的评估最终明确。

■ 血清 GH 水平的测定：病情活动期的肢端肥大症患者血清 GH 水平持续升高且不被高血糖所抑制。因此肢端肥大症患者的诊断，主要是通过葡萄糖负荷后血清 GH 水平是否被抑制到正常来判断。空腹或随机血清 GH 水平＜1.0 ng/ml 且 IGF-1 水平在正常范围，可除外活动性肢端肥大症。推荐采用口服葡萄糖生长激素抑制试验明确诊断。具体方案为口服 75g 无水葡萄糖进行 OGTT，分别在 0、30、60、90 及 120 分钟取血测定血糖及 GH 水平，如果 OGTT 试验中 GH 谷值水平≥1.0ng/ml，作为诊断肢端肥大症的界值。

■ 血清 IGF-1 水平的测定：GH 的作用主要经 IGF-1 介导来完成。活动期肢端肥大症患者血清 IGF-1 水平升高。由于 IGF-1 水平的正常范围与年龄和性别显著相关，因此测定结果应参照与年龄和性别相匹配的正常值范围（正常均值±2 个标准差）。

■ 影像学检查：垂体生长激素腺瘤首选手术，因此影像学对于诊断和治疗意义重大。建议首选鞍区磁共振成像（MRI），主要关注腺瘤的位置、大小、形态及侵袭性，如存在 MRI 检查的禁忌证，可行鞍区 CT 检查。垂体瘤患者可能出现垂体柄偏移、蝶鞍扩大、鞍底骨质吸收或破坏、鞍底倾斜，肿瘤突入鞍上池、室间孔、第三脑室，侵入额叶、颞叶、蝶窦、筛窦、海绵窦、脚间池、桥前池等。

■ 其他垂体功能的评估：垂体生长激素腺瘤对垂体组织压迫，可引起多种激素缺乏，对于已确诊的肢端肥大症患者，应评估垂体瘤是否压迫或侵犯正常垂体组织，导致其他垂体前叶功能减退。应进行血催乳素（PRL）、卵泡刺激素（FSH）、黄体生成激素（LH）、促甲状腺激素（TSH）、促肾上腺皮质激素（ACTH）水平及其相应靶腺功能测定。此外需要评估是否合并高催乳素血症和中枢性甲状腺功能亢进症。如患者有显著的多尿、烦渴多饮等症状，需鉴别除外垂体后叶肿瘤和非垂体腺瘤的鞍区疾病所致的中枢性尿崩症。

■ 肢端肥大症并发症的评估：心血管和呼吸系统并发症是肢端肥大症患者常见的并发症，结肠息肉或肿瘤风险明显增加。肢端肥大症患者在定性和定位诊断后应该进行血压、血脂、心电图、心脏彩超、睡眠呼吸监测和肿瘤筛查等检查。

（三）治疗方案的选择

根据《临床诊疗指南·内分泌及代谢性疾病分册》（中华医学会编著，人民卫生出版社，2016 年），《中国肢端肥大症诊治指南》（中华医学会内分泌学分会，2013 版）。

1. 手术治疗是本病的主要治疗手段。
2. 放射治疗通常不作为首选治疗，常用于术后未缓解或复发不能再次手术的患者。
3. 药物治疗。

释义

■ 更新为《中国肢端肥大诊治共识（2021 版）》。

■ 手术治疗是垂体生长激素腺瘤患者的首选治疗方法。主要采取经鼻蝶腺瘤切除术，开颅手术只在少数情况下采用。

■ 放射治疗常用于术后病情未缓解以及残留和复发肿瘤的辅助治疗。不能手术的患者，放疗也可作为选择之一。放疗分为传统分次放疗和大剂量定向放疗（单次或多次，伽马刀及 X 线刀、质子束）。放疗引起的并发症主要是垂体功能受损，罕见的包括视力受损、放射性脑坏死、放射野继发恶性肿瘤。

■ 药物治疗包括长效生长抑素类似物（SSA）、多巴胺受体激动剂（溴隐亭、卡麦角林等）、GH 受体阻滞剂（培维索孟）。药物治疗可以用于术后疾病未缓解患者的辅助治疗，对于预期手术无法完全切除的大腺瘤且无肿瘤压迫症状的患者，不能耐受手术或不愿意手术患者可以首选药物治疗。部分患者可在术前使用长效生长抑素类似物治疗，帮助提高手术治愈率。

（四）标准住院日一般为≤10天

释义

■ 肢端肥大症患者入院后，在内分泌科进行检查明确定性诊断及定位诊断的时间约为10天。第1~3天可完善常规检查及定性检查（血清IGF-1及OGTT试验）。第4~6天可完善定位检查，如鞍区MRI等，绝大多数可发现垂体腺瘤，但仍有其他少见病因，如垂体生长激素癌、分泌GHRH的下丘脑肿瘤、分泌GHRH的非内分泌肿瘤、非内分泌肿瘤的GH异位分泌以及类似肢端肥大症表现的疾病（如原发性肥厚性骨关节病）等，此时病因较疑难，垂体MRI无法识别，需适当延长住院时间完善检查，如进行腹部和胸部影像学检查、生长抑素标记的核素显像寻找异位分泌GHRH或GH的肿瘤。对于存在垂体腺瘤的肢端肥大症患者，住院第7~10天可完善术前评估，转入神经外科行腺瘤切除手术，进入相应临床路径进行检查和治疗。对于无法行手术者，可加用长效生长抑素类似物如醋酸兰瑞肽治疗2~3天观察疗效。如患者合并严重心功能不全，需进一步改善心功能，可能延长住院时间。

（五）进入路径标准

1. 第一诊断必须符合肢端肥大症（ICD-10：E22.001）疾病编码。
2. 当患者同时具有其他疾病诊断，但在住院期间不需要特殊处理也不影响第一诊断的临床路径流程实施时，可以进入路径。

释义

■ 临床第一诊断符合肢端肥大症，即血清IGF-1浓度升高，行口服葡萄糖生长激素抑制试验，GH谷值≥1.0ng/ml，可确诊肢端肥大症。

■ 应注意IGF-1水平受年龄和其他疾病状态影响，如甲状腺功能减退症、营养不良、控制不佳的1型糖尿病、慢性肝病或肝硬化、肾衰竭等引起的IGF-1降低，导致IGF-1假性正常化；而妊娠期和青春期，IGF-1水平会升高，应结合口服葡萄糖生长激素抑制试验的结果综合判断。

■ 肢端肥大症除有肢端及面部的典型特征表现外，有时还可表现为心血管疾病、睡眠呼吸暂停综合征、2型糖尿病、关节病变、腕管综合征以及与垂体肿瘤大小直接相关的问题（头痛、视觉功能障碍），结肠息肉或肿瘤，也可能是MEN。出现上述较严重器官系统症状，威胁患者的生命或严重影响患者的生活质量，应首先考虑对症治疗，此时可进入其他相应的临床路径诊治，暂不宜进入该路径，待患者情况稳定后，再进入该路径进行检查。

（六）住院期间检查项目

1. 必需的检查项目：
（1）血常规、尿常规、大便常规+潜血。
（2）肝肾功能、电解质、血糖、血脂。
（3）X线胸片、心电图、心脏超声、腹部B超。
（4）GH测定、IGF-1、口服葡萄糖生长激素抑制试验（血糖、GH、胰岛素或C肽）。

（5）内分泌腺体功能评估：甲状腺、肾上腺、性腺、泌乳素。
（6）影像学相关检查：垂体 MRI 或 CT。
（7）视力及视野检查。
2. 根据患者病情可选的检查项目
（1）糖代谢异常或糖尿病者：血糖监测、糖化血红蛋白、尿酮体，以及糖尿病相关并发症检查（眼底、周围血管病变、周围神经病变、尿微量白蛋白）。
（2）钙磷代谢异常者：血总钙、血磷、碱性磷酸酶、甲状旁腺激素（PTH）、游离钙、24 小时尿钙、骨密度、泌尿系超声等。
（3）心脏超声、睡眠呼吸监测。
（4）视力及视野检测。

释义

■ 必查项目不仅用于评价患者的一般状况，而且对肢端肥大症的诊断及确诊患者的生长激素水平控制情况、垂体前后叶功能、局部肿瘤进展、生长激素分泌过多导致的并发症进行了评价，如果患者有并发症，根据患者病情选择检查进一步评估，如有血糖升高或糖尿病者，监测血糖、糖化血红蛋白、尿酮体以及糖尿病相关并发症检查。

■ GH、IGF-1 测定为筛查试验，口服葡萄糖生长激素抑制试验为确诊试验。GH 水平受影响因素较多，血清 IGF-1 水平与肢端肥大症患者病情活动的相关性较血清 GH 更密切。IGF-1 水平的正常范围与年龄和性别显著相关，因此测定结果应与年龄和性别相匹配的正常值范围（正常均值±2 个标准差）对照。

■ 评估甲状腺、肾上腺和性腺轴激素水平可以判断垂体前叶功能。如患者有烦渴、多饮、多尿，需要进一步评估血尿渗透压甚至禁水加压试验等判断垂体后叶功能，根据同步测定的血电解质和尿比重可以初步判断。

■ 垂体 MRI 和 CT 扫描可了解垂体生长激素腺瘤大小、腺瘤与邻近组织关系及瘤内出血坏死，MRI 优于 CT。CT 更适合判断鞍底骨质破坏情况，常用于术前评估。动态增强 MRI 扫描有助于垂体微腺瘤的检出。

■ 视力视野检查可以评估腺瘤对视交叉、视束压迫情况，可以判断病情进展和治疗效果。

■ 根据肢端肥大症患者病情，可以进一步检查并发症，包括血糖相关指标及糖尿病相关并发症检查（眼底、周围血管病变、周围神经病变、尿微量白蛋白）；骨代谢相关指标［血总钙、血磷、碱性磷酸酶、甲状旁腺激素（PTH）、游离钙、24 小时尿钙、骨密度、泌尿系超声等］；心脏超声、睡眠呼吸监测；肢端肥大症患者甲状腺癌、结直肠肿瘤风险显著增加，可以根据临床检查甲状腺超声、结直肠镜等。

（七）治疗方案与药物选择

1. 垂体生长激素腺瘤：
（1）长效生长抑素类似物。
（2）多巴胺受体激动剂。
2. 糖尿病结合病情，口服降糖药物或联合胰岛素治疗。
3. 垂体前叶功能减退根据病情进行相应靶腺激素替代治疗。
4. 对症治疗。

释义

■ 肢端肥大症患者的药物治疗包括针对垂体生长激素腺瘤的治疗，以及同时合并的其他疾病的治疗，如糖尿病、高血压、垂体前叶功能减退、合并其他肿瘤的药物治疗。

■ 肢端肥大症的药物治疗包括长效生长抑素类似物（SSA）、多巴胺受体激动剂(DA)、GH受体阻滞剂。生长抑素（SST）由前体加工成两种生物活性形式，即生长抑素-14和生长抑素-28。天然的SST其血浆半衰期不足3min，合成的生长抑素类似物（奥曲肽、兰瑞肽）可以模拟SST的生理作用、抑制GH过度分泌。SSA是药物治疗中的首选，能够有效控制多数肢端肥大症患者GH和IGF-I的过度分泌以及肿瘤的生长，研究显示，初治患者使用兰瑞肽可以达到70%的疾病控制率，22%的患者肿瘤缩小，耐受性好。兰瑞肽初始剂量可以每2周肌注40mg，如果效果不佳，可以增加至每10天肌注40mg。长效奥曲肽每月肌注1次，最初的剂量推荐每月20mg，如果血清IGF-1在3个月内未降至正常，剂量可以增加至每月30mg。SSA的不良反应主要为注射部位反应和胃肠道症状，一般为轻至中度，因不良反应停止用药的比例非常小，部分患者注射局部出现不适、红斑或肿胀、疼痛和瘙痒。多数患者有胃肠道症状，腹泻、腹痛、腹胀、恶心和呕吐，但通常是一过性的。长期使用SSA可以使胆囊淤泥或胆结石发病率增加，通常没有典型临床症状，一般不需要手术干预，可定期行超声检测，必要时停药或外科处理。少见的不良反应还包括脱发、心动过缓和便秘。

■ 多巴胺受体激动剂可以通过生长激素腺瘤表面的多巴胺受体而抑制GH的释放。常用的多巴胺受体激动剂包括麦角衍生物溴隐亭和卡麦角林，其最大优点是可以口服，并且相对便宜，目前国内仅有溴隐亭。该类药物适合用于GH水平轻度升高而由于其他原因未能使用SSA的患者。GH水平轻中度升高的患者使用这类药物后，有10%~35%的IGF-1水平轻度升高患者达到生化缓解。多巴胺受体激动剂的副作用包括胃肠道不适、直立性低血压、头痛、鼻塞和便秘等。

■ 生长激素受体阻滞剂：培维索孟，通过竞争性的与GH受体结合而抑制IGF-1合成，从而缓解肢端肥大症相关的临床症状，并非作用于垂体腺瘤。培维索孟可使超过半数患者血清IGF-1水平恢复正常，治疗过程中需关注药物安全性，监测肝功能、腺瘤体积及视力视野。培维索孟目前没有在国内上市。

■ 联合使用作用机制不同的药物，可能会起到协同作用。对SSA治疗有部分反应的患者，联合多巴胺受体激动剂治疗可以进一步降低GH和IGF-I水平。

■ 药物治疗主要用于术后疾病未缓解患者的辅助治疗。或者因各种原因无法手术患者的首选治疗。对于有严重并发症的患者，术前3~6个月SSA短期治疗能显著降低GH和IGF-1水平，联合对症治疗改善并发症，可显著降低麻醉和手术风险。接受放疗的患者在放疗起效前，也需要药物进行过渡期治疗。

■ 合并症的治疗：如同时合并高血压、糖尿病，可予相应的降压、降糖治疗。

■ 垂体生长激素大腺瘤可能同时合并其他内分泌轴功能障碍，入院筛查肾上腺皮质功能、甲状腺功能、性腺功能，如有功能低减，可予相应靶腺激素替代治疗。

■ 对症治疗：肢端肥大症可能同时合并睡眠呼吸暂停综合征、组织水肿、头痛、关节痛等症状，可予对症处理。如果通过有效的药物、手术和放疗，GH和IGF-1能得到控制，这些症状也能相应缓解，但是骨骼、下颌、关节的改变不能恢复。

（八）出院标准

1. 明确肢端肥大症的病因诊断。
2. 病情需要转外科或放疗科进一步治疗。
3. 血糖、电解质、内分泌腺体功能好转、稳定。

释义

■ 明确肢端肥大症的病因诊断指容貌改变、头痛和视力视野障碍等相关临床表现，通过血清 GH 和 IGF-1 测定、口服葡萄糖生长激素抑制试验、影像学检查以及相关并发症的评估最终明确。极少数肢端肥大症患者是由于单基因缺陷等导致，如 MEN1、McCune-Albright 综合征和 Carney 复合征等，需要进一步对相关并发疾病进行筛查和诊断。对于引起异位生长激素、GHRH 分泌的肿瘤，如胰岛细胞瘤、淋巴瘤、下丘脑错构瘤、胶质瘤、星形细胞瘤、支气管类癌、小细胞肺癌、肾上腺腺瘤、甲状腺髓样癌、嗜铬细胞瘤等完善相关检查确诊。

■ 病情需要转外科进一步治疗指对于垂体微腺瘤患者，以及局灶生长有严重急性肿瘤压迫症状（如视功能进行性下降、复视、头痛）、具有潜在手术治愈可能（如未侵犯海绵窦）的垂体大腺瘤患者，推荐将手术作为一线治疗方案，因为手术可以长期有效控制肿瘤，并使相关的生化指标正常化。

■ 放疗最常用于术后病情未缓解以及残留和复发肿瘤的辅助治疗。手术后仍存在 GH 高分泌状态的患者及不能手术的患者可以选择放射治疗。

■ 对于下丘脑原位肿瘤或其他内脏的肿瘤引起 GHRH 或 GH 异位分泌的肿瘤，完善术前检查，转入相应外科手术治疗。

（九）变异及原因分析

出现急性危及生命的并发症，如垂体卒中、垂体危象、合并感染、糖尿病酮症或者酮症酸中毒、结肠疾病等，则按相应路径或指南进行救治，退出本路径。

释义

■ 垂体危象指垂体前叶功能减退时，肾上腺皮质激素和甲状腺激素缺乏，机体应激能力下降，在感染、呕吐、腹泻、脱水、寒冷、饥饿等情况下及应用安眠药或麻醉剂而诱发危象。常表现为昏迷，低血压、低血糖等，需积极救治。

■ 垂体卒中指垂体肿瘤突发瘤内出血、梗死、坏死，致瘤体膨大，引起的急性神经内分泌病变。表现为突然发生颅压增高的症状，蝶鞍邻近组织压迫的症状（如向上压迫视觉通路、间脑和中脑，引起视力下降、视野缺损及生命体征改变；向下压迫丘脑引起血压、体温、呼吸及心律紊乱；压迫侧面进入海绵窦引起眼外肌麻痹、三叉神经症状及静脉回流障碍），下丘脑-垂体功能减退的症状，尚有不少垂体卒中患者缺乏原有垂体腺瘤的症状。因此，遇到原因不明的突发颅压增高，尤其伴视力障碍、眼肌麻痹等压迫症状者，应警惕垂体卒中。

■ 肢端肥大症患者可能会合并严重感染、糖尿病酮症或者酮症酸中毒等，若存在这些严重合并症则需要对合并症进行相应的治疗。与肢端肥大症患者相比，治疗合并症的费用和所需要的时间均明显延长，会导致患者住院时间和费用超过临床路径的规定。

■ 少数垂体瘤患者合并存在 MEN，且多为 MEN1 型，除了垂体瘤以外，患者还可能表现为原发性甲状旁腺功能亢进症、胰腺神经内分泌肿瘤、肾上腺腺瘤等，此时进行的检查需涵盖多个内分泌腺体，而治疗的选择又根据各个累及的腺体病情的轻重不同而先后次序不同，故此处变异较大，应在临床表单中注明。

■ 医师认可的变异原因主要指患者入选路径后，医师在检查及治疗过程中发现患者合并存在一些事前无法预知的对本路径治疗可能产生影响的情况，需要终止执行路径或者是延长治疗时间、增加治疗费用。医师需要在表单中明确说明。

五、肢端肥大症护理规范

1. 规范护理，做好疾病相关知识的健康宣教。
2. 根据患者病情活动性、并发症和采用的不同治疗方案给予相应护理。
3. 了解患者心理情绪变化，给予心理辅导。

六、肢端肥大症营养治疗规范

1. 合理膳食，均衡营养。
2. 若合并有高血压、糖尿病、高血脂等代谢异常，建议低盐低脂饮食，维持理想体重。

七、肢端肥大症患者健康宣教

1. 保持健康心态，积极配合医护的治疗。
2. 了解疾病治疗目标、不同治疗方案的疗效、获益和相关风险。
3. 遵循医嘱，重视对其他垂体功能的评估和并发症的治疗，了解长期规律随访的重要性。

八、推荐表单

（一）医师表单

肢端肥大症临床路径医师表单

适用对象：第一诊断为肢端肥大症（ICD-10：E22.001）

患者姓名：	性别：　　年龄：　　门诊号：		住院号：
住院日期：　　年　月　日	出院日期：　　年　月　日		标准住院日：≤10天

时间	住院第1天	住院第2~8天	住院第9~10天 （出院日）
主要诊疗工作	□ 询问病史及体格检查 □ 完成病历书写 □ 完善检查 □ 上级医师查房	□ 上级医师查房 □ 明确下一步诊疗计划 □ 完成三级医师查房记录 □ 根据病情，相关药物治疗	□ 上级医师查房，明确是否转科或出院 □ 向患者及家属交代病情，根据疾病不同发病原因，可以准备转科（外科或放疗科）或出院 □ 完成出院记录、病案首页、出院证明书等，向患者交代转科或出院后的注意事项
重点医嘱	**长期医嘱：** □ 内分泌科护理常规 □ 二级护理 □ 饮食 **临时医嘱：** □ 血常规、尿常规、大便常规+隐血 □ 肝肾功能、电解质、血糖、血脂 □ X线胸片、心电图、腹部B超 □ GH 、IGF-1测定 □ 内分泌腺体激素检查：甲状腺激素、肾上腺激素、性腺激素、PRL □ 预约垂体CT/MRI □ 结肠镜检查 □ OSA筛查 □ MEN筛查	**长期医嘱：** □ 同前 □ 生长抑素类似物（必要时） □ 多巴胺受体激动剂（必要时） □ 靶腺激素替代治疗（必要时） □ 药物控制血糖（必要时） **临时医嘱：** □ 口服葡萄糖生长激素抑制试验（血糖、GH、胰岛素或C肽） □ 血糖异常或糖尿病者：血糖监测、糖化血红蛋白、尿酮体，以及糖尿病相关并发症检查（必要时） □ 钙磷代谢异常：血总钙、血磷、碱性磷酸酶、甲状旁腺激素（PTH）、游离钙、24小时尿钙、骨密度、泌尿系超声（必要时） □ 心脏超声、睡眠呼吸监测 □ 视力及视野检查	**出院医嘱：** □ 转科（外科或放疗科） □ 出院带药（根据入院检查结果决定有无出院带药） □ 嘱患者门诊复诊及复诊时间
病情变异记录	□ 无　□ 有，原因： 1. 2.	□ 无　□ 有，原因： 1. 2.	□ 无　□ 有，原因： 1. 2.
医师签名			

（二）护士表单

肢端肥大症临床路径护士表单

适用对象：第一诊断为肢端肥大症（ICD-10：E22.001）

患者姓名：	性别： 年龄： 门诊号：	住院号：
住院日期： 年 月 日	出院日期： 年 月 日	标准住院日：≤10天

时间	住院第1天	住院第2~8天	住院第9~10天 （出院日）
健康宣教	□ 入院宣教 □ 介绍主管医师、护士 □ 介绍环境、设施 □ 介绍住院注意事项 □ 介绍探视和陪伴制度 □ 介绍贵重物品制度	□ 口服葡萄糖生长激素抑制试验（血糖、GH、胰岛素或C肽）宣教 □ 特殊检查或会诊宣教	□ 转科/出院宣教 □ 复查时间 □ 服药方法 □ 活动休息 □ 指导饮食 □ 指导办理出院手续
护理处置	□ 核对患者，佩戴腕带 □ 建立入院护理病历 □ 协助患者留取各种标本 □ 测量体重	□ 完成口服葡萄糖生长激素抑制试验（血糖、GH、胰岛素或C肽）采血 □ 完成血糖监测、糖化血红蛋白、尿酮体标本采取（必要时） □ 完成尿钙、甲状旁腺激素等标本采取（必要时） □ 指导特殊检查或会诊完成	□ 办理转科/出院手续 □ 书写转科/出院小结
基础护理	□ 二级护理 □ 晨晚间护理 □ 排泄管理 □ 患者安全管理 □ 患者既往基础用药	□ 二级护理 □ 晨晚间护理 □ 排泄管理 □ 患者安全管理 □ 协助或指导进食、进水 □ 协助或指导活动 □ 继续患者基础用药	□ 二级护理 □ 晨晚间护理 □ 患者安全管理 □ 继续患者基础用药
专科护理	□ 护理查体 □ 病情观察 □ 如行动不能自理、情绪异常或者跌倒高风险需要请家属陪伴 □ 确定饮食种类 □ 心理护理	□ 病情观察：观察病情变化、监测生命体征、预防跌倒、感染等意外 □ 遵医嘱完成相关检查 □ 心理护理	□ 急性病情观察：观察病情变化、监测生命体征 □ 转科或出院指导（加餐、饮食、随访） □ 心理护理
重点医嘱	□ 详见医嘱执行	□ 详见医嘱执行单	□ 详见医嘱执行单
病情变异记录	□ 无 □ 有，原因： 1. 2.	□ 无 □ 有，原因： 1. 2.	□ 无 □ 有，原因： 1. 2.
护士签名			

（三）患者表单

肢端肥大症临床路径患者表单

适用对象：第一诊断为肢端肥大症（ICD-10：E22.001）

患者姓名：	性别：　　年龄：　　门诊号：	住院号：
住院日期：　　年　月　日	出院日期：　　年　月　日	标准住院日：≤10天

时间	入院	住院第2~8天	住院第9~10天（出院日）
医患配合	□ 配合询问病史、收集资料，务必详细告知既往史、用药史、过敏史 □ 配合进行体格检查 □ 有任何不适告知医师	□ 配合完善相关检查，如采血、留尿、心电图、X线胸片 □ 医师与您及家属介绍病情及相关检验检查 □ 配合完善相关检查，如采血、留尿 □ 配合医师做好检验检查前的准备	□ 配合转科或者出院 □ 配合出院后随诊 □ 获取出院诊断书
护患配合	□ 配合测量体温、脉搏、呼吸3次，血压、体重1次 □ 配合完成入院护理评估（简单询问病史、过敏史、用药史） □ 接受入院宣教（环境介绍、病室规定、订餐制度、贵重物品保管等） □ 配合执行探视和陪伴制度 □ 有任何不适告知护士	□ 配合测量体温、脉搏、呼吸3次，询问大便情况1次 □ 接受检验检查前宣教 □ 接受饮食宣教 □ 接受药物宣教 □ 配合接受生命体征的测量 □ 有任何不适告知护士	□ 接受转科/出院宣教 □ 办理转科/出院手续 □ 取出院带药 □ 知道服药方法、作用、注意事项 □ 知道复印病历程序
饮食	□ 遵医嘱饮食	□ 遵医嘱饮食	□ 遵医嘱饮食
排泄	□ 正常排尿、便	□ 正常排尿、便	□ 正常排尿、便
活动	□ 正常活动	□ 正常活动	□ 正常活动

附：原表单（2017 年版）

肢端肥大症临床路径表单

适用对象：第一诊断为肢端肥大症（ICD-10：E22.003）

患者姓名：	性别：　年龄：　门诊号：	住院号：
住院日期：　年　月　日	出院日期：　年　月　日	标准住院日：≤10 天

时间	住院第 1 天	住院第 2~8 天	住院第 7~10 天（出院日）
主要诊疗工作	□ 询问病史及体格检查 □ 完成病历书写 □ 完善检查 □ 上级医师查房	□ 上级医师查房 □ 完成定性、功能、病因及定位诊断的各项检查 □ 完成相关科室会诊 □ 根据检查和会诊结果，确定诊断 □ 根据病情，相关药物治疗	□ 上级医师查房，明确是否转科或出院 □ 向患者及家属交代病情，根据疾病不同发病原因，可以准备转科或出院 □ 完成出院记录、病案首页、出院证明书等，向患者交代转科或出院后的注意事项
重点医嘱	**长期医嘱：** □ 内科护理常规 □ 二级护理 □ 饮食 **临时医嘱：** □ 血常规、尿常规、大便常规+隐血 □ 肝肾功能、电解质、血糖、血脂 □ X 线胸片、心电图、腹部 B 超 □ GH 测定 □ 内分泌腺体激素检查：甲状腺激素、肾上腺激素、性腺激素、PRL □ 预约垂体 CT □ 结肠镜检查 □ OSA 筛查 □ MEN 筛查	**长期医嘱：** □ 同前 □ 多巴胺受体激动剂（必要时） □ 靶腺激素替代治疗（必要时） □ 药物控制血糖（必要时） **临时医嘱：** □ GH（OGTT 试验） □ TRH 兴奋试验（必要时） □ IGF-1 测定（必要时） □ 血糖异常或糖尿病者：血糖监测、糖化血红蛋白、尿酮体，以及糖尿病相关并发症检查（必要时） □ 钙磷代谢异常：尿钙、骨密度、甲状旁腺激素等（必要时） □ 心脏超声、睡眠呼吸监测 □ 垂体 MRI（必要时）	**出院医嘱：** □出院带药 □ 嘱患者门诊复诊及复诊时间
主要护理工作	□ 介绍病房环境、设施和设备 □ 入院护理评估	□ 观察病情变化、预防跌倒、感染等意外	□ 指导患者办理出院手续
病情变异记录	□ 无　□ 有，原因： 1. 2.	□ 无　□ 有，原因： 1. 2.	□ 无　□ 有，原因： 1. 2.
护士签名			
医师签名			

第二十一章

垂体催乳素瘤临床路径释义

【医疗质量控制指标】（专家建议）

指标一、诊断需结合临床表现、催乳素水平测定和鞍区影像学结果

指标二、完善垂体催乳素瘤的病因学鉴别诊断

指标三、规范垂体催乳素瘤的治疗

一、垂体催乳素瘤编码

疾病名称及编码：垂体催乳素瘤（ICD-10：D35. 2 M82710/0）

二、临床路径检索方法

D35. 2 M82710/0

三、国家医疗保障疾病诊断相关分组（CHS-DRG）

MDC 编码：MDCK（内分泌、营养、代谢疾病及功能障碍）

ADRG 编码：KC1（内分泌疾患）

四、垂体催乳素瘤临床路径标准住院流程

（一）适用对象

第一诊断为垂体催乳素瘤（ICD-10：D35. 2M82710/0）。

释义

■ 适用对象编码参见第一部分。

■ 血清催乳素水平增高是诊断垂体催乳素瘤的关键。多种生理性因素、药物、其他种类颅内占位所致垂体柄受压等情况均可影响血清泌乳素水平。诊断需要排除多种因素，本路径适用对象为临床第一诊断为垂体催乳素瘤的患者。如为多发性内分泌腺瘤病 1 型的一部分，需进入其他相应路径。

（二）诊断依据

根据《协和内分泌代谢学》（史轶蘩，科学出版社，1999 年，第 1 版）、《Williams textbook of endocrinology》（ShlomoMelmed 主编，Elsevier 出版，2016 年，第 13 版）和《中国垂体催乳素腺瘤诊治共识》（2014 版）等国内外诊疗指南。

1. 性腺功能减退和泌乳：女性表现为月经紊乱、闭经或不育，男性表现为性功能减退。部分患者可合并泌乳或触发泌乳。

2. 垂体腺瘤压迫周围组织的临床表现：如头痛、视野缺损；部分患者合并其他垂体功能减退的临床表现。

3. 血清学测定催乳素水平升高，个别催乳素水平严重升高的患者因方法学的 HOOK 效应导致测定结果正常或轻度升高。

4. 鞍区MRI提示垂体有占位性病变。
5. 除外其他垂体疾病以及原发性甲状腺功能减退症，多囊卵巢综合征，生理性、药理性催乳素水平的升高等情况。

释义

■ 本路径的制订主要参考国内外权威参考书籍和诊疗指南。

■ 病史和临床症状是诊断垂体催乳素瘤的初步依据，女性患者主要表现为月经紊乱甚至闭经伴泌乳，男性患者表现为性腺功能减退，可合并泌乳、体重增加。可伴有头痛、视力下降及其他垂体前叶功能减退的表现。

■ 血清催乳素（PRL）水平是诊断关键：需要除外其他原因导致的高PRL血症。需要注意的是，甲氧氯普胺和精神专科等也可引起PRL显著改变。此外，少数催乳素大腺瘤患者血清中泌乳素极度升高时，由于体内抗原、抗体比例不合适而导致测定的催乳素水平呈现假性正常或仅轻度升高的现象，即为HOOK效应，对于临床上怀疑不除外HOOK效应时，应对检测样本进行适当比例的稀释以进一步明确血清催乳素的真实水平。

■ 鞍区MRI提示垂体占位性病变，根据肿瘤大小分为微腺瘤（直径小于1cm）和大腺瘤（4cm＞直径≥1cm）和巨大腺瘤（直径≥4cm）。

（三）治疗方案的选择

根据《协和内分泌代谢学》（史轶蘩，科学出版社，1999年，第1版）、《Williams textbook of endocrinology》（Shlomo Melmed主编，Elsevier出版，2016年，第13版）和《中国垂体催乳素腺瘤诊治共识》（2014版）等国内外诊疗指南。

1. 药物治疗：溴隐亭为首选药物。
（1）溴隐亭治疗适用于：对溴隐亭敏感、无不可耐受及不良反应的患者。
（2）对溴隐亭不耐受或治疗效果不佳者可选用其他多巴胺受体激动剂。
（3）不适用药物治疗情况：肝肾功能异常、对药物治疗不敏感或不能耐受其不良反应。
2. 手术治疗：药物治疗不敏感、不能耐受药物不良反应的患者，以及垂体瘤急性卒中有严重压迫症状的患者。
3. 放射治疗：常不作为一线治疗，仅适用于不能耐受药物及手术治疗或手术后残余肿瘤的补充治疗。

释义

■ 垂体催乳素瘤的治疗的目的是降低催乳素水平，恢复性腺功能；对催乳素大或者巨大腺瘤患者，除了控制催乳素水平、保留垂体功能之外，还要缩小肿瘤体积，改善临床症状，防止复发。

■ 治疗原则：①使PRL分泌恢复正常水平；②保留或恢复腺垂体的正常功能；③缩减肿瘤体积；④消除或缓解颅内压迫症状（如视神经压迫等）。

■ 首选药物治疗为多巴胺受体激动剂，国内首选溴隐亭，是一种麦角衍生物，从小量起始，逐渐加量。常见的副作用包括恶心、呕吐、头痛、眩晕、疲劳及直立性低血压等。溴隐亭能使70%～90%的患者PRL水平下降至正常范围，但部分患者对溴隐亭不能耐受，另外有大约15%的患者存在溴隐亭抵抗。卡麦角林是另一种麦角衍生物，为选择性多巴胺 D_2 型受体激动剂，作用时间长，副作用较少，且部分溴隐亭抵抗的患者服用卡麦角林有效，是国外垂体催乳素瘤治疗的首选药物。

■ 对于药物不耐受、治疗不敏感或大腺瘤出现压迫症状者可考虑手术治疗，经蝶窦垂体瘤切除术是最常采用的术式。放射治疗不作为一线治疗，通常为手术后辅助治疗或不能耐受药物及手术治疗时的选择。

（四）标准住院日

标准住院日为10~14天。

释义

■ 标准住院日和体生长激素腺瘤相对应，7~10天更合适。

■ 怀疑垂体催乳素瘤的患者入院后，在内分泌科进行检查明确诊断的时间为10~14天。期间需要进行催乳素测定、其他垂体前叶功能评估、完善垂体影像学、眼科检查，完善并发症评估，并除外其他引起血清催乳素增高的因素；根据病情选择治疗方案：药物治疗者，主要观察临床症状的缓解情况和有无药物副作用，需要手术或放疗者应转入相应科室。

■ 若患者的垂体催乳素瘤仅是多发内分泌腺瘤病（MEN）表现之一，则进入其他相应的临床路径进行检查和治疗。

（五）进入路径标准

1. 第一诊断必须符合ICD-10：D35.2M82710/0垂体催乳素瘤疾病编码。

2. 当患者同时具有其他疾病诊断时，但住院期间不需要特殊处理，也不影响第一诊断的临床路径流程实施时，可以进入路径。

释义

■ 进入本路径的患者为第一诊断为垂体催乳素瘤，需除外垂体混合瘤及其他引起高催乳素血症的因素。

■ 入院后常规检查发现有基础疾病，如高血压、冠状动脉粥样硬化性心脏病、糖尿病、肝肾功能不全等，经系统评估后对垂体催乳素瘤诊断治疗无特殊影响者，可进入路径。但可能增加医疗费用，延长住院时间。

（六）住院期间检查项目

1. 必需的检查项目：

（1）血常规、尿常规、大便常规。

（2）肝肾功能、血糖、血脂和电解质。

（3）X线胸片、心电图、腹部超声、乳腺及盆腔（子宫及双附件）超声（女性）。

（4）视力、视野检测。

（5）鞍区 MRI：平扫+增强（对于微腺瘤应该做动态增强）。
（6）PRL（休息状态下）至少两次。（怀疑 HOOK 效应时需要稀释血清后测定）。
（7）垂体前叶功能检查：GH、IGF-1、甲状腺功能、性腺功能、肾上腺皮质功能等，必要时行相关的兴奋或抑制试验。

2. 根据患者病情可选择的检查项目：
（1）有多饮和多尿的症状时行垂体后叶功能检查。
（2）女性患者监测基础体温。

释义

■ 必查项目用于评价患者的一般状况、伴发疾病情况、垂体前叶功能、瘤体大小及对周围组织的压迫情况等。垂体催乳素大腺瘤需要评估对视交叉的影响，检查视力和视野。

■ 如血清催乳素水平正常或仅轻度升高，同时合并垂体大腺瘤时，需警惕 HOOK 效应的可能性，建议将血清进行稀释后测定催乳素水平以除外。

■ 可选择的检查项目主要指当瘤体很大而患者有多饮多尿等症状时，需要对垂体后叶（神经垂体）功能进行评估，对于女性有生育需求者监测基础体温，了解排卵情况等。

■ 可增加 PTH、Ca、P、ACP、β-CTX 的检查项目

（七）药物选择

1. 多巴胺受体激动剂：溴隐亭等。
2. 垂体前叶功能低减者补充相应激素。
3. 垂体后叶素：根据是否存在中枢性尿崩症合理用药，如醋酸去氨加压素。

释义

■ 垂体催乳素瘤首选治疗是口服溴隐亭，国外首选是卡麦角林。使用时从小剂量开始，观察副作用。

■ 垂体催乳素大腺瘤有时会引起周围压迫症状，出现垂体前叶的功能减退，通过评估给予相应替代治疗。一般而言，后叶功能很少累及，大腺瘤或有侵袭性的腺瘤有时可导致下丘脑 ADH 合成和分泌障碍，引起中枢性尿崩症时可做垂体后叶激素的替代。

（八）出院标准

1. 一般情况良好。
2. 采用药物治疗者可服药后门诊治疗。
3. 采用手术治疗转相关科室手术。
4. 采用放疗辅助治疗的患者转放疗科。

释义

■ 垂体催乳素瘤经过相应评估诊断明确，制订口服溴隐亭治疗方案后，可出院在门诊随诊和调整治疗，短期内临床症状很难明显好转。

■ 对于需要进行手术治疗或放疗的患者，需要转科进行。

（九）变异及原因分析

垂体生长激素/催乳素混合瘤、多发内分泌腺瘤病（MEN）和纤维性骨营养不良综合征（McCune-Albright syndrome）患者不适用该路径。

释义

■ 认可的变异原因主要是指患者入选路径后，在检查及治疗过程中发现患者合并存在事前未预知的、对本路径治疗可能产生影响的情况，需要中止执行路径或延长治疗时间、增加治疗费用。医师需在表单中明确说明。

■ 因患者方面的主观原因导致执行路径出现变异，需医师在表单中予以说明。

■ 少数垂体催乳素瘤患者合并存在垂体生长激素/催乳素混合瘤、多发内分泌腺瘤病（MEN）和McCune-Albright综合征对于需要进行手术治疗或放疗的患者，此时进行的检查需涵盖多个内分泌腺体，而治疗的选择又根据各个累及的腺体病情的轻重不同而先后次序不同，故此处变异较大，应在临床表单中注明。

五、垂体催乳素瘤临床路径给药方案

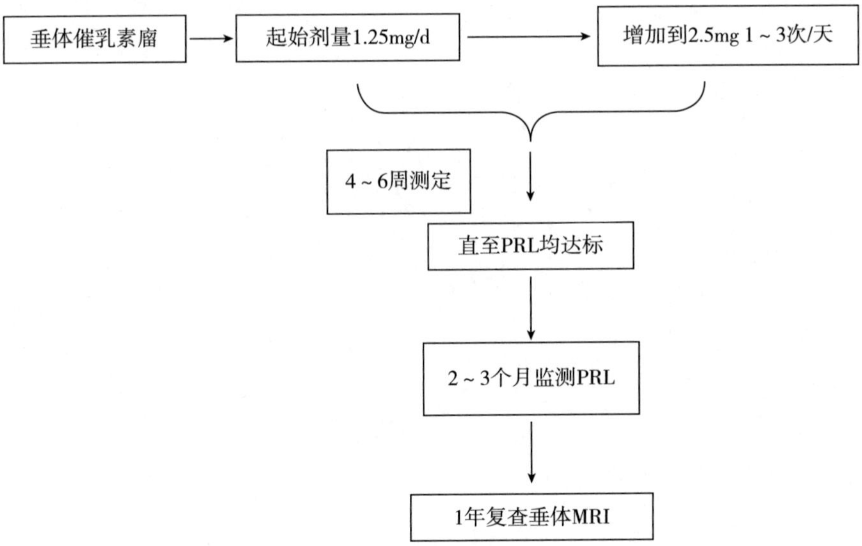

【用药选择】

1. 垂体催乳素瘤治疗首选溴隐亭。
2. 溴隐亭抵抗者可改用卡麦角林，目前国内无卡麦角林上市。
3. 应从小量开始，逐渐增加剂量，直至达到治疗目标。

【药学提示】

溴隐亭是一种半人工合成的麦角生物碱的衍生物（2-溴-α-麦角隐亭甲黄酸盐）。它可与正常或腺瘤 PRL 细胞上多巴胺 D_2受体结合，产生与多巴胺一样的生理作用，抑制 PRL 的合成和分泌。溴隐亭在胃肠道内吸收率为 25%~30%，并与口服剂量及血浆 PRL 峰值水平有线性关系。

【注意事项】

1. 大多数患者对溴隐亭的耐受性好。常见的不良反应是恶心和直立性低血压，偶尔伴有呕吐。
2. 直立性低血压多在治疗开始时出现。小剂量开始并逐渐加量可避免或减轻副作用。
3. 少见的不良反应有指（趾）端血管痉挛、鼻腔充血、头痛、疲倦、腹痛、便秘等。

六、垂体催乳素瘤的护理规范

1. 规范护理，注意活动安全，避免坠床或跌倒。
2. 做好药物治疗的患者宣教。

七、垂体催乳素瘤营养治疗规范

1. 均衡膳食，建议饮食中富含钙，可每日饮用牛奶 300mL 或等量奶制品；保证适量的蛋白质摄入，推荐剂量为 0.8~1.0g/kg。
2. 已有明确骨质疏松患者，避免过量饮用碳酸饮料、咖啡或浓茶。

八、垂体催乳素瘤患者健康教育

1. 保持健康心态，积极配合医护的治疗。
2. 通常需要长期用药，定期接受实验室检测来评估激素水平。
3. 部分患者可能还需要接受手术、放疗等其他治疗。
4. 遵循医嘱，长期替代治疗，定期随访。

九、推荐表单

（一）医师表单

垂体催乳素瘤临床路径医师表单

适用对象：第一诊断为垂体催乳素瘤（ICD-10：D35.2M82710/0）

患者姓名：	性别：　　年龄：　　门诊号：	住院号：
住院日期：　　年　月　日	出院日期：　　年　月　日	标准住院日：≤14 天

时间	住院第 1~2 天	住院第 3~12 天	住院第 13~14 天
主要诊疗工作	□ 询问病史及体格检查 □ 完成病历书写 □ 医师查房，初步确定治疗方案 □ 完成首次病程记录等病历书写 □ 必要时上级医师查房，明确诊断，指导治疗 □ 必要时向患者及家属介绍病情变化及相关检查结果，签署相关知情同意书 □ 上级医师查房 □ 完善入院检查项目	□ 三级医师查房，注意病情变化 □ 住院医师完成病历书写 □ 进一步完善相关检查 □ 根据检查结果制订治疗方案 □ 观察服用药物后副反应及催乳素变化 □ 不能耐受药物治疗的患者转脑外科或放疗科 □ 必要时行 MEN 排查	□ 上级医师查房，确定有无并发症情况，明确是否出院 □ 完成出院记录、病案首页、出院证明书等 □ 向患者交代出院后的注意事项，如返院复诊的时间、地点，发生紧急情况时的处理等
重点医嘱	**长期医嘱：** □ 内分泌病护理常规 □ 一/二/三级护理 □ 饮食 □ 用药依据病情下达 **临时医嘱：** □ 血常规、尿常规、大便常规 □ 肝肾功能、血糖、血脂、电解质 □ 垂体前叶及后叶功能检查 □ X 线胸片、心电图、超声、垂体 MRI（平扫+增强）、骨密度 □ 视力视野检查 □ 其他	**长期医嘱：** □ 一/二/三级护理 □ 饮食 □ 用药依据病情下达 **临时医嘱：** □ 复查异常化验 □ 依据病情需要下达	**出院医嘱：** □ 出院带药 □ 定期门诊随访 □ 监测血常规、肝肾功能、催乳素、垂体激素监测
病情变异记录	□ 无　□ 有，原因： 1. 2.	□ 无　□ 有，原因： 1. 2.	□ 无　□ 有，原因： 1. 2.
医师签名			

（二）护士表单

垂体催乳素瘤临床路径护士表单

适用对象：第一诊断为垂体催乳素瘤（ICD-10：D35.2M82710/0）

患者姓名：	性别：　　年龄：　　门诊号：	住院号：
住院日期：　　年　月　日	出院日期：　　年　月　日	标准住院日：≤14 天

时间	住院第 1~2 天	住院第 3~12 天	住院第 13~14 天
主要护理工作	□ 介绍病房环境、设施和设备 □ 宣教（内分泌病知识） □ 入院护理评估 □ 观察病情变化 □ 按时评估病情，相应护理到位	□ 观察患者情况 □ 心理与生活护理 □ 指导患者生活护理 □ 汇总检查结果 □ 进行相应疾病的护理 □ 患者可能进行除外 MEN 的检查，配合医师尽快完善这些特殊检查 □ 完成相关科室会诊 □ 如患者拟手术治疗，进行术前宣教和转科准备 □ 了解检查方案尤其是垂体前叶功能检查、溴隐亭抑制试验的检查方法并掌握 24 小时尿样的正确留取方法	□ 出院带药服用指导 □ 特殊护理指导 □ 交代常见的药物不良反应，嘱其定期门诊复诊
重点医嘱	**长期医嘱：** □ 内分泌病护理常规 □ 一/二/三级护理 □ 饮食 □ 用药依据病情下达 **临时医嘱：** □ 血常规、尿常规、大便常规 □ 肝肾功能、血糖、血脂、电解质 □ 垂体前叶及后叶功能检查 □ X 线胸片、心电图、超声、垂体 MRI（平扫+增强）、骨密度 □ 视力视野检查 □ 其他	**长期医嘱：** □ 一/二/三级护理 □ 饮食 □ 用药依据病情下达 **临时医嘱：** □ 复查异常化验 □ 依据病情需要下达	**出院医嘱：** □ 出院带药 □ 定期门诊随访 □ 监测血常规、肝肾功能、催乳素、垂体激素监测
病情变异记录	□ 无　□ 有，原因： 1. 2.	□ 无　□ 有，原因： 1. 2.	□ 无　□ 有，原因： 1. 2.
护士签名			

（三）患者表单

垂体催乳素瘤临床路径患者表单

适用对象：第一诊断为垂体催乳素瘤（ICD-10：D35.2M82710/0）

患者姓名：	性别： 年龄：	门诊号：	住院号：
住院日期： 年 月 日	出院日期： 年 月 日		标准住院日：≤14 天

时间	住院第 1~2 天	住院第 3~12 天	住院第 13~14 天
患者配合	□ 接受入院宣教 □ 接受入院护理评估 □ 接受病史询问 □ 接受体格检查 □ 提供既往用药情况 □ 进行相关检查	□ 患者及家属与医师交流了解病情 □ 了解检查方案尤其是垂体前叶功能检查、溴隐亭抑制试验的检查方法并掌握 24 小时尿样的正确留取方法 □ 了解根据检查结果不同而采取的治疗不同 □ 若初步检查病因仍不明确： □ 与医师沟通行特殊检查的必要性 □ 了解除外 MEN 检查的必要性	□ 患者家属与医师沟通检查结果，并了解下一步治疗的选择 □ 准备转科治疗
重点诊疗及检查	**重点诊疗：** □ 分级护理 □ 饮食安排 □ 既往基础用药 **重要检查：** □ 血常规、尿常规、大便常规 □ 肝肾功能、电解质、血糖、血脂、凝血功能、肿瘤标志物等 □ X 线胸片、心电图、腹部超声、垂体 MRI 等 □ 根据病情补充安排其他检查	**重点诊疗：** □ 接受医师安排的检查和治疗 **重要检查：** □ 垂体前叶功能检查 □ 溴隐亭抑制试验等 □ 除外 MEN 的检查：PTH、降钙素、促胃液素及垂体其他相关激素等的检查	**重点诊疗：** □ 继续患者的基础用药 □ 口服药物治疗 □ 若不能耐受药物或药物抵抗建议进行手术治疗 □ 出院或者术后定期内分泌科复查
病情变异记录	□ 无 □ 有，原因： 1. 2.	□ 无 □ 有，原因： 1. 2.	□ 无 □ 有，原因： 1. 2.

附：原表单（2019 年版）

垂体催乳素瘤临床路径表单

适用对象：第一诊断为垂体催乳素腺瘤（ICD-10：D35.2 M82710/0）

患者姓名：	性别：　　年龄：　　门诊号：	住院号：
住院日期：　　年　月　日	出院日期：　　年　月　日	标准住院日：10~14 天

时间	住院第 1~2 天	住院第 3~12 天	住院第 13~14 天
主要诊疗工作	□ 询问病史及体格检查 □ 完成病历书写 □ 医师查房，初步确定治疗方案 □ 完成首次病程记录等病历书写 □ 必要时上级医师查房，明确诊断，指导治疗 □ 必要时向患者及家属介绍病情变化及相关检查结果，签署相关知情同意书 □ 上级医师查房 □ 完善入院检查项目	□ 三级医师查房，注意病情变化 □ 住院医师完成病历书写 □ 进一步完善相关检查 □ 根据检查结果制订治疗方案 □ 观察服用药物后不良反应及催乳素变化 □ 不能耐受药物治疗的患者转神经外科或放疗科 □ 必要时行 MEN 排查	□ 上级医师查房，确定有无并发症情况，明确是否出院 □ 完成出院记录、病案首页、出院证明书等 □ 向患者交代出院后的注意事项，如返院复诊的时间、地点，发生紧急情况时的处理等
重点医嘱	**长期医嘱** □ 内分泌病护理常规 □ 一/二/三级护理 □ 饮食 □ 用药依据病情下达 **临时医嘱** □ 血常规、尿常规、大便常规 □ 肝肾功能、血糖、血脂、电解质 □ 垂体前叶及后叶功能检查 □ X 线胸片、心电图、超声、垂体 MRI（平扫+增强） □ 视力视野检查 □ 其他	**长期医嘱** □ 一/二/三级护理 □ 饮食 □ 用药依据病情下达 **临时医嘱** □ 复查异常实验室检查 □ 依据病情需要下达	**出院医嘱** □ 出院带药 □ 定期门诊随访 □ 监测血常规、肝肾功能、催乳素、其他垂体前叶激素监测、鞍区 MRI
主要护理工作	□ 介绍病房环境、设施和设备 □ 宣教（内分泌病知识） □ 入院护理评估 □ 观察病情变化 □ 按时评估病情，相应护理到位	□ 观察患者情况 □ 心理与生活护理 □ 指导患者生活护理 □ 汇总检查结果 □ 进行相应疾病的护理 □ 患者可能进行除外 MEN 的检查，配合医师尽快完善这些特殊检查 □ 完成相关科室会诊 □ 如患者拟手术治疗，进行术前宣教和转科准备 □ 了解检查方案尤其是垂体前叶功能检查、并掌握 24 小时尿样的正确留取方法	□ 出院带药服用指导 □ 特殊护理指导 □ 交代常见的药物不良反应，嘱其定期门诊复诊

续　表

时间	住院第 1~2 天	住院第 3~12 天	住院第 13~14 天
病情变异记录	□ 无　□ 有，原因： 1. 2.	□ 无　□ 有，原因： 1. 2.	□ 无　□ 有，原因： 1. 2.
护士签名			
医师签名			

第二十二章

库欣综合征临床路径释义

【医疗质量控制指标】（专家建议）

指标一、诊断需结合临床表现和垂体-肾上腺激素检查结果。

指标二、除外外源性糖皮质激素使用史，完善库欣综合征的鉴别诊断。

指标三、根据不同病因选择相应的治疗。

一、库欣综合征编码

疾病名称与编码：库欣综合征（ICD-10：E24.901）

二、临床路径检索方法

E24.901

三、国家医疗保障疾病诊断相关分组（CHS-DRG）

MDC 编码：MDCK（内分泌、营养、代谢疾病及功能障碍）

ADRG 编码：KB1（肾上腺手术）

四、库欣综合征临床路径标准住院流程

（一）适用对象

第一诊断为库欣综合征（ICD-10：E24.901），入院行定性、定位诊断。

释义

■ 库欣综合征分为内源性和外源性库欣综合征，外源性库欣综合征主要因摄入或外用糖皮质激素所致。本路径适用对象为内源性库欣综合征，该病每年新发病例数为 $2\sim6/10^6$。

■ 库欣综合征临床表现多样，病因复杂，容易合并感染，也可能是多发内分泌腺瘤（MEN）的表现之一，可能需要进入其他路径。其次库欣综合征病因多样，确定病因的检查也较多，不同病因其治疗方法不同，治疗时需要综合考虑进入对应的临床路径。

（二）诊断依据

根据《库欣综合征专家共识（2011 年）》［中华医学会内分泌学分会，中华内分泌代谢杂志，2012，28（2）：96-102.］和《中国库欣病诊治专家共识（2015）》［中国垂体腺瘤协作组，中华医学杂志，2016，96（11）：835-840.］。

1. 定性诊断：

（1）临床表现：向心性肥胖、满月脸、皮肤紫纹、水牛背、高血压等。

（2）实验室检查：低血钾、糖耐量异常、高脂血症、骨质疏松和泌尿系结石等。

（3）血尿皮质醇水平增高和/或血皮质醇昼夜节律消失。

（4）小剂量地塞米松抑制试验（过夜法或经典法）不被抑制。

2. 定位诊断：影像学检查帮助明确肿瘤位置、疑难病例需要进行双侧岩下窦取血检查等。

释义

■ 库欣综合征临床表现多样，根据病情程度的不同，患者可表现为仅有轻度的亚临床库欣症状直至具有各项典型表现的重度库欣综合征。因此临床表现并不能作为诊断的主要依据。

■ 库欣综合征的各项定性检查均有其敏感性和特异性，没有任何一项单独的检查的敏感性和特异性能达到100%，小剂量地塞米松抑制试验的敏感性和特异性均较高，目前指南推荐小剂量地塞米松抑制试验后血皮质醇抑制到小于50nmol/l（1.8μg/dl）后可排除库欣综合征。因此确定患者有无库欣综合征要综合各项指标来判断。

■ 小剂量地塞米松抑制试验的试验方法为：

1. 经典法：口服地塞米松片0.5mg Q6h，连续2天，服药前和服药第2天分别留24小时尿游离皮质醇（UFC），也可服药前后测定血清皮质醇进行判断。对于体重＜40kg的儿童，地塞米松的剂量调整为30μg/（kg·d），分4次给药。

2. 过夜法：午夜11点至12点口服地塞米松片1mg，次日晨8：00采集服药后血皮质醇标本。

（三）治疗方案的选择

根据《库欣综合征专家共识（2011年）》［中华医学会内分泌学分会，中华内分泌代谢杂志，2012，28（2）：96-102.］和《中国库欣病诊治专家共识（2015）》［中国垂体腺瘤协作组，中华医学杂志，2016，96（11）：835-840.］。

1. 经蝶垂体手术：适用于临床诊断垂体分泌促肾上腺皮质激素腺瘤（库欣病）的患者。

2. 肾上腺占位切除手术：适用于临床诊断肾上腺病变如肾上腺腺瘤、腺癌、结节性增生的患者。

3. 异位促肾上腺皮质激素（ACTH）综合征病灶的手术：适用于临床诊断异位ACTH综合征，且有高度可疑病灶的患者。

4. 肾上腺全切术或大部分切除术：适用于临床诊断ACTH依赖性库欣综合征且无法明确病灶的患者，或垂体ACTH瘤进行垂体手术困难的患者切除肾上腺可缓解临床症状，为继续随诊寻找异位病灶和针对垂体瘤的其它治疗争取宝贵时间。

5. 放疗：适用于手术后存在残余病灶的患者。

释义

■ 不同病因的库欣综合征首选治疗均为手术治疗，但根据病因不同，手术的部位和手术方式不相同，要根据患者的具体情况进行选择。如经蝶垂体探查术适用于临床诊断库欣病的患者；而肾上腺手术适用于临床诊断肾上腺病变包括腺瘤、腺癌、结节性增生的患者；异位ACTH综合征原发病灶的切除手术适用于临床诊断异位ACTH综合征，且有明确病灶的患者。

■ 对于短期内不能明确病灶且病情较重的患者，可采取双侧肾上腺切除术来缓解高皮质醇血症以改善患者的生活质量。并为继续随诊寻找病灶争取宝贵时间。

■ 对于不能耐受手术或者术后复发的患者，可以采取病灶局部放射治疗，或者采用抑制肾上腺皮质激素合成的药物进行辅助治疗。

■ 对于异位 ACTH 综合征或者肾上腺皮质癌有远处转移的患者，除了上述治疗外，可能需要进行全身化疗。

（四）标准住院日一般为≤20 天

释义

■ 库欣综合征患者入院后，在内分泌科进行检查明确定性诊断或者定位诊断的时间约为 20 天，但若患者存在特殊情况如女性患者月经来潮，导致血/尿生化检查无法进行，则住院时间适当延长 1 周左右。

■ 若患者病情疑难，定位诊断存在困难，需要进行特殊检查如岩下窦静脉插管取血、奥曲肽扫描、PET 扫描等检查，住院时间适当延长 1~2 周。

■ 若患者合并有严重并发症如重度感染、精神异常、严重肝功能损害或者库欣综合征仅是多发内分泌腺瘤（MEN）多个病变之一，则进入其他相应的临床路径进行检查和治疗。

（五）进入路径标准

1. 第一诊断必须符合 ICD-10：E24 库欣综合征疾病编码。

2. 当患者同时具有其他疾病诊断，但在住院期间不需要特殊处理也不影响第一诊断的临床路径流程实施时，可以进入路径。

释义

■ 因外源性应用糖皮质激素是引起患者出现库欣综合征临床表现的最常见原因，有时用药途径比较隐匿，如服用中药、外用含糖皮质激素的软膏等，因此在进入该路径之前，要仔细询问患者有无糖皮质激素的用药史。

■ 库欣综合征临床表现多样，有时会合并较这些的合并症，尤其是重度感染、重症胰腺炎、严重骨质疏松，此时这些合并症如重度感染可能会威胁患者的生命或严重影响患者的生活质量，应优先考虑治疗这些合并症，此时可进入其他相应的临床路径诊治，暂不宜进入该路径，待患者情况稳定后，再进入该路径进行检查。但此时无论住院时间还是住院费用都会大幅度增加。

（六）住院期间检查项目

1. 必需的检查项目：

（1）血常规、尿常规、大便常规、血压。

（2）肝肾功能、电解质、血脂、凝血功能、肿瘤标志物、糖耐量检查及胰岛素释放试验。

（3）X 线胸片（如有胸部 CT 检查安排可不做）、心电图、腹部超声、泌尿系超声、超声心动图、骨密度测定、双下肢静脉超声。

2. 定性检查：

（1）24 小时尿游离皮质醇测定，血皮质醇昼夜节律测定、血促肾上腺皮质激素（2~3 次）。

（2）小剂量及大剂量地塞米松抑制试验。

3. 定位检查：

（1）鞍区 MRI（平扫+动态增强）、双肾上腺 CT（平扫+增强+三维重建）、胸部或其他部位 CT 检查（怀疑异位 ACTH 综合征时）。

（2）若病因仍不明确，根据病情可选择双侧岩下窦静脉取血、生长抑素受体显像、PET/CT 扫描（必要时）。

4. 根据患者病情可选择的检查项目：

（1）血气分析、肺功能。

（2）除外 MEN 的检查：甲状旁腺激素（PTH）、降钙素、胃泌素、儿茶酚胺类激素及垂体其他相关激素的检查如生长激素、甲状腺功能、性激素等（必要时）。

（3）根据病情变化，筛查感染指标。

释义

■ 必查项目不仅是用于评价患者的一般状况，也对库欣综合征的定性诊断进行了评价，如果在必查项目中已确定患者存在库欣综合征，则可以进行下一步的定位检查。

■ 血皮质醇昼夜节律测定、24hUFC 测定、过夜地塞米松抑制试验为筛查试验。24hUFC 不受皮质醇结合蛋白水平影响，比血浆总皮质醇能更好地反映皮质醇过量产生的情况，推荐至少 2 次 24hUFC 检测以提高测定结果的可信度，留尿期间不要过多、饮水、避免使用任何含糖皮质激素的药物。

■ 定位检查除了血 ACTH 测定和大剂量地塞米松抑制试验外，以影像学检查为主。但需要注意垂体微腺瘤是库欣病的最常见病变类型，垂体 MRI 平扫对于垂体微腺瘤的诊断价值低，有条件的话应进行垂体增强 MRI 检查，尤其是垂体动态增强 MRI 才能提高诊断的准确性。需要注意的是正常人群中 MRI 检查出垂体微腺瘤的比例是 10%，判断结果时应注意。而肾上腺影像学检查建议以 CT 作为首选，并且要进行肾上腺 CT 薄层扫描增强和/或三维重建，能够更清晰地显示肾上腺病变的形态以及与周围组织之间的关系。

■ 当通过初步检查病因仍不明确，需要对库欣病和隐性异位 ACTH 综合征进行鉴别时，双侧岩下窦静脉取血是鉴别的金指标，需要强调的是，该检查操作有难度并具有一定的风险，建议在综合医院由经验丰富的放射科或介入放射科的医生进行。而全身奥曲肽扫描作为一项无创性的检查对诊断异位 ACTH 综合征有一定的价值，但诊断敏感性不足 50%，奥曲肽扫描结果阴性并不能除外异位 ACTH 综合征。

■ 库欣综合征是一种影响多系统的疾病，有时也是 MEN 的一种表现，因此应该积极进行其全身合并症和 MEN 其他器官受累的筛查，可协助进行患者的术前评估，更好地进行术前准备，对于患者术后随访也有帮助。

（七）治疗方案与药物选择

继续使用患者既往基础用药，并根据患者的个体情况予以降压、控制血糖、补钾、控制感染、营养支持等治疗。

释义

■ 此处的治疗指对于库欣综合征合并症的治疗如纠正低血钾、控制血糖和血压，其目的是改善患者的一般状况，为患者即将接受的手术治疗做准备。

■ 库欣综合征患者易合并感染，尤其是肺部感染，因高皮质醇血症的存在使患者的肺部感染不易控制且进展较快，故抗生素的使用一定要积极、有效，并警惕患者同时合并真菌、结核、隐球菌和卡氏肺孢子菌（PCP）等机会性感染的可能。

（八）出院（转科）标准

1. 症状减轻、好转。
2. 满足手术及下一步治疗条件。
3. 没有需要住院处理的并发症和/或合并症。

释义

■ 症状减轻、好转指库欣综合征的合并症如高血压、高血糖、低血钾、感染等症状经过对症治疗后好转，而库欣综合征的大多数症状需要手术治疗后才能缓解。

■ 可以进行手术的标准包括术前检查完善，定性定位诊断明确，血压、血糖、血钾控制平稳，没有活动期的感染。但对于重症患者，如不及时进行病灶切除手术可能会危及生命时，经过简单病情控制后也应尽快进行肾上腺的手术治疗缓解高皮质醇血症。通常这种情况下患者无法出院，而应积极联系外科尽快进行下一步治疗。即使因为患者的主观原因主动要求出院，也应取得患者的知情，建议其尽快进行下一步的治疗，以免贻误并加重病情，此时主管医师要在表单中注明。

（九）变异及原因分析

1. 有影响本病治疗效果的合并症，需要进行相关的诊断和治疗，导致住院时间延长、住院费用增加。
2. 不能耐受手术的患者，可能需要病灶的放疗和/或化疗，导致住院时间延长、住院费用增加。
3. 若出现实验室检查结果和临床情况不符合时，需重复检查，导致住院时间延长、住院费用增加。
4. 若合并 MEN，则根据受累腺体的情况决定手术治疗的先后顺序，导致住院时间延长、住院费用增加。

释义

■ 变异是指入选临床路径的患者未能按路径流程完成医疗行为或未达到预期的治疗控制目标。对于库欣综合征患者而言，可能有以下几个原因：①按照临床路径进行检查和治疗，但合并症较严重，超出了该临床路径，需要进入合并症相应的临床路径进行诊治，此时必定会超出该临床路径规定的时限和费用；②按照临床路径进行诊治，但患者的病情较严重，需要尽快进行双侧肾上腺切除术缓解高皮质醇血症，或者因为患者的本人意愿不愿继续进行临床路径检查，需要中途退出临床路径；③在进行临床路径检查过程中，报告结果为模棱两可或者因为患者主观原因无法在规定的时间内完成相关检查，无法准确判断病因，此时往往需要重复检查，导致住院时间超过标准住院日，而费用也相应增加。对这些患者，主管医师均应进行变异原因的分析，并在临床路径的表单中予以说明。

■ 库欣综合征患者可能会合并严重肺部感染、重症胰腺炎、严重骨质疏松、精神异常直至精神分裂症等，若存在这些严重合并症则需要对合并症进行相应的治疗。与非库欣综合征的患者相比，治疗合并症的费用和所需要的时间均明显延长，会导致患者住院时间和费用超过临床路径的规定。

■ 一些患者因为身体情况或病情无法进行手术治疗，还有少部分患者原发病变为恶性病变，已经出现远处转移，只能选择放疗或者全身化疗，可能会导致住院时间延长。

■ 少数库欣综合征患者合并存在 MEN，且多为 MEN 1 型，除了库欣综合征以外，患者还可能表现为原发性甲状旁腺功能亢进症、胰腺神经内分泌肿瘤、垂体肿瘤等，此时进行的检查需涵盖多个内分泌腺体，而治疗的选择又根据各个累及的腺体病情的轻重不同，进行治疗的先后次序不同，故此处变异较大，应在临床表单中注明。

■ 医师认可的其他变异原因主要指患者入选路径后，医师在检查及治疗过程中发现患者合并存在一些事前无法预知的对本路径治疗可能产生影响的情况，需要终止执行路径或者是延长治疗时间、增加治疗费用。医师需要在表单中明确说明。

五、库欣综合征临床路径给药方案

（一）用药选择

1. 作用于肾上腺皮质的类固醇激素合成抑制剂：酮康唑、氨鲁米特、美替拉酮（甲吡酮）、依托咪酯、米托坦等。
2. 作用于外周靶器官糖皮质激素受体的阻滞剂：米非司酮，通过阻断皮质醇的外周作用缓解高皮质醇血症的临床表现。
3. 特异性作用于垂体腺瘤抑制 ACTH 分泌：生长抑素类似物、多巴胺受体激动剂、PPARγ 激动剂、赛庚啶和丙戊酸钠。

（二）药学提示

1. 类固醇激素合成抑制剂可抑制皮质醇合成，但对肿瘤无抑制作用，也不能恢复 HPA 轴的正常功能。其中美替拉酮和酮康唑的疗效和耐受性较好，故较常用。米托坦不仅有抑制类固醇激素的合成作用，还有特异的促肾上腺皮质细胞凋亡的作用，能长期有效控制大多数库欣综合征患者的症状，但起效慢。
2. 糖皮质激素受体阻滞剂—米非司酮（RU486）有阻断糖皮质激素受体的作用，适用于术前准备无法手术、放疗的患者以缓解库欣综合征的症状。
3. 特异性作用于垂体腺瘤抑制 ACTH 分泌的药物主要用于治疗库欣病，不同的药物作用机制不同，目前以生长抑素类似物最为常用。在人工合成的生长抑素类似物中，奥曲肽主要与生长抑素受体 2（sstr2）结合，故对库欣病治疗作用有限。帕瑞肽（Pasireotide）不仅能与多种生长抑素受体亚型结合（sstr 1，2，3 和 5），而且它对生长抑制素受体 sstr1，sstr3 和 sstr5 的功能活性（基于 EC50 值）分别是奥曲肽的 30，11 和 158 倍。此外，由于垂体 ACTH 腺瘤表面也可以表达丰富的多巴胺受体 2（D2），对库欣病患者应用溴隐亭或者卡麦角林也可使 ACTH 水平下降。而 PPARγ 激动剂、赛庚啶、丙戊酸钠对于治疗库欣病患者的疗效尚有争议。

（三）注意事项

1. 酮康唑可轻度短暂升高肝酶及可致男性性功能减退，美替拉酮可致女性多毛，故男性可选用美替拉酮，女性宜选用酮康唑。
2. 米托坦有消化系统和神经系统的不良反应，需严密监测药物浓度。
3. 长期应用米非司酮可导致血 ACTH 水平升高，合并糖代谢异常的患者应用米非司酮后血糖可得到明显改善，但可能会加重高血压和低钾血症。
4. 生长抑素类似物治疗过程中最常见的不良反应为胃肠道反应如腹泻、恶心等，30%患者出现胆囊结石。此外，也有患者用药后出现糖耐量异常甚至糖尿病。

释义

■ 对于短时间不能明确病灶的患者，经过评估高皮质醇血症所致的并发症可危及患者的生命，可采用类固醇激素合成抑制剂或糖皮质激素受体阻滞剂如米非司酮进行对症治疗，但要注意这些药物并不能针对病因进行治疗。

■ 米托坦用于肾上腺皮质癌的治疗有较长的历史，不仅能够抑制肾上腺皮质醇的合成，也可促进肾上腺皮质癌细胞凋亡，可改善肾上腺皮质癌的 5 年生存率。

■ 帕瑞肽可缓解库欣病患者的高皮质醇血症。

六、库欣综合征护理规范

1. 监测出入量，监测血压、血糖和体重。
2. 进行宣教，指导患者做好自我防护，避免摔倒，对于卧床患者指导活动避免压疮。
3. 如患者进行双侧岩下窦静脉取血，改变护理级别为一级护理，检查前向患者宣教操作步骤，术后注意事项。术后配合医生保持穿刺部分干燥，沙袋压迫 4~6 个小时，当天指导患者床上活动。

七、库欣综合征营养治疗规范

1. 如患者合并高血压，给予低盐饮食。
2. 如患者合并高脂血症，给予低脂饮食。
3. 如患者合并高血糖或糖尿病，给予糖尿病膳食指导。
4. 如患者水肿明显，适当控制饮水量。

八、库欣综合征患者健康宣教

1. 外出时小心，避免摔倒。
2. 如合并高血压、高血糖和高血脂，进行低盐低脂饮食控制，糖尿病膳食。
3. 外出检查进行个人防护，避免去人群聚集处，防止感染。
4. 如进行双侧岩下窦静脉取血，当日需要陪护及卧床，床上活动。

九、推荐表单

（一）医师表单

库欣综合征临床路径医师表单

适用对象：第一诊断为库欣综合征（ICD-10：E24.901）拟明确定性、定位诊断

患者姓名：	性别：　　年龄：　　门诊号：	住院号：
住院日期：　　年　月　日	出院日期：　　年　月　日	标准住院日：≤20 天

时间	住院第 1 天	住院第 2~19 天	住院第 20 天
主要诊疗工作	□ 询问病史及体格检查 □ 完成病历书写 □ 完善检查 □ 上级医师查房	□ 上级医师查房 □ 完成定性、功能、病因及定位诊断的各项检查 □ 完成相关并发症的检查 □ 根据检查结果分析，确定诊断 □ 若病因仍不明确：行岩下静脉取血测定 ACTH、奥曲肽扫描、骨密度测定、PET 扫描（必要时） □ 行除外 MEN 的检查：PTH、降钙素、胃泌素及垂体其他相关激素等的检查（必要时） □ 垂体-肾上腺轴其他激素的术前评估（必要时） □ 完成相关科室会诊 □ 完成病程记录、上级医师查房记录等病历书写	□ 准备转科行手术 □ 向患者及家属交代病情 □ 根据疾病性质及病灶部位决定转科 □ 若病因仍不明确考虑转泌尿外科手术切除肾上腺缓解病情，为患者争取继续寻找病灶的时间 □ 术后复查垂体-肾上腺轴激素水平 □ 若有肾上腺皮质功能低减给予糖皮质激素替代治疗 □ 出院后嘱患者定期复查
重点医嘱	**长期医嘱：** □ 内分泌科护理常规 □ 一/二级护理 □ 饮食 **临时医嘱：** □ 血常规、尿常规、大便常规 □ 肝肾功能、电解质、糖耐量检查及胰岛素释放试验、血脂、凝血功能、肿瘤标志物 □ X 线胸片、心电图、腹部超声、超声心动图 □ 血气分析、肺功能（视情况而定）	**长期医嘱：** □ 患者既往基础用药 □ 并根据患者的个体情况予以降压、控制血糖、补钾、治疗骨质疏松、控制感染、营养支持等治疗 **临时医嘱：** □ 血皮质醇节律测定、24h 尿游离皮质醇测定等（视情况而定）、小剂量地塞米松抑制试验 □ 血 ACTH 测定、大剂量地塞米松抑制试验 □ 鞍区动态增强 MRI、双肾上腺 CT、胸部或其他部位 CT（必要时） □ 相关并发症的检查：如骨密度、糖耐量试验、泌尿系 BUS 等 □ 若病因仍不明确则行双侧岩下窦静脉取血、奥曲肽扫描、PET 扫描等相关检查 □ 除外 MEN 的相关检查，如 PTH、胃泌素、降钙素、胰高血糖素、垂体激素（性腺激素、PRL、甲功、GH 和 IGF1）、醛固酮/肾素、儿茶酚胺 □ 甲状腺 BUS □ 如有 MEN 提示：进一步行胰腺灌注 CT、MIBI 扫描等	**长期医嘱：** □ 调整患者的基础用药 **临时医嘱：** □ 等待转科手术 □ 若患者情况不能耐受手术或本人不愿接受手术，进行放疗或者药物治疗 □ 安排患者出院，并嘱患者定期内分泌复查

续 表

时间	住院第 1 天	住院第 2~19 天	住院第 20 天
病情变异记录	□ 无 □ 有，原因： 1. 2.	□ 无 □ 有，原因： 1. 2.	□ 无 □ 有，原因： 1. 2.
医师签名			

（二）护士表单

库欣综合征临床路径护士表单

适用对象：第一诊断为库欣综合征（ICD-10：E24.901）拟明确定性、定位诊断

患者姓名：	性别：　　年龄：　　门诊号：	住院号：
住院日期：　　年　月　日	出院日期：　　年　月　日	标准住院日：≤20 天

时间	住院第 1 天	住院第 2~19 天	住院第 20 天
健康宣教	□ 入院宣教 介绍主管医师、护士 介绍环境、设施 介绍住院注意事项 介绍探视和陪伴制度 介绍贵重物品制度 □ 入院护理评估（营养状况、心理状态） □ 病史询问，相应查体 □ 提醒患者防跌倒 □ 病情不能自理时安排陪护	□ 药物宣教 □ 主管护士与患者沟通，消除患者紧张情绪，告知检查后可能出现的情况及应对方式 □ 内分泌功能试验如地塞米松抑制试验宣教及检查中注意事项 □ 留取 24 小时尿游离皮质醇的注意事项 □ 宣教特殊检查如双侧岩下窦静脉取血的注意事项，引导患者在检查中配合，检查后可能出现的问题和应对措施	□ 出院或转科当日宣教 □ 告知出院或转科后用药、血压、血糖的监测 □ 给予患者家属心理支持 □ 对出院患者嘱出院后定期内分泌随诊
护理处置	□ 核对患者，佩戴腕带 □ 建立入院护理病历 □ 协助患者留取各种标本 □ 测量体重、身高、血压	□ 协助医生完成医嘱安排检查 □ 如有检查提前一天通知患者，进行检查前准备如禁食禁水	□ 办理出院手续 □ 书写出院小结
基础护理	□ 内分泌科护理常规 □ 二级护理（若患者存在合并症则根据程度选择相应的护理级别） □ 患者既往基础用药 □ 晨晚间护理 □ 出入量管理 □ 患者安全管理	□ 二级护理，如果进行双侧岩下窦静脉取血改为一级护理 □ 晨晚间护理 □ 出入量管理 □ 继续患者安全管理 □ 继续患者基础用药 □ 根据医嘱监测血糖和血压	□ 二级护理 □ 继续患者安全管理 □ 继续患者基础用药
专科护理	□ 护理查体 □ 病情观察：出入量、血糖、血压的观察 □ 需要时，填写跌倒及压疮防范表 □ 如行动不能自理、情绪异常或者跌倒高风险需要请家属陪伴 □ 确定饮食种类 □ 心理护理	□ 继续病情观察：出入量、血糖、血压的观察 □ 遵医嘱完成相关检查 □ 内分泌专科特殊检查地塞米松抑制试验的操作指导，尤其是 24h 尿的收集 □ 防范在留尿过程中应用糖皮质激素 □ 双侧岩下窦静脉取血日的一级护理及插管处局部皮肤护理，指导患者卧床 □ 心理护理	□ 继续病情观察：出入量、血糖、血压的观察 □ 指导转科或者出院 □ 如转科指导患者出院后也应至内分泌门诊随诊 □ 心理护理

续 表

时间	住院第1天	住院第2~19天	住院第20天
重点医嘱	□ 详见医嘱单	□ 详见医嘱单	□ 详见医嘱单
病情变异记录	□ 无 □ 有，原因： 1. 2.	□ 无 □ 有，原因： 1. 2.	□ 无 □ 有，原因： 1. 2.
护士签名			

（三）患者表单

库欣综合征临床路径患者表单

适用对象：第一诊断为库欣综合征（ICD-10：E24.901）拟明确定性、定位诊断

患者姓名：	性别：　年龄：　门诊号：	住院号：
住院日期：　年　月　日	出院日期：　年　月　日	标准住院日：≤20 天

时间	住院第 1 天	住院第 2～19 天	住院第 20 天
医患配合	□ 接受病史询问 □ 配合询问病史、收集资料，请务必详细告知既往史、用药史、过敏史 □ 配合进行体格检查 □ 有任何不适请告知医师	□ 配合完善入院后相关检查、化验，如采血、留尿、心电图、影像学检查 □ 医生与患者及家属介绍病情及特殊检查前的谈话、签字 □ 继续基础用药 □ 如果存在库欣综合征的并发症给予相应药物治疗	□ 配合转科或者出院 □ 配合出院后随诊 □ 获取出院诊断书
护患配合	□ 接受入院宣教（环境介绍、病室规定、订餐制度、贵重物品保管等） □ 接受入院护理评估 □ 配合测量体温、脉搏、呼吸、血压、体重和身高 □ 配合执行探视和陪伴制度 □ 有任何不适请告知护士	□ 配合进行采集血样、尿样进行疾病的相关检查 □ 配合地塞米松抑制试验的留尿和血标本 □ 配合测量体温、脉搏、呼吸、血压、血糖、询问大便情况等 □ 接受输液、服药等治疗 □ 接受进食、进水、排便等生活护理 □ 配合活动，预防皮肤压力伤 □ 注意活动安全，避免坠床或跌倒 □ 配合执行探视及陪伴 □ 接受双侧岩下窦静脉取血检查前宣教	□ 接受出院宣教 □ 办理出院手续 □ 取出院带药 □ 知道服药方法、作用、注意事项 □ 知道复印病历程序
饮食	□ 遵医嘱饮食	□ 遵医嘱饮食 □ 如有特殊检查对饮食有要求配合护士通知来提前禁饮食	□ 遵医嘱饮食
排泄	□ 正常排尿、便	□ 正常排尿、便	□ 正常排尿、便
活动	□ 正常活动	□ 正常活动	□ 正常活动

附：原表单（2019年版）

库欣综合征临床路径表单

适用对象：第一诊断为库欣综合征（ICD-10：E24）拟明确定性、定位诊断

患者姓名：	性别： 年龄： 门诊号：	住院号：
住院日期： 年 月 日	出院日期： 年 月 日	标准住院日：≤20天

时间	住院第1天	住院第2~19天	住院第20天
主要诊疗工作	□ 询问病史及体格检查 □ 完成病历书写 □ 完善检查 □ 上级医师查房	□ 上级医师查房 □ 完成定性、功能、病因及定位诊断的各项检查 □ 完成相关并发症的检查 □ 根据检查结果分析，确定诊断 **若病因仍不明确** □ 行双侧岩下窦静脉取血测定ACTH、生长抑素受体显像、PET/CT扫描（必要时） □ 行除外MEN的检查：PTH、降钙素、胃泌素、儿茶酚胺类激素及垂体其他相关激素等的检查（必要时） □ 完成相关科室会诊 □ 完成病程记录、上级医师查房记录等病历书写	□ 准备转科行手术 □ 向患者及家属交代病情 □ 根据疾病性质及病灶部位决定转科 □ 若病因仍不明确考虑转泌尿外科手术切除肾上腺缓解病情，为患者争取时间继续寻找病灶 □ 术后复查垂体-肾上腺轴激素水平 □ 若有肾上腺皮质功能低减给予糖皮质激素替代治疗 □ 出院后嘱患者定期复查
重点医嘱	**长期医嘱：** □ 内分泌科护理常规 □ 二级护理 □ 饮食 **临时医嘱：** □ 血常规、尿常规、大便常规 □ 肝肾功能、电解质、糖耐量检查及胰岛素释放试验、血脂、凝血功能、肿瘤标志物 □ X线胸片、心电图、腹部超声、超声心动图 □ 血气分析、肺功能（视情况而定）	**长期医嘱：** □ 患者既往基础用药 □ 并根据患者的个体情况予以降压、控制血糖、补钾、治疗骨质疏松、控制感染、营养支持等治疗 **临时医嘱：** □ 血皮质醇节律测定、24小时尿游离皮质醇测定等（视情况而定）、小剂量地塞米松抑制试验 □ 血ACTH测定、大剂量地塞米松抑制试验 □ 鞍区动态增强MRI、双肾上腺CT、胸部或其他部位CT（必要时） □ 相关并发症的检查：如骨密度、糖耐量试验、泌尿系超声等 □ 若病因仍不明确则行双侧岩下窦静脉取血、生长抑素受体显像、PET扫描等相关检查 □ 除外MEN的相关检查，如PTH、胃泌素、降钙素、胰高血糖素、儿茶酚胺、垂体激素（性腺激素、PRL、甲状腺功能、GH和IGF1） □ 甲状腺超声 □ 如有MEN提示：进一步行胰腺灌注CT、MIBI扫描等	**长期医嘱：** □ 继续患者的基础用药 **临时医嘱：** □ 等待转科手术 □ 若患者情况不能耐受手术或本人不愿接受手术，进行放疗或者药物治疗 □ 安排患者出院，并嘱患者定期内分泌复查

续　表

时间	住院第1天	住院第2~19天	住院第20天
主要护理工作	□ 介绍病房环境、设施和设备 入院护理评估	□ 宣教、指导患者控制饮食、预防跌倒、感染等意外	□ 观察患者病情变化
病情变异记录	□ 无　□ 有，原因： 1. 2.	□ 无　□ 有，原因： 1. 2.	□ 无　□ 有，原因： 1. 2.
护士签名			
医师签名			

第二十三章

尿崩症临床路径释义

【医疗质量控制指标】

指标一、诊断需包括定性诊断、定位诊断。

指标二、规范尿崩症的病因诊断和治疗。

一、尿崩症编码

疾病名称及编码：中枢性尿崩症（ICD-10：E23.2）

肾性尿崩症（ICD-10：N25.1）

二、临床路径检索方法

E23.2/N25.1

三、国家医疗保障疾病诊断相关分组（CHS-DRG）

MDC 编码：MDCK（内分泌、营养、代谢疾病及功能障碍）

ADRG 编码：KT1（内分泌疾患）

四、尿崩症临床路径标准住院流程

（一）适用对象

第一诊断为中枢性尿崩症（ICD-10：E23.2）或肾性尿崩症（ICD-10：N25.1）。

释义

■ 尿崩症（diabetes insipidus）是由于下丘脑-神经垂体功能异常，抗利尿激素（antidiuretic hormone，ADH）又称精氨酸加压素（arginine vasopressin，AVP）分泌和释放不足，或者肾脏对 AVP 反应缺陷而引起的一组临床综合征。主要表现为多尿、烦渴、多饮、低比重和低渗透压尿。

■ 病变在下丘脑-神经垂体者，称为中枢性尿崩症；病变在肾脏者，称为肾性尿崩症。

（二）诊断依据

根据《协和内分泌代谢学》（史轶蘩主编，科学出版社，1999 年，第 1 版），《Williams textbook of endocrinology》（Shlomo Melmed 主编，ELSEVIER，2016 年，第 13 版）和《临床诊疗指南·内分泌及代谢性疾病分册》（中华医学会编著，人民卫生出版社，2005）。

1. 临床表现：多尿、烦渴、多饮等症状。

2. 24 小时尿量增加，超过 2500ml/24 小时，尿比重和渗透压降低，血钠和血渗透压可增高。

3. 禁水加压素试验提示尿崩症改变。利用加压素实验确定属于中枢性尿崩症还是肾性尿崩症。

释义

■ 诊断的第一步是确立是否有尿崩症（定性诊断），然后再确定其发病部位（定位诊断）和病因。如果考虑遗传性疾病，可进行相关致病基因检测。临床表现为烦渴、多饮、多尿和低比重尿患者应考虑本病，可行禁水加压素试验明确诊断。如为中枢性尿崩症，应进一步寻找导致中枢性尿崩症的病因（如下丘脑-垂体手术、头部外伤、肿瘤、肉芽肿性疾病、感染性疾病、自身免疫性疾病、缺血、先天性畸形等）；肾性尿崩症也应进一步寻找病因，是遗传性还是获得性（如锂剂治疗、低血钾、血管性、肉芽肿性、感染、尿路梗阻等）。

■ 大多数患者均有多饮、烦渴、多尿，夜尿增多，儿童尿崩症常常表现为夜间遗尿。一般尿量常超过 3L/d，最多有达 18L/d 者。口渴常很严重，一般尿崩症患者喜冷饮。

■ 需除外糖尿病、高钙血症、利尿剂及肾脏疾病等引起的溶质性利尿、肾脏浓缩功能障碍。

■ 尿比重比较固定，呈持续性低比重尿，尿比重常低于 1.005，尿渗透压降低，常低于血渗透压。伴有口渴中枢受损的患者，血钠明显升高，严重时血钠可高达 180mmol/L。

■ 禁水试验是确定尿崩症的定性诊断，加压素试验协助定位诊断。

■ 试验前应主动限水 2~4 周（少量多次饮水），应确认受试者的肾上腺皮质功能是正常的。试验过程中应严密观察生命体征，包括神志、血压、心率和体重变化，避免过度脱水发生危险，尤其是儿童，若禁水 3~5 小时体重下降＞3%时，禁水后尿渗透压不再上升，体位下降超过 3%、明显血压下降或出现精神症状、禁水达 18 小时以上时应中止试验。为减少可能的试验误差，测血浆渗透压时可同时测血钠。垂体后叶素有一定的副作用，冠心病、高血压等老年病人应慎用或垂体后叶素酌情减量。

【结果判断】

正常：禁水后尿量减少，尿渗透压增高至血渗透压的 2.5 倍以上，尿渗透压＞700mOsm/（kg·H_2O），注射垂体后叶素无明显上升。

尿崩症：禁水后尿量减少不明显，尿渗透压不能达到血渗透压的 2.5 倍以上，且血浆渗透压升高［＞305mOsm/（kg·H_2O）］为尿崩症。

中枢性尿崩症：皮下注射垂体后叶素后，尿量减少、尿渗透压（或尿比重）升高，即抗利尿激素能纠正多尿、尿渗透压低者，为中枢性尿崩症。

完全性中枢性尿崩症：禁水后尿渗透压 70~280mOsm/（kg·H_2O），低于血渗透压，注射垂体后叶素比原来升高 50%。

部分性中枢性尿崩症：禁水后尿渗透压 280~700mOsm/（kg·H_2O），超过血渗透压，注射垂体后叶素比原来升高 9%。

精神性多饮：精神性多饮者未禁水时血渗透压低，同时尿渗透压也低，24 小时尿量波动大，日夜尿量差别较大，虽然有多饮、多尿但无脱水体征。主动限水数周后，尿渗透压可达 450~900mOsm/（kg·H_2O），注射垂体后叶素无明显上升。

肾性尿崩症：渗透压变化符合尿崩症，但对垂体后叶素无反应。

（三）治疗方案的选择

根据《协和内分泌代谢学》（史轶蘩主编，科学出版社，1999年，第1版）、《Williams textbook of endocrinology》（Shlomo Melmed主编，ELSEVIER，2016年，第13版）和《临床诊疗指南·内分泌及代谢性疾病分册》（中华医学会编著，人民卫生出版社，2005）。

1. 中枢性尿崩症：药物以ADH类似物替代治疗为首选。之后是病因的治疗，根据不同病因选择相应治疗。

2. 肾性尿崩症：可以选择噻嗪类利尿剂、吲哚美辛等。

释义

■ 轻度尿崩症患者仅需多饮水，若饮水量过多影响日常生活或长期多尿可能造成肾损害时，需要药物治疗。

■ 由于个人对ADH类似物反应性不一样，剂量应个体化，建议每日剂量应分2~3次给予，需要量出为入，维持出入量平衡，避免单次大剂量给药。

■ 对于婴儿和幼童或有口渴中枢受损的患者在用药期间，需保证每日固定的入量，记录每日出入量和体重，以保持适当的出入量平衡，依据个人化情况调整药物的剂量。

■ 由药物引起的代谢紊乱所致的肾性尿崩症，需要停用相应药物，纠正代谢紊乱，改善临床症状。如果为遗传性肾性尿崩症，治疗相对困难，需适当限制钠盐摄入，定时排尿，应用噻嗪类利尿剂、吲哚美辛等，长期使用噻嗪类利尿剂时会发生低血钾，可同时给予补钾治疗。

（四）标准住院日一般为10~14天

释义

■ 住院期间，部分患者尿崩症及病因可诊断明确，但部分特发性中枢性尿崩症患者可能为中枢神经系统肿瘤或炎症的早期表现，故院外还需密切随诊。

■ 住院期间，大部分患者经药物治疗，饮水量、尿量、血尿渗透压可控制理想，但药物剂量在院外还需依据患者个体化情况不断调整。

■ 如果患者条件允许，住院时间可以低于上述住院天数。

■ 住院期间，一旦明确病因，如肿瘤、感染、炎症或其他疾病等，或发现合并症时，应参考相应路径进行。

（五）进入路径标准

1. 第一诊断必须符合ICD-10：E23.2中枢性尿崩症疾病编码或ICD-10：N25.1肾性尿崩症疾病编码。

2. 当患者同时具有其他疾病诊断时，但住院期间不需要特殊处理，也不影响第一诊断的临床路径流程实施时，可以进入路径。

释义

■ 参见适用对象。

■ 患者同时具有其他疾病影响第一诊断的临床路径流程实施时均不适合进入临床路径。

■ 已患尿崩症，但从未进行过本路径要求的系统诊治的患者，若符合上条要求者，也可进入本路径。

（六）住院期间检查项目

1. 必需的检查项目：

（1）血常规、尿常规（含尿比重）、大便常规+潜血、凝血功能。

（2）肝肾功能、血糖、电解质、血渗透压、尿渗透压，禁水加压素试验。

（3）胸部 CT、心电图、腹部超声、腹盆增强 CT 或 MRI。

2. 对于确诊为中枢性尿崩症进行以下检查：

（1）下丘脑鞍区 MRI 或 CT（平扫+增强）。

（2）相应的垂体前叶功能检查。

释义

■ 部分检查可以在门诊完成。

■ 另外，还需要行禁水加压素试验。

■ 根据病情部分检查可以不进行，如垂体功能低下明确的患者，则没必要进一步行兴奋试验评估垂体功能。

■ 如果进行了胸部 CT 检查可以不进行胸部正侧位 X 线片。

■ 如果明确为中枢性尿崩症，若无检查禁忌时，建议行腰穿查脑脊液常规、生化、细胞学、肿瘤标志物和病原学指标。若鞍区有占位性病变，还需要评价视力和视野。

■ 如果明确为肾性尿崩症，建议进一步查泌尿系统超声或腹盆部 CT，了解有无泌尿系统结构异常。

（七）治疗方案与药物选择

1. 中枢性尿崩症：ADH 类似物（鞣酸加压素或醋酸去氨加压素）。

2. 肾性尿崩症：噻嗪类利尿剂以及阿米洛利等保钾利尿剂。

释义

■ 中枢性尿崩症首选 ADH 类似物，对部分性中枢性尿崩症患者也可采用兴奋 AVP 分泌或提高肾集合管对 AVP 敏感性的药物。

■ 肾性尿崩症应用噻嗪类利尿剂，应结合限制钠盐摄入，监测血钾，必要时给予补钾治疗；应用氯磺丙脲，需注意可能发生低血糖。

（八）出院标准

1. 一般情况良好。
2. 没有需要住院处理的并发症和/或合并症。

释义

■ 若有需要住院或转科处理的并发症和/或合并症，或者需要手术干预，参见其他相关路径进行。如住院期间病因分析发现为肿瘤、炎症或感染等，需要进一步治疗病因。

（九）变异及原因分析

1. 病情复杂、严重、临床表现不典型，造成诊断和治疗困难，延长住院时间，退出路径。
2. 伴有其他系统合并症，需要特殊诊断治疗措施，治疗和住院时间变异，退出路径。
3. 出现影响本病治疗效果的并发症，治疗效果不佳，延长住院时间，退出路径。
4. 肿瘤、炎症和自身免疫性疾病如肉芽肿等导致的中枢性尿崩症患者不适用本路径。

释义

■ 变异是指入选临床路径的患者未能按路径流程完成医疗行为或未达到预期的医疗质量控制目标，包括以下情况：①按路径流程完成诊治，但出现非预期结果，可能需要后续进一步处理，如住院期间发现肿瘤、炎症、垂体功能低下或感染等，需要进一步治疗的；②按路径流程完成诊治，但因为医院检验项目的不及时性，不能按照要求完成检查；因为节假日不能按照要求完成检查；患者不愿配合完成相应检查，短期不愿按照要求出院随诊，超出了路径规定的时限或限定的费用；③患者出现路径要求外的情况，不能按路径流程完成诊治，患者需要中途退出路径；④医院与患者或家属发生医疗纠纷，患者要求离院或转院；对这些患者，主管医师均应进行变异原因的分析，并在临床路径的表单中予以说明；⑤肿瘤、炎症、自身免疫性疾病和系统性疾病是中枢性尿崩症的常见病因，当病因明确，需要进行对应的治疗，应结束该临床路径，进行对因治疗。

五、尿崩症临床路径给药方案

（一）用药选择

1. 基础治疗和病因治疗：
（1）引起尿崩症基础疾病的治疗，去除引起尿崩症的因素。
（2）避免溶质性利尿。
2. 一般中枢性尿崩症的治疗药物：
（1）脱氨-8-右旋精氨酸血管加压素（DDAVP）。
（2）长效尿崩停（鞣酸加压素油剂）。
（3）粉剂尿崩停。
（4）尿崩灵（赖氨酸血管加压素粉剂）。
（5）垂体后叶素水剂。

（6）垂体后叶素喷雾剂。

（7）DDAVP 口服剂型醋酸去氨加压素片（弥凝）

3. 肾性尿崩症：

（1）氢氯噻嗪（双氢克尿噻）。

（2）氯磺丙脲。

（3）氯贝丁酯。

（4）卡马西平（酰胺咪嗪，carbamazepine，tegratol）。

（5）吲达帕胺。

（6）前列腺素合成抑制剂，P2Y2 受体调节剂。

（二）药学提示

1-脱氨-8-右旋精氨酸血管加压素（DDAVP）：DDAVP 为目前治疗尿崩症的首选药物，可由鼻黏膜吸入，每日 2 次，每次 10~20μg（儿童患者为每日 2 次，每次 5μg 或每日 1 次，每次 10~15μg），肌内注射制剂每毫升含 4μg，每日 1~2 次，每次 1~4μg（儿童患者每次 0.2~1μg）。20 世纪 90 年代开发出 DDAVP 的口服剂型，为第一个肽类激素口服剂型，剂量为每 8 小时 1 次，每次 0.1~0.4mg。由于其价格昂贵，部分患者也可睡前服用 1 次，以控制夜间排尿和饮水次数，得到足够的睡眠和休息。去氨加压素安全性较好，有人报道尿崩症孕妇服用去氨加压素仍是安全的，并不构成对婴儿的威胁。DDAVP 从鼻喷雾制剂转换为口服制剂的剂量比例约为 20 倍。

（三）注意事项

1. 由于各人对 DDAVP 反应性不一样，剂量应个体化，从小剂量开始，定期监测血钠，每日计算液体出入量，以保持适当的出入量平衡，或调整 DDAVP 的用量。

2. 合并腺垂体功能低下的患者补充适量糖皮质激素和甲状腺激素，但激素替代治疗后，尿崩症有可能加重。

3. 纠正高钠血症的速度不超过 0.5mmol/h，预防高渗性脑病。

4. 预防脑水肿和低钠血症。

5. 注意治疗肾性尿崩症药物的毒副反应。

六、尿崩症护理规范

1. 规范护理，做好疾病相关知识的健康宣教。

2. 根据尿崩症的不同病因给予相应护理。

3. 协助患者量出为入，维持出入量和电解质平衡。

4. 告知药物治疗的注意事项和相关不良反应。

七、尿崩症营养治疗规范

1. 合理膳食，均衡营养。

2. 适当限制钠盐摄入，了解食物中含水量的估算。

八、尿崩症患者健康宣教

1. 保持健康心态，积极配合医护的治疗。

2. 定时排尿，适当限制钠盐摄入，做到量出为入，维持出入量和电解质平衡。

3. 了解尿崩症病因诊断和治疗的重要性。

4. 遵循医嘱，了解长期规律随访的重要性。

九、推荐表单

（一）医师表单

尿崩症临床路径医师表单

适用对象：第一诊断为中枢性尿崩症（ICD-10：E23.2）或肾性尿崩症（ICD-10：N25.1）

患者姓名：	性别： 年龄： 门诊号：	住院号：
住院日期： 年 月 日	出院日期： 年 月 日	标准住院日：10~14天

时间	住院第1天	住院第2~7天
主要诊疗工作	□ 询问病史及体格检查 □ 完成病历书写 □ 完善辅助检查 □ 医师查房，初步确定治疗方案 □ 向患者及其家属告知病情及诊治方案，签署相关知情同意书 □ 完成首次病程记录等病历书写 □ 必要时上级医师查房，明确诊断，指导治疗 □ 完成医师查房记录 □ 必要时向患者及家属介绍病情变化及相关检查结果	□ 上级医师查房 □ 住院医师完成上级医师查房记录等病历书写 □ 完善入院检查项目 □ 禁水加压素试验 □ 根据影像学结果鉴别诊断肾性尿崩症或中枢性尿崩症 □ 进行必要的相关科室会诊
重点医嘱	**长期医嘱：** □ 内分泌疾病护理常规 □ 一/二/三级护理 □ 饮食 □ 记录出入量 **临时医嘱：** □ 血常规、尿常规（含尿比重）、大便常规 □ 肝肾功能、血糖、电解质、血渗透压、尿渗透压 □ X线胸片、心电图、腹部B超 □ 下丘脑鞍区MRI或CT（平扫+增强） □ 相应的垂体前叶功能检查	**长期医嘱：** □ 内分泌疾病护理常规 □ 一/二/三级护理 □ 饮食 □ 患者既往基础用药 □ 记录出入量 □ 肾性尿崩症给予主动限水、氢氯噻嗪 □ 中枢性尿崩症给予醋酸去氨加压素或鞣酸加压素或其他治疗尿崩症的药物 □ 其他激素替代治疗 **临时医嘱：** □ 补充必要检查 □ 其他医嘱
病情变异记录	□ 无 □ 有，原因： 1. 2.	□ 无 □ 有，原因： 1. 2.
医师签名		

时间	住院第 8～12 天	住院第 13～14 天 （出院日）
主要诊疗工作	□ 三级医师查房，注意病情变化 □ 住院医师完成病历书写 □ 怀疑鞍区生殖细胞肿瘤取血及 CSF 查 β-hCG、AFP □ 中枢性尿崩症中的明确肿瘤患者需外科或放疗科会诊	□ 上级医师查房，明确是否出院． □ 完成出院记录、病案首页、出院证明书等 □ 向患者交代出院后的注意事项，如尿量异常减少时需立即就诊外科或放疗科，返院复诊的时间、地点，发生紧急情况时的处理等
重点医嘱	**长期医嘱：** □ 一/二/三级护理 □ 饮食 □ 肾性尿崩症：氢氯噻嗪、主动限水 □ 中枢性尿崩症给予抗尿崩症药物 □ 垂体前叶激素替代 □ 相关科室会诊 **临时医嘱：** □ 复查异常化验 □ 依据病情需要下达	**出院医嘱：** □ 出院带药 □ 定期门诊随访 □ 监测出入量、血常规、肝肾功能、电解质、垂体激素监测
病情变异记录	□ 无　□ 有，原因： 1. 2.	□ 无　□ 有，原因： 1. 2.
医师签名		

（二）护士表单

尿崩症临床路径护士表单

适用对象：第一诊断为中枢性尿崩症（ICD-10：E23.2）或肾性尿崩症（ICD-10：N25.1）

患者姓名：	性别：　　年龄：　　门诊号：	住院号：	
住院日期：　　年　月　日	出院日期：　　年　月　日	标准住院日：10~14 天	

时间	住院第 1 天	住院第 2~7 天
主要护理工作	□ 介绍病房环境、设施和设备 □ 入院护理评估	□ 宣教（内分泌疾病知识） □ 观察病情变化 □ 按时评估病情，相应护理到位
重点医嘱	**长期医嘱：** □ 内分泌疾病护理常规 □ 一/二/三级护理 □ 饮食 □ 记录出入量 **临时医嘱：** □ 血常规、尿常规（含尿比重）、大便常规 □ 肝肾功能、血糖、电解质、血渗透压、尿渗透压 □ X 线胸片、心电图、腹部 B 超 □ 下丘脑鞍区 MRI 或 CT（平扫+增强） □ 相应的垂体前叶功能检查	**长期医嘱：** □ 内分泌疾病护理常规 □ 一/二/三级护理 □ 饮食 □ 患者既往基础用药 □ 记录出入量 □ 肾性尿崩症给予主动限水、氢氯噻嗪 □ 中枢性尿崩症给予醋酸去氨加压素或鞣酸加压素或其他治疗尿崩症的药物 □ 其他激素替代治疗 **临时医嘱：** □ 补充必要检查 □ 其他医嘱
病情变异记录	□ 无　□ 有，原因： 1. 2.	□ 无　□ 有，原因： 1. 2.
护士签名		

时间	住院第 8~12 天	住院第 13~14 天 （出院日）
主要护理工作	□ 观察患者病情变化 □ 心理与生活护理 □ 指导患者生活护理	□ 出院带药服用指导 □ 特殊护理指导 □ 交代常见的药物不良反应，嘱其定期门诊复诊
重点医嘱	**长期医嘱：** □ 一/二/三级护理 □ 饮食 □ 肾性尿崩症：氢氯噻嗪、主动限水 □ 中枢性尿崩症给予抗尿崩症药物 □ 垂体前叶激素替代 □ 相关科室会诊 **临时医嘱：** □ 复查异常化验 □ 依据病情需要下达	**出院医嘱：** □ 出院带药 □ 定期门诊随访 □ 监测出入量、血常规、肝肾功能、电解质、垂体激素监测
病情变异记录	□ 无 □ 有，原因： 1. 2.	□ 无 □ 有，原因： 1. 2.
护士签名		

（三）患者表单

尿崩症临床路径患者表单

适用对象：第一诊断为中枢性尿崩症（ICD-10：E23.2）或肾性尿崩症（ICD-10：N25.1）

患者姓名：	性别： 年龄： 门诊号：	住院号：
住院日期： 年 月 日	出院日期： 年 月 日	标准住院日：10~14天

时间	住院第1天	住院第2~7天	住院第8~12天	住院第13~14天 （出院日）
患者配合	□ 熟悉病房环境、设施和设备 □ 配合检查	□ 配合检查 □ 记录出入量 □ 主动限水	□ 配合治疗，掌握用药时间、方法，了解病情	□ 掌握药物服用方法及副作用，了解出院注意事项、随访时间及内容
重点诊疗及检查	□ 血常规、尿常规（含尿比重）、大便常规 □ 肝肾功能、血糖、电解质、血渗透压、尿渗透压 □ X线胸片、心电图、腹部B超 □ 下丘脑鞍区MRI或CT（平扫+增强） □ 相应的垂体前叶功能检查	□ 补充必要检查	□ 肾性尿崩症：氢氯噻嗪，限水 □ 中枢性尿崩症给予抗尿崩症药物 □ 垂体前叶激素替代 □ 相关科室会诊 □ 复查异常化验	□ 出院带药服务指导 □ 特殊护理指导 □ 交代常见的药物不良反应，嘱其定期门诊复诊 □ 叮嘱患者尿量异常减少时需立即就诊外科或放疗科，返院复诊的时间、地点，发生紧急情况时的处理等

附：原表单（2011 年版）

尿崩症临床路径表单

适用对象：第一诊断为中枢性尿崩症（ICD-10：E23.2）或肾性尿崩症（ICD-10：N25.1）

患者姓名：	性别：　　年龄：　　门诊号：	住院号：
住院日期：　　年　月　日	出院日期：　　年　月　日	标准住院日：10~14 天

日期	住院第 1 天	住院第 2~7 天	住院第 8~12 天	住院第 13~14 天（出院日）
主要诊疗工作	□ 询问病史及体格检查 □ 完成病历书写 □ 完善辅助检查 □ 医师查房，初步确定治疗方案 □ 向患者及其家属告知病情及诊治方案，签署相关知情同意书 □ 完成首次病程记录等病历书写 □ 必要时上级医师查房，明确诊断，指导治疗 □ 完成医师查房记录 □ 必要时向患者及家属介绍病情变化及相关检查结果	□ 上级医师查房 □ 住院医师完成上级医师查房记录等病历书写 □ 完善入院检查项目 □ 禁水加压素试验 □ 根据影像学结果鉴别诊断肾性尿崩症或中枢性尿崩症 □ 进行必要的相关科室会诊	□ 三级医师查房，注意病情变化 □ 住院医师完成病历书写 □ 若怀疑鞍区生殖细胞肿瘤应取血及 CSF 查 β-HCG、AFP，若考虑自身免疫性疾病，应进行相关指标筛查 □ 中枢性尿崩症中的明确肿瘤患者需外科或放疗科会诊	□ 上级医师查房，明确是否出院 □ 完成出院记录、病案首页、出院证明书等 □ 向患者交代出院后的注意事项，如：尿量异常减少时需立即就诊，外科或放疗科就诊，返院复诊的时间、地点，发生紧急情况时的处理等
重点医嘱	**长期医嘱：** □ 内分泌疾病护理常规 □ 一/二级/三级护理 □ 饮食 □ 记录出入量 **临时医嘱：** □ 血常规、尿常规（含尿比重）、大便常规 □ 肝肾功能、血糖、电解质、血渗透压、尿渗透压 □ X 线胸片、心电图、腹部超声 □ 下丘脑鞍区 MRI 或 CT（平扫+增强） □ 相应的垂体前叶功能检查	**长期医嘱：** □ 内分泌疾病护理常规 □ 一/二/三级护理 □ 饮食 □ 患者既往基础用药 □ 记录出入量 □ 肾性尿崩症给予主动限钠，氢氯噻嗪 □ 中枢性尿崩症给予醋酸去氨加压素或鞣酸加压素或其他治疗尿崩症的药物 □ 其他激素替代治疗 **临时医嘱：** □ 补充必要检查 □ 其他医嘱	**长期医嘱：** □ 一/二/三级护理 □ 饮食 □ 肾性尿崩症：氢氯噻嗪，主动限制钠的摄入，必要时补钾 □ 中枢性尿崩症非肿瘤患者给予抗尿崩症药物 □ 垂体前叶激素替代 □ 相关科室会诊 **临时医嘱：** □ 复查异常实验室检查 □ 依据病情需要下达	**出院医嘱：** □ 出院带药 □ 定期门诊随访 □ 监测血常规、肝肾功能、垂体激素监测、定期复查鞍区 MRI 或 CT

续 表

日期	住院第1天	住院第2~7天	住院第8~12天	住院第13~14天（出院日）
主要护理工作	□ 介绍病房环境、设施和设备 □ 入院护理评估	□ 宣教（内分泌病知识） □ 观察病情变化 □ 按时评估病情，相应护理到位	□ 观察患者病情变化 □ 心理与生活护理 □ 指导患者生活护理	□ 出院带药服用指导 □ 特殊护理指导 □ 交代常见的药物不良反应，嘱其定期门诊复诊
病情变异记录	□ 无 □ 有，原因： 1. 2.	□ 无 □ 有，原因： 1. 2.	□ 无 □ 有，原因： 1. 2.	□ 无 □ 有，原因： 1. 2.
护士签名				
医师签名				

第二十四章

嗜铬细胞瘤/副神经节瘤临床路径释义

【医疗质量控制指标】(专家建议)

指标一、诊断需结合临床表现和定性定位检查。

指标二、术前需要进行充分的药物准备。

指标三、加强围手术期的管理。

指标四、对转移性嗜铬细胞瘤进行个体化治疗。

一、嗜铬细胞瘤/副神经节瘤编码

1. 原编码:

疾病名称及编码:嗜铬细胞瘤/副神经节瘤(ICD-10:D35.0,M8700/0;M8693/1)

2. 修改编码:

疾病名称及编码:嗜铬细胞瘤(ICD-10:D35.2 M8700/0)

恶性嗜铬细胞瘤(ICD-10:C74.1 M8700/3)

副神经节瘤(ICD-10:M8693/1、M8693/3)

二、临床路径检索方法

D35.2 M8700/0 /C74.1 M8700/3/M8693/1/M8693/3

三、国家医疗保障疾病诊断相关分组(CHS-DRG)

MDC 编码:MDCK(内分泌、营养、代谢疾病及功能障碍)

ADRG 编码:KR1(内分泌腺体恶性肿瘤)

四、嗜铬细胞瘤/副神经节瘤临床路径标准住院流程

(一)适用对象

第一诊断为嗜铬细胞瘤/副神经节瘤(ICD-10:D35.0,M8700/0;M8693/1),恶性嗜铬细胞瘤(ICD-10:C74.1 M8700/3),副神经节瘤(ICD-10:M8693/1、M8693/3)。

释义

■ 嗜铬细胞瘤/副神经节瘤为起源于肾上腺髓质和肾上腺外嗜铬组织的肿瘤,位于肾上腺为嗜铬细胞瘤,位于肾上腺外为副神经节瘤。嗜铬细胞瘤/副神经节瘤主要分泌儿茶酚胺,包括去甲肾上腺素、肾上腺素和多巴胺。

(二)诊断依据

根据《临床诊疗指南·内分泌及代谢性疾病分册》(中华医学会编著,人民卫生出版社,2005),《临床内分泌学》嗜铬细胞瘤章节(陈家伦主编. 上海:上海科学技术出版社,2011:637-644.),《内分泌学》(廖二元,莫朝晖主编. 北京:人民卫生出版社,2010:900-923.)及《嗜铬细胞瘤和副神经节瘤诊断治疗的专家共识》[中华医学会内分泌学分会肾上腺学组.

中华内分泌代谢杂志，2016，32（3）：181-187.］

1. 高血压，并具有嗜铬细胞瘤/副神经节瘤典型的症状，部分患者血压正常，且无症状。
2. 血压监测提示为阵发性高血压、持续性高血压或持续性高血压基础上阵发性加重。
3. 血或24小时尿儿茶酚胺（CA）或其代谢产物增高。
4. 影像学检查发现肿瘤病灶。
5. ^{131}I或^{123}I-MIBG显像和生长抑素受体显像阳性。

释义

■ 根据嗜铬细胞瘤共识和《临床分泌学》嗜铬细胞瘤章节。

■ 临床表现：存在下述情况时需考虑嗜铬细胞瘤/副神经节瘤可能：①阵发性或持续性高血压，或在持续性高血压的基础上阵发性加重，部分患者血压正常，部分患者伴直立性低血压；②伴头痛、心悸、多汗三联征；③患急进性或恶性高血压的儿童、青少年；④原因不明的休克、体位改变时血压波动明显；⑤在手术、麻醉、妊娠、分娩过程中出现血压骤升或休克，按摩或挤压双侧肾区或腹部而诱发高血压者；⑥服用常规降压药物治疗，血压下降不满意，或仅用β肾上腺素受体阻滞剂治疗反而病情加重者；⑦有嗜铬细胞瘤、多内分泌腺瘤病的家族史，有甲状腺髓样癌、神经纤维瘤或其他内分泌肿瘤的高血压患者；⑧其他系统症状及体征：心动过速、心肌缺血、便秘等。

■ 血尿儿茶酚胺及代谢产物：血浆儿茶酚胺是指瞬间的血浆浓度，对于有阵发性发作的患者有较高的诊断价值；血浆甲氧基肾上腺素（MN）和甲氧基去甲肾上腺素（NMN）是儿茶酚胺的中间代谢产物，与儿茶酚胺相比，其半衰期更长，诊断的敏感性更高。尿儿茶酚胺是指整个留尿期的儿茶酚胺释放量；香草扁桃酸（VMA）是儿茶酚胺的终末代谢产物，对诊断的敏感性较低。推荐首选生化检验为测定血游离或尿MN和NMN浓度，其次可检测血或尿儿茶酚胺和VMA。

过度刺激、精神紧张及有些药物的使用等情况可使以上指标出现假阳性。

■ 定位诊断

（1）CT是目前首选的定位检查手段：嗜铬细胞瘤/副神经节瘤在CT上多表现为类圆形肿块，密度不均匀，增强扫描时肿瘤实质明显强化，而坏死区常无强化。CT诊断嗜铬细胞瘤的敏感性达到88%～100%。

（2）MRI主要用于：①探查颅底和颈部副神经节瘤，其敏感性90%～95%；②肿瘤肝、脑转移；③CT检查显示体内存留金属异物有伪影；④对CT造影剂过敏以及需要减少放射性暴露的人群，如儿童、孕妇等。

（3）^{131}I-间碘苄胍（MIBG）对嗜铬细胞瘤/副神经节瘤的诊断特异性很高。对肾上腺嗜铬细胞瘤的诊断敏感性（85%～88%）高于肾上腺外副神经节瘤（56%～75%），对位于颅底和颈部、胸腔、膀胱的副神经节瘤敏感性较差。

（4）^{99m}Tc-HYNIC-TOC生长抑素受体显像对肾上腺外副神经节瘤诊断敏感性（80%～96%）高于肾上腺嗜铬细胞瘤（50%～60%），对头颈部副神经节瘤敏感性为89%～100%，明显优于MIBG（18%～50%）；生长抑素受体显像推荐用于筛查肾上腺外病灶和转移病灶。

（5）^{18}氟-脱氧葡萄糖正电子发射断层扫描（^{18}F-FDG-PET/CT）有利于肾上腺外、多发性或恶性嗜铬细胞瘤/副神经节瘤的定位诊断，对恶性转移灶的敏感性较MIBG和生长抑素受体显像高。

（6）^{68}Ga-DOTATATE 在探查嗜铬细胞瘤 1 例、副神经节瘤病灶，尤其是转移灶方面明显优于^{99m}Tc-HYNIC-TOC、^{131}I-MLBG、^{18}F-FDG-PEVCT。

（三）治疗方案的选择

根据《临床治疗指南·内分泌及代谢性疾病分册》（中华医学会编著，人民卫生出版社，2009年），《临床内分泌学》嗜铬细胞瘤章节（陈家伦主编. 上海：上海科学技术出版社，2011：637-644.），《内分泌学》（廖二元，莫朝晖主编 . 北京：人民卫生出版社，2010：900-923.）及《嗜铬细胞瘤和副神经节瘤诊断治疗的专家共识》［中华医学会内分泌学分会肾上腺学组 . 中华内分泌代谢杂志，2016，32（3）：181-187.］

1. 控制血压及对症治疗。
2. 手术切除肿瘤。
3. 同位素治疗。
4. 对转移性肿瘤进行化疗。
5. 对肿瘤原发灶及转移灶进行放疗及局部介入治疗。

释义

■ 根据嗜铬细胞瘤共识和《临床内分泌学》嗜铬细胞瘤章节。

■ 嗜铬细胞瘤/副神经节瘤一旦确诊并定位，应及时手术切除肿瘤，但术前应采用α受体阻滞剂控制血压，扩充血容量，术前准备至少 2~4 周，以保证手术的成功。

■ 控制血压及对症治疗

（1）应用α受体阻滞剂，主要包括酚苄明、哌唑嗪、特拉唑嗪、多沙唑嗪等，服药过程中应严密监测卧立位血压和心率变化，预防直立性低血压，术前使用至少 2~4 周。

（2）β受体阻滞剂：因使用α受体阻滞剂后，有一些患者出现持续性心动过速，可酌情使用β受体阻滞剂。

（3）钙离子拮抗剂和血管紧张素转换酶抑制剂：可作为联合降压的选择。

（4）乌拉地尔、酚妥拉明、硝普钠主要用于高血压危象发作或手术中血压持续升高者。

■ 手术治疗

（1）推荐对嗜铬细胞瘤行腹腔镜手术，如肿瘤直径＞6cm 或呈侵袭性，则行开放式手术以确保肿瘤被完整切除。

（2）一般推荐对副神经节瘤行开放式手术，但对于较小的非侵袭性副神经节瘤，可行腹腔镜手术。

（3）对双侧肾上腺嗜铬细胞瘤手术时应尽量保留部分肾上腺，以免发生永久性肾上腺皮质功能减退。

■ ^{131}I-MIBG 治疗

恶性嗜铬细胞瘤/副神经节瘤患者发生转移且不能手术时，如 MIBG 显像阳性，则可应用^{131}I-MIBG 治疗。

■ 化疗

恶性嗜铬细胞瘤/副神经节瘤发生转移，可以联合应用环磷酰胺、长春新碱、达卡巴嗪（甲氮咪胺）化疗或用替唑肠治疗。

（四）标准住院日（内分泌科）一般为≤28 天

释义

■ 住院期间，大部分患者嗜铬细胞瘤可诊断明确。

■ 住院期间，诊断明确后术前药物准备时间存在个体差异，一般至少为 2 周。

（五）进入路径标准

1. 第一诊断必须符合 ICD-10：D35.2 M8700/0，ICD-10：C74.1 M8700/3，ICD-10：M8693/1、M8693/3 嗜铬细胞瘤/恶性嗜铬细胞瘤/副神经节瘤疾病编码。

2. 当患者同时具有其他疾病诊断，但在住院期间不需特殊处理也不影响第一诊断的临床路径流程实施时，可以进入路径。

释义

■ 患者同时具有其他疾病影响第一诊断的临床路径流程实施时均不适合进入临床路径。

（六）住院期间检查项目

1. 必需的检查项目：

（1）血常规、尿常规、大便常规+潜血、感染指标、凝血功能。

（2）肝肾功能、血脂、血糖、HbA1c、电解质、甲状腺功能及肿瘤标志物。

（3）血、尿儿茶酚胺及其代谢物测定。

（4）X 线胸片或胸部 CT、心电图、动态血压监测、超声心动图、腹部超声、腹盆或肾上腺 CT 或 MRI。

2. 根据患者病情可选择的检查项目

（1）^{131}I 或 123I-MIBG 显像。

（2）生长抑素受体显像。

（3）^{18}F-FDG PET/CT。

（4）^{68}Ga-DOTATATE PET/CT。

3. 进行并发症的相关检查。

4. 进行遗传综合征的相关检查。

释义

■ 部分检查可以在门诊完成。

■ 对怀疑转移性嗜铬细胞瘤/副神经节瘤患者可进行 18F-FDG-PET/CT、^{68}Ga-DOTATATEPET/CT、骨扫描、胸部 CT 检查，对头颈部副神经节瘤患者可行头颈部增强 CT 或 MRI。

■ 对可疑存在血管病变的患者行冠脉 CTA、血管彩超检查。

■ 由于有些嗜铬细胞瘤/副神经节瘤患者具有家族遗传史、或是 MEN 的表现之一，因此需进行遗传综合征及 MEN 的检查，如有条件，对患者进行遗传性致病基因检测。

（七）治疗方案与药物选择（术前）

1. α 肾上腺素能受体阻滞剂，必需时合并应用 β 受体阻滞剂。
2. 钙通道阻滞剂。
3. 血管紧张素转换酶抑制剂。
4. 充分补充血容量。
5. 儿茶酚胺合成抑制剂。

释义

■ 肾上腺素能受体阻滞剂：包括 α 受体阻滞剂和 β 受体阻滞剂。可先用选择性 α_1 受体阻滞剂哌唑嗪、特拉唑嗪和多沙唑嗪等或非选择性 α 受体阻滞剂酚苄明。用 α 受体阻滞剂治疗后，如患者出现心动过速，则再加用 β 受体阻滞剂，绝对不能在未服用 α 受体阻滞剂之前使用 β 受体阻滞剂。

■ 钙通道阻滞剂：用 α 受体阻滞剂后，如血压仍未能满意控制，则可加用钙通道阻滞剂。钙通道阻滞剂可预防儿茶酚胺引起的冠状动脉痉挛。

■ 血管紧张素转换酶抑制剂：适用于有儿茶酚胺心肌病的患者。

■ 儿茶酚胺合成抑制剂：酪氨酸羟化酶抑制剂 α 甲基酪氨酸能竞争性抑制酪氨酸羟化酶，对儿茶酚胺的生物合成有限速作用。α 甲基酪氨酸可与 α 受体阻滞剂短期联合使用以控制血压，减少手术期间的血流动力学波动。

■ 血管扩张剂：主要有硝普钠，但要警惕氰化物中毒。

（八）出院（转科）标准

1. 症状减轻、好转。
2. 满足手术条件。

释义

■ 患者定性定位诊断明确，血压控制相对平稳，可考虑出院。若有转科处理的并发症和/或合并症，参见其他相关路径进行如住院期间突发心脑血管意外。

（九）变异及原因分析

1. 病情复杂、严重、临床表现不典型，造成诊断和治疗困难，延长住院时间。
2. 伴有其他系统合并症，需要特殊的诊断治疗措施，治疗和住院时间变异。
3. 出现影响本病治疗效果的并发症，治疗效果不佳，延长住院时间。

释义

■ 变异是指入选临床路径的患者未能按路径流程完成医疗行为或未达到预期的医疗质量控制目标，包括以下情况：①按路径流程完成诊治，但出现非预期结果，可能需要后续进一步处理，如住院期间发现其他肿瘤、感染等，需要进一步治疗的；②按路径流程完成诊治，但因为医院的检验项目有限不能按照要求完成；因为节假日不能按照要求完成检查；患者不愿配合完成相应检查，不愿按照要求出院随诊，超出路径规定的时限或限定的费用；③患者出现路径要求外的情况，不能按路径流程完成诊治，患者需要中途退出路径；④医院与患者或家属发生医疗纠纷，患者要求离院或转院。对这些患者，主管医师均应进行变异原因的分析，并在临床路径的表单中予以说明。

五、嗜铬细胞瘤/副神经节瘤临床路径给药方案

（一）用药选择

术前准备用药：

1. 术前准备首选口服选择性 α_1 受体阻滞剂或非选择性 α 受体阻滞剂，酚苄明为非选择性 α 受体阻滞剂，半衰期长，控制血压较稳定，初始剂量 5~10mg，一日 2 次，以后根据治疗反应逐渐加量，一般每日 1mg/kg 体重，分次口服，患者血压多可获得满意控制。多沙唑嗪为选择性 α_1 受体阻滞剂，初始剂量 2mg，一日 1 次，根据患者血压情况可逐渐增加剂量。
2. 钙通道阻滞剂：对于单用 α 受体阻滞剂效果欠佳者，可酌情加用氨氯地平片、尼卡地平片和硝苯地平片等任意一种，根据血压调整用量。
3. β 受体阻滞剂：服用 α 受体阻滞剂后 3~4 天后如发生心动过速或者合并儿茶酚胺心肌病时，方可开始使用 β 受体阻滞剂。可用美托洛尔或阿替洛尔，由小剂量开始使用。

急性期处理：可静脉应用速效的 α 受体阻滞剂酚妥拉明或乌拉地尔，必要时用硝普钠及速效 β 受体阻滞剂。

（二）药学提示

1. 一般药物治疗：除术前准备外，还可用于不耐受手术、不能完全切除肿瘤或有广泛转移的恶性患者，以控制患者血压。
2. 发作期的处理：应从静脉泵入 α 受体阻滞剂，当高血压危象被控制，患者病情平稳后，再改为口服 α 受体阻滞剂治疗做手术前准备。

（三）注意事项

1. α 受体阻滞剂会引起直立性低血压，需严密监测血压变化。
2. 绝对不能在服用 α 受体阻滞剂前使用 β 受体阻滞剂。
3. 患者应摄入高钠饮食和增加液体入量，以增加血容量，防止肿瘤切除后发生严重低血压。
4. 严密观察有无急性心力衰竭、高血压脑病及脑血管意外等并发症，及时对症处理。

六、嗜铬细胞瘤/副神经节瘤的护理规范

1. 规范护理。

2. 定时监测血压和心率，嘱患者避免剧烈活动或应激。

七、嗜铬细胞瘤/副神经节瘤的营养治疗规范

1. 加强营养、均衡膳食。
2. 术前准备时适当进咸食，多饮水。
3. 避免抽烟饮酒，避免饮用咖啡、茶，避免食用奶酪及长期存放的食品。

八、嗜铬细胞瘤/副神经节瘤的患者健康宣教

1. 保持健康心态，积极配合医护的治疗。
2. 加强营养、均衡膳食。
3. 遵循医嘱。
4. 定时监测血压。注意直立性低血压发生。

九、推荐表单

（一）医师表单

嗜铬细胞瘤/副神经节瘤临床路径医师表单

适用对象：第一诊断为嗜铬细胞瘤/副神经节瘤（ICD-10：D35.0，M8700/0；M8693/1）

患者姓名：	**性别：** **年龄：** **门诊号：**	**住院号：**
住院日期： 年 月 日	**出院日期：** 年 月 日	**标准住院日：**≤28 天

时间	住院第 1 天	住院第 2~7 天	住院第 2~4 周
主要诊疗工作	□ 询问病史及体格检查 □ 完成病历书写 □ 完善检查 □ 上级医师查房与病情评估 □ 初步确定治疗方案	□ 上级医师查房 □ 完成第一天所开检查及评价检查结果	□ 手术前药物准备及评价药物准备效果 □ 外科及相关科室会诊，制订肿瘤处理方案，明确转科时间 □ 完善术前检查 □ 转科
重点医嘱	**长期医嘱：** □ 内分泌护理常规 □ 一级护理 □ 低盐饮食普食 □“嗜铬细胞瘤/副神经节瘤常规治疗”（参见相关治疗须知） □ 24 小时动态血压监测 **临时医嘱：** □ 血常规、尿常规、大便常规+潜血、感染指标、凝血功能 □ 肝肾功能、电解质、血糖、血脂、凝血功能、HbA1c、电解质、甲功、心肌酶、NTproBNP 及肿瘤标志物。 □ 血、尿儿茶酚胺及其代谢物测定 □ X 线胸片、心电图、动态血压、血流动力学监测、超声心动图、腹部超声、腹盆或肾上腺增强 CT 或 MRI、^{131}I-MIBG、^{99m}Tc-HYNIC-TOC 奥曲肽显像 □ 并发症相关检查 □ 遗传综合征及 MEN 的相关检查 □ 基因检测 □ 根据患者病情可选择的检查：^{18}F-FDG-PET/CT、^{68}Ga-DOTATATE PET/CT、骨扫描、胸部 CT、头颈部增强 CT 或 MRI、冠脉 CTA、血管彩超	**长期医嘱：** □ 内分泌护理常规 □ 一级护理 □ 普食 □“嗜铬细胞瘤/副神经节瘤常规治疗”（参见相关治疗须知）	长期医嘱： □ 内分泌护理常规 □ 一/二级护理 □ 普食 □“嗜铬细胞瘤/副神经节瘤常规治疗”（参见相关治疗须知） **临时医嘱：** 药物准备 2 周及 4 周时检查 □ 体重 □ 血糖（谱） □ 血压监测 □ 血流动力学监测（必要时） □ 超声心动（必要时） □ 血常规 □ 尿常规 □ 肝肾功能

续　表

时间	住院第 1 天	住院第 2~7 天	住院第 2~4 周
病情变异记录	□无　□有，原因： 1. 2.	□无　□有，原因： 1. 2.	□无　□有，原因： 1. 2.
医师签名			

（二）护士表单

嗜铬细胞瘤/副神经节瘤临床路径护士表单

适用对象：第一诊断为嗜铬细胞瘤/副神经节瘤（ICD-10：D35.0，M8700/0；M8693/1）

患者姓名：	性别： 年龄： 门诊号：	住院号：
住院日期： 年 月 日	出院日期： 年 月 日	标准住院日：≤28 天

时间	住院第 1 天	住院第 2~7 天	住院第 2~4 周
主要护理工作	□ 询问病史及体格检查 □ 完成病历书写 □ 完善检查 □ 上级医师查房与病情评估 □ 初步确定治疗方案	□ 上级医师查房 □ 完成第一天所开检查及评价检查结果	□ 手术前药物准备及评价药物准备效果 □ 外科及相关科室会诊，制订肿瘤处理方案，明确转科时间 □ 完善术前检查 □ 转科
重点医嘱	**长期医嘱：** □ 内分泌护理常规 □ 一级护理 □ 低盐饮食普食 □ “嗜铬细胞瘤/副神经节瘤常规治疗”（参见相关治疗须知） □ 24 小时动态血压监测 **临时医嘱：** □ 血常规、尿常规、大便常规+潜血、感染指标、凝血功能 □ 肝肾功能、电解质、血糖、血脂、凝血功能、HbA1c、电解质、甲功、心肌酶、NTproBNP 及肿瘤标志物。 □ 血、尿儿茶酚胺及其代谢物测定 □ X 线胸片、心电图、动态血压、血流动力学监测、超声心动图、腹部超声、腹盆或肾上腺增强 CT 或 MRI、^{131}I-MIBG、^{99m}Tc-HYNIC-TOC 奥曲肽显像 □ 并发症相关检查 □ 遗传综合征及 MEN 的相关检查 □ 基因检测 □ 根据患者病情可选择的检查：^{18}F-FDG-PET/CT、^{68}Ga-DOTATATE PET/CT、骨扫描、胸部 CT、头颈部增强 CT 或 MRI、冠脉 CTA、血管彩超	**长期医嘱：** □ 内分泌护理常规 □ 一级护理 □ 普食 □ “嗜铬细胞瘤/副神经节瘤常规治疗”（参见相关治疗须知）	长期医嘱： □ 内分泌护理常规 □ 一/二级护理 □ 普食 □ “嗜铬细胞瘤/副神经节瘤常规治疗”（参见相关治疗须知） **临时医嘱：** 药物准备 2 周及 4 周时检查 □ 体重 □ 血糖（谱） □ 血压监测 □ 血流动力学监测（必要时） □ 超声心动（必要时） □ 血常规 □ 尿常规 □ 肝肾功能
专科护理	□ 入院宣教护理评估 □ 正确执行医嘱	□ 高血压及直立性低血压护理 □ 正确执行医嘱	□ 高血压及直立性低血压护理 □ 正确执行医嘱 □ 完成转科

续　表

时间	住院第 1 天	住院第 2~7 天	住院第 2~4 周
病情变异记录	□ 无　□ 有，原因： 1. 2.	□ 无　□ 有，原因： 1. 2.	□ 无　□ 有，原因： 1. 2.
护士签名			

（三）患者表单

嗜铬细胞瘤/副神经节瘤临床路径患者表单

适用对象：第一诊断为嗜铬细胞瘤/副神经节瘤（ICD-10：D35.0，M8700/0；M8693/1）

患者姓名：	性别： 年龄： 门诊号：	住院号：
住院日期： 年 月 日	出院日期： 年 月 日	标准住院日：≤28 天

时间	住院第 1 天	住院第 2~7 天	住院第 2~4 周
患者配合	□ 询问病史及体格检查 □ 完成病历书写 □ 完善检查 □ 上级医师查房与病情评估 □ 初步确定治疗方案	□ 上级医师查房 □ 完成第一天所开检查及评价检查结果	□ 手术前药物准备及评价药物准备效果 □ 外科及相关科室会诊，制订肿瘤处理方案，明确转科时间 □ 完善术前检查 □ 转科
患者配合	□ 询问病史及体格检查 □ 完成病历书写 □ 完善检查 □ 上级医师查房与病情评估 □ 初步确定治疗方案	□ 上级医师查房 □ 完成第一天所开检查及评价检查结果	□ 手术前药物准备及评价药物准备效果 □ 外科及相关科室会诊，制订肿瘤处理方案，明确转科时间 □ 完善术前检查 □ 转科
重点诊疗及检查	**长期医嘱：** □ 内分泌护理常规 □ 一级护理 □ 低盐饮食普食 □"嗜铬细胞瘤/副神经节瘤常规治疗"（参见相关治疗须知） □ 24 小时动态血压监测 **临时医嘱：** □ 血常规、尿常规、大便常规+潜血、感染指标、凝血功能 □ 肝肾功能、电解质、血糖、血脂、凝血功能、HbA1c、电解质、甲功、心肌酶、NTproBNP 及肿瘤标志物 □ 血、尿儿茶酚胺及其代谢物测定 □ X 线胸片、心电图、动态血压、血流动力学监测、超声心动图、腹部超声、腹盆或肾上腺增强 CT 或 MRI、^{131}I-MIBG、^{99m}Tc-HYNIC-TOC 奥曲肽显像 □ 并发症相关检查 □ 遗传综合征及 MEN 的相关检查 □ 基因检测 □ 根据患者病情可选择的检查：^{18}F-FDG-PET/CT、^{68}Ga-DOTATATE PET/CT、骨扫描、胸部 CT、头颈部增强 CT 或 MRI、冠脉 CTA、血管彩超。	**长期医嘱：** □ 内分泌护理常规 □ 一级护理 □ 普食 □"嗜铬细胞瘤/副神经节瘤常规治疗"（参见相关治疗须知）	**长期医嘱：** □ 内分泌护理常规 □ 一/二级护理 □ 普食 □"嗜铬细胞瘤/副神经节瘤常规治疗"（参见相关治疗须知） **临时医嘱：** 药物准备 2 周及 4 周时检查 □ 体重 □ 血糖（谱） □ 血压监测 □ 血流动力学监测（必要时） □ 超声心动（必要时） □ 血常规 □ 尿常规 □ 肝肾功能

附：原表单（2009年版）

嗜铬细胞瘤/副神经节瘤临床路径表单

适用对象：第一诊断为嗜铬细胞瘤/副神经节瘤（ICD-10：D35.0，M8700/0；M8693/1）

患者姓名：	性别： 年龄： 门诊号：	住院号：
住院日期： 年 月 日	出院日期： 年 月 日	标准住院日：≤28天

时间	住院第1天	住院第2~7天	住院第2~4周
主要诊疗工作	□ 询问病史及体格检查 □ 完成病历书写 □ 完善检查 □ 上级医师查房与病情评估 □ 初步确定治疗方案	□ 上级医师查房 □ 完成第一天所开检查及评价检查结果	□ 手术前药物准备及评价药物准备效果 □ 外科及相关科室会诊，制定肿瘤处理方案，明确转科时间 □ 完善术前检查 □ 转科
重点医嘱	**长期医嘱：** □ 内分泌护理常规 □ 一级护理 □ 低盐饮食，普食 □ "嗜铬细胞瘤/副神经节瘤常规治疗"（参见相关治疗须知） □ 24小时动态血压监测 **临时医嘱：** □ 血常规、尿常规、大便常规+潜血、感染指标、凝血功能 □ 肝肾功能、电解质、血糖、血脂、凝血功能、HbA1c、电解质、甲功、心肌酶、NTproBNP及肿瘤标志物 □ 血、尿儿茶酚胺及其代谢物测定 □ X线胸片、心电图、动态血压、血流动力学监测、超声心动图、腹部超声、腹盆或肾上腺增强CT或MRI、^{131}I-MIBG、^{99m}Tc-HYNIC-TOC奥曲肽显像 □ 并发症相关检查 □ 遗传综合征的相关检查 □ 基因检测 □ 根据患者病情可选择的检查：^{18}F-FDG-PET/CT、^{68}Ga-DOTATATE PET/CT、骨扫描、胸部CT、头颈部增强CT或MRI、冠脉CTA、血管彩超	**长期医嘱：** □ 内分泌护理常规 □ 一级护理 □ 普食 □ "嗜铬细胞瘤/副神经节瘤常规治疗"（参见相关治疗须知）	长期医嘱： □ 内分泌护理常规 □ 一/二级护理 □ 普食 □ "嗜铬细胞瘤/副神经节瘤常规治疗"（参见相关治疗须知） **临时医嘱：** 药物准备2周及4周时检查 □ 体重 □ 血糖（谱） □ 血压监测 □ 血流动力学监测（必要时） □ 超声心动（必要时） □ 血常规 □ 尿常规 □ 肝肾功能
主要护理工作	□ 入院宣教护理评估 □ 正确执行医嘱	□ 高血压及直立性低血压护理 □ 正确执行医嘱	□ 高血压及直立性低血压护理 □ 正确执行医嘱 □ 完成转科

续 表

时间	住院第1天	住院第2~7天	住院第2~4周
病情变异记录	□无 □有，原因： 1. 2.	□无 □有，原因： 1. 2.	□无 □有，原因： 1. 2.
护士签名			
医师签名			

第二十五章

原发性骨质疏松症临床路径释义

【医疗质量控制指标】（专家建议）

指标一、诊断需结合脆性骨折史、临床表现和骨密度结果。

指标二、完善骨质疏松症的鉴别诊断。

指标三、规范抗骨质疏松治疗。

一、原发性骨质疏松症编码

1. 原编码：

疾病名称与编码：原发性骨质疏松症（ICD-10：M80-M81）

2. 修改编码：

疾病名称与编码：原发性骨质疏松症（ICD-10：M80.5/M81.5）

二、临床路径检索方法

M80.5/M81.5

三、国家医疗保障疾病诊断相关分组（CHS-DRG）

MDC 编码：MDCK（内分泌、营养、代谢疾病及功能障碍）

ADRG 编码：KU1（营养失调）

四、原发性骨质疏松症临床路径标准住院流程

（一）适用对象

第一诊断为原发性骨质疏松症（ICD-10：M80.5-M81.5）。

释义

■ 因原发性骨质疏松症是终身的疾病，治疗也应是终身的，故本路径适用对象为首诊的原发性骨质疏松症患者，或虽非首诊、但未曾进行本路径要求的诊断和治疗措施的原发性骨质疏松症患者。

（二）诊断依据

根据《协和内分泌代谢学》（史轶蘩主编，科学出版社，1999 年，第 1 版），《临床诊疗指南·内分泌及代谢性疾病分册》（中华医学会编著，人民卫生出版社，2005）。《原发性骨质疏松诊疗指南，2017》（中华医学会骨质疏松和骨矿盐疾病分会，2017）。

1. 已有椎体或髋部脆性骨折史。
2. 双能 X 线吸收检测法（DXA）测定腰椎、股骨颈、全髋或桡骨远端 1/3 处骨密度 T 值≤-2.5。
3. 骨量低下（-2.5＜T 值＜-1.0），且合并肱骨上段、前臂远端、骨盆脆性骨折。
4. 应除外继发性骨质疏松或其他骨骼疾病。

释义

■《原发性骨质疏松诊疗指南》（中华医学会骨质疏松和骨矿盐疾病分会）主要参见2017年版。

■ 脆性骨折指非外伤或轻微外伤发生的骨折。当骨密度降低超过2.5个标准差为骨质疏松（T值≤-2.5），同时伴有一处或多处骨折时为严重骨质疏松。

■ 骨质疏松可由多种病因所致。诊断原发性骨质疏松症之前，一定要重视排查其他影响骨代谢的疾病，以免漏诊和误诊。需要鉴别的疾病包括内分泌代谢性疾病、风湿免疫病、恶性肿瘤、影响骨代谢药物的使用、胃肠道疾病、肾脏疾病、各种先天性和获得性影响骨代谢的疾病。

（三）治疗方案的选择

根据《协和内分泌代谢学》（史轶蘩主编，科学出版社，1999年，第1版），《临床诊疗指南·内分泌及代谢性疾病分册》（中华医学会编著，人民卫生出版社，2005），《原发性骨质疏松诊疗指南》（2017）（中华医学会骨质疏松和骨矿盐疾病分会，2017）。

1. 基础措施：

（1）调整生活方式。

（2）基本骨营养补充剂（钙剂、维生素D类）。

2. 药物治疗：

符合原发性骨质疏松症诊断标准，或者骨量低下（-2.5＜T值<-1.0），经FRAX®工具计算出未来10年髋部骨折概率≥3%或任何主要骨质疏松性骨折发生概率≥20%，可采用以下药物治疗。

（1）抑制骨吸收药物。

（2）促进骨形成药物。

（3）其他机制药物。

（4）中成药。

释义

■ 所有原发性骨质疏松患者都应积极给予基础治疗（如饮食钙摄入不足时，补充钙剂如碳酸钙、枸橼酸钙等；日照不足时，补充维生素D）。

■ 符合原发性骨质疏松症诊断标准者，应给予抗骨质疏松药物治疗。对于骨量低下（-2.5＜T值<-1.0），但骨质疏松性骨折高风险患者，如经FRAX®工具计算出未来10年髋部骨折概率≥3%或任何主要骨质疏松性骨折发生概率≥20%，同样应给予抗骨质疏松药物治疗。药物治疗应根据不同患者的临床特点，酌情选择。

（四）标准住院日为10~14天

释义

■ 如果患者诊断清楚，治疗完成，住院时间可以低于上述住院天数。

（五）进入路径标准

1. 第一诊断必须符合 ICD-10：M80.5-M81.5 原发性骨质疏松症疾病编码。

2. 当患者同时具有其他疾病诊断，但在住院期间不需要特殊处理，也不影响第一诊断的临床路径流程实施时，可以进入路径。

释义

■ 需要骨科手术处理的患者不适合进入临床路径。

（六）住院期间检查项目

1. 必需检查的项目：

（1）血常规、尿常规、大便常规。

（2）肝肾功能、血糖、电解质、血钙、磷、碱性磷酸酶、红细胞沉降率、24 小时尿钙、磷、镁、肌酐、血甲状旁腺激素（PTH）、25（OH）D、空腹血清Ⅰ型原胶原 N-端前肽（P1NP），空腹血清Ⅰ型胶原 C-末端肽交联（S-CTX）、血气分析。

（3）X 线胸片、心电图、腹部超声。

（4）胸椎、腰椎、骨盆及可疑骨折部位的 X 线检查。必要时可行颅骨、双手和四肢骨 X 线检查。

（5）双能 X 线骨密度仪测定腰椎骨密度、髋部骨密度，或桡骨远端 1/3 骨密度。

2. 根据患者情况可选择的检查项目：

（1）血镁、1，25（OH）2D、骨钙素、骨特异性碱性磷酸酶等。

（2）性腺激素。

（3）疑有继发性骨质疏松或其他骨骼疾病者可选择：骨扫描，血免疫固定电泳、尿免疫固定电泳或尿本周蛋白、血尿轻链定量、骨髓形态学检查、甲状腺功能、血总皮质醇、24 小时尿游离皮质醇测定或小剂量地塞米松抑制试验、自身免疫抗体等。

释义

■ 必需的检查项目对明确诊断和规范治疗非常重要。

■ 根据患者情况可选的检查项目是在必需检查项目完成后仍不能明确诊断时，需要进一步检查时进行。

（七）治疗方案与药物选择

1. 基础措施：

（1）调整生活方式。

（2）基本骨营养补充剂：①钙剂：平均每日钙补充量为 800～1000mg；营养调查显示我国居民每日膳食约摄入元素钙 400mg，因此平均每日钙剂的元素钙补充量为 600～800mg。②维生素 D：推荐剂量为 800～1000U（20～25μg）/d。

2. 药物选择：

（1）抑制骨吸收药物。

1）双膦酸盐类（阿仑膦酸钠、唑来膦酸等）。

2）降钙素类（鲑鱼降钙素、鳗鱼降钙素）。

3）选择性雌激素受体调节剂（SERMs）（雷洛昔芬）。
4）绝经激素治疗（雌激素补充或雌、孕激素补充疗法）。
5）核因子 kappa-B 受体活化因子配体（RANKL）抑制剂。
（2）促进骨形成药物（人 $PTH_{1\sim34}$等）。
（3）其他药物：活性维生素 D 及其类似物（骨化三醇、阿法骨化醇）、四烯甲萘醌、雷奈酸锶等。
（4）中药：骨碎补总黄酮、淫羊藿苷和人工虎骨粉。

释义

■ 钙剂：推荐平均每日钙补充量 800~1000mg，其中包括饮食摄入钙。目前的膳食营养调查显示国人平均每日从饮食中摄入钙 400mg，故每日可平均补充元素钙 500~600mg。在各种钙剂中，碳酸钙含钙量高，吸收率高，易溶于胃酸，不良反应为上腹不适和便秘等；枸橼酸钙水溶性较好，胃肠不良反应小，且可能减少肾结石的发生；醋酸钙吸收率较高，服用后不消耗胃酸，对胃刺激性小，不易便秘。补充钙剂需适量，如醋酸钙胶囊每粒含钙量 152.1mg，可每日 2 次，每次 2 粒。

■ 维生素 D：推荐剂量为 400~800U（10~20μg）/d，用于治疗骨质疏松时，剂量可为800~1200U（20~30μg）/d。

■ 抑制骨吸收药物：目前建议口服双膦酸盐治疗 5 年，静脉双膦酸盐治疗 3 年，应对骨折风险进行评估，如为低风险，可考虑进入药物假期，停用双膦酸盐；如骨折风险仍高，应继续使用或换用其他抗骨质疏松药物。RANKL 抑制剂停药后必须继以其他骨吸收抑制剂，防止增加的骨量快速丢失。

■ 促进骨形成药物：如重组人甲状旁腺激素［1-34，rhPTH（1-34）］能促进体内成骨细胞（OB）增殖和分化，抑制 OB 凋亡，使骨量增加，骨的力学强度增强。

■ 中药：为进一步改善患者症状，促进骨形成，提高骨密度，可使用骨康胶囊、金天格胶囊等中成药。

（八）出院标准

明确诊断，治疗无严重不良反应。

释义

■ 原发性骨质疏松症诊断明确，住院期间给予抗骨质疏松治疗，治疗无严重不良反应，提供后续长期治疗方案，患者可出院继续治疗。

（九）变异及原因分析

经检查发现继发性骨质疏松的病因或其他影响骨代谢的疾病，则退出本路径。

释义

■ 经检查发现继发性骨质疏松的病因或其他影响骨代谢的疾病，需要首先治疗原发病，则退出原发性骨质疏松路径。

五、原发性骨质疏松症临床路径给药方案

（一）用药选择

原发性骨质疏松症的治疗方案要根据患者的病情和临床特点，同时兼顾患者及其家庭的经济情况、生活方式和个人选择。

（二）药学提示

抑制骨吸收药物有以下几种：

1. 双膦酸盐类：双膦酸盐是焦磷酸盐的类似物，其中的 P-C-P 基团可防止双膦酸盐被水解酶水解，使其在体内能稳定存在。双膦酸盐可与骨矿盐结晶紧密结合，主要作用为抑制骨吸收，减少破骨细胞的募集和活化，抑制破骨细胞的活性和增加破骨细胞的凋亡。常用药物有阿仑膦酸钠、唑来膦酸等。肌酐清除率小于 35ml/min 者，禁忌使用。

2. 降钙素类：降钙素能特异地抑制破骨细胞活性，减少骨丢失。该药具有镇痛作用，适用于骨折和骨骼畸形引起的疼痛。目前用于临床的有鲑鱼降钙素及鳗鱼降钙素类似物。

3. 选择性雌激素受体调节剂（SERMs）：SERMs 在化学结构上与雌激素不同，但能够和体内各种类型靶细胞核内的雌激素受体结合，选择性激活或阻断雌激素样作用。目前用于临床的主要有雷洛昔芬，其对骨骼的作用与雌激素作用相似，使骨吸收降低。

4. 雌激素类：绝经激素治疗能够抑制骨转换，防止骨丢失。包括雌激素补充疗法、雌孕激素补充疗法。

5. 核因子 kappa-B 受体活化因子配体（RANKL）抑制剂：RANKL 抑制剂是一种核因子 kappa-B 受体活化因子配体（RANKL）的抑制剂，是特异性的 RANKL 单克隆抗体，能够抑制 RANKL 与破骨细胞上的受体 RANK 相结合，从而减少破骨细胞的形成、功能和存活，降低骨吸收、增加骨密度、改善骨强度，减少骨折发生。但停药后必须继以其他抑制骨吸收抑制药物，防止增加的骨量快速丢失。

6. 促进骨形成药物：重组人甲状旁腺激素（1-34）［rhPTH（1-34）］能促进体内成骨细胞增殖和分化，抑制凋亡，使骨量增加，骨的力学强度增强。但治疗时间不宜超过 2 年。

7. 其他药物：活性维生素 D 包括 1，25-双羟维生素 D_3（骨化三醇）和 1α 羟基维生素 D_3（α-骨化醇）。前者因不再需要经过肝脏和肾脏羟化酶羟化就有活性效应，而 1α 羟基维生素 D_3需要经 25 羟化酶羟化为 1，25-双羟维生素 D_3后才具活性效应。所以，活性维生素 D 及其类似物更适用于老年人或肝肾功能不全的患者。四烯甲萘醌是维生素 K_2 的一种同型物，是 γ-羧化酶的辅酶，动物实验和临床试验显示四烯甲萘醌可以促进骨形成，并有一定抑制骨吸收的作用。注意不能应用于服用华法林的患者。

中药：国内已有数种中成药经 CFDA 批准用于治疗原发性骨质疏松症，有缓解症状、减轻骨痛的疗效。主要的中药成分包括骨碎补总黄酮、淫羊藿苷和人工虎骨粉。

（三）注意事项

骨质疏松药物治疗需要严格遵循药物使用说明，注意药物不良反应的发生，定期监测肝肾功能、骨转换指标、骨密度变化。

六、原发性骨质疏松症护理规范

1. 规范护理，注意活动安全，避免坠床或跌倒。
2. 做好预防跌倒的患者宣教。
3. 静脉输注双膦酸盐制剂后，应注意休息，多饮水，定期监测体温，必要时对症降温处理。

七、原发性骨质疏松症营养治疗规范

1. 加强营养、均衡膳食，建议饮食中富含钙、低盐，可每日饮用牛奶 300ml 或等量奶制品；

保证适量的蛋白质摄入，推荐剂量为0.8~1.0g/kg。

2. 清淡饮食，避免过量饮用碳酸饮料、咖啡或浓茶。

八、原发性骨质疏松症患者健康宣教

1. 保持健康心态，积极配合医护的治疗。

2. 加强营养、均衡膳食，建议富含钙和蛋白质的饮食。

3. 充足日照：建议在阳光充足的情况下，11：00AM~3：00PM之间将颜面及四肢皮肤暴露于阳光下15~30分钟，每周至少2次。

4. 规律运动，建议进行有利于骨骼健康的体育运动和康复训练。

5. 遵循医嘱，长期抗骨质疏松治疗，定期随访。

九、推荐表单

（一）医师表单

原发性骨质疏松症临床路径医师表单

适用对象：第一诊断为原发性骨质疏松症（ICD-10：M80-M81）

患者姓名：	**性别：　　年龄：　　门诊号：**	**住院号：**
住院日期：　　年　月　日	**出院日期：**　　年　月　日	**标准住院日：**10~14天

时间	住院第1~3天	住院期间
主要诊疗工作	□ 询问病史及体格检查 □ 进行病情初步评估 □ 上级医师查房 □ 评估骨质疏松症的危险因素，对症治疗 □ 开化验单，完成病历书写	□ 上级医师查房 □ 核查辅助检查的结果是否有异常 □ 病情评估，进行必要的相关科室会诊 □ 向患者及其家属告知病情及诊治方案，签署相关知情同意书 □ 观察药物不良反应 □ 住院医师书写病程记录
重点医嘱	**长期医嘱：** □ 内分泌科护理常规 □ 一/二/三级护理（根据病情） □ 饮食 □ 视病情通知病重 □ 其他医嘱 **临时医嘱：** □ 血常规、尿常规、大便常规 □ 肝肾功能、血糖、电解质（包括血钙、磷）、血沉、24小时尿钙和磷、血甲状旁腺激素（PTH）、25（OH）D、血清Ⅰ型原胶原N端前肽（PINP）、血清Ⅰ型胶原C末端肽交联（S-CTX）、血气分析等检查项目 □ X线胸片、心电图、腹部B超 □ 胸、腰椎、骨盆及可疑骨折部位的X线检查 □ 骨密度（双能X线骨密度仪测） □ 其他医嘱	**长期医嘱：** □ 内分泌科护理常规 □ 一/二/三级护理（根据病情） □ 饮食 □ 用药依据病情下达 □ 患者既往基础用药 □ 其他医嘱 **临时医嘱：** □ 补充必要检查 □ 其他医嘱
病情变异记录	□ 无　□ 有，原因： 1. 2.	□ 无　□ 有，原因： 1. 2.
医师签名		

时间	出院前1~3天	住院第7~14天 （出院日）
主要诊疗工作	□ 上级医师查房 □ 评估治疗效果 □ 确定出院后治疗方案 □ 完成上级医师查房记录	□ 完成出院小结 □ 向患者交代出院后注意事项 □ 预约复诊日期
重点医嘱	**长期医嘱：** □ 内分泌科护理常规 □ 一/二级护理（根据病情） □ 根据不同病情选择治疗方案 □ 其他医嘱 **临时医嘱：** □ 补充完善有关检查根据需要，复查有关检查 □ 对症支持 □ 其他医嘱	**出院医嘱：** □ 出院带药 □ 门诊随诊
病情变异记录	□ 无 □ 有，原因： 1. 2.	□ 无 □ 有，原因： 1. 2.
医师签名		

（二）护士表单

原发性骨质疏松症临床路径护士表单

适用对象：第一诊断为原发性骨质疏松症（ICD-10：M80-M81）

患者姓名：	性别：　　年龄：　　门诊号：	住院号：
住院日期：　　年　月　日	出院日期：　　年　月　日	标准住院日：10~14 天

时间	住院第 1~3 天	住院第 4~6 天	住院第 7~14 天
健康宣教	□ 介绍主管医师、护士 □ 介绍环境、设施 □ 介绍住院注意事项 □ 向患者宣教（预防跌倒的宣教）	□ 主管护士与患者沟通，了解并指导心理应对 □ 宣教疾病知识、用药知识及特殊检查操作过程 □ 告知检查及操作前后饮食、活动及探视注意事项及应对方式	□ 康复和锻炼 □ 定时复查 □ 出院带药服用方法 □ 饮食休息等注意事项指导
护理处置	□ 核对患者、佩戴腕带 □ 建立入院护理病历 □ 卫生处置：剪指（趾）甲、沐浴、更换病号服	□ 随时观察患者病情变化 □ 遵医嘱正确使用抗骨质疏松药物 □ 协助医师完成各项检查化验	□ 办理出院手续 □ 书写出院小结
基础护理	□ 二级护理 □ 晨晚间护理 □ 患者安全管理	□ 二级护理 □ 晨晚间护理 □ 患者安全管理	□ 三级护理 □ 晨晚间护理 □ 患者安全管理
专科护理	□ 护理查体 □ 需要时填写跌倒及压疮防范表 □ 需要时请家属陪伴 □ 心理护理	□ 遵医嘱完成相关检查 □ 心理护理 □ 遵医嘱正确给药 □ 提供并发症征象的依据	□ 病情观察：评估患者生命体征，治疗后不良反应 □ 心理护理
重点医嘱	□ 详见医嘱执行单	□ 详见医嘱执行单	□ 详见医嘱执行单
病情变异记录	□ 无　□ 有，原因： 1. 2.	□ 无　□ 有，原因： 1. 2.	□ 无　□ 有，原因： 1. 2.
护士签名			

（三）患者表单

原发性骨质疏松症临床路径患者表单

适用对象：第一诊断为原发性骨质疏松症（ICD-10：M80-M81）

患者姓名：	性别：　　年龄：　　门诊号：		住院号：
住院日期：　　年　月　日	出院日期：　　年　月　日		标准住院日：10~14 天

时间	入院当日	住院期间（第 2~6 天）	住院第 7~14 天（出院日）
医患配合	□ 配合询问病史、收集资料，请务必详细告知既往史、用药史、过敏史 □ 配合进行体格检查 □ 有任何不适告知医师	□ 配合完善相关检查、化验，如采血、留尿、心电图、X 线胸片等 □ 医师向患者及家属介绍病情，如有异常检查结果需进一步检查 □ 配合用药及治疗 □ 配合医师调整用药 □ 有任何不适告知医师	□ 接受出院前指导 □ 知道复查程序 □ 获取出院诊断书
护患配合	□ 配合测量体温、脉搏、呼吸、血压、血氧饱和度、体重 □ 配合完成入院护理评估单（简单询问病史、过敏史、用药史） □ 接受入院宣教（环境介绍、病室规定、订餐制度、贵重物品保管等） □ 有任何不适告知护士	□ 配合测量体温、脉搏、呼吸，询问每日排便情况 □ 接受相关化验检查宣教，正确留取标本，配合检查 □ 有任何不适告知护士 □ 接受治疗 □ 注意活动安全，避免坠床或跌倒 □ 配合执行探视及陪伴 □ 接受疾病及用药等相关知识指导	□ 接受出院宣教 □ 办理出院手续 □ 获取出院带药 □ 指导服药方法、作用、注意事项 □ 知道复印病历方法
饮食	□ 正常普食	□ 正常普食	□ 正常普食
排泄	□ 正常排尿、便	□ 正常排尿、便	□ 正常排尿、便
活动	□ 适度活动	□ 适度活动	□ 适度活动

附：原表单（2011年版）

原发性骨质疏松症临床路径表单

适用对象：第一诊断为原发性骨质疏松症（ICD-10：M80-M81）

患者姓名：	**性别：** **年龄：** **门诊号：**	**住院号：**
住院日期： 年 月 日	**出院日期：** 年 月 日	**标准住院日：** 10~14天

时间	住院第1天	住院第2天
主要诊疗工作	□ 询问病史及体格检查 □ 完成病历书写 □ 完善辅助检查 □ 医师查房，初步确定诊断 □ 向患者及其家属告知病情及诊治方案，签署相关知情同意书 □ 完成首次病程记录等病历书写 □ 必要时上级医师查房，明确诊断，指导治疗 □ 完成医师查房记录 □ 必要时向患者及家属介绍病情变化及相关检查结果 □ 对症治疗	□ 上级医师查房 □ 完善入院检查项目 □ 继续对症治疗 □ 完成上级医师查房记录等病历书写 □ 进行必要的相关科室会诊
重点医嘱	**长期医嘱：** □ 内分泌病护理常规 □ 一/二/三级护理 □ 饮食 □ 视病情通知病重 □ 其他医嘱 **临时医嘱：** □ 血常规、尿常规、大便常规 □ 肝肾功能、血糖、电解质（包括血钙、磷）、血沉、24小时尿钙、磷、血气分析等检查项目 □ X线胸片、心电图、腹部B超 □ 胸、腰椎、骨盆及可疑骨折部位的X线检查 □ 骨密度（双能X线骨密度仪测） □ 其他医嘱	**长期医嘱：** □ 内分泌病护理常规 □ 一/二/三级护理 □ 饮食 □ 用药依据病情下达 □ 患者既往基础用药 □ 其他医嘱 **临时医嘱：** □ 补充必要检查 □ 其他医嘱
主要护理工作	□ 介绍病房环境、设施和设备 □ 入院护理评估 □ 宣教（预防跌倒的宣教）	□ 宣教（内分泌病知识） □ 观察患者病情变化 □ 按时评估病情，相应护理到位
病情变异记录	□ 无 □ 有，原因： 1. 2.	□ 无 □ 有，原因： 1. 2.
护士签名		
医师签名		

时间	住院第3~12天	住院第13~14天 （出院日）
主要诊疗工作	□ 三级医师查房 □ 复查血常规、肝肾功能 □ 根据体检、化验检查结果和既往资料，进行鉴别诊断和确定诊断 □ 疑有继发性骨质疏松或其他骨骼疾病者进行相应检查 □ 进行必要的相关科室会诊 □ 根据检查结果制订治疗方案 □ 注意观察治疗不良反应，并对症处理 □ 完成病程记录	□ 上级医师查房，进行评估，确定有无治疗不良反应，明确是否出院 □ 完成出院记录、病案首页、出院证明书等 □ 向患者交代出院后的注意事项，如返院复诊的时间、地点，发生紧急情况时的处理等
重点医嘱	**长期医嘱：** □ 一/二/三级护理 □ 饮食 □ 根据不同病情选择治疗方案 □ 其他医嘱 **临时医嘱：** □ 补充完善有关检查 □ 对症支持 □ 其他医嘱	**出院医嘱：** □ 出院带药 □ 定期门诊随访
主要护理工作	□ 观察患者病情变化 □ 心理与生活护理	□ 出院带药服用指导 □ 特殊护理指导 □ 交代常见的药物不良反应，嘱其定期门诊复诊
病情变异记录	□ 无 □ 有，原因： 1. 2.	□ 无 □ 有，原因： 1. 2.
护士签名		
医师签名		

第二十六章

原发性甲状旁腺功能亢进症临床路径释义

【医疗质量控制指标】（专家建议）

指标一、诊断需结合临床表现和生化检查，并通过影像学检查明确肿瘤定位。

指标二、高钙危象患者应及时给予积极处理。

指标三、应注意骨骼、泌尿系统并发症的评估，必要时给予相应治疗。

指标四、对于未手术的病例，应注意长期随访监测。

一、原发性甲状旁腺功能亢进症编码

疾病名称与编码：原发性甲状旁腺功能亢进症（ICD-10：E21.0）

二、临床路径检索方法

E21.0

三、国家医疗保障疾病诊断相关分组（CHS-DRG）

MDC 编码：MDCK（内分泌、营养、代谢疾病及功能障碍）

ADRC 编码：KT1（内分泌疾患）

四、原发性甲状旁腺功能亢进症临床路径标准住院流程

（一）适用对象

第一诊断为原发性甲状旁腺功能亢进症（ICD-10：E21.0）。

释义

■ 原发性甲状旁腺功能亢进症（primary hyperparathyroidism，PHPT）是甲状旁腺分泌过多的甲状旁腺激素（parathyroid hormone，PTH）引起的钙、磷和骨代谢紊乱的一种全身性疾病，经典表现为骨吸收增加为特征的骨骼病变、肾脏钙化或泌尿系结石、高钙血症和低磷血症等。随着临床疾病谱的演变，也有患者无上述典型临床表现。

（二）诊断依据

根据《协和内分泌代谢学》（史轶蘩，科学出版社，1999 年）、《Williams textbook of endocrinology》（Wilson JD，第 9 版，Harcourt Publishers Limited，1998 年）、《临床诊疗指南 · 内分泌学分册》（中华医学会，人民卫生出版社）、《骨质疏松症和骨矿盐疾病诊疗指南》（中华医学会，人民卫生出版社，2007）和《原发性甲状旁腺功能亢进症诊疗指南》（中华医学会骨质疏松和骨矿盐疾病分会、内分泌分会代谢性骨病组合编，2014）。

1. 临床表现：骨痛、病理性骨折、泌尿系结石或无症状等。

2. 血总钙、游离钙和血甲状旁腺素水平升高或高钙抑制试验 PTH 不被抑制；对于血钙水平正常的原发性甲状旁腺功能亢进症，需除外继发性甲状旁腺功能亢进症。

3. 可有消化系统、心血管系统、神经系统等表现。
4. 排除继发性和三发性甲状旁腺功能亢进症，以及其他原因导致的高钙血症等。

释义

临床表现：骨痛、病理性骨折、泌尿系结石、消化系统症状、神经系统症状等。

■ 经典的PHPT临床表现主要包括高钙血症相关症状、骨骼病变及泌尿系统病变等三组症状。①骨骼受累方面：临床上主要表现为全身弥漫性、逐渐加重的骨关节疼痛及/或压痛，承重部位更为突出，如下肢和腰椎。可出现活动受限、卧床不起，可出现病理性骨折。骨密度减低，严重者可有骨畸形，如驼背、胸廓塌陷、骨盆变形、脊柱侧弯或后突等，可有身高缩短。②泌尿系统方面：尿钙和尿磷排出增多，患者常可出现多饮、多尿。发生反复的泌尿系统结石或肾脏钙化（钙磷复合物在肾间质的沉积），临床表现为肾绞痛、血尿、尿砂石等，易合并泌尿系统感染。部分患者可出现肌酐清除率的下降甚至肾功能不全。③血钙水平增高还可影响多个系统：神经肌肉系统的表现包括淡漠、嗜睡、性格改变、智力发育迟钝、记忆力减退、肌张力减低、易疲劳、四肢肌肉（尤其是近端肌肉）软弱等，少数患者可出现肌肉萎缩、腱反射减弱。消化系统方面，高血钙使神经肌肉兴奋性降低、胃肠道平滑肌张力减低、胃肠蠕动减慢，表现为食欲缺乏、恶心、呕吐、腹胀腹痛、便秘、胃灼热等；高钙血症刺激胃泌素分泌、胃酸分泌增多，可引起消化性溃疡；高血钙可激活胰蛋白酶，引起急、慢性胰腺炎。心血管系统方面，高钙血症可促进血管平滑肌收缩、血管钙化，PHPT患者中高血压及心血管疾病发生比例增高，心电图可出现Q-T间期缩短，严重者可致心律失常。

■ PHPT患者血清总钙值持续性或波动性增高，少数人可正常，需要多次重复测定，血浆游离钙水平更为敏感和准确。测定血PTH水平并结合血钙水平可直接评估甲状旁腺功能。PHPT患者典型的改变为高钙血症同时PTH水平升高。高钙血症时血PTH水平位于正常范围内中值或偏高水平者也支持PHPT的诊断，对于不典型患者或正常血钙型PHPT患者，可考虑应用高钙抑制试验，PHPT患者静脉滴注钙剂使血钙升高后PTH分泌仍不受抑制。

■ 骨骼X线平片特征包括：①骨骼的广泛脱钙、骨质稀疏，常为全身性，以胸腰椎、扁骨、掌骨和肋骨最常见，显示密度减低；②特征性的骨膜下吸收，以指骨最为常见，外侧骨膜下皮质呈不规则锯齿样，可进展为广泛的皮质吸收，皮质骨骨吸收改变还可见于远端指骨的末端、锁骨外1/3下方的皮质、尺骨远端、股骨颈和耻骨下缘以及胫骨近端内侧；③骨囊性变或纤维囊性骨炎，常为多发，内含棕色浆液或黏液，易发生在掌骨、肋骨骨干的中央髓腔部分或骨盆，可进展并破坏表面的皮质；“棕色瘤”，由大量多核破骨细胞（“巨细胞”）混杂基质细胞、基质组成，常发生在颌骨、长骨、肋骨的小梁部分；④病理性骨折；⑤颅骨在影像上可表现为有细小斑点的“砂粒样”改变，内外板界限消失；⑥典型的齿槽像表现为牙槽板由于骨膜下吸收而受侵蚀或消失，经常发展至邻近的下颌骨。

■ 泌尿系统超声或腹部X线检查可发现结石或肾脏钙化。

■ 鉴别诊断包括：高PTH血症的鉴别诊断，如家族性低尿钙性高钙血症、继发和三发性甲状旁腺功能亢进症、长期服用锂剂等；高钙血症的鉴别诊断，如肿瘤、肉芽肿性疾病、药物等；骨病的鉴别诊断，如骨软化症、肾性骨营养不良、原发性骨质疏松症等其他代谢性骨病和多发性骨髓瘤等；泌尿系结石的鉴别诊断等。

（三）治疗方案的选择

根据《协和内分泌代谢学》（史轶蘩主编，科学出版社，1999 年，第 1 版）、《Williams textbook of endocrinology》（Wilson JD 主编，Harcourt Publishers Limited，1998 年，第九版）、《临床诊疗指南·内分泌及代谢性疾病分册》（中华医学会编著，人民卫生出版社，2005）和《原发性甲状旁腺功能亢进症诊疗指南》[中华医学会骨质疏松和骨矿盐疾病分会，中华医学会内分泌分会代谢性骨病学组，中华骨质疏松和骨矿盐疾病杂志，2014，7（3）：187-198.]。

1. 甲状旁腺手术作为有症状或有并发症的原发性甲状旁腺功能亢进症患者的首选治疗，术后酌情补充钙剂及维生素 D 制剂，必要时还可加用其他抗骨质疏松药物。对于无症状性原发性甲状旁腺功能亢进症患者，符合以下 1 条标准也建议手术：①高钙血症，血钙高于正常上限 0. 25mmol/L（1mg/dl）；②肾脏损害，肌酐清除率＜60ml/min；③任何部位骨密度值低于峰值骨量 2. 5 个标准差（T 值＜-2. 5）和/或出现脆性骨折；④年龄＜50 岁；⑤患者不能接受常规随访。

2. 急症治疗：适用于高钙危象患者（血 Ca≥3. 5mmol/L）。

（1）扩容、促进尿钙排泄。

（2）抑制骨吸收药物：降钙素、静脉用双膦酸盐。

（3）纠正电解质紊乱，如低血钾。

（4）透析。

3. 药物治疗适用于：

（1）不符合手术适应证。

（2）拒绝或不能耐受手术者。

可使用双膦酸盐、降钙素、雌激素或选择性雌激素受体调节剂（绝经后女性患者）等。

释义

■ 手术切除病变甲状旁腺为 PHPT 的首选也是唯一能够治愈的治疗。对于血钙水平明显升高或曾有危及生命的高钙血症病史、有症状或并发症的患者均应考虑手术治疗。对于无症状患者，国外指南推荐以下情况建议手术：①年龄在 50 岁以下；②血钙水平高于上限 0. 25mmol/L（1mg/dl）；③任何部位（腰椎、全髋、股骨颈及桡骨远端 1/3）骨密度 T 值＜-2. 5 或存在椎体骨折；④肌酐清除率＜60ml/min，24 小时尿钙＞400mg 或泌尿系结石风险增加，影像学检查证实存在泌尿系结石。对于骨骼病变比较严重、术后出现低钙血症患者应考虑钙剂和维生素 D 制剂的补充。

■ 高钙血症造成的各系统功能紊乱会影响病因治疗，严重时高钙危象可危及生命，短期治疗通常能有效地缓解急性症状、避免高钙危象造成的死亡，争取时间确定和去除病因。对高钙血症的治疗取决于血钙水平和临床症状。通常对轻度高钙血症、无临床症状的患者，建议多饮水，避免脱水及可能升高血钙的药物，一般不需加用降低血钙的药物；对有症状、体征的中度高钙血症患者，需积极治疗。当血钙大于 3. 5mmol/L 时，无论有无临床症状，均需立即采取有效措施降低血钙水平。治疗原则包括扩容、促进尿钙排泄、抑制骨吸收等，目前常用的抑制骨吸收药物为降钙素和静脉双膦酸盐。静脉使用双膦酸盐是迄今为止最有效的治疗高钙血症的方法，起效需 2~4 日，达到最大效果需 4~7 日，大部分患者血钙能降至正常水平，效果可持续 1~3 周。国内目前有帕米膦酸钠（pamidronate）、唑来膦酸

（zoledronic acid）和伊班膦酸钠（lbandronate）用于临床。帕米膦酸钠推荐剂量为30~60mg 1次静脉点滴，通常加入500ml液体中输注4小时以上。唑来膦酸推荐剂量为4mg 1次静脉点滴，通常加入100ml液体中，静脉滴注15分钟以上。用药前需要查肾功能，要求肌酐清除率＞35ml/min。降钙素起效快，不良反应少，但效果不如双膦酸盐显著。使用降钙素2~6小时，血钙可平均下降0.5mmol/L。常用剂量为：鲑鱼降钙素2~8 U/kg或鳗鱼降钙素0.4~1.6U/kg，皮下或肌内注射，每6~12小时重复注射。降钙素半衰期短，每日需多次注射。但其降低血钙的效果存在脱逸现象（多在72~96小时内），不适于长期用药。因而降钙素多适用于高钙危象患者，短期内可使血钙水平降低，用于双膦酸盐药物起效前的过渡期。对于上述治疗无效或不能应用的高钙危象患者，还可使用低钙或无钙透析液进行腹透或血透，治疗顽固性或肾功能不全的高钙危象，可达到迅速降低血钙水平的目的。

■ 对于血钙水平升高程度较轻的无症状患者或不能耐受手术的患者需要进行随访，至少半年1次，随访过程中应监测症状或体征、血压、血钙水平、肾功能等。对于无症状性或轻型PHPT，国外学者多数建议每年监测一次血清钙和肌酐水平，每1~2年行骨密度检查。不能或不愿手术治疗的患者必须注意保持足够的水化，避免制动，尽量避免使用噻嗪类利尿剂及锂剂，伴随明显呕吐或腹泻时需要进行积极的处理。药物治疗手段有限，对大多数患者仍缺乏与手术效果相当的有效、安全的治疗药物。少量相关的临床研究显示双膦酸盐可维持或增加PHPT患者的骨密度，国外研究显示拟钙化合物（calcimimetics）可降低PHPT患者血钙及PTH水平，目前H_2受体阻滞剂临床已基本不再应用。

（四）标准住院日为10~14天

释义

■ 如果患者条件允许或部分检查在门诊已完成者，住院时间可以低于上述住院天数。若无其他明显应退出本路径的变异，仅在住院日数上有小的出入，并不影响纳入路径。

（五）进入路径标准

1. 第一诊断必须符合ICD-10：E21.0原发性甲状旁腺功能亢进症疾病编码。
2. 生化检查指标符合需要住院指征：血总钙或游离钙水平升高，或血甲状旁腺素（PTH）水平升高或不被抑制。
3. 当患者同时具有其他疾病诊断时，但住院期间不需要特殊处理，也不影响第一诊断的临床路径流程实施时，可以进入路径。

释义

■ 患者同时具有其他疾病或出现肾功能不全等严重并发症影响第一诊断的临床路径流程实施时均不适合进入临床路径。

■ 甲状旁腺癌、遗传性PHPT（如多发性内分泌腺瘤病（MEN）相关的PHPT），以及近年来提出的正常血钙性PHPT（normocalcemic PHPT）患者不适合进入本临床路径。

（六）住院期间检查项目

1. 必需的检查项目：

（1）血常规、尿常规、便常规。

（2）肝肾功能、血糖、电解质。

（3）X线胸片、心电图、腹部B超、颈部B超。

（4）骨骼疼痛或骨折部位X线片。

（5）多次测定血钙、磷、碱性磷酸酶，血清PTH，24小时尿钙、磷。

2. 根据患者情况可选择的检查项目：

（1）头颅、双手、骨盆及四肢长骨X线片，胸腰椎X线片。

（2）腹部X线平片、泌尿系统超声。

（3）甲状旁腺核素扫描、颈部及胸部（纵膈）CT、DXA测定骨密度、全身骨扫描。

（4）血清25（OH）-D、血清25（OH）$_2$-D$_3$、血浆游离钙、骨生化指标、血气分析。

（5）腹部CT，胰淀粉酶。

（6）排查家族性或综合征性甲状旁腺功能亢进症，如多发性内分泌腺瘤病等。

释义

■ 部分检查可以在门诊完成。

■ 需要多次测定血钙以明确定性诊断并及时发现和处理高钙危象。

■ 根据病情部分检查可以不进行，例如，如无相关症状及体征，可不行腹部CT、胰淀粉酶检查。

■ 如果准备手术还应完善术前相关检查，如凝血功能、必要的肝炎病毒学指标等。

（七）治疗方案与药物选择

1. 甲状旁腺手术作为有症状或有并发症的原发性甲状旁腺功能亢进症患者的首选治疗，术后根据血钙水平及骨骼系统受累情况酌情给予补充钙剂及维生素D制剂，注意监测血钙及24小时尿钙水平，必要时监测血25-OH维生素D及PTH水平。必要时还可加用其他抗骨质疏松药物。

2. 急症治疗：适用于高钙危象患者（血钙≥3.5mmol/L）。

（1）扩容、促进尿钙排泄：使用生理盐水补充细胞外液容量。容量补足后可同时使用呋塞米。注意电解质（血钾）变化和患者（尤其是老年患者）心功能、肾功能。

（2）骨吸收抑制剂：双膦酸盐（静脉）和/或降钙素类药物（肌内或皮下注射）。

（3）透析：上述措施无效时，可选择透析。

（八）出院标准

血钙下降。

释义

■ 血钙水平维持至安全范围后，如病变甲状旁腺定位检查明确且符合手术指征可转外科或出院等外科床位；如定位检查不明确或不符合手术指征、不愿手术者，可出院门诊随诊，监测血钙水平并视病情给予相应药物治疗。

■ 如果出现并发症，是否需要继续住院处理，由主管医师具体决定。

（九）变异及原因分析

甲状旁腺癌、合并多发性内分泌腺瘤病（MEN）、出现急性胰腺炎、肾功能减退、心律失常者不适用该路径。

释义

■ 微小变异：因为医院检验项目的及时性，不能按照要求完成检查；因为节假日不能按照要求完成检查；患者不愿配合完成相应检查，短期不愿按照要求出院随诊。

■ 重大变异：因基础疾病需要进一步诊断和治疗；因各种原因需要其他治疗措施；医院与患者或家属发生医疗纠纷，患者要求离院或转院；不愿按照要求出院随诊而导致入院时间明显延长。甲状旁腺癌（尤其合并转移或多次复发）者高钙血症较为顽固、定位诊断及治疗常存在困难，不适用本路径。遗传性 PHPT，如 MEN 患者除甲状旁腺受累外，合并其他多个内分泌腺体受累，需要进行相应评估和处理，不适用本路径。出现严重并发症，如急性胰腺炎、高钙危象导致严重心律失常、肾功能不全者应退出该路径。

五、原发性甲状旁腺功能亢进症临床路径给药方案

（一）用药选择

PHPT 首选手术治疗，在手术前，对有症状、体征的中度高钙血症患者，需积极处理。当血钙大于 3. 5mmol/L 时，无论有无临床症状，均需立即采取有效措施降低血钙水平。治疗原则包括扩容、促进尿钙排泄、抑制骨吸收等，目前常用的抑制骨吸收药物为降钙素和静脉双膦酸盐。

静脉使用双膦酸盐是迄今为止最有效的治疗高钙血症的方法，起效需 2~4 日，达到最大效果需4~7 日，大部分患者血钙能降至正常水平，效果可持续 1~3 周。

国内目前有帕米膦酸钠（Pamidronate）、唑来膦酸（Zoledronic acid）和伊班膦酸钠（Ibandronate）用于临床。帕米膦酸钠推荐剂量为 30~60mg 1 次静脉点滴，通常加入 500ml 液体中输注 4 小时以上。唑来膦酸推荐剂量为 4mg 一次静脉点滴，通常加入 100ml 液体中，静脉滴注 15 分钟以上。降钙素起效快，不良反应少，但效果不如双膦酸盐显著。使用降钙素 2~6 小时，血钙可平均下降 0. 5mmol/L。常用剂量为：鲑鱼降钙素 2~8 IU/kg，鳗鱼降钙素 0. 4~1. 6U/kg，皮下或肌内注射，每 6~12 小时重复注射。对于上述治疗无效或不能应用的高钙危象患者，还可使用低钙或无钙透析液进行腹透或血透，治疗顽固性或肾功能不全的高钙危象，可达到迅速降低血钙水平的目的。

对于不能手术或拒绝手术的患者，药物治疗手段有限，对大多数患者仍缺乏与手术效果相当

的有效、安全的治疗药物。少量相关的临床研究显示双膦酸盐（如阿仑膦酸钠）可维持或增加 PHPT 患者的骨密度，国外研究显示拟钙化合物（calcimimetics）可降低 PHPT 患者血钙及 PTH 水平。

（二）药学提示

1. 对于静脉双膦酸盐，用药前需要查肾功能，要求肌酐清除率> 35ml/min。药物常见不良反应包括一过性发热、骨痛、肌痛等类流感样症状，多可通过充分水化、解热镇痛药对症处理缓解。口服双膦酸盐常见不良反应为胃肠道反应，包括上腹痛、反酸等食管炎和胃溃疡症状。双膦酸盐类药物罕见不良反应包括肾功能损害、颌骨坏死等。

2. 降钙素类药物少数患者可有面部潮红、恶心等不良反应，偶有过敏试验，参照说明书要求确定是否行过敏试验。

（三）注意事项

1. 双膦酸盐类药物使用前需要查肾功能，保证足够的输液时间和充分水化；对患有严重口腔疾病或需要接受牙科手术的患者不建议使用双膦酸盐。

2. 降钙素半衰期短，每日需多次注射。但其降低血钙的效果存在脱逸现象（多在 72~96 小时内），不适于长期用药。因而降钙素多适用于高钙危象患者，短期内可使血钙水平降低，在用于纠正高钙血症时多用于双膦酸盐药物起效前的过渡期。

六、原发性甲状旁腺功能亢进症护理规范

1. 协助患者监测出入量，鼓励原发性甲旁亢患者多饮水，避免腹泻等导致脱水的情况，保证足够的尿量；避免长期制动；避免应用可能导致血钙升高的合并用药（如噻嗪类利尿剂）。

2. 对骨骼系统明显受累的患者，进行预防跌倒的宣教，必要时协助活动，避免跌倒及外伤，预防骨折；如需应用抗骨质疏松药物，向患者宣教正确的服药方法及注意事项。

3. 对于高钙危象患者，记录出入量及生命体征，尤其是应用静脉双膦酸盐的患者，监测体温，必要时给予解热镇痛类药物对症处理。

七、原发性甲状旁腺功能亢进症营养治疗规范

1. 多饮水，保证足够尿量，心肾功能正常、无高血压的患者饮食可偏咸，以促进尿钙排泄。

2. 正常钙饮食，可适当摄入奶制品，但额外补充钙剂应谨慎；适当户外活动及日照，尽量避免维生素 D 缺乏状态。

八、原发性甲状旁腺功能亢进症患者健康宣教

1. 多饮水，避免脱水；避免合并应用可能升高血钙的药物，如噻嗪类利尿剂、锂剂等。

2. 正常钙饮食，可摄入适量奶制品。

3. 适当户外活动及日照，促进皮肤维生素 D 的合成，活动过程中注意防跌倒及外伤，预防骨折。

4. 合并泌尿系结石的患者，保证足够尿量。

5. 合并骨质疏松的患者，遵医嘱规律服用抗骨质疏松药物，并定期行血尿生化检测调整用药。

6. 病变甲状旁腺切除术后，可增加含钙丰富食物的摄入，遵医嘱补充钙剂及维生素 D 制剂，以促进骨骼病变的修复。

7. 未手术的患者，需要定期监测血钙、PTH、24 小时尿钙、肾功、骨密度等检查；如出现血钙进一步升高相关临床表现，如食欲缺乏、恶心、呕吐、神志改变等，及时检查血钙，及时处理。

九、推荐表单

（一）医师表单

原发性甲状旁腺功能亢进症临床路径医师表单

适用对象：第一诊断为原发性甲状旁腺功能亢进症（ICD-10：E21.0）

患者姓名：	性别：　　年龄：　　门诊号：	住院号：
住院日期：　　年　月　日	出院日期：　　年　月　日	标准住院日：10~14天

时间	住院第1天	住院第2天
主要诊疗工作	□ 询问病史及体格检查 □ 完成病历书写 □ 完善辅助检查 □ 医师查房，初步确定诊断 □ 对症支持治疗 □ 向患者及其家属告知病情及诊治方案，签署相关知情同意书、病重或病危通知书（必要时） □ 完成首次病程记录等病历书写 □ 必要时上级医师查房，明确诊断，指导治疗 □ 完成医师查房记录 □ 必要时向患者及家属介绍病情变化及相关检查结果	□ 上级医师查房 □ 完善入院检查项目 □ 继续对症支持治疗 □ 进行必要的相关科室会诊 □ 住院医师完成上级医师查房记录等病历书写 □ 向患者及家属交代病情及其注意事项
重点医嘱	**长期医嘱：** □ 内分泌疾病护理常规 □ 一/二/三级护理 □ 饮食 □ 视病情通知病重或病危 □ 记24小时出入量 □ 其他医嘱 **临时医嘱：** □ 血常规、尿常规、大便常规 □ 肝肾功能、血糖、电解质、血沉、血气分析、PTH、25（OH）$_2$-D$_3$、骨转换指标、24小时尿钙磷 □ 胸片、心电图、腹部B超、颈部B超、颈胸部CT（必要时） □ 高钙危象患者立即给予补液，降钙素，纠正脱水基础上可应用呋塞米，必要时静脉双膦酸盐治疗 □ 一般的高钙血症患者给予相应降钙处理 □ 其他医嘱	**长期医嘱：** □ 内分泌疾病护理常规 □ 一/二/三级护理 □ 饮食 □ 患者既往基础用药 □ 其他医嘱 **临时医嘱：** □ 骨骼疼痛部位/骨折部位及胸腰椎X线片 □ 甲状旁腺放射性核素检查 □ 复查异常指标 □ 其他医嘱
主要护理工作	□ 详见护士表单	□ 详见护士表单
病情变异记录	□ 无　□ 有，原因： 1. 2.	□ 无　□ 有，原因： 1. 2.
医师签名		

<table>
<tr><th>时间</th><th>住院第 3~12 天</th><th>住院第 13~14 天
（出院日）</th></tr>
<tr><td>主要诊疗工作</td><td>□ 三级医师查房
□ 监测血钙、磷、碱性磷酸酶，血清 PTH、24 小时尿钙、磷
□ 全身骨扫描、骨密度检查
□ 泌尿系统超声
□ 进行除外 MEN 的相关筛查
□ 完善病变甲状旁腺的定位检查
□ 根据体检、辅助检查，进行鉴别诊断和确定诊断
□ 根据其他检查结果进行鉴别诊断，判断是否合并其他疾病
□ 对症处理，纠正脱水及电解质紊乱
□ 定位诊断明确后联系外科会诊
□ 完成病程记录</td><td>□ 上级医师查房，进行评估，确定有无并发症情况，明确是否出院
□ 完成出院记录、病案首页、出院证明书等
□ 向患者交代出院后的注意事项，如返院复诊的时间、地点，发生紧急情况时的处理等</td></tr>
<tr><td>重点医嘱</td><td>□ 长期医嘱（视情况可第一天起开始治疗）：
□ 一/二/三级护理
□ 饮食
□ 患者既往基础用药
□ 纠正电解质紊乱
□ 不能或拒绝手术者内科治疗高钙血症
□ 其他医嘱
临时医嘱：
□ 复查血常规
□ 复查血生化、电解质
□ 监测血 Ca、P、ALP、iCa、PTH 及 24 小时尿 Ca
□ 对症支持
□ 其他医嘱</td><td>出院医嘱：
□ 出院带药
□ 定期门诊随访
□ 监测血 Ca、P、ALP、iCa、PTH 及 24 小时尿 Ca
□ 定期复查肾功能、骨密度</td></tr>
<tr><td>主要护理工作</td><td>□ 详见护士表单</td><td>□ 详见护士表单</td></tr>
<tr><td>病情变异记录</td><td>□ 无　□ 有，原因：
1.
2.</td><td>□ 无　□ 有，原因：
1.
2.</td></tr>
<tr><td>医师签名</td><td></td><td></td></tr>
</table>

（二）护士表单

原发性甲状旁腺机能亢进症临床路径护士表单

适用对象：第一诊断为原发性甲状旁腺机能亢进症（ICD-10：E21.0）

患者姓名：	**性别：　　年龄：　　门诊号：**	**住院号：**
住院日期：　　年　月　日	**出院日期：**　　年　月　日	**标准住院日：**10~14 天

时间	住院第 1 天	住院第 2 天
健康宣教	□ 介绍主管医师、护士 □ 介绍环境、设施 □ 介绍住院注意事项 □ 向患者宣教（预防跌倒的宣教）	□ 主管护士与患者沟通，了解并指导心理应对 □ 宣教疾病知识、用药知识及特殊检查操作过程 □ 告知检查及操作前后饮食、活动及探视注意事项及应对方式
护理处置	□ 核对患者、佩戴腕带 □ 建立入院护理病历 □ 卫生处置：剪指甲、沐浴、更换病号服	□ 随时观察患者病情变化 □ 遵医嘱正确使用抗骨质疏松药物 □ 协助医生完成各项检查化验
基础护理	□ 一/二/三级护理 □ 晨晚间护理 □ 患者安全管理	□ 一/二/三级护理 □ 晨晚间护理 □ 患者安全管理
专科护理	□ 护理查体 □ 需要时填写跌倒及压疮防范表 □ 需要时请家属陪伴 □ 心理护理	□ 遵医嘱完成相关检查 □ 心理护理 □ 遵医嘱正确给药 □ 提供并发症征象的依据
重点医嘱	□ 详见医嘱执行单	□ 详见医嘱执行单
病情变异记录	□ 无　□ 有，原因： 1. 2.	□ 无　□ 有，原因： 1. 2.
护士签名		

时间	住院第 3~12 天	住院第 13~14 天 （出院日）
健康宣教	□ 主管护士与患者沟通，了解并指导心理应对 □ 宣教疾病知识、用药知识及特殊检查操作过程 □ 告知检查及操作前后饮食、活动及探视注意事项及应对方式	□ 康复和锻炼 □ 定时复查 □ 出院带药服用方法 □ 饮食休息等注意事项指导
护理处置	□ 随时观察患者病情变化 □ 遵医嘱正确使用抗骨质疏松药物 □ 协助医生完成各项检查化验	□ 办理出院手续 □ 书写出院小结
基础护理	□ 一/二/三级护理 □ 晨晚间护理 □ 患者安全管理	□ 三级护理 □ 晨晚间护理 □ 患者安全管理
专科护理	□ 遵医嘱完成相关检查 □ 心理护理 □ 遵医嘱正确给药 □ 提供并发症征象的依据	□ 病情观察：评估患者生命体征，治疗后不良反应 □ 心理护理
重点医嘱	□ 详见医嘱执行单	□ 详见医嘱执行单
病情变异记录	□ 无　□ 有，原因： 1. 2.	□ 无　□ 有，原因： 1. 2.
护士签名		

（三）患者表单

原发性甲状旁腺功能亢进症临床路径患者表单

适用对象：第一诊断为原发性甲状旁腺功能亢进症（ICD-10：E21.0）

患者姓名：	性别：　年龄：　门诊号：	住院号：
住院日期：　年　月　日	出院日期：　年　月　日	标准住院日：10~14 天

时间	住院第 1 天	住院第 2 天
医患配合	□ 配合询问病史、收集资料，请务必详细告知既往史、用药史、过敏史 □ 配合进行体格检查 □ 有任何不适告知医师	□ 配合完善相关检查、化验，如采血、留尿、心电图、X 线胸片等 □ 医师向患者及家属介绍病情，如有异常检查结果需进一步检查 □ 配合用药及治疗 □ 配合医师调整用药 □ 有任何不适告知医师
护患配合	□ 配合测量体温、脉搏、呼吸、血压、血氧饱和度、体重 □ 配合完成入院护理评估单（简单询问病史、过敏史、用药史） □ 接受入院宣教（环境介绍、病室规定、订餐制度、贵重物品保管等） □ 有任何不适告知护士	□ 配合测量体温、脉搏、呼吸，询问每日排便情况 □ 接受相关化验检查宣教，正确留取标本，配合检查 □ 有任何不适告知护士 □ 接受治疗 □ 注意活动安全，避免坠床或跌倒 □ 配合执行探视及陪伴 □ 接受疾病及用药等相关知识指导
饮食	□ 正常普食	□ 正常普食
排泄	□ 正常排尿、便	□ 正常排尿、便
活动	□ 适度活动 □ 避免跌倒	□ 适度活动 □ 避免跌倒

时间	住院第 3~12 天	住院第 13~14 天 （出院日）
医患配合	□ 配合完善相关检查、化验，如采血、留尿、心电图、X 线胸片等 □ 医师向患者及家属介绍病情，如有异常检查结果需进一步检查 □ 配合用药及治疗 □ 配合医师调整用药 □ 有任何不适告知医师	□ 接受出院前指导 □ 知道复查程序 □ 获取出院诊断书
护患配合	□ 配合测量体温、脉搏、呼吸，询问每日排便情况 □ 接受相关化验检查宣教，正确留取标本，配合检查 □ 有任何不适告知护士 □ 接受治疗 □ 注意活动安全，避免坠床或跌倒 □ 配合执行探视及陪伴 □ 接受疾病及用药等相关知识指导	□ 接受出院宣教 □ 办理出院手续 □ 获取出院带药 □ 知道服药方法、作用、注意事项 □ 知道复印病历方法
饮食	□ 正常普食	□ 正常普食
排泄	□ 正常排尿、便	□ 正常排尿、便
活动	□ 适度活动 □ 避免跌倒	□ 适度活动 □ 避免跌倒

附：原表单（2011 年版）

原发性甲状旁腺功能亢进症临床路径表单

适用对象：第一诊断为原发性甲状旁腺功能亢进症（ICD-10：E21.0）

患者姓名：	性别：　年龄：　门诊号：	住院号：
住院日期：　年　月　日	出院日期：　年　月　日	标准住院日：10~14 天

时间	住院第 1 天	住院第 2 天
主要诊疗工作	□ 询问病史及体格检查 □ 完成病历书写 □ 完善辅助检查 □ 医师查房，初步确定诊断 □ 对症支持治疗 □ 向患者及其家属告知病情及诊治方案，签署相关知情同意书、病重或病危通知书（必要时） □ 完成首次病程记录等病历书写 □ 必要时上级医师查房，明确诊断，指导治疗 □ 完成医师查房记录 □ 必要时向患者及家属介绍病情变化及相关检查结果	□ 上级医师查房 □ 完善入院检查项目 □ 继续对症支持治疗 □ 进行必要的相关科室会诊 □ 住院医师完成上级医师查房记录等病历书写 □ 向患者及家属交代病情及其注意事项
重点医嘱	**长期医嘱：** □ 内分泌疾病护理常规 □ 一/二/三级护理 □ 饮食 □ 视病情通知病重或病危 □ 记 24 小时出入量 □ 其他医嘱 **临时医嘱：** □ 血常规、尿常规、大便常规 □ 肝肾功能、血糖、电解质、血沉、血气分析、PTH、25 $(OH)_2$-D_3 □ X 线胸片、心电图、腹部 B 超、颈部 B 超、颈胸部 CT □ 高钙危象患者立即给予补液、呋塞米、降钙素，必要时静脉双膦酸盐治疗 □ 一般的高钙血症患者给予相应降钙处理 □ 其他医嘱	**长期医嘱：** □ 内分泌疾病护理常规 □ 一/二/三级护理 □ 饮食 □ 患者既往基础用药 □ 其他医嘱 **临时医嘱：** □ 骨骼疼痛部位/骨折部位及胸腰椎 X 线片 □ 甲状旁腺放射性核素检查 □ 复查异常指标 □ 其他医嘱
主要护理工作	□ 介绍病房环境、设施和设备 □ 入院护理评估 □ 严密观察患者病情变化	□ 宣教（内分泌病知识） □ 观察患者病情变化 □ 按时评估病情，相应护理到位
病情变异记录	□ 无　□ 有，原因： 1. 2.	□ 无　□ 有，原因： 1. 2.
护士签名		
医师签名		

时间	住院第 3~12 天	住院第 13~14 天 （出院日）
主要诊疗工作	□ 三级医师查房 □ 监测血钙、磷、碱性磷酸酶，血清 PTH、24 小时尿钙、磷 □ 全身骨扫描、骨密度检查 □ 泌尿系统超声 □ 进行除外 MEN 的相关筛查 □ 完善病变甲状旁腺的定位检查 □ 根据体检、辅助检查，进行鉴别诊断和确定诊断 □ 根据其他检查结果进行鉴别诊断，判断是否合并其他疾病 □ 对症处理，纠正脱水及电解质紊乱 □ 定位诊断明确后联系外科会诊 □ 完成病程记录	□ 上级医师查房，进行评估，确定有无并发症情况，明确是否出院 □ 完成出院记录、病案首页、出院证明书等 □ 向患者交代出院后的注意事项，如返院复诊的时间、地点，发生紧急情况时的处理等
重点医嘱	**长期医嘱（视情况可第一天起开始治疗）：** □ 一/二/三级护理 □ 饮食 □ 患者既往基础用药 □ 纠正电解质紊乱 □ 不能或拒绝手术者内科治疗高钙血症 □ 其他医嘱 **临时医嘱：** □ 复查血常规 □ 复查血生化、电解质 □ 监测血 Ca、P、ALP、iCa、PTH 及 24 小时尿 Ca □ 对症支持 □ 其他医嘱	**出院医嘱：** □ 出院带药 □ 定期门诊随访 □ 监测血 Ca、P、ALP、iCa、PTH 及 24 小时尿 Ca □ 定期复查肾功能、骨密度
主要护理工作	□ 观察患者病情变化 □ 心理与生活护理	□ 出院带药服用指导 □ 特殊护理指导 □ 交代常见的药物不良反应，嘱其定期门诊复诊
病情变异记录	□ 无 □ 有，原因： 1. 2.	□ 无 □ 有，原因： 1. 2.
护士签名		
医师签名		

第二十七章

原发性甲状腺功能减退症临床路径释义

【医疗质量控制指标】（专家建议）

指标一、实验室检查是原发性甲减诊断的一线指标。

指标二、多数原发性甲减患者均需长期替代治疗。

指标三、首选药物是左甲状腺素。

指标四、药物的起始剂量和达到完全替代剂量所需的时间，要个体化。

一、原发性甲状腺功能减退症编码

疾病名称与编码：原发性甲状腺功能减退症（ICD-10：E03.802）

二、临床路径检索方法

E03.802

三、国家医疗保障疾病诊断相关分组（CHS-DRG）

MDC 编码：MDCK（内分泌、营养、代谢疾病及功能障碍）

ADRC 编码：KT1（内分泌疾患）

四、原发性甲状腺功能减退症临床路径标准住院流程

（一）适用对象

第一诊断为原发性甲状腺功能减退症（ICD-10：E03.802）。

释义

■ 本路径的释义主要参考《成人甲状腺功能减退症诊治指南》（中华医学会内分泌学会，2017 年）

■ 原发性甲状腺功能减退症（原发性甲减）是由于甲状腺本身的病变引起的甲状腺激素合成和分泌减少或组织作用减弱导致的全身代谢减低综合征。

■ 原发性甲减占甲状腺功能减退症（甲减）的 99%，是甲减最常见的病因。其他导致甲状腺功能减退的病因包括中枢性甲减、消耗性甲减以及甲状腺激素抵抗综合征。

（二）诊断依据

根据《协和内分泌和代谢学》（史轶蘩主编，科学出版社出版，1999 年，第 1 版）、《临床诊疗指南・内分泌及代谢性疾病分册》（中华医学会编著，人民卫生出版社，2005）。

1. 临床表现：畏寒、皮肤干燥、反应迟钝、记忆力减退、水肿等。

2. 试验室检查提示甲状腺功能异常，TSH 水平高于正常上限水平，甲状腺素和/或游离甲状腺素水平低于正常下限。常伴随血中胆固醇、三酰甘油及低密度脂蛋白胆固醇及载脂蛋白升高，可伴随贫血。

3. 甲状腺超声提示甲状腺可肿大，或伴甲状腺结节等。

释义

■ 本路径的释义主要参考《成人甲状腺功能减退症诊治指南》（中华医学会内分泌学会，2017 年）

■ 以上诊断依据可判断是否存在原发性甲减，临床表现不具有特异性，实验室检查对于诊断更加重要。

■ 在诊断原发性甲减时，需注意除外中枢性甲减。二者的临床表现可以一致，但中枢性甲减往往可伴随中枢系统的临床表现，甲状腺激素水平低于正常下限，但 TSH 水平多数不高，或轻度升高，通常不会高于 7mU/L。

■ 在明确原发性甲减后，尚需进行病因的诊断。自身免疫性甲状腺炎是最多见的原发性甲减的病因，其次是甲状腺手术、甲亢 ^{131}I 治疗。抗甲状腺药物剂量不当也可造成甲减。病史、甲状腺超声检查以及甲状腺抗体检测都有助于明确原发性甲减的病因。

■ 确诊甲减后，还需要进行血脂、血常规、血肌酸激酶及心电图、超声心动图等检查，明确是否存在高血脂、贫血、甲减心脏病、多浆膜腔积液、甲减肌病等并发症。

（三）治疗方案的选择

根据《协和内分泌和代谢学》（史轶蘩主编，科学出版社出版，1999 年，第 1 版）、《临床诊疗指南 · 内分泌及代谢性疾病分册》（中华医学会编著，人民卫生出版社，2005）。

1. 甲状腺功能减退症替代药物：左甲状腺素片或甲状腺片。
2. 血脂代谢异常治疗：给予低脂饮食，通常经过 LT_4 替代治疗，血脂异常能够恢复，必要时可予以降脂药物治疗，应注意监测肝功和肌酶变化。
3. 少量心包积液治疗：除外结核性心包炎后，少量心包积液，可随着甲状腺功能减退症的好转而逐渐消退。

释义

■ 本路径的释义主要参考《成人甲状腺功能减退症诊治指南》（中华医学会内分泌学会，2017 年）

■ 大多数原发甲减缺乏有效地对因治疗方法，一般需要终身替代治疗。治疗甲减时应从小量开始，特别是当甲减的病情重、患者年老及伴心血管疾患时，应当从更小的剂量开始，缓慢增加用量。注意有无心脏方面的不良反应。LT_4 的治疗剂量取决于患者的病情、年龄、体重，需要个体化。在治疗中，可根据患者的症状、体征及血中的 TSH、T_3、T_4 的结果来调整药物的剂量。

■ 由于原发性甲减造成的代谢异常，通常会在甲状腺功能完全恢复正常前即恢复正常，通常不需要特殊针对性的治疗。但重症代谢异常需要予以对症治疗。

（四）标准住院日为10~14天

释义

■ 住院的目的是明确诊断，除外其他病因所致的甲减。明确甲减的并发症的严重程度以及患者对于药物治疗的耐受性，从而确定治疗方案。如果患者条件允许，住院时间可以低于上述住院天数。

■ 若患者病情疑难且鉴别困难如严重代谢异常、多浆膜腔积液，或病情危重如黏液性水肿昏迷，需要进一步检查或治疗时，住院时间可适当延长。

（五）进入路径标准

1. 第一诊断必须符合ICD-10：E03.802原发性甲状腺功能减退症疾病编码。
2. 当患者同时具有其他疾病诊断时，但住院期间不需要特殊处理，也不影响第一诊断的临床路径流程实施时，可以进入路径。

释义

■ 患者同时具有其他疾病影响第一诊断的临床路径流程实施时均不适合进入临床路径。

■ 甲减黏液性水肿、多浆膜腔积液、心包压塞或需要入住监护室的患者不适合进入临床路径。

（六）住院期间检查项目

1. 必需检查的项目：
（1）血常规、尿常规、大便常规、红细胞沉降率。
（2）肝肾功能、血糖、血脂、肌酶谱、电解质。
（3）X线胸片、心电图、腹部超声、超声心动图。
（4）甲状腺功能及抗体测定、甲状腺超声。
2. 根据患者情况可选择的检查项目：
（1）疑有肿瘤者可选择：甲状腺球蛋白、降钙素、甲状腺显像检查。
（2）疑为继发性甲状腺功能减退症者可选择：鞍区磁共振平扫+增强及垂体功能检查。
（3）甲状腺相关性眼病有关影像学检查。
（4）可选做血清泌乳素、甲状腺吸碘率。

释义

■ 部分检查可以在门诊完成。如多数必需检查的血液项目，可以方便地在门诊进行。

■ 根据病情部分检查可以不进行。主要是指可选择的项目，例如若患者无眼部症状，可不必进行眼病相关影像学检查。若患者病情不支持继发性甲减，则不必进行垂体的影像学和功能检查。

（七）治疗方案与药物选择

1. 甲状腺功能减退症替代药物：左甲状腺素片或甲状腺片。
2. 对症治疗和防治并发症相关药物。

释义

■ 绝大多数原发性甲减需要长期替代治疗。

左甲状腺素片是甲减的主要替代治疗药物，每日晨起空腹服药 1 次，服药方法首选早饭前 1 小时，与其他药物和某些食物的服用间隔应当在 4 小时以上。

■ 干甲状腺片是动物甲状腺的干制剂，因其甲状腺激素含量不稳定并含 T_3 量较大，目前不推荐作为甲减的首选替代治疗药物。

■ 不推荐单独或联合应用含有 T_3 的药物治疗。

■ 补充左甲状腺素片治疗初期，每间隔 4~6 周测定血清 TSH 及 FT_4。根据 TSH 及 FT_4 水平调整药物剂量，直至达到治疗目标。治疗达标后，至少需要每 6~12 个月复查 1 次上述指标。

■ 原发性临床甲减的治疗目标：甲减的症状和体征消失，血清 TSH 和 TT_4、FT_4 水平维持在正常范围。

■ 若患者具有甲减黏液性水肿、多浆膜腔积液、心脏压塞等重症甲减时，仍需进行甲状腺激素的替代治疗，但更重要的是稳定生命体征。

（八）出院标准

1. 一般情况良好。
2. 无需要住院处理的并发症和/或合并症。

释义

■ 如果出现并发症，是否需要继续住院处理由主管医师具体决定。例如出现甲减肌病，需要根据肌酶升高程度、肾脏功能是否受损及程度，根据具体情况决定是否门诊治疗还是继续住院治疗。

（九）变异及原因分析

1. 经检查确定为继发性甲状腺功能减退症者退出路径。
2. 甲状腺功能减退危象者退出路径。
3. 大量心包积液者，退出路径。
4. 替代后出现快速心律失常、心功能不全、心肌缺血者退出路径。

释义

■ 微小变异：因为医院检验项目的及时性，不能按照要求完成检查；因为节假日不能按照要求完成检查；患者不愿配合完成相应检查，短期不愿按照要求出院随诊。

■ 重大变异：因基础疾病需要进一步诊断和治疗；因各种原因需要其他治疗措施；医院与患者或家属发生医疗纠纷，患者要求离院或转院；不愿按照要求出院随诊而导致入院时间明显延长。

五、原发性甲状旁腺功能亢进症给药方案

（一）用药选择

1. 多数原发性甲减患者均需长期替代，首选左甲状腺素钠。
2. 左甲状腺素钠的剂量取决于患者的年龄和体重。
3. 应从小量开始，逐渐增加剂量，直至达到治疗目标。
4. 缺血性心脏病者起始剂量宜小，调整剂量宜慢，防止诱发和加重心脏病。

（二）药学提示

左甲状腺素钠的吸收受到胃肠道内多种食物及药物的影响，故建议在晨起空腹时服用，1 小时后再进餐或其他药物。

（三）注意事项

1. 当有妊娠或应激情况时，不可停药。
2. 左甲状腺素钠的剂量随气候变化，可略有改变。

六、原发性甲状腺功能减退症护理规范

1. 规范护理，观察药物替代治疗后不良反应。
2. 宣教药物正确服用方法。
3. 做好药物长期替代治疗的患者宣教。

七、原发性甲状腺功能减退症营养治疗规范

均衡膳食，适量碘摄入。

八、原发性甲状腺功能减退症患者健康宣教

1. 保持健康心态，积极配合医护的治疗。
2. 遵循医嘱，长期替代治疗，定期接受实验室检测，规律随访。
3. 某些疾病、药物及特殊状态如妊娠都可以导致替代治疗剂量改变，需及时就诊，调整药物剂量。

九、推荐表单

（一）医师表单

原发性甲状腺功能减退症临床路径医师表单

适用对象：第一诊断为原发性甲状腺功能减退症（ICD-10：E03.802）

患者姓名：	性别：　　年龄：　　门诊号：	住院号：
住院日期：　　年　月　日	出院日期：　　年　月　日	标准住院日：10~14 天

时间	住院第 1 天	住院第 2 天
主要诊疗工作	□ 询问病史及体格检查 □ 完成病历书写 □ 完善辅助检查 □ 医师查房，初步确定治疗方案 □ 向患者及其家属告知病情及诊治方案，签署相关知情同意书 □ 完成首次病程记录等病历书写 □ 必要时上级医师查房，明确诊断，指导治疗 □ 完成医师查房记录 □ 必要时向患者及家属介绍病情变化及相关检查结果	□ 上级医师查房 □ 完善入院检查项目 □ 进行必要的相关科室会诊 □ 住院医师完成上级医师查房记录等病历书写
重点医嘱	**长期医嘱：** □ 内分泌科护理常规 □ 一/二/三级护理 □ 低脂饮食 □ 患者既往基础用药 **临时医嘱：** □ 血常规、尿常规、大便常规、血沉 □ 肝肾功能、血糖、血脂、肌酶谱、电解质 □ X 线胸片、心电图、腹部 B 超 □ 超声心动图 □ 甲状腺功能及抗体测定、甲状腺超声 □ 其他医嘱	**长期医嘱：** □ 一/二/三级护理 □ 饮食 □ 患者既往基础用药 □ 根据甲状腺功能测定结果，给予左甲状腺素片或甲状腺片 □ 其他医嘱 **临时医嘱：** □ 补充必要检查 □ 必要时心内科会诊 □ 眼科会诊（有突眼时） □ 其他医嘱
病情变异记录	□ 无　□ 有，原因： 1. 2.	□ 无　□ 有，原因： 1. 2.
医师签名		

时间	住院第 3~12 天	住院第 13~14 天 （出院日）
主要诊疗工作	□ 三级医师查房 □ 住院医师完成病程记录 □ 监测心率、心律、心功能变化 □ 复查异常化验	□ 上级医师查房，评估病情，明确是否出院 □ 完成出院记录、病案首页、出院证明书等 □ 向患者交代出院后的注意事项，如返院复诊的时间、地点，发生紧急情况时的处理等
重点医嘱	**长期医嘱：** □ 一/二/三级护理 □ 饮食 □ 左甲状腺素片或甲状腺片 □ 其他医嘱 **临时医嘱：** □ 复查异常化验 □ 其他医嘱	**出院医嘱：** □ 出院带药 □ 定期门诊随访 □ 监测甲状腺功能、血脂、心电图
病情变异记录	□ 无　□ 有，原因： 1. 2.	□ 无　□ 有，原因： 1. 2.
医师签名		

（二）护士表单

原发性甲状腺功能减退症临床路径护士表单

适用对象：第一诊断为原发性甲状腺功能减退症（ICD-10：E03.802）

患者姓名：	性别：　　年龄：　　门诊号：	住院号：
住院日期：　　年　月　日	出院日期：　　年　月　日	标准住院日：10~14天

时间	住院第1天	住院第2天
主要护理工作	□ 介绍病房环境、设施和设备 □ 介绍主管医师、护士 □ 介绍住院注意事项 □ 入院护理评估，注意患者精神和体温，预防甲减危象	□ 宣教（甲状腺疾病知识） □ 观察病情变化 □ 按时评估病情，相应护理到位
重点医嘱	□ 核对患者、佩戴腕带 □ 建立入院护理病历 □ 卫生处置：剪指（趾）甲、沐浴、更换病号服	□ 随时观察患者病情变化 □ 遵医嘱正确使用甲状腺素替代治疗 □ 协助医生完成各项检查化验
基础护理	□ 二级护理 □ 晨晚间护理 □ 患者安全管理	□ 二级护理 □ 晨晚间护理 □ 患者安全管理
专科护理	□ 护理查体 □ 需要时填写跌倒及压疮防范表 □ 需要时请家属陪伴 □ 心理护理	□ 遵医嘱完成相关检查 □ 心理护理 □ 遵医嘱正确给药 □ 提供并发症征象的依据
重点医嘱	□ 详见医师表单	□ 详见医师表单
病情变异记录	□ 无　□ 有，原因： 1. 2.	□ 无　□ 有，原因： 1. 2.
护士签名		

时间	住院第 3~12 天	住院第 13~14 天 （出院日）
主要护理工作	□ 观察患者病情变化 □ 心理与生活护理 □ 指导患者生活护理	□ 出院带药服用指导 □ 特殊护理指导 □ 交代常见的药物不良反应，嘱其定期门诊复诊
重点医嘱	□ 随时观察患者病情变化 □ 遵医嘱正确使用甲状腺激素替代治疗，协助医师完成各项检查化验	□ 办理出院手续 □ 书写出院小结
基础护理	□ 二级护理 □ 晨晚间护理 □ 患者安全管理	□ 二级护理 □ 晨晚间护理 □ 患者安全管理
专科护理	□ 遵医嘱完成相关检查 □ 心理护理 □ 遵医嘱正确给药 □ 提供并发症征象的依据	□ 病情观察：评估患者生命体征，治疗后不良反应 □ 心理护理
重点医嘱	□ 详见医师表单	□ 详见医师表单
病情变异记录	□ 无 □ 有，原因： 1. 2.	□ 无 □ 有，原因： 1. 2.
护士签名		

（三）患者表单

原发性甲状腺功能减退症临床路径患者表单

适用对象：第一诊断为原发性甲状腺功能减退症（ICD-10：E03.802）

患者姓名：	性别：　　年龄：　　门诊号：	住院号：
住院日期：　　年　月　日	出院日期：　　年　月　日	标准住院日：10~14 天

时间	住院第 1 天	住院第 2 天
医患配合	□ 配合询问病史、收集资料，请务必详细告知既往史、用药史、过敏史 □ 配合进行体格检查 □ 有任何不适告知医师	□ 配合完善相关检查、化验，如采血、留尿、心电图、X 线胸片等 □ 医师向患者及家属介绍病情，如有异常检查结果需进一步检查 □ 配合用药及治疗 □ 配合医师调整用药 □ 有任何不适告知医师
护患配合	□ 配合测量体温、脉搏、呼吸、血压、血氧饱和度、体重 □ 配合完成入院护理评估单（简单询问病史、过敏史、用药史） □ 接受入院宣教（环境介绍、病室规定、订餐制度、贵重物品保管等） □ 有任何不适告知护士	□ 配合测量体温、脉搏、呼吸，询问每日排便情况 □ 接受相关化验检查宣教，正确留取标本，配合检查 □ 有任何不适告知护士 □ 接受治疗 □ 注意活动安全，避免坠床或跌倒 □ 配合执行探视及陪伴 □ 接受疾病及用药等相关知识指导
饮食	□ 普通饮食	□ 普通饮食

时间	住院第3~12天	住院第13~14天 （出院日）
医患配合	□ 配合完善相关检查及用药治疗 □ 医师向患者及家属介绍病情，如有异常检查结果需进一步检查 □ 有任何不适告知医师	□ 接受出院前指导 □ 知道复查程序 □ 获取出院诊断书
护患配合	□ 配合测量体温、脉搏、呼吸，询问每日排便情况 □ 接受相关化验检查宣教，正确留取标本，配合检查 □ 有任何不适告知护士 □ 接受治疗 □ 注意活动安全，避免坠床或跌倒 □ 配合执行探视及陪伴 □ 接受疾病及用药等相关知识指导	□ 接受出院宣教 □ 办理出院手续 □ 获取出院带药 □ 指导服药方法、作用、注意事项 □ 知道复印病历方法
饮食	□ 普通饮食	□ 普通饮食

附：原表单（2011 年版）

原发性甲状腺功能减退症临床路径表单

适用对象：第一诊断为原发性甲状腺功能减退症（ICD-10：E03.802）

患者姓名：	**性别：**　　**年龄：**　　**门诊号：**	**住院号：**
住院日期：　　年　月　日	**出院日期：**　　年　月　日	**标准住院日：**10~14 天

时间	住院第 1 天	住院第 2 天
主要诊疗工作	□ 询问病史及体格检查 □ 完成病历书写 □ 完善辅助检查 □ 医师查房，初步确定治疗方案 □ 向患者及其家属告知病情及诊治方案，签署相关知情同意书 □ 完成首次病程记录等病历书写 □ 必要时上级医师查房，明确诊断，指导治疗 □ 完成医师查房记录 □ 必要时向患者及家属介绍病情变化及相关检查结果	□ 上级医师查房 □ 完善入院检查项目 □ 进行必要的相关科室会诊 □ 住院医师完成上级医师查房记录等病历书写
重点医嘱	**长期医嘱：** □ 内分泌科护理常规 □ 一/二/三级护理 □ 低脂饮食 □ 患者既往基础用药 **临时医嘱：** □ 血常规、尿常规、大便常规、血沉 □ 肝肾功能、血糖、血脂、肌酶谱、电解质 □ X 线胸片、心电图、腹部 B 超 □ 超声心动图 □ 甲状腺功能及抗体测定、甲状腺 B 超 □ 其他医嘱	**长期医嘱：** □ 一/二/三级护理 □ 饮食 □ 患者既往基础用药 □ 根据甲状腺功能测定结果，给予左甲状腺素片或甲状腺片 □ 其他医嘱 **临时医嘱：** □ 补充必要检查 □ 心内科会诊 □ 眼科会诊（有突眼时） □ 其他医嘱
主要护理工作	□ 介绍病房环境、设施和设备 □ 入院护理评估，注意患者精神和体温，预防甲减危象	□ 宣教（甲状腺疾病知识） □ 观察病情变化 □ 按时评估病情，相应护理到位
病情变异记录	□ 无　□ 有，原因： 1. 2.	□ 无　□ 有，原因： 1. 2.
护士签名		
医师签名		

时间	住院第 3~12 天	住院第 13~14 天 （出院日）
主要诊疗工作	□ 三级医师查房 □ 住院医师完成病程记录 □ 监测心率、心律、心功能变化 □ 复查异常化验	□ 上级医师查房，评估病情，明确是否出院 □ 完成出院记录、病案首页、出院证明书等 □ 向患者交代出院后的注意事项，如：返院复诊的时间、地点，发生紧急情况时的处理等
重点医嘱	**长期医嘱：** □ 一/二/三级护理 □ 饮食 □ 左甲状腺素片或甲状腺片 □ 其他医嘱 **临时医嘱：** □ 复查异常化验 □ 其他医嘱	**出院医嘱：** □ 出院带药 □ 定期门诊随访 □ 监测甲状腺功能、血脂、心电图
主要护理工作	□ 观察患者病情变化 □ 心理与生活护理 □ 指导患者生活护理	□ 出院带药服用指导 □ 特殊护理指导 □ 交代常见的药物不良反应，嘱其定期门诊复诊
病情变异记录	□ 无 □ 有，原因： 1. 2.	□ 无 □ 有，原因： 1. 2.
护士签名		
医师签名		

第二篇

内分泌与代谢性疾病临床路径释义药物信息表

Therapeutic Drugs

第一章

胰岛素

■ 药品名称	胰岛素　Insulin
适应证	1. 1 型糖尿病 2. 2 型糖尿病重度消瘦、营养不良者 3. 轻、中度 2 型糖尿病经饮食和口服降血糖药治疗无效者 4. 糖尿病合并严重代谢紊乱、重度感染、消耗性疾病和进行性视网膜、肾、神经等病变及急性心肌梗死、脑血管意外者，合并妊娠、分娩及大手术者 5. 胰岛素与葡萄糖同时输注，可促使钾离子从细胞外液进入组织细胞内，从而纠正高钾血症和细胞内缺钾
制剂与规格	1. 普通（正规）胰岛素注射液[保(甲)]：10ml：400U 2. 胰岛素笔芯注射剂[保(甲)]：3ml：300U
用法与用量	使用方法及剂量应个体化。内分泌及糖尿病专家建议：1 型糖尿病患者通常应采用一日多次的胰岛素注射方案或持续皮下泵胰岛素输注方案；选择用基础胰岛素控制夜间和空腹血糖，而进餐前则予以餐前注射胰岛素来模拟 β 细胞的快速胰岛素分泌模式；全天胰岛素总量（TDI）= 体重（kg）×0.5U，其中基础胰岛素总量为 40%，餐时胰岛素总量为 60%；早餐前的胰岛素剂量往往要大于中餐及晚餐前的胰岛素剂量；要根据血糖水平监测结果来调整胰岛素用量。2 型糖尿病患者可使用口服降糖药联合胰岛素治疗方案或与单独使用、类似 1 型糖尿病患者使用的胰岛素治疗方案进行治疗，但应根据病情和病程进行调整
注意事项	1. 短效胰岛素皮下吸收峰型较速效人胰岛素类似物宽，与人正常胰岛素生理分泌模式有一定差异；短效胰岛素的缺点是餐前 30 分钟用药不易把握，进餐时间提前容易导致血糖控制不佳，进餐时间延后容易发生低血糖，血糖波动较大 2. 注射部位可有皮肤发红、皮下结节和皮下脂肪萎缩等局部反应，故需经常更换注射部位 3. 只有可溶性短效胰岛素才可以静脉给药 4. 低血糖患者忌用 5. 胰岛素贮藏条件的差异：未开瓶使用的胰岛素注射液应在 2~10℃冷藏保存；已开瓶使用的胰岛素注射液可在室温（最高 25℃）保存最长 4~6 周；使用中的胰岛素笔芯注射液不要放在冰箱里，室温最长保存 4 周；冷冻后的胰岛素不可使用 6. 为了防止血糖突然下降，患者来不及呼救而失去知觉，应给每一位患者随身带上记有病情及用胰岛素情况的卡片，以便能不失时机地进行及时抢救处理。发生低血糖时可进食，严重低血糖时可静脉注射 50%葡萄糖注射液，必要时再静脉滴注 5%或 10%葡萄糖注射液
禁忌	对本品过敏者、低血糖症者禁用
不良反应	低血糖反应；频繁发生或严重的低血糖症可引起中枢神经系统不可逆损害、致死或致残；少数患者对人胰岛素制剂发生过敏反应，偶见过敏性休克，极少数患者发生胰岛素耐药性；也有患者可因钠潴留发生轻度水肿，在注射部位呈现皮下脂肪萎缩或增生等
特殊人群用药	尚不明确

续　表

药典	Chin. P.、USP、Jpn. P.
国家处方集	CNF
其他推荐依据	
■ 药品名称	普通胰岛素　Regular Insulin
适应证	1. 本品为短效胰岛素，用于：①1 型糖尿病；②2 型糖尿病重度消瘦、营养不良者；③轻、中度 2 型糖尿病经饮食和口服降糖药治疗无效者；④糖尿病合并严重代谢紊乱、重度感染、消耗性疾病（如肺结核、肝硬化）和进行性视网膜、肾、神经等病变及急性心肌梗死、意外者；⑤合并妊娠、分娩及大手术者。也可用于纠正细胞内缺钾 2. 普通胰岛素是唯一可供静脉注射的制剂，用于抢救糖尿病酮症酸中毒和高血糖高渗性昏迷的患者
制剂与规格	1. 普通（正规）胰岛素注射液：10ml：400U 2. 胰岛素笔芯注射剂：3ml：300U
用法与用量	1. 皮下注射：一般一日 3 次，餐前 15~30 分钟注射，必要时睡前加注 1 次。根据病情、血糖、尿糖由小剂量（每次 2~4U）开始，逐步调整。无急性并发症时，敏感者每日 5~10U，一般约 20U，肥胖、敏感性较差者剂量可明显增加。急性并发症时，应每 4~6 小时注射 1 次 2. 静脉注射：主要用于抢救糖尿病酮症酸中毒和高血糖高渗性昏迷，可静脉持续滴入，成人每小时 4~6U，小儿按体重每小时 0.1U/kg。病情较重者，可先静脉注射 10U，继之静脉滴注
注意事项	1. 短效胰岛素皮下吸收峰型较超短效胰岛素宽，和人正常生理分泌模式有一定差异；短效胰岛素的缺点是餐前 30 分钟用药不易把握，进餐时间提前容易导致血糖控制不佳，进餐时间延后容易发生低血糖，血糖波动较大 2. 注射部位可有皮肤发红、皮下结节和皮下脂肪萎缩等局部反应，故需经常更换注射部位 3. 对本品过敏者、低血糖者忌用
禁忌	参见“胰岛素”
不良反应	参见“胰岛素”
特殊人群用药	儿童：儿童易产生低血糖，血糖波动幅度较大，调整剂量应 0.5~1.0U，逐步增加或减少。青春期少年适当增加剂量，青春期后再逐渐减少 老年人：老年人易发生低血糖，需注意饮食、运动适量 妊娠与哺乳期妇女：糖尿病孕妇妊娠期间对胰岛素需要量增加，分娩后需要量减少
药典	USP、Eur. P.、Chin. P.
国家处方集	CNF
基本药物目录	
其他推荐依据	
■ 药品名称	低精蛋白锌胰岛素　Isophane Insulin
适应证	本品为中效胰岛素，一般与短效胰岛素配合使用，提供胰岛素的日基础用量

续 表

制剂与规格	1. 低精蛋白锌胰岛素注射液[保(甲)]：10ml：400U 2. 低精蛋白锌胰岛素笔芯：①3ml：300U；②10ml：1000U
用法与用量	1. 中效胰岛素最常用于皮下胰岛素强化治疗方案中睡前给予，以控制空腹血糖 2. 也可每日早餐前30~60分钟皮下注射1次，有时需于晚餐前再注射1次。必需时可与胰岛素混合使用，剂量根据病情而定，必须在医师指导下，根据病情需要决定剂量和时间 3. 儿童易产生低血糖，血糖波动幅度较大，调整剂量应0.5~1.0U，逐步增加或减少
注意事项	1. 过量注射胰岛素、少食或运动过量，可能会发生低血糖反应。如出现胰岛素过量事故，除胰高血糖素外，可静脉注射葡萄糖 2. 不良反应有过敏反应、注射部位红肿、瘙痒、荨麻疹、血管神经性水肿、低血糖反应、眼屈光失调等 3. 其他参见“胰岛素”
禁忌	参见“胰岛素”
不良反应	参见“胰岛素”
特殊人群用药	尚不明确
药典	USP、Eur. P.
国家处方集	CNF
其他推荐依据	
■ 药品名称	精蛋白锌胰岛素 Protamine Zinc Insulin
适应证	本品为长效胰岛素，一般也和短效胰岛素配合使用。用于治疗中、轻度糖尿病患者，重症必须与正规胰岛素合用，有利于减少每日胰岛素注射次数，控制夜间高血糖
制剂与规格	1. 精蛋白锌胰岛素注射液：①10ml：400U；②10ml：800U 2. 精蛋白锌重组人胰岛素注射剂[保(甲)]：3ml：300U
用法与用量	1. 皮下注射：于早餐前30~60分钟，起始治疗每天1次，每次4~8U，按血糖、尿糖变化调整维持剂量。有时需于晚餐前再注射1次，剂量根据病情而定，一般每日总量10~20U。与正规胰岛素合用：开始时正规胰岛素与本品混合用的剂量比例为（2~3）：1，剂量根据病情而调整。本品与正规胰岛素混合将有部分正规胰岛素转为长效胰岛素，使用时应先抽取正规胰岛素，后抽取本品 2. 剂量调整：胰岛素用量应随患者的运动量或饮食状态的改变而调整
注意事项	1. 本品作用缓慢，不能用于抢救糖尿病酮症酸中毒、高糖高渗性昏迷患者 2. 用药期间应定期检查尿糖、尿常规、血糖、糖化血红蛋白、肾功能、视力、眼底视网膜血管、血压及心电图等 3. 出现低血糖症状后，应及时补糖，特别要防止夜间低血糖 其他参见“胰岛素”
禁忌	参见“胰岛素”
不良反应	参见“胰岛素”

续 表

特殊人群用药	妊娠与哺乳期妇女：妊娠期特别在妊娠中期及后期，对胰岛素需要量增加。在分娩后对胰岛素需要量迅速减少。如果是妊娠糖尿病，产后血糖即可正常，应停用胰岛素
药典	Eur. P.、BP
国家处方集	CNF
其他推荐依据	
■ 药品名称	**精蛋白生物合成人胰岛素　Isophane Protamine Biosynthetic Human Insulin**
适应证	见“胰岛素”。1 型、2 型糖尿病血糖控制不佳，在口服药物的基础上加用
制剂与规格	精蛋白生物合成人胰岛素注射液[保(乙)]：10ml∶400IU（笔芯）
用法与用量	皮下注射：每次剂量根据病情而定，每晚 1 次或每天早晚各 1 次
注意事项	1. 可有低血糖反应（出冷汗、心跳加速、神经过敏或震颤等），偶见过敏反应和脂肪萎缩 2. 精神紧张、感染、妊娠或其他疾病时，需增加胰岛素用量
禁忌	1. 低血糖 2. 对人胰岛素或任何一种赋形剂过敏
不良反应	低血糖是胰岛素治疗经常发生的不良反应。低血糖的症状可以突然发生，包括出冷汗、皮肤发冷苍白、神经紧张或震颤、焦虑等。严重低血糖可能导致意识丧失及引起暂时的或永久的脑部损伤甚至死亡。在开始胰岛素治疗时可能出现水肿和屈光异常。这些症状通常是暂时性的。胰岛素治疗过程中可能出现局部过敏反应。这些反应通常是暂时的，在继续治疗的过程中会消失。全身性的过敏反应偶有发生，这种全身反应可能很严重，可能引起全身性的皮疹、发痒、出汗、胃肠道不适等，有可能危及生命。未在注射区域内转换注射部位可导致注射部位的脂肪萎缩
特殊人群用药	肝功能、肾功能不全患者：肝功能、肾损害会减少胰岛素的需要量 老年人：消除症状和避免低血糖反应 妊娠与哺乳期妇女：由于胰岛素不通过胎盘屏障，所以糖尿病患者在妊娠期间使用胰岛素治疗不受限制。建议患有糖尿病的妊娠妇女在整个妊娠期间和计划妊娠时采用强化血糖控制的方式治疗。胰岛素的需要量通常在妊娠初期 3 个月降低，在妊娠后期 6 个月增加。分娩后胰岛素的需要量迅速回复至怀孕前的水平。由于哺乳的母亲使用胰岛素治疗对婴儿无危险，所以，哺乳期间使用胰岛素治疗糖尿病不受限制，但胰岛素剂量也许需要降低
药典	USP
国家处方集	CNF
其他推荐依据	
■ 药品名称	**精蛋白生物合成人胰岛素（预混）　30R，50R，70/30，50/50**
适应证	见“胰岛素”。本品用于需要胰岛素治疗的糖尿病，适用于希望简化胰岛素注射方式的患者
制剂与规格	1. 预混胰岛素注射剂[保(甲)]：①10ml∶400U；②3ml∶300U 2. 预混胰岛素笔芯注射剂[保(甲)]：3ml∶300U

续 表

用法与用量	预混胰岛素剂量根据病情而定，一般于早饭前半小时皮下注射 1 次，必要时晚餐前再注射 1 次
注意事项	参见“胰岛素”
禁忌	1. 对本品中活性成分或其他成分过敏者禁用 2. 低血糖发作时禁用
不良反应	低血糖是最常见的不良反应。当胰岛素的给药剂量远高于其需要量时会发生低血糖。严重的低血糖可导致意识丧失和，或惊厥和暂时性或永久性脑功能损害甚至死亡。临床研究结果表明，与本品相关联的不良反应发生频率如下所列：偶见，≥1/1000 且＜1/100；非常罕见，＜1/10 000，包括个例报告在内的自发性孤立事件。在每个频率群内，不良反应按照其严重程度降序排列 1. 免疫系统异常：偶见风疹、皮疹；非常罕见过敏反应，全身性过敏反应的症状包括全身性的皮疹、瘙痒、出汗、胃肠道不适等，有可能危及生命 2. 神经系统异常：偶见外周神经病，对血糖控制的快速改善可能会引起急性神经痛，这种症状通常是可逆的 3. 视觉异常：非常罕见屈光异常，胰岛素治疗的初始阶段，可能会出现屈光不正，这种现象通常为一过性的；偶见糖尿病视网膜病变，对血糖控制的长期改善可以降低糖尿病视网膜病变发展的风险，然而，施以急剧性改善血糖控制的胰岛素强化治疗可能会暂时恶化糖尿病视网膜病变 4. 皮肤及皮下组织异常：偶见脂肪代谢障碍，注射部位可能会发生脂肪代谢障碍，这一情况通常是因为在相同部位多次注射，未在注射区域内适当轮换注射部位所致 5. 全身不适和注射局部异常：偶见注射部位反应，胰岛素治疗时可能会发生注射部位反应，大多数该种反应为暂时性的，在继续治疗的过程中会自行消失；偶见水肿，胰岛素治疗的初期有可能出现水肿现象，这种现象通常为一过性的
特殊人群用药	老年人：减轻症状和避免低血糖症 妊娠与哺乳期妇女：由于胰岛素不能通过胎盘屏障，所以不限制糖尿病患者在妊娠期间使用胰岛素治疗。糖尿病治疗中控制不佳的患者，其发生的低血糖和高血糖使妊娠时发生胎儿畸形和胎死宫内的风险增加。因此，建议患有糖尿病的妊娠妇女在整个妊娠期间和计划妊娠时采用强化血糖控制的方式治疗。胰岛素的需要量通常在妊娠早期减少；在随之而来的妊娠中、晚期逐渐增加。分娩后，胰岛素的需要量迅速恢复到妊娠前的水平。哺乳期的糖尿病妇女用胰岛素治疗，不会对婴儿产生危害，但是剂量可能需要做相应的调整
药典	USP
国家处方集	CNF
其他推荐依据	

第二章

胰岛素类似物

■ 药品名称	门冬胰岛素 Insulin Aspart
适应证	本品属速效胰岛素。用于治疗糖尿病，可用于胰岛素泵治疗；2 岁以上儿童和青少年糖尿病患者以及妊娠合并糖尿病患者适用
制剂与规格	1. 门冬胰岛素特充注射液[保(乙)]：3ml：300U 2. 门冬胰岛素笔芯注射液[保(乙)]：3ml：300U
用法与用量	1. 皮下注射：本品比可溶性人胰岛素起效更快，持续作用时间更短，由于快速起效，一般须紧邻餐前注射。本品剂量需个体化，由医师根据患者的病情决定。但一般应与中效或长效胰岛素合并使用，至少每日 1 次 2. 胰岛素需求量通常为每千克体重每日 0.5~1.0U
注意事项	1. 剂量不足或治疗间断可能导致高血糖和糖尿病酮症酸中毒，特别是 1 型糖尿病患者 2. 注射时间应与进餐时间紧密相连，即紧邻餐前 3. 合并疾病尤其是感染，常会增加胰岛素用量。肝脏或肾脏损害会降低患者胰岛素的用量 4. 如在注射后不进食或者进食时间延后将导致低血糖的发生，而且发生时间比普通胰岛素早
禁忌	低血糖、肝硬化、溶血性黄疸、胰腺炎、肾炎等患者禁用
不良反应	参见“胰岛素”
特殊人群用药	妊娠与哺乳期妇女：妊娠早期胰岛素用量通常减少，中、晚期后逐渐增加。哺乳期妇女应用不受限制
药典	
国家处方集	CNF
其他推荐依据	
■ 药品名称	赖脯胰岛素 Insulin Lispro
适应证	本品属速效胰岛素。用于治疗需要胰岛素维持正常血糖稳态的成人糖尿病患者。可以与长效的人胰岛素或口服磺脲类药物结合使用。建议使用年龄为 12 岁以上
制剂与规格	赖脯胰岛素注射液[保(乙)]：3ml：300U
用法与用量	皮下注射或持续皮下输液泵给药：可在将要进餐之前给药。必要时也可在餐后马上给药。必要时，可以静脉内给药用于控制酮症酸中毒和急性疾病期间的血糖水平，或者用于控制手术中和手术后的血糖水平

续　表

注意事项	1. 局部过敏偶有发生，表现为注射部位红肿和发痒。注射部位可能发生脂肪营养不良 2. 肾功能损害时对胰岛素的需要量可能会减少。肝功能损害的患者由于糖异生能力降低、胰岛素分解减少、胰岛素的需要量可能会减少，但是，慢性肝损害的患者中，胰岛素抵抗增加可能导致胰岛素的需要量增加 3. 疾病或情绪紊乱期间胰岛素的需要量可能会增加 其他参见“胰岛素”
禁忌	参见“胰岛素”
不良反应	参见“胰岛素”
特殊人群用药	参见“胰岛素”
药典	USP
国家处方集	CNF
其他推荐依据	
■ 药品名称	地特胰岛素　Insulin Detemir
适应证	本品属长效胰岛素类似物。用于治疗糖尿病
制剂与规格	1. 地特胰岛素笔芯注射液[保(乙)]：3ml：300U 2. 地特胰岛素特充注射液[保(乙)]：3ml：300U
用法与用量	1. 本品是可溶性的基础胰岛素类似物，其作用平缓持续时间长 2. 推荐初始治疗，每日 1 次，起始剂量为 10U 或 0.1～0.2U/kg。剂量应根据病情进行个体化调整。为达到最佳的血糖控制而每日注射 2 次的患者，晚间注射可在晚餐时、睡前或早晨注射 12 小时后进行 3. 与皮下注射相比较，肌内注射吸收更快，吸收量更大
注意事项	1. 本品注射剂量不足或治疗中断时，可能导致高血糖和糖尿病酮症酸中毒（特别是在 1 型糖尿病患者中易发生） 2. 用本品可能会发生注射部位的反应，在指定注射区域连续轮换注射点 3. 本品不能静脉注射，不能用于胰岛素泵 其他参见“胰岛素”
禁忌	尚不明确
不良反应	尚不明确
特殊人群用药	参见“胰岛素”
药典	
国家处方集	CNF
其他推荐依据	

续　表

■ 药品名称	门冬胰岛素 30　R Insulin Aspart 30
适应证	本品为预混胰岛素类似物。用于治疗 1 型和 2 型糖尿病。本品不宜用于治疗糖尿病酮症酸中毒或高渗性昏迷等急性并发症
制剂与规格	1. 门冬胰岛素 30R 特充注射液[保(乙)]：3ml：300U 2. 门冬胰岛素 30R 笔芯注射液[保(乙)]：3ml：300U
用法与用量	一日早餐前 0～10 分钟皮下注射 1 次，一般从 1 个预定小剂量开始（如 4～8U），根据血糖变化调整剂量。有时需于晚餐前再注射 1 次，起始剂量可用早上剂量的 1/2 或相当，以后按需调整
注意事项	1. 本品皮下注射后 10～20 分钟起效，达峰时间 60 分钟，作用最强时间 1～4 小时，持续时间可达 24 小时 2. 注射剂量不足或治疗中断时，可能导致高血糖和糖尿病酮症酸中毒（特别是在 1 型糖尿病患者中易发生） 其他参见“胰岛素”
禁忌	参见“胰岛素”
不良反应	参见“胰岛素”
特殊人群用药	妊娠与哺乳期妇女：妊娠期胰岛素需要量在妊娠早期通常减少；而在妊娠中、晚期逐渐增加。哺乳期使用本品不受限制
药典	
国家处方集	CNF
其他推荐依据	
■ 药品名称	高血糖素　Glucagon
适应证	1. 盐酸高血糖素刺激 C-肽试验用于评估糖尿病患者胰岛 β 细胞的最大分泌情况 2. 用于处理糖尿病患者发生的低血糖反应 3. 进行胃肠道检查时用于暂时抑制胃肠道蠕动
制剂与规格	注射用盐酸高血糖素[保(乙)]：①1mg（附溶媒 1ml）；②10mg（附溶媒 10ml）
用法与用量	1. β 细胞分泌能力评估：患者空腹时静脉注射盐酸高血糖素 1mg，注射前和注射后 6 分钟测定血浆 C-肽水平。如空腹血糖浓度＜7mmol/L，则试验结果难以评估 2. 糖尿病患者的低血糖治疗：当发生低血糖且无法口服糖时，应皮下或大腿外上侧肌内注射。全量为 1mg（成人或体重＞25kg 的儿童），半量为 0.5mg（体重＜25kg 或 6～8 岁的儿童）。药物起效后，应尽快给予口服糖以防止低血糖的复发 3. 胃肠道检查：依据诊断技术和给药途径的不同，剂量范围为 0.2～2.0mg
注意事项	1. 当肝糖原存在时，高血糖素可治疗低血糖。若为空腹、血肾上腺素水平低下、慢性低血糖或饮酒过多而致的低血糖，则高血糖素作用可很小或无效 2. 糖尿病患者或有心脏病的老年人，在内镜和造影中若使用盐酸高血糖素应格外小心。患有释放盐酸高血糖素和胰岛素的肿瘤的患者，应慎用盐酸高血糖素

续　表

	3. 高血糖素不会通过人体的胎盘屏障，可以治疗妊娠期间出现的严重低血糖反应。哺乳期用药不会危害婴儿 4. 偶有发生恶心和呕吐，特别是剂量超过 1mg 或注射太快（<1 分钟）时。可能会出现暂时心跳加速。少数患者可能有过敏反应
禁忌	对盐酸高血糖素或其他成分过敏者，或有肾上腺肿瘤者禁用
不良反应	罕见严重的不良反应。偶见恶心、呕吐，特别是剂量超过 1mg 或注射过快（<1 分钟）时，可能会出现暂时心跳加速。少数患者可能会有变态反应
特殊人群用药	妊娠与哺乳期妇女：本品可治疗妊娠期间出现的严重低血糖反应。哺乳期治疗严重低血糖不会危害婴儿
药典	USP、Eur. P.
国家处方集	CNF
其他推荐依据	

第三章

口服降糖药

第一节　促胰岛素分泌药

一、磺酰脲类促胰岛素分泌药

■ 药品名称	格列本脲　Glybenzoylamide
适应证	本品用于单用饮食控制疗效不满意的轻、中度 2 型糖尿病，患者胰岛 β 细胞有一定的分泌胰岛素的功能，并且无严重的并发症
制剂与规格	格列本脲片[基,保(甲)]：2. 5mg
用法与用量	1. 口服：一般患者开始一次 2. 5mg，早餐前服用；或一日 2 次，早餐及晚餐前各 1 次 2. 轻症者一次 1. 25mg，一日 1~2 次，早、晚餐前服，7 日后剂量递增（1 周增加 2. 5mg）。一般用量为每日 5~10mg，最大用量不超过每日 15mg
注意事项	体质虚弱、高热、恶心和呕吐、甲状腺功能亢进者慎用
禁忌	1. 1 型糖尿病、糖尿病低血糖昏迷、酮症酸中毒者禁用 2. 对本品及其他磺酰脲类、磺胺类或赋形剂过敏者禁用
不良反应	常见腹泻、恶心、呕吐、头痛、胃痛或胃肠不适；少见皮疹、严重黄疸、肝功能损害、骨髓抑制、粒细胞减少、血小板减少症等
特殊人群用药	肝功能、肾功能不全患者：严重的肾或肝功能不全者禁用 老年人：慎用 妊娠与哺乳期妇女：禁用
药典	USP、Eur. P. 、Chin. P.
国家处方集	CNF
其他推荐依据	
■ 药品名称	格列齐特　Gliclazide
适应证	本品用于当单用饮食疗法、运动治疗和减轻体重不足以控制血糖水平的成人非胰岛素依赖型糖尿病（2 型糖尿病）
制剂与规格	1. 格列齐特片[基,保(甲)]：80mg 2. 格列齐特缓释片[保(乙)]：①30mg；②60mg

续 表

用法与用量	1. 片剂：初始量 40~80mg/d，必要时逐渐增加至每天 320mg。剂量超过 160mg 时分 2 次服用 2. 缓释片：初始剂量 30mg，每日 1 次，可增加至 120mg/d
注意事项	1. 应用本品应定时进餐，注意防止低血糖发生。肾脏或肝脏功能不全会增加严重低血糖反应的危险性，应慎用 2. 用餐时或剂量分次服用，可以避免或减轻胃肠道紊乱症状
禁忌	1. 1 型糖尿病、糖尿病低血糖昏迷或昏迷前期、糖尿病合并酮症酸中毒、晚期尿毒症者禁用 2. 严重烧伤、感染、外伤和大手术、严重肝肾功能不全者、白细胞减少者禁用 3. 对本品、其他磺酰脲类及磺胺药过敏者禁用 4. 应用咪康唑治疗者禁用
不良反应	常见低血糖；少见胃肠道功能障碍如腹痛、恶心、呕吐、消化不良、腹泻、便秘；罕见皮疹、瘙痒、荨麻疹、红斑、斑丘疹、肝转氨酶水平增高、肝炎等；极罕见贫血、白细胞减少、血小板减少、粒细胞减少等；暂时性视力障碍
特殊人群用药	肝功能、肾功能不全患者：肝功能不全或严重肾功能不全者慎用 妊娠与哺乳期妇女：禁用
药典	Eur. P. 、Chin. P.
国家处方集	CNF
其他推荐依据	
■ 药品名称	**格列吡嗪 Glipizide**
适应证	本品用于经饮食控制及体育锻炼 2~3 个月疗效不满意的轻、中度 2 型糖尿病患者。这类糖尿病患者的胰岛 β 细胞需有一定的分泌胰岛素功能，且无急性并发症（如感染、创伤、酮症酸中毒、高渗性昏迷等），不合并妊娠，无严重的慢性并发症
制剂与规格	格列吡嗪片[保(甲)]：①2. 5mg；②5mg[基] 格列吡嗪分散片[保(甲)]：5mg 格列吡嗪胶囊[保(甲)]：5mg 格列吡嗪控释片[基,保(乙)]：5mg
用法与用量	口服： 1. 一般推荐剂量一日 2. 5~20mg，早餐前 30 分钟服用。日剂量超过 15mg，宜在早、中、晚分 3 次餐前服用 2. 单用饮食疗法失败者起始剂量一日 2. 5~5. 0mg，以后根据血糖和尿糖情况增减剂量，每次增减 2. 5~5. 0mg/d。一日剂量超过 15mg，分 2~3 次餐前服用。已使用其他口服磺酰脲类降糖药者，停用其他磺酰脲药 3 天，复查血糖后开始服用本品。从 5mg 起逐渐加大剂量，直至产生理想的疗效。最大日剂量不超过 30mg
注意事项	1. 体质虚弱、高热、恶心和呕吐、有肾上腺皮质功能减退或垂体前叶功能减退症者慎用 2. 必须在进餐前即刻或进餐中服用；治疗时不定时进餐或不进餐会引起低血糖
禁忌	1. 1 型糖尿病、糖尿病低血糖昏迷或昏迷前期、糖尿病合并酮症酸中毒、晚期尿毒症者禁用 2. 严重烧伤、感染、外伤和大手术、白细胞减少者禁用 3. 对本品及磺胺药过敏者禁用

续 表

不良反应	低血糖症，偶见 ALT（GPT）及 AST（GOT）、乳酸脱氢酶、碱性磷酸酶、血尿素氮、血肌酐轻至中度升高
特殊人群用药	肝功能、肾功能不全患者：禁用 老年人：65 岁以上老年人达稳态时间较年轻人约延长 1～2 日。老年用药从小剂量开始，逐渐调整剂量 妊娠与哺乳期妇女：禁用
药典	USP、Eur. P.、Chin. P.
国家处方集	CNF
其他推荐依据	
■ 药品名称	格列喹酮片 Gliquidone Tablets
适应证	2 型糖尿病（非胰岛素依赖型糖尿病）
制剂与规格	片剂[基,保(甲)]：30mg
用法与用量	口服：应在餐前半小时服用。一般日剂量为 15～120mg（0.5～4 片），据个体情况及遵医嘱可适当调节剂量。通常日剂量为 30mg（1 片）以内者可于早餐前一次服用，更大剂量应分 3 次，分别于餐前服用。日最大剂量不得超过 180mg（6 片）
注意事项	1. 糖尿病治疗需要规律的定期就医。如同服用其他治疗糖尿病的药物一样，服用格列喹酮片也应谨慎，尤其是在摸索合适剂量的过程中和从其他药物改换格列喹酮片时。即使理想的治疗剂量已经达到时，也应注意 2. 糖尿病患者合并肾脏疾病，肾功能轻度异常时，尚可使用。但是当有严重肾功能不全时，则应改用胰岛素治疗为宜 3. 治疗中若有不适，如低血糖、发热、皮疹、恶心等，应从速就医 4. 为了尽量减少易发生于糖尿病患者的心血管疾病的危险，患者应坚持严格的饮食治疗，而绝不能以增加药量而放松饮食控制 5. 改用本品时如未按时进食可以引起低血糖 6. 胃肠反应一般为暂时性的，随着治疗继续而消失，一旦有皮肤过敏反应，应停用本品
禁忌	1. 1 型糖尿病（胰岛素依赖型糖尿病）患者禁用 2. 糖尿病昏迷或昏迷前期患者禁用 3. 糖尿病合并酸中毒或酮症患者禁用 4. 对磺胺类药物过敏者禁用 5. 妊娠、哺乳期妇女及晚期尿毒症患者禁用
不良反应	极少数人有皮肤过敏反应、胃肠道反应、轻度低血糖反应及血液系统方面的改变
特殊人群用药	肝功能、肾功能不全患者：肾脏排泄率 5%，用于糖尿病合并慢性肾病（CKD）1～5 期患者，无需调整剂量。代谢过程在肝功能不全患者体内仍可进行，且长期应用亦不影响肝胆疾病患者的肝功能 儿童：未进行该项实验且无可靠参考文献 老年人：未进行该项实验且无可靠参考文献 妊娠与哺乳期妇女：禁用
药典	Chin. P.、BP
国家处方集	

续 表

其他推荐依据	中国医师协会内分泌代谢科医师分会. 格列喹酮临床应用中国专家共识（2017年版）[J]. 中华内分泌代谢杂志，2017，33（5）：363-366.

二、非磺酰脲类促胰岛素分泌药

■ 药品名称	**瑞格列奈 Repaglinide**
适应证	本品用于饮食控制、降低体重及运动锻炼不能有效控制高血糖的2型糖尿病患者。瑞格列奈片可与二甲双胍并用，两者合用的协同功效比各自单独使用时更能有效控制血糖
制剂与规格	瑞格列奈片[基,保(乙)]：①0.5mg；②1mg；③2mg
用法与用量	1. 通常餐前15分钟内服用本药，服药时间也可掌握在餐前0~30分钟内。剂量因人而异，以个人血糖而定 2. 推荐起始剂量为0.5mg，以后如需要可每周或每2周作调整。接受其他口服降血糖药治疗的患者可直接转用瑞格列奈片治疗。其推荐起始剂量为0.5mg。最大的推荐单次剂量为4mg，进餐时服用。但最大日剂量不应超过16mg。对于衰弱和营养不良的患者，应谨慎调整剂量。如果与二甲双胍合用，应减少瑞格列奈片的剂量
注意事项	1. 营养不良患者应调整剂量 2. 在发生应激反应时，如发热、外伤、感染或手术，可能会出现显著高血糖 3. 可有视觉异常、胃肠道等反应
禁忌	1. 已知对本品任一成分过敏者禁用 2. 1型糖尿病、伴或不伴昏迷的糖尿病酮症酸中毒、严重肝肾功能不全者禁用
不良反应	偶见瘙痒、皮疹、荨麻疹；罕见低血糖、腹痛、恶心、皮肤过敏反应；非常罕见腹泻腹痛、恶心、呕吐、便秘、视觉异常、AST（GOT）及ALT（GPT）升高
特殊人群用药	肝功能、肾功能不全患者：慎用 儿童：12岁以下儿童禁用 老年人：75岁以上患者不宜使用 妊娠与哺乳期妇女：禁用
药典	USP、Eur. P.
国家处方集	CNF
其他推荐依据	
■ 药品名称	**那格列奈 Nateglinide**
适应证	本品用于饮食、运动疗法和服用α-葡萄糖苷酶抑制剂时不能控制的轻、中度非胰岛素依赖型（2型）糖尿病的治疗。可与二甲双胍合用协同作用更好。不适用于对磺酰脲类降糖药治疗不理想的2型糖尿病患者
制剂与规格	那格列奈片[保(乙)]：①30mg；②60mg；③120mg
用法与用量	口服：本品可单独应用，也可与二甲双胍合用。起始剂量一日3次，一次60mg，主餐前15分钟服用

续 表

注意事项	1. 缺血性心脏病、垂体和副肾上腺功能不全、腹泻、呕吐、营养不良患者慎用 2. 本品一般耐受性良好，偶见空腹感、冷汗、乏力、腹部胀满、腹痛、皮肤瘙痒等，个别病例出现乳酸、γ-GTP 和 AST（GOT）升高等，程度大多轻微，疗程结束后即可消失
禁忌	1. 已知对本品任一成分过敏者禁用 2. 1 型糖尿病、糖尿病酮症酸中毒者禁用
不良反应	常见低血糖（2.4%），极少见 ALT（GPT）及 AST（GOT）升高、皮肤瘙痒、皮疹、荨麻疹
特殊人群用药	肝功能、肾功能不全患者：严重肝肾功能不全者，应减量或慎用 儿童：禁用 老年人：慎用 妊娠与哺乳期妇女：禁用
药典	
国家处方集	CNF
其他推荐依据	

第二节　非促胰岛素分泌药

一、双胍类

■ 药品名称	二甲双胍　Metformin
适应证	1. 首选用于单纯饮食控制及体育锻炼治疗无效的 2 型糖尿病患者，特别是肥胖的 2 型糖尿病患者 2. 可与磺酰脲类口服降糖药合用来治疗对磺酰脲类疗效较差的 2 型糖尿病患者 3. 1 型糖尿病一般可不采用口服降糖药，若伴有肥胖或超重时可加用二甲双胍 4. 可与胰岛素合用，可减少胰岛素用量，防止低血糖发生
制剂与规格	盐酸二甲双胍缓释片[基,保(乙)]：0.5g 盐酸二甲双胍缓释片Ⅱ：0.5g 盐酸二甲双胍片[保(甲)]：①0.25g；②0.5g；③0.85g 盐酸二甲双胍肠溶片[基,保(甲)]：0.25g
用法与用量	1. 普通片：从小剂量开始逐渐增加剂量。通常口服起始剂量为 0.5g，一日 2 次，随餐服用；逐渐加至每日 2g，分次服用。为了更好地耐受，最好随三餐分次服用 2. 缓释片：开始时每日 1 次，每次 0.5g，晚餐时服用。后根据血糖调整药量。日最大剂量不超过 2g
注意事项	1. 使用静脉注射碘对比剂时，应暂停服药 2. 与磺酰脲类合用时，可引起低血糖，应监测患者血糖情况。与胰岛素合用会增强降血糖作用，应调整剂量

续　表

禁忌	1. 心力衰竭、休克、急性心肌梗死及其他严重心、肺疾病禁用 2. 严重感染或外伤、外科大手术、低血压、缺氧等禁用 3. 代谢性酸中毒，糖尿病酮症酸中毒禁用 4. 并发严重糖尿病肾病或糖尿病眼底病变禁用 5. 酗酒者、维生素 B_{12} 及叶酸缺乏未纠正者禁用 6. 需接受血管内注射碘化对比剂检查前，应暂停用本品 7. 对本品过敏者禁用
不良反应	常见腹泻、恶心、呕吐、胃胀、乏力、消化不良、腹部不适及头痛；少见大便异常、低血糖、肌痛、头晕、指甲异常、皮疹、出汗增加、味觉异常、胸部不适、寒战、流感症状、潮热、心悸、体重减轻等；罕见乳酸性酸中毒
特殊人群用药	肝功能、肾功能不全患者：肝肾功能不全者或肌酐清除率异常者禁用 儿童：10 岁以下儿童禁用 老年人：80 岁以上老人禁用 妊娠与哺乳期妇女：禁用
药典	USP、Eur. P.、Chin. P.
国家处方集	CNF
其他推荐依据	

二、胰岛素增敏药

■ 药品名称	罗格列酮　Rosiglitazone
适应证	本品用于治疗 2 型糖尿病。对于饮食控制和运动加服用本品或单一抗糖尿病药物，而血糖控制不佳的 2 型糖尿病，本品可与二甲双胍或磺酰脲类药物联合应用。对服用最大推荐剂量二甲双胍或磺酰脲类，且血糖控制不佳的患者，本品不可替代原抗糖尿病药物，则需在其基础上联合应用
制剂与规格	罗格列酮片[保(乙)]：①2mg；②4mg；③8mg
用法与用量	口服： 1. 单药治疗：初始剂量可为一日 4mg，每日 1 次或分 2 次口服。如对初始剂量反应不佳，可逐渐加量至一日 8mg 2. 与磺酰脲类联合用药：初始剂量可为一日 4mg，每日 1 次或分 2 次口服。发生低血糖时，减少磺脲类用量。与二甲双胍联合用药：初始剂量可为一日 4mg，每日 1 次或分 2 次。12 周后若空腹血糖控制不理想，剂量增加至一日 8mg。最大推荐剂量为每日 8mg，每日 1 次或分 2 次口服 3. 本品可空腹或进餐时服用
注意事项	1. 本品不适用于 1 型糖尿病和糖尿病酮症酸中毒患者 2. 合并使用其他降糖药物时，有发生低血糖的风险 3. 其他可见轻中度水肿、贫血、低血糖反应、肝功能异常、血脂增高等。本品可能会使血红蛋白和血细胞比容下降，可能与盐酸罗格列酮造成血浆容量增加有关
禁忌	禁用于：Ⅲ级和Ⅳ级（HYHA）心力衰竭者；2 型糖尿病有活动性肝脏疾患的临床表现或 AST（GOT）及 ALT（GPT）升高大于正常上限 2.5 倍者；对本品过敏者

续 表

不良反应	可见上呼吸道感染、外伤、头痛、背痛、疲劳、鼻窦炎、腹泻、低血糖；贫血、水肿、充血性心力衰竭、肺水肿和胸腔积液；罕见肝功能异常、血管性水肿和荨麻疹；非常罕见黄斑水肿
特殊人群用药	肝功能、肾功能不全患者：罕见肝功能异常，治疗前及治疗中应该监测肝功能 儿童：儿童和未满18岁的青少年禁用 妊娠与哺乳期妇女：禁用
药典	
国家处方集	CNF
其他推荐依据	
■ 药品名称	吡格列酮 Pioglitazone
适应证	本品用于2型糖尿病，可与饮食控制和体育锻炼联合以改善血糖控制，可单独使用；当饮食控制、体育锻炼和单独治疗不能满意控制血糖时，可与磺脲、二甲双胍或胰岛素合用
制剂与规格	吡格列酮片[基,保(乙)]：15mg 吡格列酮口腔崩解片[基,保(乙)]：15mg 盐酸吡格列酮片[基,保(乙)]：30mg
用法与用量	1. 单独治疗剂量可为15mg或30mg，一日1次，早饭前或早饭后服；反应不佳时可加量直至45mg，每日1次 2. 与磺脲类合用时，本品可为15mg或30mg，每日1次，当开始本品治疗时，磺脲类药物剂量可维持不变，当患者发生低血糖时，应减少磺脲类用药量
注意事项	联合使用吡格列酮和胰岛素或其他口服降糖药时，有发生低血糖症的风险，有必要降低同用药物的剂量
禁忌	禁用于：对本品过敏者；心功能Ⅲ级或Ⅳ级（HYHA）的患者；有活动性肝脏疾患的临床表现或AST（GOT）及ALT（GPT）升高大于正常上限2.5倍者；感染者
不良反应	参见“罗格列酮”
特殊人群用药	肝功能、肾功能不全患者：严重肾功能障碍者禁用 妊娠与哺乳期妇女：禁用
药典	
国家处方集	CNF
其他推荐依据	

三、α-葡萄糖苷酶抑制药

■ 药品名称	阿卡波糖 Acarbose
适应证	本品配合饮食控制用于：①2型糖尿病；②降低糖耐量低减者的餐后血糖
制剂与规格	阿卡波糖片剂[基,保(甲)]：50mg 阿卡波糖胶囊[保(甲)]：①50mg[基]；②100mg

续 表

用法与用量	口服：用餐前即刻整片吞服或前几口食物一起嚼服用，剂量需个体化。一般推荐起始剂量为一次 50mg，一日 3 次，以后逐渐增加至一次 0.1g，一日 3 次。个别情况下，可增加至一次 0.2g，一日 3 次。或遵医嘱
注意事项	使用大剂量时可发生无症状的肝氨基转移酶升高，应考虑在用药的前 6~12 个月监测 AST（GOT）及 ALT（GPT）的变化，停药后肝氨基转移酶值会恢复正常
禁忌	禁用于：有明显的消化和吸收障碍的慢性胃肠功能紊乱患者；患有由于胀气可能恶化的疾患（如 Roemheld 综合征、严重的疝气、肠梗阻和肠溃疡）者；对本品过敏者
不良反应	常见胃肠胀气和肠鸣音，偶有腹泻和腹胀，极少见腹痛；偶有皮肤出现红斑、皮疹和荨麻疹等。一日 150~300mg 用药时有个别人发生与临床相关的肝功能检查异常（超过正常高限 3 倍），多为一过性，极个别情况出现黄疸和/或肝炎合并肝损害
特殊人群用药	肝功能、肾功能不全患者：严重肾功能不全者禁用 儿童：18 岁以下患者禁用 妊娠与哺乳期妇女：禁用
药典	Eur. P.
国家处方集	CNF
其他推荐依据	
■ 药品名称	**米格列醇片 Miglitol Tablets**
适应证	配合饮食控制和运动，用于改善 2 型糖尿病患者血糖控制。在本品单药治疗或者磺酰脲类药物无法达到满意血糖控制时，可与磺酰脲类药物合用
制剂与规格	片剂[保(乙)]：50mg
用法与用量	初始剂量为 25mg（半片），维持剂量为 50mg（1 片），最大推荐剂量是 100mg（2 片），每日 3 次
注意事项	米格列醇可抑制蔗糖水解为葡萄糖或果糖，因此蔗糖不宜作为快速纠正低血糖症的药物来使用 米格列醇如果产生副作用，通常是在治疗开始几周内。临床症状多表现为轻中度的剂量依赖性的胃肠功能紊乱，如胃胀、稀便、腹泻或腹部不适。但以上症状出现的频率及强度常会随着时间而逐渐减轻。停药可立即缓解上述症状
禁忌	以下患者禁用：糖尿病酮症酸中毒；炎性肠病，结肠溃疡，不全性肠梗阻，有肠梗阻倾向的患者；慢性肠道疾病伴有明显胃肠功能紊乱，或伴有可能进一步加重出现肠胀气情况的患者；对该药物或其成分过敏者
不良反应	胃肠道反应：胃肠道症状是米格列醇最常见的不良反应 皮肤反应：使用米格列醇时皮疹发病率为 4.3%，而相应的安慰剂组为 2.4%。皮疹通常是暂时性的
特殊人群用药	肝功能、肾功能不全患者：肾脏损害的患者：肌酐清除率< 25ml/min 的患者服用 25mg，每日 3 次，比肌酐清除率> 60ml/min 的患者的米格列醇血药浓度高 2 倍多。因为米格列醇是局部起作用，所以通过调整剂量来纠正增高的血药浓度是不可行的。对肌酐清除率< 25ml/min 的患者的用药安全性尚未确立

续　表

	儿童：用药安全性和有效性没有被证实 老年人：在美国进行的临床研究的病例总数中，确定安全性的病例中＞65 岁者占 24%，＞75岁者占 3%，其有效性与安全性的差别在青年人与老年人之间并不显著 妊娠与哺乳期妇女：本品没有在妊娠妇女进行安全性试验的资料。不推荐哺乳期妇女使用
药典	Jpn. P.
国家处方集	
其他推荐依据	吕肖锋，于德民，孙子林，等．米格列醇对 2 型糖尿病患者的安全性和有效性：多中心、开放、随机、平行对照试验［J］．中国糖尿病杂志，2017，9（7）：423-427.

第四章

嗜铬细胞瘤及其治疗药物

第一节 α受体阻断药

■ 药品名称	甲磺酸酚妥拉明 Phentolamine Mesylate
适应证	1. 用于诊断嗜铬细胞瘤及治疗其所致的高血压发作，包括手术切除时出现的高血压，也可根据血压对本品的反应用于协助诊断嗜铬细胞瘤 2. 治疗左心室衰竭 3. 治疗去甲肾上腺素静脉给药外溢，用于防止皮肤坏死 4. 室性期前收缩的治疗 5. 用于血管痉挛性疾病
制剂与规格	甲磺酸酚妥拉明片：①25mg；②40mg 甲磺酸酚妥拉明分散片：①40mg；②60mg 甲磺酸酚妥拉明胶囊：40mg 甲磺酸酚妥拉明注射液：①1ml：5mg；②1ml：10mg 注射用甲磺酸酚妥拉明：10mg
用法与用量	1. 用于酚妥拉明试验：①成人常用量：静脉注射5mg，也可先注入1mg，若反应阴性，再给5mg，如此假阳性的结果可以减少，也减少血压剧降的危险性；②小儿常用量：静脉注射一次1mg，也可按体重0.15mg/kg或按体表面积3mg/m^2 2. 用于防止皮肤坏死：在每1000ml含去甲肾上腺素溶液中加入本品10mg作静脉滴注，作为预防之用。已经发生去甲肾上腺素外溢，用本品5~10mg加10ml 0.9%氯化钠注射液作局部浸润，此法在外溢后12小时内有效 3. 用于嗜铬细胞瘤手术：术时如血压升高，可静脉注射2~5mg或滴注每分钟0.5~1.0mg，以防肿瘤手术时出现高血压危象 4. 用于心力衰竭时减轻心脏负荷：静脉滴注每分钟0.17~0.40mg
注意事项	心动过速或心律失常病史，胃炎或消化性溃疡的患者慎用。如果出现心绞痛的症状，或病情加重应停药
禁忌	尚不明确
不良反应	直立性低血压，心动过速，脸红，出汗，忧虑，心绞痛，心律不齐，恶心，呕吐，腹泻，无力，头晕，鼻黏膜充血等。严重不良反应：心肌梗死，脑血管痉挛或闭塞
特殊人群用药	尚不明确
药典	USP、Eur. P.、Chin. P.
国家处方集	CNF

续 表

其他推荐依据	
■ 药品名称	酚苄明 Phenoxybenzamine
适应证	1. 嗜铬细胞瘤的治疗和术前准备，治疗嗜铬细胞瘤所致的高血压，行手术切除肿瘤前的药物准备或不能手术时的长期治疗 2. 周围血管痉挛性疾病 3. 前列腺增生引起的尿潴留
制剂与规格	盐酸酚苄明片[保(乙)]：①5mg；②10mg 盐酸酚苄明注射液[保(乙)]：①1ml；②10mg
用法与用量	1. 口服：①成人用量：开始时每日 1 次 10mg，一日 2 次，隔日增加 10mg，直至获得预期临床疗效，或出现轻微 α 受体阻断的不良反应。以 20~40mg 每日 2 次维持；②儿童常用量：口服，开始 0.2mg/kg，每日 2 次；或按体表面积 6~10mg/m^2，每日 1 次。以后每隔 4 日增量 1 次，直至取得疗效。维持量每日 0.4~1.4mg/kg 或按体表面积 12~36mg/m^2，分 3~4 次口服 2. 静脉滴注：嗜铬细胞瘤术前应用 3 日，必要时麻醉诱导时给药 1 次
注意事项	1. 脑供血不足时使用本品需注意血压下降，可能加重脑缺血 2. 治疗嗜铬细胞瘤时，建议定时测定尿儿茶酚胺及其代谢物，以决定用药量 3. 常见直立性低血压、鼻塞、口干、瞳孔缩小、反射性心率加快和胃肠刺激 4. 开始宜用小剂量，逐渐增加至最小有效剂量，以减少不良反应；服药过程中应监测卧、直立性血压和心率的变化，并嘱患者起立动作要慢一些，以防摔倒 5. 静脉注射给药时，注意补充血容量，以防血压骤降
禁忌	低血压、心绞痛、心肌梗死、对本品过敏者禁用
不良反应	常见直立性低血压，鼻塞，口干，瞳孔缩小，反射性心率加快，胃肠刺激；少见神志模糊，倦怠，头痛，阳痿，嗜睡，偶可引起心绞痛和心肌梗死
特殊人群用药	肝功能、肾功能不全患者：慎用 老年人：老年人对本品降压作用敏感，易发生低温，肾功能较差，应用本品时需慎重 妊娠与哺乳期妇女：本品对妊娠的影响尚未作充分研究，对妊娠期妇女只有非常必要时应用；哺乳期妇女宜停药或者停止授乳
药典	USP、Chin. P.
国家处方集	CNF
其他推荐依据	
■ 药品名称	哌唑嗪 Prazosin
适应证	1. 治疗嗜铬细胞瘤 2. 高血压（第二线药）、充血性心力衰竭（严重的难治性患者），也用于麦角胺过量
制剂与规格	盐酸哌唑嗪片[保(甲)]：①0.5mg；②1mg[基]；③2mg[基]；④5mg

续　表

用法与用量	口服： 1. 治疗嗜铬细胞瘤：初始剂量 1mg，逐渐增量为 2~5mg，一日 2~3 次 2. 治疗高血压：①成人首剂 0.5mg，睡前顿服，此后一次 0.5~1.0mg，一日 2~3 次，逐渐按疗效调整为一日 6~15mg，分 2~3 次服；②儿童，7 岁以下，一次 0.25mg，一日 2~3 次；7~12 岁，一次 0.5mg，一日 2~3 次，按疗效调整剂量 3. 肾功能不全时应减小剂量，起始剂量一次 1mg，一日 2 次为宜。肝病患者也应减小剂量
注意事项	1. 首次剂量可发生直立性低血压，应嘱患者卧床休息避免摔倒或睡前服用 2. 可以单独或与其他药物联合应用来控制妊娠期严重高血压 3. 本品可引起晕厥，大多数由直立性低血压引起，眩晕和嗜睡可发生在首次服药后
禁忌	对本品过敏者禁用
不良反应	可见直立性低血压引起的晕厥；常见眩晕，头痛，嗜睡，心悸，呕吐，腹泻，便秘，水肿，抑郁，易激动，皮疹。少见腹痛，肝功能损害，感觉异常，幻觉，大小便失禁，手足麻木，阳痿，阴茎持续勃起。不良反应主要在服药初期出现
特殊人群用药	肝功能、肾功能不全患者：肝病患者应减小剂量；肾功能不全时应减小剂量，起始剂量一次 1mg，一日 2 次为宜 老年人：老年人对本品的降压作用敏感，有使老年人发生体温过低的可能；老年人肾功能降低时剂量需减小
药典	USP、Eur. P.、Chin. P.
国家处方集	CNF
其他推荐依据	
■ 药品名称	特拉唑嗪　Terazosin
适应证	1. 治疗嗜铬细胞瘤 2. 治疗高血压，可单独使用或与其他抗高血压药同时使用 3. 用于治疗良性前列腺增生症患者的排尿症状，如尿频、尿急、尿线变细、排尿困难、夜尿增多、排尿不尽感等
制剂与规格	盐酸特拉唑嗪片[保(甲)]：①0.5mg；②1mg；③2mg[基]；④5mg；⑤10mg 盐酸特拉唑嗪胶囊[保(甲)]：2mg
用法与用量	口服： 1. 治疗嗜铬细胞瘤：初始剂量 1mg，逐渐增量为 2~5mg，一日 1 次。首次睡前服用 2. 高血压：初始剂量，睡前服用 1mg，以尽量减少首剂低血压事件的发生。1 周后一日单剂量可加倍已达到预期效应。常用维持剂量为一日 2~10mg。加用噻嗪类利尿药或其他抗高血压药时应减少本药用量
注意事项	初次服药应从睡前顿服 1mg 开始，以防止和减轻晕厥和“首剂”效应，逐渐增加剂量；停服本药数天后再服本药时，仍应从小剂量开始，逐渐增加剂量
禁忌	已知对本品及 α 受体阻断药过敏者禁用
不良反应	常见体虚、疲乏、心悸、恶心、外周水肿、眩晕、嗜睡、鼻充血/鼻炎和视物模糊/弱视。其他可见背痛、头痛、心动过速、直立性低血压、晕厥、水肿、体重增加、肢端疼痛、性欲降低、抑郁、神经质、感觉异常、呼吸困难、鼻窦炎、阳痿。偶见过敏反应、血小板减少症和阴茎异常勃起等

续 表

特殊人群用药	肝功能、肾功能不全患者：肾功能损伤患者无需改变剂量 妊娠与哺乳期妇女：孕妇禁用；哺乳期妇女使用本品时应停止授乳
药典	USP、Eur. P.
国家处方集	CNF
其他推荐依据	
■ 药品名称	多沙唑嗪 Doxazosin
适应证	1. 治疗嗜铬细胞瘤 2. 治疗原发性轻、中度高血压。对于单独用药难以控制血压的患者，可与利尿剂、β受体阻断剂、钙拮抗剂或血管紧张素转换酶抑制剂（ACEI）合用 3. 用于良性前列腺增生的对症治疗
制剂与规格	甲磺酸多沙唑嗪片[保(乙)]：2mg 甲磺酸多沙唑嗪控释片[保(乙)]：4mg
用法与用量	1. 嗜铬细胞瘤：初始剂量0.5mg，逐渐增量为2~8mg，一日1次 2. 高血压：初始剂量为1mg，每日1次。用药剂量可增加至2mg，每日1次，以后可根据需要增至4mg，每日1次，然后6mg，每日1次，以获得良好的降压效果。建议以1~2周的时间间隔调整剂量
注意事项	初始剂量为1mg，以减少直立性低血压和首剂晕厥的发生率，直立性低血压多发生在用药后2~6小时，故在首次给药和每次增加剂量后的这段时间应注意测定血压。如停药数天，应按初始治疗方案重新开始用药。首次剂量可发生直立性低血压，应嘱患者卧床休息避免摔倒或睡前服用
禁忌	已知对喹唑啉类或本品的任何成分过敏者、近期发生心肌梗死者、已接受本品治疗者如发生心肌梗死，应针对个体情况决定其梗死后治疗。有胃肠道梗阻、食管梗阻或任何程度胃肠道腔径缩窄病史者禁用
不良反应	常见直立性低血压、头晕、乏力、外周性水肿、呼吸困难、头痛、全身不适、直立性头晕、眩晕、虚弱、嗜睡、腹痛、腹泻、恶心、呕吐、胃肠炎、口干、背痛、胸痛、心悸、心动过速、肌痛、支气管炎、咳嗽、瘙痒、尿失禁、膀胱炎及鼻炎、阴茎异常勃起、阳痿、皮疹、血小板减少症、紫癜、鼻出血、白细胞减少、血尿、胆汁淤积、黄疸、肝功能异常及视物模糊
特殊人群用药	肝功能、肾功能不全患者：肝功能不全者慎用 妊娠与哺乳期妇女：慎用
药典	USP、Eur. P.
国家处方集	CNF
其他推荐依据	
■ 药品名称	乌拉地尔 Urapidil
适应证	1. 治疗嗜铬细胞瘤 2. 治疗高血压危象（如血压急剧升高） 3. 治疗重度和极重度高血压

续　表

	4. 治疗难治性高血压 5. 控制围手术期高血压
制剂与规格	盐酸乌拉地尔缓释胶囊：30mg 盐酸乌拉地尔注射液：5ml∶25mg 注射用盐酸乌拉地尔：①25mg；②50mg 乌拉地尔缓释片：30mg
用法与用量	1. 治疗嗜铬细胞瘤：初始剂量，口服缓释胶囊30～60mg，一日2次，维持剂量一日30～180mg。随个体血压调整 2. 治疗高血压危象：静脉注射或静脉滴注
注意事项	1. 血压骤然下降可能引起心动过缓甚至心脏停搏 2. 治疗期限一般不超过7天
禁忌	对本品成分过敏、主动脉峡部狭窄或动静脉分流（肾透析时的分流除外）者禁用
不良反应	可见头痛，头晕，恶心，呕吐，出汗，烦躁，乏力，心悸，心律失常，呼吸困难；少见过敏反应（瘙痒、皮肤发红、皮疹等）；罕见血小板计数减少；超量用药可见头晕，直立性低血压，虚脱，疲劳等
特殊人群用药	肝功能、肾功能不全患者：肝功能不全者应慎用 老年人：慎用，初始剂量宜小 妊娠与哺乳期妇女：孕妇仅在绝对必要的情况下方可使用本品；哺乳期妇女禁用
药典	Jpn. P.
国家处方集	CNF
其他推荐依据	

第二节　β受体阻断药

■ 药品名称	普萘洛尔　Propranolol
适应证	1. 嗜铬细胞瘤患者的心动过速（配合α受体阻断剂） 2. 高血压、劳力性心绞痛、室上性快速心律失常、室性心律失常、心肌梗死，肥厚型心肌病 3. 用于控制甲状腺功能亢进症的心率过快，也可用于治疗甲状腺危象 4. 偏头痛，非丛集性头痛
制剂与规格	盐酸普萘洛尔片[基,保(甲)]：10mg 盐酸普萘洛尔缓释片[保(乙)]：①40mg；②80mg 盐酸普萘洛尔缓释胶囊[保(乙)]：40mg 盐酸普萘洛尔注射液[保(乙)]：5ml∶5mg 注射用盐酸普萘洛尔[保(乙)]：①2mg；②5mg

续 表

用法与用量	1. 口服：①高血压，初始剂量一次 10mg，一日 3~4 次，可单独使用或与利尿剂合用。剂量应逐渐增加，一日最大剂量 200mg；②心绞痛，一次 5~10mg，一日 3~4 次；每 3 日可增加 10~20mg，可渐增至一日 200mg，分次服用；③室上性、室性快速性心律失常，一次 10~30mg，一日 3~4 次，根据需要及耐受程度调整用量；④心肌梗死，一次 30~240mg，一日 2~3 次；⑤肥厚型心肌病，一次 10~20mg，一日 3~4 次。按需要及耐受程度调整剂量；⑥嗜铬细胞瘤患者控制心动过速，一次 10~20mg，一日 3~4 次，术前用 3 天，一般应先用 α 受体阻断药，待药效稳定后加用本品；⑦偏头痛，一日 30~100mg，分 3 次服。宜从小剂量开始，逐渐增加达到最适治疗剂量 2. 静脉注射：①成人，一次 1~3mg，缓慢注射，必要时 5 分钟后可重复，总量 5mg；②儿童，一次 0. 01~0. 1mg/kg，缓慢注射（大于 10 分钟），不宜超过 1mg
注意事项	1. 本品剂量必须个体化，且剂量应逐渐加减，尤其是冠心病和甲状腺功能亢进患者不能骤停 2. 用药期间，应定期检查血常规、血压、心功能、肝肾功能等，糖尿病患者定期监测血糖
禁忌	禁用于：支气管哮喘；心源性休克；二度或三度房室传导阻滞；重度心力衰竭；窦性心动过缓
不良反应	1. 眩晕，头晕，支气管痉挛，呼吸困难，充血性心力衰竭，神志模糊（尤见于老年人），精神抑郁，反应迟钝，发热，咽痛，粒细胞缺乏，出血倾向（血小板减少），四肢冰冷，腹泻，倦怠，眼、口、皮肤干燥，指（趾）麻木，异常疲乏等；嗜睡，失眠，恶心，皮疹 2. 个别病例有周身性红斑狼疮样反应，多关节病综合征，幻视，性功能障碍（或性欲下降） 3. 剂量过大时引起低血压（血压下降），心动过缓，惊厥，呕吐，可诱发缺血性脑梗死，可有心源性休克，甚至死亡
特殊人群用药	肝功能、肾功能不全患者：肝功能不全者慎用 老年人：因对药物代谢与排泄能力低，应适当调节剂量 妊娠与哺乳期妇女：必须慎用，不宜作为孕妇第一线治疗用药；可少量从乳汁分泌，故哺乳期妇女慎用
药典	USP、Eur. P. 、Chin. P.
国家处方集	CNF
其他推荐依据	
■ 药品名称	阿替洛尔 Atenolol
适应证	本品用于高血压、心绞痛、心肌梗死，也可用于心律失常、甲状腺功能亢进的心率过快、嗜铬细胞瘤的心动过速（配合 α 受体阻断剂）
制剂与规格	阿替洛尔片[保(甲)]：①12. 5mg[基]；②25mg[基]；③50mg[基]；④100mg 阿替洛尔注射液：10ml：5mg
用法与用量	1. 治疗嗜铬细胞瘤：口服常用剂量，一次 25~50mg，一日 2 次。儿童应从小剂量开始，0. 25~0. 50mg/kg，每日 2 次。注意监测心率、血压 2. 用于高血压：口服：①成人，初始剂量，一次 6. 25~12. 5mg，一日 2 次，按需要及耐受量渐增至一日 50~200mg；②儿童，初始剂量，按体重一次 0. 25~0. 5mg/kg，一日 2 次；③肾功能不全者：肌酐清除率< 15ml/min 者，一日 25mg；15~35ml/min 者，一日最大剂量 50mg
注意事项	1. 慎用于有慢性阻塞性肺疾病的高血压患者 2. 本品停药过程至少 3 天，常可达 2 周

续 表

禁忌	二度或三度房室传导阻滞、心源性休克、病态窦房结综合征及严重窦性心动过缓、支气管哮喘患者禁用
不良反应	可见低血压，心动过缓，头晕，四肢冰冷，疲劳，乏力，肠胃不适，精神抑郁，脱发，血小板减少症，银屑病样皮肤反应，银屑病恶化，皮疹及干眼，心脏传导阻滞
特殊人群用药	肝功能、肾功能不全患者：肾功能不全者需调整剂量。肌酐清除率小于每分钟 15ml/1.73m^2 者，一日 25mg；每分钟 15~35ml/1.73m^2 者，一日最大剂量 50mg 儿童：注意监测心率、血压 老年人：老年人用药时所需剂量可以减少，尤其是肾功能减退的患者 妊娠与哺乳期妇女：本品可透过胎盘并出现在脐带血液里，缺乏妊娠初期 3 个月使用本药的研究，胎儿有受损的可能。妊娠妇女较长时间服用本药，与胎儿宫内生长迟缓有关；本品在乳汁中有明显的聚集，哺乳期妇女服用时应谨慎
药典	USP、Eur. P.、Chin. P.
国家处方集	CNF
其他推荐依据	
■ 药品名称	美托洛尔 Metoprolol
适应证	1. 高血压、心绞痛、心肌梗死、肥厚型心肌病、主动脉夹层、心律失常、甲状腺功能亢进症等，用于心力衰竭（有经验医师指导下） 2. 缓释片仅用于用于高血压、心绞痛及伴有左心室收缩功能异常的症状稳定的慢性心力衰竭
制剂与规格	酒石酸美托洛尔片[保(甲)]：①25mg[基]；②50mg[基]；③100mg 酒石酸美托洛尔胶囊[保(甲)]：①25mg；②50mg；③100mg 琥珀酸美托洛尔缓释片[保(乙)]：①23.5mg；②47.5mg；③95mg 酒石酸美托洛尔注射液[保(甲)]：①2ml：2mg；②5ml：5mg[基] 注射用酒石酸美托洛尔[保(甲)]：①2mg；②5mg
用法与用量	1. 口服：①嗜铬细胞瘤：常用剂量，一次 50mg，一日 2~3 次；②高血压：普通制剂一次 100~200mg，一日 2 次；缓释制剂一次 47.5~95mg，一日 1 次；控释制剂一日 0.1g，早晨顿服或遵医嘱；③心绞痛：片剂、胶囊剂，初始一次 25~50mg，每 6~12 小时 1 次，然后一次 50~100mg，一日 2 次；缓释片一次 95~190mg，一日 1 次；空腹服药；④不稳定型心绞痛：即刻静注一次 5mg，可间隔 2 分钟后重复给予，直到最大剂量一次 15mg。之后 15 分钟开始口服，片剂、胶囊剂，用法同③心绞痛；⑤心力衰竭：应在使用洋地黄和/或利尿剂、ACEI 等抗心力衰竭的治疗基础上使用本药 2. 静脉注射：①急性心肌梗死、不稳定型心绞痛：立即静脉给药一次 5mg，这一剂量可在间隔 2 分钟后重复给予，直到最大剂量一次 15mg。之后 15 分钟开始口服本品，一次 25~50mg，6~12 小时 1 次，共 24~48 小时，以后 50~100mg，一日 2 次。有下列情况的患者不能立即静脉给药：心率<70 次/分，收缩压<110mmHg，或一度房室传导阻滞；②室上性快速型心律失常：初始以每分钟 1~2mg 的速度静脉注射，一次 5mg；如病情需要，可间隔 5 分钟重复注射，总剂量 10~15mg，注射后 4~6 小时，心律失常已经控制，用口服制剂与规格维持，一日 2~3 次，每次剂量不超过 50mg

续 表

注意事项	1. 有下列情况的患者不能即刻静脉给药：心率< 70 次/分，收缩压< 110mmHg，或一度房室传导阻滞。静脉注射应在心电监测下谨慎使用 2. 慎用于低血压、心脏功能不全、慢性阻塞性肺疾病 3. 对于要进行全身麻醉的患者，至少在麻醉前 48 小时停用 4. 嗜铬细胞瘤应先行使用 α 受阻断药
禁忌	重度或急性心力衰竭、二度或三度房室传导阻滞、失代偿性心力衰竭（肺水肿、低灌注和低血压）、有临床意义的窦性心动过缓或病态窦房结综合征、心源性休克、末梢循环灌注不良、严重的周围血管疾病、哮喘及喘息性支气管炎、治疗室上性快速心律失常时，收缩压小于 110mmHg 的患者不宜采用酒石酸美托洛尔静脉给药
不良反应	可见心率减慢，心脏传导阻滞，血压降低，心力衰竭加重，外周血管痉挛导致的四肢冰冷或脉搏不能触及，雷诺现象，疲乏和眩晕，抑郁，头痛，多梦，失眠，幻觉，恶心，胃痛，便秘，腹泻，气急，关节痛，瘙痒，腹膜后腔纤维变性，耳聋，眼痛等
特殊人群用药	肝功能、肾功能不全患者：肝脏功能不全者慎用 儿童：对胎儿和新生儿可产生不利影响，尤其是心动过缓 妊娠与哺乳期妇女：孕妇不宜使用
药典	USP、Eur. P.、Chin. P.
国家处方集	CNF
其他推荐依据	
■ 药品名称	**艾司洛尔 Esmolol**
适应证	本品用于心房颤动、心房扑动时控制心室率，围手术期高血压，窦性心动过速及嗜铬细胞瘤
制剂与规格	艾司洛尔注射液[基,保(乙)]：①2ml：200mg；②1ml：100mg 注射用艾司洛尔[保(乙)]：0.1g
用法与用量	静脉滴注，剂量因个体和病情而定： 1. 控制心房颤动、心房扑动时心室率：成人先静脉注射负荷量 0.5mg/（kg·min），约 1 分钟，随后静脉点滴维持量，自 0.05mg/（kg·min）开始，4 分钟后若疗效理想则继续维持，若疗效不佳可重复给予负荷量并将维持量以 0.05mg/（kg·min）的幅度递增。维持量最大可加至 0.3mg/（kg·min），但 0.2mg/（kg·min）以上的剂量未显示能带来明显的好处 2. 围手术期高血压或心动过速：即刻控制剂量 1mg/kg，30 秒内静注，继续予 0.15mg/（kg·min）静滴，最大维持量为 0.3mg/（kg·min）
注意事项	1. 高浓度给药（> 10mg/ml）会造成严重静脉反应，包括血栓性静脉炎，20mg/ml 的浓度在血管外可造成严重的局部反应，甚至坏死，故应尽量经大静脉给药 2. 肾衰竭患者半衰期延长，注意监测 3. 用药期间应定期监测血压、心率、心功能变化 4. 糖尿病患者应用时应小心，本品可掩盖低血糖反应
禁忌	支气管哮喘或有支气管哮喘病史、严重慢性阻塞性肺疾病、窦性心动过缓、二度或三度房室传导阻滞、难治性心功能不全、心源性休克、对本品过敏者禁用

续　表

不良反应	1. 心血管系统：低血压、心动过缓、传导阻滞、外周灌注不足的症状 2. 神经系统：头痛、头晕、嗜睡、乏力、惊厥等 3. 呼吸、消化系统：气管痉挛、呼吸困难、消化不良、腹部不适、恶心、呕吐、便秘、口干等 4. 注射部位发生炎症反应，如水肿、红斑、烧灼感、血栓性静脉炎和外渗性皮肤坏死
特殊人群用药	肝功能、肾功能不全患者：肾衰竭患者半衰期延长，注意监测 老年人：慎用
药典	
国家处方集	CNF
其他推荐依据	
■ 药品名称	比索洛尔　Bisoprolol
适应证	本品用于高血压、冠心病、期前收缩、快速性室上性心动过速、中至重度慢性稳定性心力衰竭
制剂与规格	比索洛尔片[基,保(甲)]：①2.5mg；②5mg 比索洛尔胶囊[基,保(甲)]：①2.5mg；②5mg
用法与用量	口服： 1. 高血压或心绞痛，一次 5mg，1 次/日。轻度高血压患者可以从 2.5mg 开始治疗，可增至一次 10mg，1 次/日 2. 慢性稳定性心力衰竭，一次 1.25mg，1 次/日，每隔 1 周逐渐加量至 5mg，然后每隔 4 周逐渐加量至 10mg 维持治疗，一日最大剂量为 10mg
注意事项	1. 和其他 β 受体阻断药一样，比索洛尔可能增加机体对过敏原的敏感性和加重过敏反应，此时肾上腺素治疗不一定会产生预期的治疗效果 2. 本品是否经人乳排泄尚不清楚，不建议哺乳期妇女使用
禁忌	以下情况禁用：对本品过敏，急性心力衰竭或处于心力衰竭失代偿期需用静脉注射正性肌力药物治疗的患者，心源性休克，二度和三度房室传导阻滞，病态窦房结综合征，窦房阻滞，心动过缓（心率<60 次/分），血压过低（收缩压<100mmHg），严重支气管哮喘或严重慢性梗阻性肺疾病，外周动脉阻塞性疾病晚期和雷诺病，未经治疗的嗜铬细胞瘤，代谢性酸中毒
不良反应	可见轻度乏力，胸闷，头晕，心动过缓，嗜睡，心悸，头痛和下肢水肿，腹泻，便秘，恶心，腹痛，红斑，瘙痒，血压明显下降，脉搏缓慢或房室传导阻滞，麻刺感或四肢冰冷，肌肉无力，肌肉痛性痉挛及泪少；对伴有糖尿病的年老患者，其糖耐量可能降低，并掩盖低血糖表现
特殊人群用药	儿童：尚无儿童应用本品的经验，因此儿童应避免使用 老年人：用药时不需要调整剂量 妊娠与哺乳期妇女：①比索洛尔可能损害孕妇和/或胎儿（新生儿），一般情况下 β 受体阻断药能够降低胎盘灌注，而胎盘灌注与发育迟缓、子宫内死亡、早产有关。在胎儿和新生儿，可能发生低血糖和心动过缓等不良反应。除非明确必须使用，否则孕妇不能应用比索洛尔。如果必须使用，应监测子宫胎盘血流量和胎儿的生长情况。一旦发现对孕妇和胎儿产生有害的作用，应该选择其他的治疗方法。必须对新生儿进行严密监测，出生后的前 3 天最易发生低血糖和心动过缓等症状；②本品是否经人乳排泄尚不清楚，不建议哺乳期妇女使用

续 表

药典	USP
国家处方集	CNF
其他推荐依据	
■ 药品名称	阿罗洛尔 Arotinolol
适应证	本品用于原发性高血压病（轻至中度）、心绞痛、快速型心律失常、原发性震颤
制剂与规格	阿罗洛尔片[保(乙)]：①5mg；②10mg
用法与用量	口服： 1. 原发性高血压（轻、中度）、心绞痛、快速心律失常：一次 10mg，一日 2 次，根据患者年龄、症状等进行增减，最大剂量一日 30mg 2. 原发性震颤：初始剂量一次 10mg，一日 1 次；疗效不充分时一次 10mg，一日 2 次。根据患者年龄，症状等进行增减，最大剂量为一日 30mg
注意事项	参见“美托洛尔”
禁忌	明显窦性心动过缓、二度或三度房室传导阻滞、窦房传导阻滞、病态窦房结综合征、糖尿病性酮症、代谢性酸中毒、有可能出现支气管哮喘或支气管痉挛、心源性休克、肺动脉高压所致右心衰竭、充血性心力衰竭、未治疗的嗜铬细胞瘤、对本药有过敏史者禁用
不良反应	常见心动过缓、心悸、头痛、胸痛、头晕、失眠、乏力、腹痛、稀便、食欲缺乏、恶心、肝功能异常，尿素氮及肌酐升高，三酰甘油及尿酸升高，总胆固醇、空腹血糖值、CPK、白细胞增多等；偶见过敏反应
特殊人群用药	肝功能、肾功能不全患者：严重肝功能、肾功能障碍的患者慎用 老年人：老年人用药时应从小剂量（如一次 5mg）开始，慎重给药，老年患者一般不宜过度降压，且用药易引起血压过度下降和心动过缓，需停药时，应缓慢减量 妊娠与哺乳期妇女：避免使用；妊娠期妇女或有妊娠可能的妇女禁用
药典	Jpn. P.
国家处方集	CNF
其他推荐依据	
■ 药品名称	倍他洛尔 Betaxolol
适应证	本品用于高血压、心绞痛、心律失常（口服剂型）
制剂与规格	盐酸倍他洛尔片：①10mg；②20mg；③40mg
用法与用量	口服，一次 20mg，一日 1 次
注意事项	下列情况慎用：哮喘，慢性阻塞性支气管病，心力衰竭，心动过缓，周围血管疾病，肺功能不全，甲状腺功能减退，糖尿病，治疗过的嗜铬细胞瘤性高血压，银屑病和有过敏史者 停药时须经 1~2 周以上，逐渐减少剂量停药
禁忌	禁用于：对本品过敏者；支气管哮喘；严重慢性阻塞性肺疾病；明显心力衰竭；心源性休克；经治疗未能控制的心功能不全；心动过缓；严重的变异型心绞痛；低血压；严重的周围血管疾病；未经治疗的嗜铬细胞瘤性高血压

续 表

不良反应	疲乏，四肢冷，心率减慢，胃功能紊乱，性欲降低，心力衰竭，血压突然降低，支气管痉挛，低血糖，雷诺现象，皮疹
特殊人群用药	妊娠与哺乳期妇女：慎用
药典	USP、Eur. P.
国家处方集	CNF
其他推荐依据	
■ 药品名称	拉贝洛尔 Labetalol
适应证	本品用于治疗轻度至重度高血压和心绞痛。采用静脉注射能治疗高血压危象
制剂与规格	盐酸拉贝洛尔片[保(乙)]：①50mg[基]；②100mg[基]；③200mg 盐酸拉贝洛尔注射液：①2ml：25mg；②5ml：50mg；③10ml：50mg 注射用盐酸拉贝洛尔：①25mg；②50mg
用法与用量	1. 口服：一次100mg，一日2~3次，2~3天后根据需要加量。常用维持量为一次200~400mg，一日2次。饭后服。一日最大剂量2400mg 2. 静脉注射：一次25~50mg，加10%葡萄糖注射液20ml，于5~10分钟内缓慢注射，如降压效果不理想可于15分钟后重复1次，直至产生理想的降压效果。总剂量不应超过200mg 3. 静脉滴注：本品100mg加5%葡萄糖注射液或氯化钠注射液250ml，以每分钟1~4mg的速度滴注，取得较好效果后停止滴注，有效剂量为50~200mg，但对嗜铬细胞瘤患者可能需300mg以上
注意事项	1. 下列情况慎用：有严重过敏史，慢性心力衰竭，糖尿病，甲状腺功能减退，肺气肿或非过敏性支气管炎，雷诺病或周围血管疾病者 2. 少数患者可在服药后2~4小时出现直立性低血压，因此，用药剂量应该逐渐增加。给药期间患者应保持仰卧位，用药后要平卧3小时。若降压过低，可用去氧肾上腺素或阿托品予以拮抗 3. 本品用量必须强调个体化，不同个体，不同疾病用量不尽相同，避免突然停药 4. 本品用于嗜铬细胞瘤的降压有效，但少数病例有血压反常升高的报道，故用药时应谨慎
禁忌	病态窦房结综合征、心脏传导阻滞（二度或三度房室传导阻滞）未经安装起搏器的患者、重度或急性心力衰竭、心源性休克患者、脑出血、支气管哮喘、对本品过敏者禁用
不良反应	可见眩晕，乏力，幻觉，恶心，消化不良，腹痛，腹泻，口干，头皮麻刺感，心动过速，急性肾衰竭，瘙痒，乏力，胸闷，直立性低血压
特殊人群用药	肝功能、肾功能不全患者：慎用 儿童：儿童安全性尚不明确，忌用静脉注射 老年人：老年人用药生物利用度高，因此，可适当减少用药剂量 妊娠与哺乳期妇女：孕妇忌用静脉注射，口服制剂可安全有效地用于妊娠高血压，不影响胎儿生长发育；乳汁中的浓度为母体血液的22%~45%，哺乳期妇女慎用。忌静脉注射
药典	USP、Eur. P.、Jpn. P.
国家处方集	CNF
其他推荐依据	

续 表

■ 药品名称	卡维地洛 Carvedilol
适应证	1. 原发性高血压 2. 有症状的心力衰竭 3. 心绞痛
制剂与规格	卡维地洛片[保(乙)]：①3.125mg；②6.25mg；③10mg；④12.5mg；⑤20mg；⑥25mg
用法与用量	口服： 1. 高血压，开始2日，一次12.5mg，一日1次，以后一次25mg，一日1次。最大剂量一日50mg，分1~2次服用；老年人，应从10mg开始，并注意密切观察 2. 有症状的充血性心力衰竭，起始剂量一次3.125mg，一日2次，每隔2周渐增剂量直至一次25mg，一日2次。剂量必须增加到患者能耐受的最高限度。体重<85kg者，一次最大剂量25mg，一日2次；体重>85kg，一次最大剂量50mg，一日2次。卡维地洛停药超过2周，再次用药方法同上
注意事项	1. 密切监测肾功能，发生肾功能减退应减量或停药 2. 尚无18岁以下患者安全性及疗效的研究资料 3. 嗜铬细胞瘤患者使用卡维地洛前，应先使用α受体阻断药
禁忌	1. 对本品任何成分过敏者禁用 2. 纽约心脏病协会分级为Ⅳ级的失代偿性心力衰竭，需使用静脉正性肌力药的患者禁用 3. 哮喘患者，伴有支气管痉挛的慢性阻塞性肺疾病（COPD）患者禁用 4. 严重肝功能异常禁用 5. 二度或三度房室传导阻滞、严重心动过缓（心率<50次/分）、病态窦房结综合征（包括窦房阻滞）禁用 6. 心源性休克禁用 7. 严重低血压（收缩压<85mmHg）禁用 8. 手术前48小时内禁用
不良反应	常见头晕、头痛、水肿、房室传导阻滞、心动过缓、低血压、使原有间歇性跛行或雷诺现象患者症状加重、恶心、呕吐、腹痛、腹泻、便秘；偶见肾功能损害和肝功能异常；罕见过敏反应
特殊人群用药	肝功能、肾功能不全患者：密切监测肾功能，发生肾功能减退应减量或停药 老年人：老年人应用该药时，应从低剂量（10mg）开始，并注意密切观察。手术患者使用卡维地洛要小心，因为卡维地洛与麻醉药有协同负性肌力作用及低血压等 妊娠与哺乳期妇女：孕妇或有可能妊娠的妇女禁用；哺乳期妇女应避免使用，如需服用应停止母乳喂养
药典	USP、Eur. P.
国家处方集	CNF
其他推荐依据	
■ 药品名称	噻吗洛尔 Timolol
适应证	本品用于原发性开角型青光眼、高眼压症、闭角型青光眼的辅助治疗，手术后引起的高眼压反应，原发性高血压病，心绞痛或心肌梗死后的治疗，预防偏头痛

续　表

制剂与规格	噻吗洛尔片：①5mg；②10mg 马来酸噻吗洛尔片：①2.5mg；②5mg
用法与用量	口服： 1. 高血压：初始剂量一次2.5~5mg，一日2~3次，根据心率及血压变化增减剂量，维持量通常为一日20~40mg，一日最大剂量60mg。增加药物剂量的间期至少为7天 2. 心肌梗死：一次2.5mg，一日2次，可渐增至一日20mg 3. 偏头痛：一次10mg，一日2次。根据临床反应及耐受性可渐增至一日30mg，或减至一日10mg。6~8周无效则应停用
注意事项	以下情况慎用：自发性低血糖患者及接受胰岛素或口服降糖药治疗的患者，不宜单独用于治疗闭角型青光眼，心功能损害者避免与钙通道阻滞剂合用，心脑血管供血不足患者，轻中度慢性阻塞性肺疾病，支气管痉挛或有支气管痉挛病史的患者
禁忌	禁用于：支气管哮喘或有支气管哮喘史者，严重慢性阻塞性肺疾病，窦性心动过缓，二度或三度房室传导阻滞，心源性休克，难治性心力衰竭，对本品过敏者及小儿
不良反应	可见眼烧灼感及刺痛，心动过缓，头晕，重症肌无力的症状加重，感觉异常，嗜睡，失眠，噩梦，抑郁，精神错乱，幻觉，支气管痉挛，呼吸衰竭，呼吸困难，鼻出血，咳嗽，上呼吸道感染，掩盖糖尿病患者应用胰岛素或降糖药后的低血糖症状
特殊人群用药	肝功能不全、肾功能不全患者：应减量 妊娠与哺乳期妇女：本品已在母乳中发现，由于在哺乳中本品严重不良反应的潜在性存在，哺乳期妇女慎用
药典	USP、Eur. P.、Int. P.、Jpn. P.、Chin. P.
国家处方集	CNF
其他推荐依据	

第三节　钙通道阻滞药

一、二氢吡啶类

■ 药品名称	硝苯地平　Nifedipine
适应证	1. 高血压 2. 稳定型和变异型心绞痛（控释制剂用于慢性稳定型心绞痛） 3. 也用于伴有冠心病或儿茶酚胺心肌病的嗜铬细胞瘤患者，或与α、β受体阻断药合用进行长期治疗
制剂与规格	硝苯地平片、胶囊、胶丸[基,保(甲)]：①5mg；②10mg 硝苯地平缓释片：①10mg；②20mg[基] 硝苯地平控释片[保(甲)]：①30mg；②60mg 硝苯地平缓释胶囊[保(甲)]：20mg

续 表

用法与用量	1. 口服：①片剂、胶囊剂、胶丸：初始剂量一次 10mg，一日 3 次，维持剂量一次 10~20mg，一日 3 次。冠脉痉挛者可一次 20~30mg，一日 3~4 次，单次最大剂量 30mg，一日最大剂量 120mg；②缓释片剂、缓释胶囊剂：一次 10~20mg，一日 2 次，单次最大剂量 40mg，一日最大剂量 120mg；③控释片剂：一次 30mg，一日 1 次。缓控释制剂不可掰开或嚼服 2. 静脉滴注：遮光，一次 2.5~5mg，加入 5%葡萄糖注射液 250ml 稀释后在 4~8 小时缓慢滴入，最大剂量一日 15~30mg，可重复使用 3 日，以后改为口服制剂，用于嗜铬细胞瘤患者的辅助治疗，一日 10~30mg，血压过高时也可舌下含服
注意事项	1. 下列情况慎用：严重低血压，明显心力衰竭，严重主动脉瓣狭窄，胃肠道严重狭窄及肝功能损害的患者 2. 不得与利福平合用 3. 禁用于心源性休克
禁忌	对硝苯地平过敏者及心源性休克禁用
不良反应	常见面部潮红、头晕、头痛、恶心、下肢肿胀、低血压、心动过速。较少见呼吸困难。罕见胸痛、昏厥、胆石症、过敏性肝炎
特殊人群用药	肝功能、肾功能不全患者：严重肝功能不全时减小剂量 儿童：禁用 老年人：老年人用药应从小剂量开始 妊娠与哺乳期妇女：哺乳期妇女禁用
药典	USP、Eur. P.、Jpn. P.、Chin. P.
国家处方集	CNF
其他推荐依据	
■ 药品名称	**尼群地平 Nitrendipine**
适应证	本品用于冠心病及高血压，尤其是患有这两种疾病的患者，也可用于充血性心力衰竭
制剂与规格	尼群地平片[保(甲)]：①12.5mg；②25mg 尼群地平胶囊、软胶囊[保(甲)]：10mg 尼群地平贴片[保(甲)]：50mg
用法与用量	口服：初始剂量一次 10mg，一日 1 次，以后可调整一次 10mg，一日 2~3 次或一次 20mg，一日 2 次
注意事项	用药期间须定期测量血压、心电图，少数接受 β 受体阻断药者加用此药后出现心力衰竭，有主动脉瓣狭窄的患者危险性更大
禁忌	对本品过敏及严重主动脉瓣狭窄禁用
不良反应	较少见头痛，面部潮红；少见头晕，恶心，低血压，足踝部水肿，心绞痛发作；过敏者可见过敏性肝炎，皮疹，剥脱性皮炎
特殊人群用药	肝功能、肾功能不全患者：肝功能不全时慎用；肾功能不全对本品影响较小，但应慎用 老年人：老年人应减少剂量，服用 β 受体阻断药者应慎重加用本品，并从小剂量开始。推荐老年人初始剂量为一日 10mg 妊娠与哺乳期妇女：本品在妊娠期妇女中应用的研究尚不充分，尚未发生问题，但应注意不良反应

续　表

药典	Eur. P.、Jpn. P.、Chin. P.
国家处方集	CNF
其他推荐依据	
■ 药品名称	氨氯地平　Amlodipine
适应证	1. 高血压 2. 稳定型心绞痛 3. 变异型心绞痛 4. 经血管造影证实的冠心病
制剂与规格	苯磺酸氨氯地平片[保(甲)]：①2.5mg；②5mg[基]；③10mg（以氨氯地平计，下同） 苯磺酸氨氯地平分散片、胶囊[保(甲)]：5mg 马来酸氨氯地平片[基,保(甲)]：5mg 甲磺酸氨氯地平片[保(甲)]：5mg L-门冬氨酸氨氯地平片[保(甲)]：5mg
用法与用量	口服： 1. 初始剂量一次5mg，一日1次，最高剂量一次10mg，一日1次。与其他抗高血压药合用时，一次2.5mg，一日1次 2. 肝功能受损、老年人，初始剂量一次2.5mg，一日1次，逐渐增量 3. 肾功能损害可采用正常剂量 4. 6~17岁儿童高血压患者，推荐剂量为2.5~5.0mg，每日1次
注意事项	1. 伴有严重冠状动脉阻塞性疾病的患者，在开始使用钙通道阻滞剂治疗或增加剂量时，可能出现心绞痛频率增加、时间延长和/或程度加重，或发生急性心肌梗死 2. 慎用：心力衰竭者，严重肝功能不全。老年人宜从小剂量开始，逐渐增量
禁忌	对二氢吡啶类药物或本品任何成分过敏者、重度主动脉瓣狭窄、严重低血压禁用
不良反应	可见因血管扩张导致的头晕、头痛、潮红、低血压、心动过速、外周水肿（尤其是踝部）。较少见心悸、恶心及其他胃肠不适、精神抑郁。少见心绞痛、心动过缓、直立性低血压。过敏反应可见药疹、发热、肝功能异常。动物试验有致畸性
特殊人群用药	肝功能、肾功能不全患者：肝功能不全时半衰期延长，慎用；肾功能损害可采用正常剂量 老年人：老年人宜从小剂量开始，逐渐增量 妊娠与哺乳期妇女：孕妇只在非常必要时使用；尚不知本品能否通过乳汁分泌，服药的哺乳期妇女应停止授乳
药典	USP、Eur. P.、Jpn. P.
国家处方集	CNF
其他推荐依据	
■ 药品名称	左旋氨氯地平　Levamlodipine
适应证	1. 高血压 2. 心绞痛

续 表

制剂与规格	苯磺酸左旋氨氯地平片[保(乙)]：2.5mg 马来酸左旋氨氯地平片[保(乙)]：2.5mg
用法与用量	口服： 1. 高血压：初始剂量一次2.5mg，一日1次，最大剂量一次5mg，一日1次。肝功能受损、虚弱或老年人初始剂量一次1.25mg，一日1次 2. 心绞痛：初始剂量一次2.5~5mg，一日1次
注意事项	下列情况慎用：充血性心力衰竭，重度主动脉瓣狭窄者，肝功能不全。其余见“氨氯地平”
禁忌	参见“氨氯地平”
不良反应	本品能很好耐受，较少见头痛，水肿，疲劳，失眠，恶心，腹痛，面部潮红，心悸，头晕；极少见瘙痒，皮疹，呼吸困难，无力，肌肉痉挛，消化不良
特殊人群用药	肝功能、肾功能不全患者：肝功能不全者慎用 老年人：老年人宜从小剂量开始，逐渐增量
药典	USP、Eur. P.
国家处方集	CNF
其他推荐依据	
■ 药品名称	**非洛地平 Felodipine**
适应证	1. 高血压 2. 心绞痛 3. 缺血性心脏病 4. 心力衰竭
制剂与规格	非洛地平片[保(甲)]：①2.5mg[基]；②5mg[基]；③10mg 非洛地平缓释片[保(乙)]：①2.5mg[基]；②5mg[基]；③10mg 非洛地平缓释胶囊[保(乙)]：2.5mg
用法与用量	口服： 1. 片剂：常规初始剂量一次2.5mg，一日2次；维持剂量一次5mg或10mg，一日1次；必要时可进一步增加剂量。肾功能不全不需要调整剂量 2. 缓释片、缓释胶囊：初始剂量一次5mg，一日1次，维持剂量一次5mg或10mg，一日1次；可根据患者反应减少或增加剂量。整片吞服
注意事项	1. 下列情况慎用：如低血压患者，主动脉瓣狭窄、肝脏损害、严重肾功能损害（GFR＜30ml/min），急性心肌梗死后心力衰竭 2. 剂量超过一日10mg可增加周围性水肿和其他血管扩张不良事件的发生率 3. 肝功能受损需减少剂量并注意监测
禁忌	禁用于：对本品任何成分过敏；不稳定型心绞痛；失代偿性心力衰竭；急性心肌梗死
不良反应	常见头痛，皮肤潮红，周围性水肿；少见心动过缓，心悸，眩晕，感觉异常，恶心，腹痛，皮疹，瘙痒，疲劳；罕见晕厥，呕吐，关节痛，肌痛，性功能障碍，荨麻疹；非常罕见齿龈增生，牙龈炎，肝药酶增加，皮肤光敏反应，白细胞分裂性血管炎，尿频，过敏反应，血管水肿，发热

续　表

特殊人群用药	肝功能、肾功能不全患者：慎用 老年人：需减少剂量并注意监测 妊娠与哺乳期妇女：可泌入乳汁，哺乳期妇女停药或停止哺乳；妊娠妇女禁用
药典	USP、Eur. P.、Chin. P.
国家处方集	CNF
其他推荐依据	
■ 药品名称	尼卡地平　Nicardipine
适应证	1. 原发性高血压 2. 稳定型心绞痛 3. 注射剂用于手术时异常高血压的急救处置及高血压急症
制剂与规格	盐酸尼卡地平片[保(乙)]：10mg 盐酸尼卡地平缓释片[保(乙)]：①20mg；②40mg 盐酸尼卡地平缓释胶囊[保(乙)]：40mg 注射用盐酸尼卡地平[保(乙)]：①5mg；②10mg；③20mg 盐酸尼卡地平注射液[保(乙)]：①2ml：2mg；②5ml：5mg；③10ml：10mg
用法与用量	1. 口服：①常规初始剂量，一次 20mg，一日 3 次；维持剂量，一次 20～40mg，一日 3 次；增加剂量前至少连续给药 3 日以上；②缓释片、缓释胶囊：一次 40mg，一日 2 次 2. 静脉滴注：①手术时异常高血压的紧急处理：滴注速度为 2～10μg/（kg·min），根据血压调节滴注速度，必要时 10～30μg/kg；②高血压急症：0.5～6μg/（kg·min），根据血压调节滴注速度
注意事项	1. 下列情况慎用：卒中史，主动脉瓣狭窄，心力衰竭，青光眼，急性脑梗死和脑缺血患者 2. 在用药期间应定期监测血压、心率、心电图
禁忌	对本品过敏；颅内出血尚未完全止血；脑卒中急性期颅内压增高；重度主动脉瓣狭窄或二尖瓣狭窄；急性心功能不全，心源性休克
不良反应	常见足踝部水肿，头晕，头痛，面部潮红；另见心悸，心动过速，乏力，失眠，恶心，呕吐，便秘，腹泻，腹痛，食欲缺乏，皮疹，感觉异常，尿频，粒细胞减少，抑郁，阳痿，注射部位可出现疼痛、发红等
特殊人群用药	肝功能、肾功能不全患者：严重肝功能不全时半衰期延长，可能需要减少剂量；中度肾功能不全时，小剂量开始使用 儿童：慎用 老年人：应从低剂量开始 妊娠与哺乳期妇女：本品可分泌入乳，哺乳期妇女避免使用；孕妇慎用
药典	Jpn. P.、Chin. P.
国家处方集	CNF
其他推荐依据	
■ 药品名称	拉西地平　Lacidipine
适应证	本品用于高血压和心绞痛

续 表

制剂与规格	拉西地平片[保(乙)]：①4mg；②6mg
用法与用量	口服： 1. 常规初始剂量，一次 4mg，一日 1 次，晨服更佳；根据患者反应，3~4 周后可加量至一次 6~8mg，一日 1 次 2. 肝功能不全时初始剂量一次 2mg，一日 1 次 3. 老年人初始剂量为一次 2mg，一日 1 次，必要时可增至一日 4~6mg，一日 1 次
注意事项	下列情况慎用：新发心肌梗死，不稳定型心绞痛，心脏储备力差，QT 间期延长者
禁忌	对本品过敏、严重主动脉瓣狭窄、心源性休克、急性心肌梗死禁用
不良反应	常见头痛，皮肤潮红，水肿，眩晕和心悸；少见无力，皮疹（包括红斑和瘙痒），胃肠道不适，恶心，多尿，肌肉痉挛，情绪障碍，心绞痛加重，齿龈增生
特殊人群用药	肝功能、肾功能不全患者：肝功能不全时慎用，需减小剂量，初始剂量一日 1 次 2mg；肾功能不全无需调整剂量 老年人：初始剂量为一次 2mg，一日 1 次，必要时可增至一日 4~6mg，一日 1 次 妊娠与哺乳期妇女：孕妇应权衡利弊，临娩妇女慎用；本品可分泌入乳，哺乳期妇女避免使用
药典	BP
国家处方集	CNF
其他推荐依据	
■ 药品名称	乐卡地平　Lercanidipine
适应证	本品用于轻、中度原发性高血压
制剂与规格	盐酸乐卡地平片[保(乙)]：10mg
用法与用量	口服：餐前 15 分钟服用，一次 10mg，一日 1 次，根据患者反应可增至一次 20mg，一日 1 次
注意事项	下列情况慎用：行透析治疗、心脏病或需安装起搏器者
禁忌	禁用于：对二氢吡啶类过敏；左心室流出道梗阻；未控制的充血性心力衰竭；不稳定型心绞痛；严重肾脏或肝脏疾病；急性心肌梗死
不良反应	可见面部潮红，踝部水肿，心悸，心动过速，头痛，眩晕，胃肠道反应，皮疹，疲劳，嗜睡，肌痛，低血压
特殊人群用药	肝功能、肾功能不全患者：轻度至中度肝肾功能不全需要适当调整剂量 儿童：不宜服用 妊娠与哺乳期妇女：不宜服用
药典	
国家处方集	CNF
其他推荐依据	

续　表

■ 药品名称	巴尼地平　Barnidipine
适应证	1. 原发性高血压 2. 肾性高血压
制剂与规格	盐酸巴尼地平缓释胶囊：①10mg；②15mg
用法与用量	口服：早餐后服用，初始剂量一次 10mg，一日 1 次，维持剂量，一次 10mg 或 15mg，一日 1 次。不可咬破或打开胶囊
注意事项	1. 停用本品应缓慢减量并注意观察 2. 服用本品可影响驾车和机械操作的能力
禁忌	对本品过敏者禁用
不良反应	少见血尿酸、BUN、肌酐升高，恶心、呕吐、便秘，心悸，面部潮红，热感，头胀，水肿，乏力，胸闷，头痛，头重，眩晕，蹒跚感，皮疹，瘙痒感，皮肤发红，耳鸣，肌酸激酶升高；另外可见血压过低，心动过速，牙龈肥厚，过敏样症状，肝功能损害，黄疸
特殊人群用药	肝功能、肾功能不全患者：严重肝肾功能不全时慎用 老年人：应从低剂量开始，密切观察 妊娠与哺乳期妇女：哺乳期妇女应避免服用本品，必须服用时，应停止哺乳；孕妇或可能妊娠的妇女禁用
药典	
国家处方集	CNF
其他推荐依据	
■ 药品名称	贝尼地平　Benidipine
适应证	本品用于原发性高血压
制剂与规格	盐酸贝尼地平片[保(乙)]：①2mg；②4mg；③8mg
用法与用量	口服： 1. 常规，早餐后服用，一次 2~4mg，一日 1 次，效果不佳时可增至一次 8mg，一日 1 次 2. 高龄患者，初始剂量一次 2mg，一日 1 次 3. 重症高血压患者，一次 4~8mg，一日 1 次
注意事项	1. 血压过低者慎用 2. 停用本品应逐渐减量并注意观察，可因血压过度降低引起一过性意识消失、眩晕等 3. 可影响驾车和机械操作的能力
禁忌	对本品过敏、心源性休克禁用
不良反应	见“乐卡地平”
特殊人群用药	肝功能、肾功能不全患者：严重肝功能不全者慎用 老年人：应从小剂量（一日 2mg）开始，并注意观察 妊娠与哺乳期妇女：禁用
药典	

续 表

国家处方集	CNF
其他推荐依据	

二、非二氢吡啶类

■ 药品名称	维拉帕米 Verapamil
适应证	1. 心绞痛 2. 室上性心律失常 3. 原发性高血压（口服） 4. 注射剂用于快速阵发性室上性心动过速的转复，心房扑动或心房颤动心室率的暂时控制
制剂与规格	盐酸维拉帕米片[基,保(甲)]：40mg 盐酸维拉帕米缓释片、胶囊[保(乙)]：①120mg；②180mg；③240mg 盐酸维拉帕米注射液[保(甲)]：2ml：5mg 注射用盐酸维拉帕米[保(甲)]：①5mg；②10mg
用法与用量	口服： 1. 成人：原发性高血压，一次40~80mg，一日3次，每日最大可达240~360mg。缓释制剂，初始120~180mg，一日1次，最大可达240mg，每12小时1次。根据疗效调整剂量 2. 儿童：年龄1~5岁，按体重一日4~8mg/kg，分3次，或每8小时40~80mg；>5岁，每6~8小时80mg
注意事项	1. 下列情况慎用：一度房室传导阻滞；低血压；心动过缓；严重肝功能损害；伴有QRS增宽（>0.12s）的室性心动过速；进行性肌营养不良；急性心肌梗死；与肾上腺素β受体阻断药合用 2. 用药期间应定期检查血压
禁忌	禁用于：对本品过敏，急性心肌梗死并发心动过缓、低血压、左心衰竭，心源性休克，病态窦房结综合征，严重的心脏传导功能障碍（如窦房传导阻滞、二度或三度房室传导阻滞），预激综合征并发心房扑动或心房颤动，充血性心力衰竭
不良反应	常见便秘；偶见恶心、头晕、头痛、面部潮红、疲乏、神经衰弱、足踝水肿、皮肤瘙痒、红斑、皮疹，血管性水肿；罕见过敏、肌肉痛、关节痛、感觉异常；长期用药后出现齿龈增生，男性乳腺发育；静脉或大剂量给药可能出现低血压，心力衰竭，心动过缓，心脏传导阻滞，心脏停搏
特殊人群用药	肝功能、肾功能不全患者：肝功能不全患者慎用。严重肝功能不全时，口服给予正常剂量的30%，静脉给药时作用时间延长，反复用药可能导致蓄积；肾功能不全患者慎用，血液透析不能清除维拉帕米 老年人：老年人清除半衰期可能延长且易发生肝或肾功能不全，建议从小剂量开始服用 妊娠与哺乳期妇女：孕妇避免使用，哺乳期妇女服用本品期间应暂停授乳
药典	USP、Eur. P.、Int. P.、Jpn. P.、Chin. P.
国家处方集	CNF
其他推荐依据	

续　表

■ 药品名称	地尔硫䓬　Diltiazem
适应证	1. 口服制剂用于冠状动脉痉挛引起的心绞痛，劳力性心绞痛，高血压，肥厚型心肌病 2. 注射制剂用于室上性心动过速，手术时异常高血压的急救处置，高血压急症，不稳定型心绞痛
制剂与规格	盐酸地尔硫䓬片[基,保(甲)]：30mg 盐酸地尔硫䓬缓释片、胶囊[保(乙)]：①30mg；②60mg；③90mg 盐酸地尔硫䓬控释胶囊[保(乙)]：①90mg；②120mg；③150mg 盐酸地尔硫䓬注射液[保(乙)]：①1ml：10mg；②2ml：10mg；③10ml：10mg；④10ml：50mg 注射用盐酸地尔硫䓬[保(乙)]：①10mg；②50mg
用法与用量	1. 口服：①初始剂量，一次 30mg，一日 4 次，餐前及睡前服药，每 1~2 天增加一次剂量。维持剂量，一日 90~360mg；②缓释片、缓释胶囊：初始剂量，一次 60~120mg，一日 2 次。维持剂量，一日 240~360mg。不可掰开或嚼服；③控释胶囊：一次 90~150mg，一日 1 次。不可掰开或嚼服 2. 静脉注射：注射用盐酸地尔硫䓬用 5ml 以上的氯化钠注射液或 5%葡萄糖注射液溶解。①室上性心动过速：单次静脉注射 10mg，约 3 分钟缓慢静脉注射，根据情况适当增减；②手术时异常高血压的急救处置：单次静脉注射 10mg，约 1 分钟内缓慢静脉注射，根据情况适当增减；静脉滴注，每分钟 5~15μg/kg，血压达目标值后，根据情况调节滴注速度；③高血压急症：静脉滴注，每分钟 5~15μg/kg。血压达目标值后，根据情况调节滴注速度；④不稳定型心绞痛：静脉滴注，每分钟 1~5μg/kg。从小剂量开始，根据情况增减，最大速度为每分钟 5μg/kg
注意事项	下列情况慎用：充血性心力衰竭，心肌病，急性心肌梗死，心动过缓，一度房室传导阻滞，低血压，伴有预激综合征的心房颤动和心房扑动患者，正使用 β 受体阻断药者
禁忌	禁用于：对本品过敏；病态窦房结综合征（未安起搏器）；二度或三度房室传导阻滞（未安起搏器）；收缩压< 90mmHg；充血性心力衰竭；严重低血压；心源性休克；急性心肌梗死或肺充血；严重心肌病；心房扑动或心房颤动合并房室旁路通道；室性心动过速
不良反应	常见的不良反应有水肿，头痛，恶心，眩晕，皮疹，乏力。其他可见心绞痛，心律失常，房室传导阻滞、低血压、感觉异常、食欲缺乏、呕吐、腹泻。罕见急性肝损害，停药后可恢复。暂时性皮肤反应等
特殊人群用药	肝功能、肾功能不全患者：需减小剂量，慎用 老年人：应从低剂量开始 妊娠与哺乳期妇女：可分泌入乳且近于血药浓度，必需使用时须停止授乳
药典	USP、Eur. P.、Jpn. P.、Chin. P.
国家处方集	CNF
其他推荐依据	

第四节　血管紧张素转换酶抑制药

■ 药品名称	卡托普利　Captopril
适应证	1. 高血压、心力衰竭、高血压急症 2. 嗜铬细胞瘤患者的辅助用药
制剂与规格	卡托普利片[基,保(甲)]：①12.5mg；②25mg 卡托普利胶囊[保(甲)]：25mg 卡托普利滴丸[保(甲)]：6.25mg 卡托普利注射液：①1ml：25mg；②2ml：50mg 注射用卡托普利：①12.5mg；②25mg；③50mg
用法与用量	1. 口服：①高血压，成人，初始剂量一次12.5mg，一日2~3次，必要时1~2周内增至一次50mg，一日2~3次；②心力衰竭，初始剂量一次12.5mg，一日2~3次，根据耐受情况逐渐增至一次50mg，一日2~3次。近期大量服用利尿剂，处于低钠/低血容量，血压正常或偏低的心力衰竭患者，初始剂量一次6.25mg，一日3次。儿童，初始剂量，按体重一次0.3mg/kg，一日3次，必要时每8~24小时增加0.3mg/kg。宜在餐前1小时服药；③嗜铬细胞瘤患者的辅助用药，常用剂量为一次12.5~25mg，一日3次 2. 静脉注射：需个体化给药，常用量，一次25mg，溶于10%葡萄糖注射液20ml，缓慢静脉注射10分钟，随后用50mg溶于10%葡萄糖注射液500ml，静脉滴注1小时
注意事项	1. 下列情况慎用：自身免疫性疾病，骨髓抑制，脑动脉或冠状动脉供血不足，血钾过高，肾功能不全，主动脉瓣狭窄，严格饮食限制钠盐或进行透析者禁用 2. 出现血管神经水肿伴有喉部水肿，应停用本品，迅速皮下注射1：1000肾上腺素0.3~0.5ml 3. 发生持续性的咳嗽，停药可以得到缓解。对于由血管紧张素转换酶抑制剂导致的咳嗽，必须考虑进行咳嗽的鉴别诊断 4. 食物可使本品吸收减少30%~40%，宜在餐前1小时服药 5. 本品可引起尿丙酮检查假阳性
禁忌	以下情况禁用：对本品或其他血管紧张素转换酶抑制药过敏；双侧肾动脉狭窄；有血管神经性水肿史
不良反应	常见皮疹，心悸，心动过速，胸痛，咳嗽，味觉迟钝；少见蛋白尿，眩晕，头痛，晕厥，血管性水肿，心律失常，面部潮红或苍白，白细胞与粒细胞减少
特殊人群用药	肝功能、肾功能不全患者：肾功能不全时谨慎使用并监测；更易出现高钾血症或其他不良反应。初始剂量为一次12.5mg，一日2次 儿童：仅限于其他降压治疗无效时 老年人：老年人对降压作用较敏感，应用本品须酌减剂量 妊娠与哺乳期妇女：可分泌入乳，哺乳期妇女用药需权衡利弊；妊娠期妇女禁用
药典	USP、Eur. P.、Int. P.、Jpn. P.、Chin. P.
国家处方集	CNF
其他推荐依据	

续 表

■ 药品名称	依那普利 Enalapril
适应证	1. 原发性高血压 2. 肾性高血压 3. 心力衰竭
制剂与规格	马来酸依那普利片[基,保(甲)]：①2. 5mg；②5mg；③10mg 马来酸依那普利胶囊[保(甲)]：①5mg；②10mg
用法与用量	口服： 1. 原发性高血压：初始剂量，常规一次 5~10mg，一日 1 次。维持剂量一次 10~20mg，一日 1 次，最大剂量一日 40mg，分 1~2 次服；肾功能不全时减少剂量或延长间隔，透析患者于透析时使用 2. 5mg 2. 肾性高血压：初始剂量，一次 5mg 或以下，一日 1 次，根据需要调整剂量。服用利尿药时应提前 2~3 日停用利尿药，或减小初始剂量 3. 心力衰竭：初始剂量，一次 2. 5mg，一日 1 次，并密切监测反应，根据耐受情况逐渐加量至一日 5~20mg，分 1~2 次服
注意事项	1. 下列情况慎用：主动脉瓣狭窄、肥厚型心肌病 2. 出现血管神经水肿伴有喉部水肿、咳嗽见“卡托普利” 3. 服用利尿药时，提前 2~3 天停用利尿药或初始剂量减半
禁忌	对本品过敏、双侧肾动脉狭窄、有血管神经性水肿史禁用
不良反应	常见头晕，头痛，疲乏，咳嗽；少见肌肉痉挛，口干，恶心，呕吐，腹泻，便秘，消化不良，心悸，心动过速，阳痿，直立性低血压，失眠，神经过敏，感觉异常，皮疹；罕见血管神经性水肿，男子女性型乳房
特殊人群用药	肝功能、肾功能不全患者：①肝功能不全时应密切监测肝功能；②肾功能不全时谨慎使用并监测；更易出现高钾血症或其他不良反应；肌酐清除率< 30ml/min 时起始剂量为一次 2. 5mg，一日 1 次 儿童：无需调整剂量。新生儿和肾小球滤过率< 30ml/min 的儿童患者中不推荐使用 妊娠与哺乳期妇女：哺乳期妇女慎用
药典	USP、Eur. P. 、Jpn. P. 、Chin. P.
国家处方集	CNF
其他推荐依据	
■ 药品名称	贝那普利 Benazepril
适应证	1. 高血压 2. 充血性心力衰竭；对正在服用地高辛和利尿药的充血性心力衰竭患者可使心排出量增加，全身和肺血管阻力、平均动脉压、肺动脉压及右房压下降
制剂与规格	盐酸贝那普利片[保(乙)]：①5mg；②10mg
用法与用量	口服： 1. 高血压，初始剂量一次 10mg，一日 1 次，疗效不佳时可加至一日 20mg，最大剂量为一次 40mg，一日 1 次。肌酐清除率< 30ml/min 时，起始剂量为一日 1 次 5mg 2. 心力衰竭，初始剂量，一次 2. 5mg，一日 1 次，并严密监测反应，根据耐受情况逐渐加量至一次 5~20mg，一日 1 次

续 表

注意事项	1. 服用利尿药时，提前2~3天停用利尿药或初始剂量减半 2. 易出现高钾血症或其他不良反应
禁忌	对本品过敏、双侧肾动脉狭窄、有血管神经性水肿史禁用
不良反应	见“卡托普利”
特殊人群用药	肝功能、肾功能不全患者：①肝功能不全时应密切监测肝功能；②肾功能不全时慎用并监测；易出现高钾血症或其他不良反应；肌酐清除率<30ml/min时，起始剂量为一日1次5mg 老年人：老年患者伴有心力衰竭、冠状动脉及脑动脉硬化患者使用时均应注意 妊娠与哺乳期妇女：①妊娠期妇女不宜使用。可能造成羊水过少或造成胎儿及新生儿低血压，肾功能受损，头颅畸形；②可分泌入乳，能达到婴儿体循环的贝那普利可忽略不计，但不建议哺乳期妇女服用本药
药典	USP、Eur. P.
国家处方集	CNF
其他推荐依据	
■ 药品名称	赖诺普利 Lisinopril
适应证	1. 高血压 2. 充血性心力衰竭 3. 急性心肌梗死
制剂与规格	赖诺普利片[保(乙)]：①5mg；②10mg；③20mg 赖诺普利胶囊[保(乙)]：①5mg；②10mg
用法与用量	口服： 1. 高血压：初始剂量，一次10mg，一日1次，维持剂量，一次20~40mg，一日1次，最大剂量，一次80mg，一日1次。服用利尿药时提前2~3天停用利尿药或减小初始剂量为5mg 2. 肾功能不全时剂量调整：肌酐清除率31~70ml/min，初始剂量5~10mg；肌酐清除率10~30ml/min，初始剂量2.5~5mg；肌酐清除率<10ml/min，初始剂量2.5mg 3. 心力衰竭：初始剂量一次2.5mg，一日1次，根据耐受性逐渐加量至一次5~20mg，一日1次 4. 急性心肌梗死：首剂5mg，24小时及48小时后再分别给予5mg和10mg，此后一次10mg，一日1次；收缩压<120mmHg或心肌梗死后3日内给予较低量一次2.5mg，一日1次。用药应持续6周，出现心力衰竭症状时应继续使用
注意事项	1. 下列情况慎用：肾功能损害、急性心肌梗死 2. 易出现高钾血症或其他不良反应 3. 接受本品治疗在用高流量透析膜（如AN69）进行血液透析时有较高的类过敏反应发生率
禁忌	对本品过敏、有血管神经性水肿史、双侧肾动脉狭窄禁用
不良反应	常见头痛、头晕、疲乏、嗜睡、恶心、咳嗽；可见低血压、心悸、周围性水肿、皮疹、胃炎、便秘、焦虑、失眠、关节及肌肉痛、哮喘、血管神经性水肿及肾损害

续　表

特殊人群用药	肝功能、肾功能不全患者：肾功能不全时谨慎使用并监测；易出现高钾血症或其他不良反应；肌酐清除率为 31~70ml/min 时初始剂量为一日 1 次 5~10mg，肌酐清除率为 10~30ml/min 时，初始剂量为一日 1 次 2.5~5.0mg，肌酐清除率< 10ml/min 时，初始剂量为一日 1 次 2.5mg，最大剂量为一日 1 次 40mg 老年人：按肾功能及血压控制情况调整剂量 妊娠与哺乳期妇女：妊娠期妇女不宜使用；哺乳期妇女避免使用
药典	USP、Eur. P.、Jpn. P.
国家处方集	CNF
其他推荐依据	
■ 药品名称	雷米普利　Ramipril
适应证	1. 原发性高血压 2. 充血性心力衰竭 3. 急性心肌梗死（2~9 天）后出现的轻至中度心力衰竭 4. 非糖尿病肾病，尤其是伴有高血压者
制剂与规格	雷米普利片[保(乙)]：①1.25mg；②2.5mg；③5mg；④10mg
用法与用量	口服：高血压，初始剂量一次 2.5mg，一日 1 次，晨服。根据需要 3 周后增加剂量，维持剂量一次 2.5~5.0mg，一日 1 次，最大剂量为一日 10mg
注意事项	1. 下列情况慎用：肾损害，低血容量，高钾血症，瓣膜狭窄，麻醉前、期间或刚刚结束后，严重难治性高血压，周围血管疾病或弥漫性动脉粥样硬化者；电解质紊乱、免疫反应紊乱或结缔组织病、全身应用免疫抑制药物 2. 服用利尿药时，应提前 2~3 天停用或减少利尿药并初始剂量减半
禁忌	禁用于：对本药或其他 ACEI 过敏；有血管神经性水肿史；双侧肾动脉狭窄；肾移植后；主动脉或二尖瓣狭窄；肥厚型心肌病；原发性醛固酮增多症；妊娠、哺乳期妇女及儿童 当雷米普利用于急性心肌梗死后轻到中度心力衰竭时，有额外的禁忌证：持续的低血压（收缩压低于 90mmHg）、直立性低血压（坐位 1 分钟后收缩压降低≥20mmHg）、严重心力衰竭（NYHA Ⅳ）、不稳定型心绞痛、致命的室性心律失常、肺源性心脏病。由于缺乏治疗经验，雷米普利不能用于下列情况：正接受甾体、非甾体抗炎药物，免疫调节剂和/或细胞毒化合物治疗的肾病，透析，原发性肝脏疾病或肝功能损害，未经治疗的、失代偿性心力衰竭
不良反应	见“卡托普利”
特殊人群用药	肝功能、肾功能不全患者：肝功能不全时应密切监测肝功能。肾功能不全时谨慎使用并监测；更易出现高钾血症或其他不良反应。初始剂量为一日 1 次 1.25mg 儿童：禁用 老年人：同时使用利尿药，有充血性心力衰竭或肝肾功能不全的老年患者应慎用本品 妊娠与哺乳期妇女：禁用
药典	USP、Eur. P.
国家处方集	CNF
其他推荐依据	

续　表

■ 药品名称	培哚普利　Perindopril
适应证	1. 高血压 2. 充血性心力衰竭
制剂与规格	培哚普利片[保(乙)]：①2mg；②4mg（以培哚普利叔丁胺盐计）
用法与用量	口服：餐前服用 1. 原发性高血压：一次 4mg，一日 1 次，酌情在 3~4 周内逐渐增量，最大剂量一次 8mg，一日 1 次 2. 肾性高血压：初始剂量，一次 2mg，一日 1 次，后根据病情调整剂量 3. 充血性心力衰竭：初始剂量，一次 2mg，一日 1 次，维持剂量，一次 2~4mg，一日 1 次；严重心力衰竭，初始剂量，一次 1mg，一日 1 次 4. 服用利尿药时应提前 2~3 天停用利尿药或减小初始剂量，至一次 2mg，一日 1 次
注意事项	1. 以下情况慎用：动脉硬化、严重心力衰竭（心功能Ⅳ级）、胰岛素依赖性糖尿病 2. 增加剂量时应检测血钾和血肌酐，并且按照心功能分级，每隔 3~6 个月进行 1 次检测
禁忌	对本品过敏；双侧肾动脉狭窄；有血管神经性水肿史；先天性半乳糖血症、葡萄糖和半乳糖吸收障碍综合征、缺乏乳糖酶的患者
不良反应	可见头痛，疲倦，眩晕，情绪或睡眠紊乱，痛性痉挛，低血压，皮疹，胃痛，食欲缺乏，恶心，腹痛，味觉异常，干咳，血管神经性水肿，蛋白尿，高钾血症
特殊人群用药	肝功能、肾功能不全患者：肝功能不全时应密切监测肝功能；肾衰竭患者应降低剂量，定期监测血钾和血肌酐水平 老年人：老年人开始治疗之前，应检查肾功能和血钾。起始剂量应根据血压变化进行调整，在有水钠丢失的病例则更应谨慎，以免引起血压突然下降 妊娠与哺乳期妇女：妊娠早期不推荐使用，妊娠中、晚期（4~9 个月）时禁用；哺乳期妇女禁用
药典	Eur. P.
国家处方集	CNF
其他推荐依据	
■ 药品名称	福辛普利　Fosinopril
适应证	1. 高血压 2. 心力衰竭
制剂与规格	福辛普利钠片[保(乙)]：①10mg；②20mg；③40mg
用法与用量	口服： 1. 高血压：初始剂量，一次 10mg，一日 1 次，4 周后根据需要加量，维持剂量一日 10~40mg。同时服用利尿药时，提前 2~3 天停用利尿药或用药后监测几小时直至血压稳定 2. 心力衰竭：初始剂量，一次 10mg，一日 1 次，并严密监测反应，根据耐受情况逐渐加量至一次 20~40mg，一日 1 次

续　表

注意事项	1. 下列情况慎用：自身免疫性疾病、骨髓抑制、脑或冠状动脉供血不足、血钾过高、严格饮食限制钠盐或进行透析治疗者 2. 对原用利尿药治疗者，开始用本品前停用利尿药 2～3 天，但严重或恶性高血压例外，此时用本品小剂量，在观察下小心增加剂量
禁忌	对本品过敏、双侧肾动脉狭窄、有血管神经性水肿史禁用
不良反应	常见头痛，头晕，疲乏，嗜睡，恶心，咳嗽；少见症状性低血压，直立性低血压，晕厥，心悸，周围性水肿，皮疹，皮炎，便秘，胃炎，焦虑，失眠，感觉异常，关节痛，肌痛，哮喘。罕见血管神经性水肿
特殊人群用药	肝功能、肾功能不全患者：慎用 儿童：不推荐使用 老年人：不需要降低剂量 妊娠与哺乳期妇女：禁用
药典	USP、Eur. P.
国家处方集	CNF
其他推荐依据	
■ 药品名称	咪达普利　Imidapril
适应证	1. 原发性高血压 2. 肾实质性病变所致继发性高血压
制剂与规格	盐酸咪达普利片[保(乙)]：①2.5mg；②5mg；③10mg
用法与用量	口服： 1. 成人，一次 5～10mg，一日 1 次 2. 高龄患者、肾功能障碍、严重高血压及肾实质性病变继发性高血压初始剂量，一次 2.5mg，一日 1 次
注意事项	1. 更易出现高钾血症或其他不良反应。初始剂量，为一日 1 次 2.5mg，肌酐清除率< 30ml/min 时用药需慎重，或剂量减半、或延长用药间隔 2. 下列情况慎用：严重肾功能障碍、双侧肾动脉狭窄或单侧肾动脉狭窄、脑血管障碍及高龄患者 3. 手术前 24 小时内最好不用本药 4. 伴有 1 型糖尿病患者用药初期可能出现肾功能迅速恶化和高钾血症，须监测血清肌酐值和血清钾值，如发现肾功能迅速恶化和血清钾值上升，需减量或终止给药
禁忌	禁用于：对本品过敏；有血管神经性水肿史；双侧肾动脉狭窄；用葡萄糖硫酸纤维素吸附器进行治疗的患者；用丙烯腈甲烯丙基磺酸钠膜（AN69）进行血液透析的患者
不良反应	见“卡托普利”
特殊人群用药	肝功能、肾功能不全患者：肾功能不全时谨慎使用并监测 妊娠与哺乳期妇女：哺乳期妇女慎用本药，必须用药时，终止授乳；妊娠或可能妊娠的妇女禁用
药典	
国家处方集	CNF

续 表

其他推荐依据	
■ 药品名称	西拉普利 Cilazapril
适应证	1. 原发性高血压 2. 肾性高血压 3. 慢性心力衰竭
制剂与规格	西拉普利片：2.5mg
用法与用量	口服： 1. 原发性高血压：初始剂量一次 1mg，一日 1 次，维持剂量一次 2.5~5.0mg，一日 1 次 2. 肾性高血压：初始剂量一次 0.25~0.50mg，一日 1 次，维持剂量按个体调整 3. 慢性心力衰竭：初始剂量一次 0.5mg，一日 1 次，根据病情逐渐增至一次 1.0~2.5mg，一日 1 次，最大剂量为一次 5mg，一日 1 次
注意事项	1. 肝硬化、严重肾功能损害、低钠和血容量不足者慎用 2. 更易出现高钾血症或其他不良反应 3. 服用利尿药时，提前 2~3 天停用利尿药并减少初始剂量减半 4. 与具降压作用的外科麻醉剂合用时，能导致动脉性低血压，应以静脉输液法扩大血容量。无效时，应静脉滴注血管紧张素Ⅱ
禁忌	禁用于：对本品过敏；双侧肾动脉狭窄；腹水；主动脉瓣狭窄；心脏流出道阻塞
不良反应	可见头痛，头晕，乏力，低血压，消化不良，恶心，皮疹，干咳，血管神经性水肿
特殊人群用药	肝功能、肾功能不全患者：肾功能不全时谨慎使用并监测，可根据患者的肌酐清除率而减少剂量 老年人：对使用较大剂量利尿药的老年慢性心力衰竭患者开始使用应严格按推荐的 0.5mg 起始剂量用药 妊娠与哺乳期妇女：哺乳期妇女避免使用，孕妇禁用
药典	Eur. P.、Jpn. P.
国家处方集	CNF
其他推荐依据	

第五节 血管紧张素Ⅱ受体阻断药（ARB）

■ 药品名称	氯沙坦 Losartan
适应证	本品用于原发性高血压
制剂与规格	氯沙坦钾片[保(乙)]：①50mg；②100mg 氯沙坦钾胶囊[保(乙)]：50mg

续　表

用法与用量	口服：一次50mg，一日1次。部分患者剂量可增加到一次100mg，一日1次。血管容量不足的患者，初始剂量，一次25mg，一日1次。本品可与食物同服或单独服用
注意事项	以下情况慎用：血管容量不足的患者；严重的充血性心力衰竭患者；双侧肾动脉狭窄或只有单侧肾脏而肾动脉狭窄的患者
禁忌	对本品任何成分过敏者禁用
不良反应	可见乏力，胸痛，水肿；心悸，心动过速；腹痛，腹泻，消化不良，恶心、食欲缺乏；背痛，肌肉痉挛；头晕，头痛，失眠；咳嗽，鼻充血；偶有面部水肿，发热，直立性低血压，昏厥，心绞痛，二度房室传导阻滞，心肌梗死，心律失常，焦虑，共济失调，脱发，皮炎，光敏感，瘙痒，皮疹，荨麻疹，视物模糊，阳痿。大剂量应用可引起高钾血症
特殊人群用药	肝功能、肾功能不全患者：肝硬化患者氯沙坦的血浆浓度明显增加，对肝功能不全患者应该考虑使用较低剂量。肾功能不全肾功能依赖于肾素-血管紧张素-醛固酮系统活性的患者(如严重的充血性心力衰竭患者)；双侧肾动脉狭窄或只有单侧肾脏而肾动脉狭窄的患者慎用 妊娠与哺乳期妇女：妊娠期妇女在怀孕中期和后期用药时，可引起正在发育的胎儿损伤，甚至死亡；哺乳期妇女停止授乳或停用药物
药典	USP、Eur. P.
国家处方集	CNF
其他推荐依据	
■ 药品名称	氯沙坦钾氢氯噻嗪　Losartan/Hydrochlorothiazide
适应证	本品用于原发性高血压，适用于联合用药治疗的患者
制剂与规格	氯沙坦钾氢氯噻嗪片[保(乙)]：50mg/12.5mg
用法与用量	口服：常用起始剂量为一次1片（50mg/12.5mg），一日1次。反应不足时可增至最大剂量一次2片，一日1次。本品可与食物同服或单独服用
注意事项	禁用于无尿患者、磺胺类药物过敏的患者。其他见“氯沙坦”
禁忌	同“氯沙坦”
不良反应	同“氯沙坦”
特殊人群用药	同“氯沙坦”
药典	
国家处方集	CNF
其他推荐依据	
■ 药品名称	缬沙坦　Valsartan
适应证	本品用于轻、中度原发性高血压
制剂与规格	缬沙坦片[保(甲)]：40mg 缬沙坦胶囊[保(甲)]：①40mg；②80mg[基]；③160mg 缬沙坦分散片[保(甲)]：①40mg；②80mg

续 表

用法与用量	口服：一次 80mg，一日 1 次。降压不佳者，一次 160mg，一日 1 次，或加用利尿剂
注意事项	1. 胆道梗阻患者因排泄减少，使用时应小心 2. 以下情况慎用：低钠和/或血容量不足，肾动脉狭窄，肌酐清除率< 10ml/min，胆汁性肝硬化或胆道梗阻的患者
禁忌	对本品任何成分过敏者禁用
不良反应	少见直立性血压改变；偶见轻度头痛，头晕，疲乏，腹痛，干咳，血钾增高，中性粒细胞减少，血红蛋白和血细胞比容降低，血肌酐和转氨酶增高；有腹泻，鼻炎，咽炎，关节痛，恶心
特殊人群用药	肝功能、肾功能不全患者：肝功能不全时不需要调整剂量；肾功能不全时不需要调整剂量，但肌酐清除率< 10ml/min 时需要注意 妊娠与哺乳期妇女：哺乳期妇女不宜使用；孕妇禁用
药典	USP
国家处方集	CNF
其他推荐依据	
■ 药品名称	**缬沙坦氢氯噻嗪　Valsartan/Hydrochloro-thiazide**
适应证	本品用于轻、中度原发性高血压
制剂与规格	缬沙坦氢氯噻嗪片[保(乙)]：缬沙坦 80mg、氢氯噻嗪 12.5mg 缬沙坦氢氯噻嗪胶囊[保(乙)]：缬沙坦 80mg、氢氯噻嗪 12.5mg
用法与用量	口服：一次 1 片（缬沙坦 80mg、氢氯噻嗪 12.5mg），一日 1 次
注意事项	禁用于无尿患者、磺胺类药物过敏的患者。其他见“缬沙坦”
禁忌	同“缬沙坦”
不良反应	同“缬沙坦”
特殊人群用药	同“缬沙坦”
药典	
国家处方集	CNF
其他推荐依据	

第五章

抗高血压药

第一节 血管舒张性抗高血压药

■ 药品名称	硝普钠 Nitroprusside
适应证	1. 高血压急症（高血压危象、高血压脑病、恶性高血压、嗜铬细胞瘤手术前后阵发性高血压、外科麻醉期间进行控制性降压） 2. 急性心力衰竭 3. 急性肺水肿
制剂与规格	注射用硝普钠[基,保(甲)]：50mg
用法与用量	静脉滴注： 1. 成人开始按体重每分钟 0.5μg/kg。根据治疗反应以每分钟 0.5μg/kg 递增，逐渐调整剂量，常用剂量为每分钟 3μg/kg，极量为每分钟 10μg/kg，总量为 3500μg/kg 2. 儿童常用量按体重每分钟 1.4μg/kg，按效应逐渐调整用量 3. 用前将本品 50mg 溶解于 5% 葡萄糖注射液 5ml 中，再稀释于 250～1000ml 5% 葡萄糖注射液中，避光静滴 4. 一般从小剂量开始，逐渐增加，可用输液泵控制浓度和速度，同时严密监测血压，调整药物剂量，以防血压骤然下降，待血压平稳后停药，再改用其他药物
注意事项	1. 本品不可静脉推注，应缓慢静脉滴注或使用微量输液泵 2. 用药期间，应经常监测血压，急性心肌梗死患者使用本品时须监测肺动脉舒张压或楔压 3. 下列情况慎用：脑血管或冠状动脉供血不足；麻醉中控制性降压时，应先纠正贫血或低血容量；脑病或其他颅内压增高；肝、肾功能不全；甲状腺功能过低；肺功能不全；维生素 B_{12} 缺乏
禁忌	对本品成分过敏者、代偿性高血压（如动静脉分流或主动脉缩窄）、孕妇及哺乳期妇女禁用
不良反应	血压降低过快过剧时可出现眩晕、大汗、头痛、肌肉颤搐、神经紧张、焦虑、烦躁、胃痛、反射性心动过速、心律失常，症状的发生与静脉给药速度有关；硫氰酸盐中毒或逾量时，可出现运动失调、视物模糊、谵妄、眩晕、头痛、意识丧失、恶心、呕吐、耳鸣、气短；皮肤出现光敏感、皮肤石板蓝样色素沉着、过敏性皮疹，氰化物中毒或超量时可出现反射消失、昏迷、心音遥远、低血压、脉搏消失、皮肤粉红色、呼吸浅、瞳孔散大
特殊人群用药	肝功能、肾功能不全患者：慎用 老年人：须注意增龄时肾功能减退对本品排泄的影响，老年人对降压反应也比较敏感，故用量宜酌减 妊娠与哺乳期妇女：禁用

续 表

药典	USP、Eur. P.、Int. P.、Chin. P.
国家处方集	CNF
其他推荐依据	
■ 药品名称	二氮嗪 Diazoxide
适应证	本品用于恶性高血压、高血压危象、幼儿特发性低血糖症、胰岛细胞瘤引起的严重低血糖
制剂与规格	二氮嗪注射液：①10ml：0.15g；②20ml：0.3g
用法与用量	1. 静脉注射：①成人一次 150mg，或按体重一次 1~3mg/kg，严重高血压隔 5~15 分钟后重复注射 1 次，达效后，按需要每 4~24 小时 1 次，直到随后所用口服降压药发生作用，此过程一般需 4~5 天。极量一日 1.2g；②儿童按体重一次 1~3mg/kg，用法同成人 2. 快速静脉注射：①成人一次 200~400mg，在 15~20 秒内注完。抢救高血压危象时，可在 0.5~3 小时内再注射 1 次，1 日总量不超过 1200mg；②儿童按体重一次 5mg/kg。患者卧位快速静脉注射。症状缓解后再改以口服降压药维持
注意事项	1. 对噻嗪类利尿药、袢利尿药、碳酸酐酶抑制剂等过敏者，也可能过敏 2. 下列情况慎用：急性主动脉夹层、心肌梗死、代偿性高血压、冠状动脉或脑动脉供血不足、痛风、低钾血症 3. 对单胺氧化酶抑制剂和嗜铬细胞瘤引起的高血压无效
禁忌	对本品成分过敏者、充血性心力衰竭、糖尿病禁用
不良反应	水钠潴留，水肿，尿量减少；少见血糖过高，心律失常，低血压，胸闷，神志模糊，发热，皮疹，出血，手麻；眩晕或头晕；味觉改变，便秘，胃肠道反应；背痛，脸潮红，头痛，乏力，耳鸣，注射部位静脉发热和疼痛；肝肾功能损害，水、电解质紊乱
特殊人群用药	肝功能、肾功能不全患者：肝功能不全患者慎用；肾功能不全的高血压患者禁用 儿童：不宜久用 老年人：应减量使用 妊娠与哺乳期妇女：禁用
药典	USP、Eur. P.、Int. P.
国家处方集	CNF
其他推荐依据	
■ 药品名称	肼屈嗪 Hydralazine
适应证	1. 高血压 2. 心力衰竭
制剂与规格	盐酸肼屈嗪片[保(乙)]：①10mg；②25mg；③50mg
用法与用量	口服： 1. 成人，一次 10mg，一日 4 次，餐后服用。2~4 天后，加至一次 25mg，一日 4 次，共 1 周；第 2 周后增至一次 50mg，一日 4 次。最大剂量不超过一日 300mg 2. 儿童，按体重一次 0.75mg/kg，一日 2~4 次，1~4 周内渐增至最大量，一日 7.5mg/kg 或一日 300mg。餐后服用

续　表

注意事项	1. 合并冠心病患者慎用，老年人宜减少剂量 2. 用药期间随访检查抗核抗体、血常规，必要时查红斑狼疮 3. 缓慢增加剂量或合用β受体阻断药可使不良反应减少。停用本品须缓慢减量，以免血压突然升高 4. 中度原发性高血压，不宜单独应用，应合并应用利尿药和β受体阻断药
禁忌	对本品成分过敏者、主动脉瘤、脑卒中禁用
不良反应	常见头痛，恶心，呕吐，腹泻，心悸，心动过速；少见便秘，低血压，脸潮红，流泪，鼻塞；罕见免疫变态反应，长期大量应用（一日400mg以上），可见皮疹，瘙痒，胸痛，淋巴结肿大，周围神经炎，水肿，狼疮样综合征
特殊人群用药	肝功能、肾功能不全患者：严重肾功能不全患者禁用 老年人：老年人对本品的降压作用较敏感，并易有肾功能减退，故宜减少剂量 妊娠与哺乳期妇女：慎用
药典	Eur. P. 、Chin. P.
国家处方集	CNF
其他推荐依据	
■ 药品名称	米诺地尔　Minoxidil
适应证	本品用于高血压（第二线或第三线用药）
制剂与规格	米诺地尔片：①2. 5mg；②5mg；③10mg
用法与用量	口服： 1. 成人：初始一次2. 5mg，一日2次，以后每3日将剂量加倍，逐渐增至出现疗效，维持量一日10~40mg，单次或分次服用。一日最多不能超过100mg 2. 儿童：初始按体重一次0. 2mg/kg，一日1次。以后每3日调整剂量，一日2次，按体重增加0. 1mg/kg，12岁以下一日最多50mg。维持量一日0. 25~1mg/kg，单次或分次服用
注意事项	1. 应用本品期间应定时测量血压、体重 2. 突然停药可致血压反跳，故宜逐渐撤药 3. 治疗初期血尿素氮及肌酐增高，但继续治疗后下降至用药前水平
禁忌	对本品过敏者禁用
不良反应	常见心率加快、心律失常、皮肤潮红、水钠潴留、体重增加、下肢水肿、毛发增生；较少见心绞痛、胸痛、头痛；少见过敏反应、皮疹、瘙痒
特殊人群用药	肝功能、肾功能不全患者：肾功能不全患者慎用 老年人：老年人对降压作用敏感，通常肾功能较差，口服应用本品应减量，使用溶液时应谨慎 妊娠与哺乳期妇女：慎用
药典	USP、Eur. P. 、Chin. P.
国家处方集	CNF
其他推荐依据	

续 表

■ 药品名称	地巴唑 Bendazol
适应证	本品用于轻度高血压，脑血管痉挛，胃肠平滑肌痉挛，脊髓灰质炎后遗症，外周颜面神经麻痹，妊娠高血压综合征
制剂与规格	地巴唑片[保(乙)]：①10mg；②20mg
用法与用量	口服： 1. 高血压、胃肠痉挛：一次 10~20mg，一日 3 次 2. 用于神经疾病：一次 5~10mg，一日 3 次
注意事项	1. 血管硬化症患者禁用 2. 大剂量时可引起多汗，面部潮红，轻度头痛，头晕，恶心，血压下降
禁忌	血管硬化症患者禁用
不良反应	大剂量时可引起多汗，面部潮红，轻度头痛，头晕，恶心，血压下降
特殊人群用药	尚不明确
药典	
国家处方集	CNF
其他推荐依据	

第二节 中枢性抗高血压药

■ 药品名称	可乐定 Clonidine
适应证	本品用于高血压（不作为第一线用药）、高血压急症、偏头痛、绝经期潮热、痛经、阿片类成瘾的戒毒治疗；滴眼液用于青光眼、高眼压症
制剂与规格	盐酸可乐定片[保(乙)]：①0.075mg；②0.1mg 盐酸可乐定滴丸[保(乙)]：0.075mg 盐酸可乐定注射液：1ml：0.15mg
用法与用量	1. 口服：①高血压：初始一次 0.1mg，一日 2 次；隔 2~4 天后可按需一日递增 0.2mg。常用维持剂量为一日 0.3~0.9mg，分 2~4 次口服；②严重高血压紧急治疗：首剂 0.2mg，继以每小时 0.1mg，直至舒张压控制或总量达 0.7mg，后改用维持剂量 2. 静脉注射：降压，常用剂量 0.15~0.30mg，加入葡萄糖注射液 20~50ml 缓慢注射，不宜超过一日 0.75mg
注意事项	1. 下列情况慎用：脑血管病、冠状动脉供血不足、精神抑郁史、近期心肌梗死、雷诺病、慢性肾功能不全、窦房结或房室结功能低下、血栓闭塞性脉管炎 2. 长期用药可产生耐药性，加用利尿剂可纠正
禁忌	对本品过敏者、低压性青光眼禁用

续　表

不良反应	常见口干、倦怠、头痛、眩晕、血管神经性水肿、短暂肝功能异常、便秘等；较少见头晕、性功能减退、直立性低血压、心悸、心动过速、心动过缓、水钠潴留、恶心、呕吐等。罕见烦躁不安、幻视幻听、心力衰竭、心电图异常、短暂血糖升高、血清肌酸激酶升高
特殊人群用药	肝功能、肾功能不全患者：慢性肾功能不全者慎用 老年人：老年人对降压作用较敏感，肾功能随年龄增长降低，应用时须减量，并注意防止直立性低血压 妊娠与哺乳期妇女：尚无充分研究，仅在必要时使用
药典	USP、Eur. P. 、Jpn. P. 、Chin. P.
国家处方集	CNF
其他推荐依据	
■ 药品名称	甲基多巴　Methyldopa
适应证	本品用于高血压
制剂与规格	甲基多巴片[保(乙)]：0. 25g
用法与用量	口服： 1. 成人：一次 250mg，一日 2~3 次。每 2 天调整剂量 1 次，至达预期疗效。一般晚上加量以减少药物的过度镇静作用。与噻嗪类利尿药合用时，初始一日 0. 5g，维持剂量一日 0. 5~2g，分 2~4 次，最大剂量一日< 3g。用药 2~3 个月后可产生耐药性，给利尿药可恢复疗效 2. 儿童：按体重一日 10mg/kg，分 2~4 次服。每 2 天调整剂量 1 次，最大剂量小于一日 65mg/kg 或 3g
注意事项	1. 用药前和用药过程中应定期检查血常规、Coombs 试验和肝功能 2. 下列情况慎用：嗜铬细胞瘤、冠心病、溶血性贫血、有抑郁病史者、肝肾功能不全 3. 服用甲基多巴出现水肿或体重增加的患者，可用利尿剂治疗
禁忌	活动性肝脏疾病、Coombs 试验阳性禁用
不良反应	常见下肢水肿、口干、头痛、乏力；较少见药物热、嗜酸性粒细胞增多、肝功能变化、精神改变（抑郁或焦虑、梦呓、失眠）、性功能减低、乳房增大、恶心、呕吐、腹泻、晕倒等；少见肝功能损害、骨髓抑制、白细胞及血小板减少、溶血性贫血、帕金森叠加综合征等
特殊人群用药	肝功能、肾功能不全患者：慎用 老年人：老年人对降压作用敏感，且肾功能较差，须酌减药量 妊娠与哺乳期妇女：本药能通过胎盘屏障，在人体的研究尚不充分，已有的研究显示妊娠期妇女服药后对胎儿没有明显有害的影响，因此在必要的情况下甲基多巴可用于妊娠期妇女；可分泌入乳，不建议哺乳期服用本药
药典	USP、Eur. P. 、Int. P. 、Jpn. P. 、Chin. P.
国家处方集	CNF
其他推荐依据	

第三节 其他抗高血压药

■ 药品名称	利血平 Reserpine
适应证	本品用于高血压及高血压危象
制剂与规格	利血平片：①0.1mg；②0.25mg 利血平注射液[保(甲)]：①1ml：1mg；②1ml：2.5mg
用法与用量	1. 口服：初始剂量一次0.10~0.25mg，一日1次，经1~2周调整剂量，最大剂量一次0.5mg 2. 肌内注射：高血压危象时首次0.5~1.0mg，以后按需要每4~6小时肌内注射0.4~0.6mg
注意事项	下列情况慎用：帕金森病、癫痫、心律失常、心肌梗死、心脏抑制、呼吸功能不全、消化性溃疡、溃疡性结肠炎、胃肠功能失调、胆石症、高尿酸血症和有痛风病史者、慢性肾功能不全
禁忌	对本品及萝芙木制剂过敏、活动性溃疡、溃疡性结肠炎、抑郁症禁用
不良反应	大量口服或注射给药易出现不良反应，常见有注意力不集中、倦怠、晕厥、头痛、乏力、神经紧张、抑郁、焦虑、多梦、梦呓、清晨失眠、阳痿、性欲减退、帕金森叠加综合征等。较常见腹泻、眩晕、口干、食欲减退、恶心、呕吐、鼻塞等，上述不良反应持续出现时须多加注意。较少见便血、呕血、胃痛、心律失常、心动过缓、支气管痉挛、手指僵硬颤动等；偶见体液潴留、充血性心力衰竭、皮肤潮红、皮疹、视物模糊等
特殊人群用药	肝功能、肾功能不全患者：慢性肾功能不全患者慎用 儿童：减量慎用 老年人：减量慎用 妊娠与哺乳期妇女：妊娠期妇女禁用，哺乳期妇女慎用
药典	USP、Eur. P.、Int. P.、Jpn. P.、Viet. P.、Chin. P.
国家处方集	CNF
其他推荐依据	

第六章

他汀类降血脂药

■ 药品名称	辛伐他汀分散片　Simvastatin Dispersible Tablets
适应证	1. 高胆固醇血症：饮食疗法及其他非药物治疗效果欠佳时，可应用辛伐他汀降低原发性高胆固醇血症患者的总胆固醇和低密度脂蛋白 2. 冠心病二级预防：减少死亡的危险性；减少冠心病死亡及非致死性心肌梗死的危险性；减少心肌血管再通手术（冠状动脉搭桥术及经皮气囊冠状动脉成形术）；延缓动脉粥样硬化的进展，包括新病灶及全堵塞的发生
制剂与规格	辛伐他汀分散片[保(甲)]：①5mg；②10mg[基]；③20mg[基]；④40mg
用法与用量	1. 高胆固醇血症：一般始服剂量为每天 10mg，晚间顿服。对于胆固醇水平轻至中度升高的患者，始服剂量为每天 5mg，若需调整剂量则应间隔 4 周以上，最大剂量为每天 40mg，晚间顿服。当低密度脂蛋白胆固醇水平降至 75mg/dl（1.94mmol/L）或总胆固醇水平降至 140mg/dl（3.6mmol/L）以下时，应降低辛伐他汀的服用剂量 2. 冠心病：冠心病患者可以每天晚上服用 10mg 作为起始剂量，如需要剂量调整，可参考高胆固醇血症用法与用量 3. 协同治疗：辛伐他汀单独应用或与胆酸螯合剂协同应用时均有效。对于已同时服用免疫抑制剂类药物的患者，辛伐他汀的推荐剂量为每天 10mg
注意事项	1. 肝脏反应：建议在治疗前对于转氨酶有升高现象的患者应加强检查并多加留意。如果患者的转氨酶有继续升高的表现，特别是转氨酶升高超过正常值 3 倍以上并保持持续，则应予停药。患者转氨酶中等程度升高（低于正常值 3 倍的情况），通常应用辛伐他汀治疗后不久即有出现，但一般为一过性且不伴随任何症状，所以不必停药 2. 肌肉反应：若发现有不可解释的肌痛、肌软弱或肌无力应引起注意。若发现肌酸激酶（CK）显著上升或诊断或怀疑肌痛，应立即停止辛伐他汀的治疗，对于有因横纹肌溶解而导致二次急性肾衰竭倾向的患者应停止羟甲基戊二酰辅酶 A（HMG-CoA）还原酶抑制剂的治疗 3. 眼科检查：长期临床研究资料显示，辛伐他汀对人体晶状体无不良作用 4. 纯合子型家族性高胆固醇血症：辛伐他汀对此类患者的治疗效果不理想 5. 高三酰甘油血症：辛伐他汀不适合治疗以三酰甘油升高为主的异常情况（如Ⅰ型、Ⅳ型及Ⅴ型高脂血症）
禁忌	1. 对本品成分过敏者禁用 2. 活动性肝炎或无法解释的持续血清转氨酶升高者禁用 3. 妊娠或哺乳期妇女禁用
不良反应	辛伐他汀一般耐受性良好，大部分副作用轻微且为一过性。在临床对照实验中只有少于 2% 的患者因辛伐他汀的副作用而中途停药

续 表

特殊人群用药	肝功能、肾功能不全患者：中度肾功能不全患者不必调整剂量；对于严重肾功能不全的患者（肌酐清除率< 30ml/min），如使用剂量超过每天 10mg 时应慎重考虑，并小心使用。本药应慎用在大量饮酒和/或有肝病历史的患者。有活动性肝病或无法解释的转氨酶升高者应禁用本品 儿童：儿童用药的安全性和有效性尚未确定，目前不推荐给儿童服用 老年人：在老年患者（> 65 岁），应用辛伐他汀的对照临床试验中，未发现与成人差异 妊娠与哺乳期妇女：孕妇禁用；目前尚无辛伐他汀及其代谢产物是否经人乳分泌证据，哺乳期妇女禁用
药典	Chin. P. 、USP、Eur. P.
国家处方集	CNF
其他推荐依据	2 型糖尿病合并血脂异常的他汀类药物治疗专家共识（基层版）[J]. 中华糖尿病杂志，2017，9（12）：736-739.
■ 药品名称	阿托伐他汀　Atorvastatin
适应证	高胆固醇血症、冠心病和脑卒中的防治
制剂与规格	阿托伐他汀钙片[基,保(乙)]：①10mg；②20mg 阿托伐他汀钙胶囊[保(乙)]：10mg
用法与用量	口服：①原发性高胆固醇血症和混合型高脂血症：一般剂量一次 10mg，一日 1 次；②纯合子家族性高胆固醇血症：一次 10~80mg，一日 1 次
注意事项	同“辛伐他汀”
禁忌	禁用于：对本品过敏，活动性肝脏疾病及血清 ALT（GPT）及 AST（GOT）持续超过正常上限 3 倍且原因不明者，肌病
不良反应	常见胃肠道不适（便秘、胃胀气、消化不良、腹痛），头痛，头晕，感觉异常，失眠，皮疹，瘙痒，视物模糊，味觉障碍；少见畏食，呕吐，血小板减少症，脱发，高糖血症，低糖血症，胰腺炎，外周神经病，阳痿；罕见肝炎，胆汁淤积性黄疸，肌炎，肌痛，横纹肌溶解（表现为肌肉疼痛、乏力、发热、并伴有血肌酸激酶升高、肌红蛋白尿等）
特殊人群用药	肝功能、肾功能不全患者：肾功能不全者无需调整剂量 儿童：儿童中使用经验仅限少数严重血脂紊乱者，推荐初始剂量为一日 10mg，最大剂量可一日 80mg。尚无对儿童生长发育的安全性资料 妊娠与哺乳期妇女：禁用
药典	
国家处方集	CNF
其他推荐依据	
■ 药品名称	普伐他汀　Praovastatin
适应证	原发性高胆固醇血症、混合型高脂血症、冠心病和脑卒中的防治
制剂与规格	普伐他汀钠片[保(乙)]：①5mg；②10mg；③20mg
用法与用量	口服：初始剂量一次 10~20mg，睡前顿服。最大剂量一日 40mg

续 表

注意事项	同“辛伐他汀”
禁忌	对本品过敏、活动性肝病、肝功能试验持续升高者、孕妇及哺乳期妇女禁用
不良反应	常见腹泻、胀气、眩晕、头痛、恶心、皮疹；少见阳痿、失眠；罕见肌痛、肌炎、横纹肌溶解（肌肉疼痛、发热、乏力，常伴血肌酸磷酸激酶增高）
特殊人群用药	儿童：18岁以下患者暂不推荐使用 妊娠与哺乳期妇女：禁用
药典	Eur. P.
国家处方集	CNF
其他推荐依据	
■ 药品名称	氟伐他汀 Fluvastatin
适应证	原发性高胆固醇血症，原发性混合型血脂异常
制剂与规格	氟伐他汀钠片[保(乙)]：①20mg；②40mg 氟伐他汀钠胶囊[保(乙)]：①20mg；②40mg
用法与用量	口服：一次20~40mg，晚餐时或睡前顿服。剂量可按需要调整，反应不佳者可一次40mg，一日2次
注意事项	同“辛伐他汀”
禁忌	对本品过敏，活动性肝病，持续的不能解释的转氨酶升高，严重肾功能不全，妊娠及哺乳期妇女禁用
不良反应	常见腹泻、胀气、眩晕、头痛、恶心、皮疹；少见肌痛、背痛、失眠；其他他汀类药治疗时出现的肌炎和横纹肌溶解在本品较少见
特殊人群用药	肝功能、肾功能不全患者：对轻至中度肾功能不全的患者不必调整剂量 儿童：18岁以下患者不推荐使用本品
药典	USP
国家处方集	CNF
其他推荐依据	
■ 药品名称	洛伐他汀 Lovastatin
适应证	高胆固醇血症，混合型高脂血症
制剂与规格	洛伐他汀片[保(乙)]：20mg 洛伐他汀分散片[保(乙)]：20mg 洛伐他汀胶囊[保(乙)]：①2mg；②4mg；③10mg；④20mg
用法与用量	口服：成人常用量一次10~20mg，一日1次。晚餐时服用。剂量可按需要调整，但最大剂量不超过一日80mg
注意事项	同“辛伐他汀”

续　表

禁忌	对本品过敏、有活动性肝病患者、不明原因血转氨酶持续升高、妊娠期及哺乳期妇女禁用
不良反应	常见胃肠道不适、腹泻、胀气、头痛、皮疹、头晕、视物模糊、味觉障碍；偶见血转氨酶可逆性升高；少见阳痿、失眠；罕见肌炎、肌痛、横纹肌溶解（表现为肌肉疼痛、乏力、发热并伴有血肌酸磷酸激酶升高、肌红蛋白尿等）
特殊人群用药	肝功能、肾功能不全患者：中度肾功能不全患者不必调整剂量；对于严重肾功能不全的患者（肌酐清除率< 30ml/min），可适当考虑降低剂量，使用剂量超过一日 10mg 时应慎重考虑并小心使用 儿童：18 岁以下患者不推荐使用 妊娠与哺乳期妇女：禁用
药典	USP、Eur. P.
国家处方集	CNF
其他推荐依据	

第七章

库欣综合征治疗药物

■ 药品名称	氨鲁米特 Aminoglutethimide
适应证	本品用于绝经后晚期乳腺癌，雌激素受体阳性效果更好。对乳腺癌骨转移有效。也可用于皮质醇增多症的治疗
制剂与规格	氨鲁米特片：①0. 125g；②0. 25g
用法与用量	口服：开始每次 250mg，一日 2 次，1~2 周后无明显不良反应可增加剂量，每次 250mg，一日 3~4 次，但每日剂量不超过 1000mg。口服 8 周后改为维持量，每次 250mg，一日 2 次。使用本品期间应同时口服氢化可的松，开始每次 20mg，一日 4 次，1~2 周后减量为每次 20mg，一日 2 次
注意事项	1. 本品为芳香化酶抑制剂，用于绝经后的晚期乳腺癌，不适用于绝经前患者。不宜与他莫昔芬合用 2. 可出现嗜睡、困倦、乏力、头晕等中枢神经抑制作用，一般 4 周左右逐渐消失。皮疹常发生在用药后 10~15 天，多可自行消退。少数患者有食欲缺乏、恶心、呕吐和腹泻。偶可出现白细胞减少、血小板减少和甲状腺功能减退
禁忌	以下情况禁用：合并感染、带状疱疹、肝肾功能损害，末控制的糖尿病，甲状腺功能严重减退，对本品严重过敏者，儿童
不良反应	可见发热、皮疹、嗜睡、眩晕、共济失调、眼球震颤、恶心、呕吐、腹泻、骨髓抑制、甲状腺功能减退、直立性低血压、皮肤发黑及女性性征男性化
特殊人群用药	儿童：禁用 老年人：老年人肾功能减退，可使药物在体内蓄积引起神经系统毒性，应慎用 妊娠与哺乳期妇女：禁用
药典	USP、Eur. P. 、Chin. P.
国家处方集	CNF
其他推荐依据	
■ 药品名称	米托坦 Mitotane
适应证	本品用于无法手术的、功能性和非功能性肾上腺皮质癌、肾上腺皮质增生以及肿瘤所致的皮质醇增多症
制剂与规格	米托坦胶囊：500mg
用法与用量	口服：成人每日剂量 1~6g，可分 3~4 次。可逐步递增至每日 8~10g。一般建议每日最高剂量 18g

续 表

注意事项	1. 常见中枢抑制、胃肠道反应、头痛、血压异常、肌肉震颤等不良反应。其他可见头痛、高血压、直立性低血压、抑郁、神志不清、肌肉震颤、出血性膀胱炎等 2. 服药期间可能出现肾上腺皮质功能不全，需要时医师应处方适当剂量的皮质激素作补充 3. 服药者如出现感染、创伤或其他疾病，应立即找医师诊治，以避免出现急性肾上腺皮质功能不全
禁忌	尚不明确
不良反应	胃肠道不适、头晕、头痛、皮疹等
特殊人群用药	肝功能、肾功能不全患者：严重肝肾功能不全者不建议服用本品
药典	USP
国家处方集	CNF
其他推荐依据	
■ 药品名称	甲吡酮　Metyrapone
适应证	本品通常用于库欣综合征的鉴别诊断，可用于鉴别由垂体引起的肾上腺皮质功能不全，也用于库欣综合征的治疗
制剂与规格	甲吡酮胶囊：①125mg；②250mg 甲吡酮片：①125mg；②250mg
用法与用量	1. 用于鉴别诊断：每次750mg，每4小时服1次，共6次 2. 儿童15mg/kg库欣综合征治疗，一日1~2g，分次服用。每次0.2g，一日2次。可根据病情调整用量到一日4~6g，分4次服用
注意事项	1. 在服用较大剂量时容易诱发肾上腺皮质功能不全 2. 垂体功能不全者慎用
禁忌	尚不明确
不良反应	本品可引起恶心、呕吐、上腹部痛、头痛、眩晕等。也可引起高血压和低钾性碱中毒。
特殊人群用药	尚不明确
药典	USP、BP、Jpn. P.
国家处方集	CNF
其他推荐依据	
■ 药品名称	酮康唑　Ketoconazole
适应证	1. 为咪唑类衍生物，可通过抑制11β羟化酶和侧碳链而抑制皮质醇合成，对肾上腺肿瘤疗效迅速 2. 用于皮肤真菌感染见“抗菌药物酮康唑”
制剂与规格	酮康唑片[保(乙)]：0.2g
用法与用量	口服：一日0.2~1.0g，从小剂量开始，分4~6次

续　表

注意事项	1. 为减少复发，对体癣、股癣、花斑癣者，疗程至少 2~4 周。使用 2~4 周后，症状无改善或加重，应停药并咨询医师或药师 2. 不得用于皮肤破溃处。避免接触眼睛和其他部位黏膜，如口、鼻等 3. 用药部位如有烧灼感、红肿等情况应停药，并将局部洗净，必要时向医师咨询
禁忌	对酮康唑、咪唑类药物或亚硫酸盐过敏者禁用，对本品任何组分过敏者禁用
不良反应	局部使用本品治疗一般耐受性良好，罕见的不良反应有用药局部皮肤烧灼感、瘙痒、刺激、油腻或干燥。有报道对头发受到化学损伤或灰发的患者，使用本品后可能出现褪色。此外，偶见过敏反应，用药部位可能出现由刺激或过敏引起的接触性皮炎
特殊人群用药	儿童：在医师指导下使用 妊娠与哺乳期妇女：在医师指导下使用
药典	USP、Eur. P.、Int. P.、Pol. P.、Chin. P.
国家处方集	CNF
其他推荐依据	
■ 药品名称	米非司酮　Mifepristone
适应证	1. 对糖皮质激素受体有高度亲和力，可在受体水平拮抗糖皮质激素的作用 2. 其他参见“终止妊娠用药米非司酮”
制剂与规格	米非司酮片[基,保(乙)]：25mg
用法与用量	常用剂量为一次 200mg，一日 2 次
注意事项	1. 确认为早孕者，停经天数不应超过 49 天，孕期越短，效果越好 2. 米非司酮片必须在具有急诊、刮宫手术和输液、输血条件下使用 3. 服药后，一般会较早出现少量阴道出血，部分妇女流产后出血时间较长。少数早孕妇女服用米非司酮片后，即可自然流产。约 80%的孕妇在使用前列腺素类药物后，6 小时内排出绒毛胎囊，约 10%孕妇在服药后 1 周内排出妊娠物 4. 服药后 8~15 天应去原治疗单位复诊，以确定流产效果。必要时做 B 型超声波检查或血 HCG 测定，如确诊为流产不全或继续妊娠，应及时处理 5. 使用本品终止早孕失败者，必须进行人工终止妊娠
禁忌	1. 心功能不全及肾上腺皮质功能不全者禁用 2. 青光眼、哮喘等存在前列腺素类药物使用禁忌者禁用 3. 带宫内节育器妊娠、怀疑宫外孕以及年龄超过 35 岁的吸烟妇女禁用
不良反应	可见轻度恶心、呕吐、腹泻、眩晕、疲乏、腹痛、肛门坠胀感、子宫出血、皮疹、面部潮红和麻木
特殊人群用药	肝功能、肾功能不全患者：禁用
药典	Chin. P.
国家处方集	CNF
其他推荐依据	

续　表

■ 药品名称	赛庚啶　Cyproheptadine
适应证	1. 为5-羟色胺拮抗剂，可抑制下丘脑释放CRH及抑制垂体ACTH的分泌，从而降低血浆ACTH和皮质醇的水平 2. 其他参见“抗过敏药物赛庚啶”
制剂与规格	盐酸赛庚啶片[基,保(甲)]：2mg
用法与用量	常用剂量为一日12~24mg，分次服用，需长期应用
注意事项	1. 以下情况慎用：过敏体质者、2岁以下儿童、老年人 2. 服药期间不得驾驶机、车、船，不得从事高空作业、机械作业及精密仪器操作 3. 服用本品期间不得饮酒或含有酒精的饮料
禁忌	青光眼、尿潴留和幽门梗阻患者禁用，对本品过敏者禁用
不良反应	嗜睡、口干、乏力、头晕、恶心等
特殊人群用药	儿童：2岁以下儿童慎用 老年人：慎用 妊娠与哺乳期妇女：禁用
药典	USP、Eur. P.、Jpn. P.、Chin. P.
国家处方集	CNF
其他推荐依据	
■ 药品名称	溴隐亭　Bromocriptine
适应证	1. 为多巴胺受体激动剂，可使垂体前叶合成ACTH减少 2. 其他参见“高催乳素血症治疗药物溴隐亭”
制剂与规格	甲磺酸溴隐亭片[保(乙)]：5mg
用法与用量	常用剂量为7.5~10mg/d，分次口服
注意事项	其他参见“高催乳素血症治疗药物溴隐亭”
禁忌	严重心脏疾病、周围血管性疾病、严重精神病、肢端肥大伴有溃疡病或出血史、自发及家族性震颤、未经治疗的高血压、妊娠毒血症者、对本品过敏者禁用
不良反应	多发生于治疗开始阶段，常见症状性直立性低血压、恶心；大剂量用药后出现精神障碍、异动症（如面、舌、臂、手、头及身体下部的不自主运动）、幻觉、腹痛、胃肠胀气、水样便、软便；呼吸道感染、头痛、月经失调、焦虑、疲劳、泌尿道感染、瘙痒、皮疹、荨麻疹、血管神经性水肿、过敏反应
特殊人群用药	儿童：15岁以下儿童应限制使用 妊娠与哺乳期妇女：禁用
药典	USP、Eur. P.、Jpn. P.
国家处方集	CNF
其他推荐依据	

第八章

补钾药物

■ 药品名称	氯化钾　Potassium Chloride
适应证	1. 治疗各种原因引起的低钾血症，如进食不足、呕吐、严重腹泻、应用排钾性利尿药、低钾性家族周期性麻痹、长期应用糖皮质激素和补充高渗葡萄糖后引起的低钾血症等 2. 预防低钾血症，当患者存在失钾情况，尤其是如果发生低钾血症对患者危害较大时（如使用洋地黄类药物的患者），需预防性补充钾盐，如进食很少、严重或慢性腹泻、长期服用肾上腺皮质激素、失钾性肾病、巴特综合征等 3. 洋地黄中毒引起频发性、多源性早搏或快速心律失常
制剂与规格	氯化钾片[保(甲)]：①0. 25g；②0. 5g 化钾缓释片[基,保(甲)]：0. 5g 化钾控释片[保(甲)]：0. 5g 化钾颗粒[基,保(甲)]：10g：1. 5g 化钾注射液[保(甲)]：①10ml：1g；②10ml：1. 5g[基]
用法与用量	1. 口服：成人每次 0. 5~1. 0g，每日 2~4 次，饭后服用，并按病情需要调整剂量。一般成人每日最大剂量为 6g 2. 静脉滴注：用于严重低钾血症或不能口服者。一般将 10%氯化钾注射液 10~15ml 加入 5%葡萄糖注射液 500ml 中静脉滴注（忌直接静脉滴注与推注） 3. 小儿剂量：每日按体重 0. 22g/kg（3mmol/kg）或按体表面积 $3g/m^2$计算
注意事项	1. 本品严禁直接静脉注射 2. 用药期间需作以下随访检查：血钾、血镁、血钠、血钙、酸碱平衡指标、心电图、肾功能和尿量
禁忌	高钾血症者，急、慢性肾功能不全者忌用
不良反应	1. 本品可刺激静脉内膜引起疼痛 2. 滴注速度较快、应用过量或原有肾功能损害时，应注意发生高钾血症 3. 口服偶见胃肠道刺激症状，如恶心、呕吐、咽部不适、胸痛（食管刺激）、腹痛、腹泻，甚至消化性溃疡及出血。在空腹、剂量较大及原有胃肠道疾病者更易发生
特殊人群用药	肝功能、肾功能不全者：慢性肾功能不全者慎用 老年人：老年人肾脏清除 K^+功能下降，应用钾盐时较易发生高钾血症 妊娠及哺乳期妇女：妊娠期妇女用药资料尚不明确
药典	USP、Eur. P. 、Chin. P.
国家处方集	CNF
其他推荐依据	

续 表

■ 药品名称	枸橼酸钾 Potassium Citrate
适应证	1. 治疗各种原因引起的低钾血症 2. 预防低钾血症，当患者存在失钾情况，尤其是如果发生低钾血症对患者危害较大时（如服用洋地黄药物患者），而预防性补充钾盐 3. 亦可用于洋地黄中毒引起频发性，多源性早搏或快速心律失常
制剂与规格	枸橼酸钾颗粒[保(乙)]：2g（含 1.45g 枸橼酸钾） 枸橼酸钾口服液[保(乙)]：①100ml：10g；②200ml：20g
用法与用量	口服： 1. 颗粒：1~2 包，一日 3 次，用温开水溶解后服用 2. 口服液：每次 20~40ml 溶液，一日 3 次或遵医嘱
注意事项	1. 用药期间注意复查血钾浓度 2. 排尿量低于正常水平的患者慎用 3. 餐后服用以避免本品盐类缓泻作用
禁忌	伴有少尿或氮质血症的严重肾功能损害患者、未经治疗的艾迪生病、急性脱水、中暑性痉挛、无尿、严重心肌损害、家族性周期性麻痹和各种原因引起的高钾血症患者禁用
不良反应	口服可有异味感及胃肠道刺激症状。应用过量或原有肾功能损害时易发生高钾血症
特殊人群用药	尚不明确
药典	USP、Eur. P.、Int. P.、Chin. P.
国家处方集	CNF
其他推荐依据	
■ 药品名称	门冬氨酸钾镁 Potassium Magmesium Aspartate
适应证	本品为电解质补充药。用于纠正低钾血症，改善洋地黄中毒引起的心律失常、恶心、呕吐等中毒症状，用于心肌炎后遗症、慢性心功能不全等各种心脏病，亦可用于急慢性肝炎、肝硬化、胆汁分泌不足和肝性脑病等辅助治疗
制剂与规格	门冬氨酸钾镁片[保(乙)]：含钾 36mg、镁 11.8mg 门冬氨酸钾镁口服溶液：10ml 含钾 103mg、镁 34mg 门冬氨酸钾镁注射液[保(乙)]：①10ml：钾 114mg、镁 42mg；②20ml：钾 228mg、镁 82mg
用法与用量	1. 口服：一次 1 片（口服液 1 支），一日 3 次 2. 静脉滴注：一次 10~20ml，加入 5%葡萄糖注射液 250ml 或 500ml 中缓慢滴注，一日 1 次
注意事项	不宜与保钾利尿药合用
禁忌	高血钾、高血镁、严重肾功能损害及三度房室传导阻滞患者禁用，心源性休克（收缩压<90mmHg）禁用
不良反应	滴注速度太快可引起高钾血症和高镁血症，还可出现恶心、呕吐、面部潮红、胸闷、血压下降，偶见血管刺激性疼痛，极少数可出现心率减慢，减慢滴速或停药后即可恢复。大剂量应用可能引起腹泻

续　表

特殊人群用药	儿童：无可靠数据表明本品对儿童有任何毒害作用 老年人：老年人肾脏清除能力下降，应慎用 妊娠及哺乳期妇女：慎用
药典	
国家处方集	CNF
其他推荐依据	

第九章

甲状旁腺疾病及骨质疏松症药物

第一节　甲状旁腺功能亢进症及其药物治疗

一、二膦酸盐类

■ 药品名称	依替膦酸二钠　Etidronate Sodium
适应证	本品用于骨质疏松症、绝经后和增龄性骨质疏松症、高钙血症和变形性骨炎及甲状旁腺功能亢进
制剂与规格	依替膦酸二钠片：200mg 依替膦酸二钠胶囊：200mg 依替膦酸二钠注射液：6ml：300mg
用法与用量	1. 口服：用于骨质疏松，一次 0.2g，一日 2 次，两餐间服用 2. 静脉滴注：用于高钙血症，一日 7.5mg/kg，连续 3 日，若需重复则应间隔 7 日；血钙下降后可改为口服一日 20mg/kg，服 30 天，最长不超过 90 天
注意事项	1. 本品需间歇、周期服药，服药 2 周后需停药 11 周为 1 个周期，然后又重新开始第 2 周期。长期大剂量（按体重一日 10~20mg/kg）应用可引起骨矿化障碍，导致骨软化和骨折 2. 体内钙和维生素 D 不足者用药后可引起低钙血症 3. 胃食管反流、食管裂孔疝者服药后易出现食管黏膜刺激症状
禁忌	中重度肾衰竭者、孕妇禁用
不良反应	口服可出现恶心、腹泻；静脉注射过程中或注药后可引起短暂味觉改变或丧失；皮疹、瘙痒等过敏反应少见
特殊人群用药	肝功能、肾功能不全患者：肾功能减退者慎用；中重度肾衰竭者禁用 妊娠与哺乳期妇女：孕妇禁用
药典	USP、Eur. P.
国家处方集	CNF
其他推荐依据	

二、降钙素

■ 药品名称	鲑鱼降钙素 Salcatonin
适应证	1. 骨质疏松症早期和晚期绝经后骨质疏松，为防止骨质进行性丢失，应根据个体的需要给予足量的钙和维生素 D 2. 变形性骨炎 3. 高钙血症和高钙血症危象 4. 痛性神经营养不良症
制剂与规格	鲑鱼降钙素注射液：①1ml：50IU（国际单位）；②1ml：100IU；③1ml：200IU 鲑鱼降钙素鼻喷剂：①50IU；②100IU
用法与用量	1. 皮下或肌内注射：①骨质疏松症，每日 1 次，根据疾病的严重程度，每次 50~100IU 或隔日 100IU，为防止骨质进行性丢失，应根据个体需要，适量摄入钙和维生素 D；②高钙血症，每日每千克体重 5~10IU，1 次或分 2 次皮下或肌内注射，治疗应根据患者的临床和生物化学反应进行调整，如果注射的剂量超过 2ml，应采取多个部位注射；③变形性骨炎，每日或隔日 100IU，治疗时间应至少持续 3 个月或更长；④痛性神经营养不良症或 Sudeck 病，一次 100IU，一日 1 次，皮下或肌内注射，持续 2~4 周，以后一周 3 次，一次 100IU，维持 6 周以上 2. 鼻喷给药：①骨质疏松症，一次 100IU，一日 1 次，或 200IU 隔日 1 次；②佩吉特病，一次 200IU，一日 1 次或分次给药，治疗时间应至少持续 3 个月或更长；③高钙血症，慢性高钙血症，一日 200~400IU，单次给药最高剂量为 200IU，需要更大剂量时应分次给药；④痛性神经营养不良症或 Sudeck 病，一次 200IU，一日 1 次，持续 2~4 周，以后隔日一次 200IU，连续 6 周
注意事项	1. 长期卧床治疗的患者，每日需检查血液生化指标和肾功能 2. 治疗过程中如出现耳鸣、眩晕、哮喘应停用 3. 变形性骨炎及有骨折史的慢性疾病患者，应根据血清碱性磷酸酶及尿羟脯氨酸排出量决定停药或继续治疗 4. 部分患者在用药中会出现抗体而对治疗产生抵抗性 5. 鼻炎可加强鼻喷剂的吸收 6. 鼻喷剂的全身不良反应少于注射剂
禁忌	对降钙素过敏者禁用
不良反应	常见颜面潮红，面部、耳、手或足刺痛，腹泻，恶心，呕吐，胃痛，注射部位红、肿、胀、痛；较少见尿频；极少见过敏反应、皮疹、寒战、头晕、头痛、胸闷、鼻塞、呼吸困难、血糖升高
特殊人群用药	儿童：14 岁以下儿童禁用 妊娠与哺乳期妇女：禁用
药典	Eur. P.、Chin. P.
国家处方集	CNF
其他推荐依据	
■ 药品名称	依降钙素 Elcatonin
适应证	本品用于骨质疏松引起的疼痛、骨质疏松症、高钙血症和变形性骨炎
制剂与规格	依降钙素注射液[保(乙)]：①1ml：10IU；②1ml：20IU；③1ml：40IU

续 表

用法与用量	肌内注射： 1. 成人骨质疏松症，一次 20IU，每周 1 次 2. 高钙血症，40IU/次，每日 2 次。应根据年龄适当增减剂量 3. 变形性骨炎，一次 40IU，每日 1 次
注意事项	1. 易出现皮疹等过敏体质的患者慎用 2. 支气管哮喘或有既往病史的患者，有可能诱发哮喘发作 3. 其他见“鲑鱼降钙素”
禁忌	尚不明确
不良反应	参见“鲑鱼降钙素”
特殊人群用药	尚不明确
药典	
国家处方集	CNF
其他推荐依据	

第二节　甲状腺旁腺功能减退症及其药物治疗

一、钙制剂

■ 药品名称	氯化钙　Calcium Chloride
适应证	1. 治疗钙缺乏，急性血钙过低、碱中毒及甲状旁腺功能低下所致的手足搐搦症，维生素 D 缺乏症等 2. 过敏性疾患 3. 镁中毒时的解救 4. 氟中毒的解救 5. 心脏复苏时应用，如高血钾、低血钙或钙通道阻滞引起的心功能异常的解救
制剂与规格	氯化钙注射剂[保(乙)]：①10ml：0.3g；②10ml：0.5g；③20ml：0.6g；④20ml：1g［每 1g 氯化钙含钙 6.8mmol（273mg）］
用法与用量	1. 静脉给药：①用于低钙或电解质补充，一次 0.5~1.0g（136~273mg 元素钙）稀释后缓慢静脉注射（每分钟不超过 0.5ml，即 13.6mg 钙），根据患者情况、血钙浓度，1~3 天重复给药；②甲状旁腺功能亢进术后的骨饥饿综合征患者的低钙，可用本品稀释于生理盐水或右旋糖酐内，每分钟滴注 0.5~1.0mg（最高每分钟滴 2mg）；③用作强心剂时，用量 0.5~1.0g，稀释后静脉滴注，每分钟不超过 1ml；心室内注射，0.2~0.8g（54.4~217.6mg 钙），单剂使用；④治疗高血钾时，根据心电图决定剂量；⑤抗高血镁治疗，首次 0.5g（含钙量为 136mg），缓慢静脉注射（每分钟不超过 5ml）。根据患者反应决定是否重复使用 2. 小儿用量：低钙时治疗量为 25mg/kg（6.8mg 钙），静脉缓慢滴注

续　表

注意事项	1. 静脉注射可出现全身发热、皮肤红热、注射部分疼痛，如静脉注射过快，可产生血压略降、心律失常甚至心脏停搏 2. 由于细胞内钙的增加将会导致动脉血管收缩性的增加，故使用本药会提高外周动脉血管阻力，导致血压升高 3. 血钙过多会导致钙沉积在眼结膜和角膜上，影响视觉 4. 如注射时药液由血管外漏，可引起组织剧痛及坏死 5. 静脉内给药可能会导致静脉血栓症
禁忌	1. 高钙血症及高钙尿症患者禁用 2. 患有含钙肾结石或肾结石病史者禁用 3. 结节病患者（可加重高钙血症）禁用 4. 有肾功能不全的低钙血症患者不宜应用
不良反应	静脉注射可有全身发热，静注过快可产生恶心、呕吐、心律失常甚至心脏停搏。高钙血症早期可表现为便秘、倦睡、持续头痛、食欲缺乏、口中有金属味、异常口干等，晚期征象表现为精神错乱、高血压、眼和皮肤对光敏感，恶心、呕吐，心律失常等。
特殊人群用药	尚不明确
药典	USP、Eur. P.、Jpn. P.、Chin. P.
国家处方集	CNF
其他推荐依据	
■ 药品名称	葡萄糖酸钙　Calcium Gluconate
适应证	1. 治疗钙缺乏，急性血钙过低、碱中毒及甲状旁腺功能低下所致的手足搐搦症 2. 过敏性疾患 3. 镁中毒时的解救 4. 氟中毒的解救 5. 心脏复苏时应用（如高血钾或低血钙，或钙通道阻滞引起的心功能异常的解救）
制剂与规格	葡萄糖酸钙片[保(甲)]：①0.1g；②0.5g[基] 葡萄糖酸钙注射液[基,保(甲)]：10ml : 1g ［每 1g 葡萄糖酸钙含钙 2.2mmol（89mg）］
用法与用量	1. 口服，含化或咀嚼后服用：成人一次 0.5~1.0g，一日 3 次。儿童每千克体重 0.5~0.7g，分次服用 2. 静脉注射：用10%葡萄糖注射液稀释后缓慢注射，每分钟不超过5ml。①成人：用于低钙血症，一次 1g，需要时可重复；用于高镁血症，一次 1~2g；用于氟中毒解救，静脉注射本品 1g，1 小时后重复，如有搐搦可静注本品 3g；如有皮肤组织氟化物损伤，每平方厘米受损面积应用 10% 葡萄糖酸钙 50mg；②小儿：用于低钙血症，按体重 25mg/kg（6.8mg 钙）缓慢静注。但因刺激性较大，本品一般情况下不用于小儿
注意事项	1. 静脉注射可有全身发热，静注过快可产生心律失常甚至心脏停搏、呕吐、恶心 2. 可致高钙血症，早期可表现便秘、倦睡、持续头痛、食欲缺乏、口中有金属味、异常口干等，晚期征象表现为精神错乱、高血压、眼和皮肤对光敏感，恶心、呕吐，心律失常等 3. 呼吸性酸中毒患者慎用 4. 应用强心苷期间或洋地黄中毒时禁止静注本品

续 表

禁忌	高钙血症及高钙尿症患者禁用、患有含钙肾结石或肾结石病史者禁用；结节病患者（可加重高钙血症）、有肾功能不全的低钙血症禁用
不良反应	偶见便秘
特殊人群用药	肝功能、肾功能不全患者：肾功能不全患者慎用
药典	USP、Eur. P.、Jpn. P.、Chin. P.
国家处方集	CNF
其他推荐依据	
■ 药品名称	乳酸钙 Calcium Lactate
适应证	本品用于预防和治疗缺钙引起的各种疾病。亦可作为老年人、儿童及妊娠期、哺乳期、绝经期妇女的补钙剂及过敏性疾病，结核病的辅助治疗
制剂与规格	乳酸钙片：①0.3g；②0.5g ［每1g乳酸钙含钙4.58mmol（184mg）］
用法与用量	1. 嚼服：成人一次0.5~1.0g，一日2~3次。儿童一次0.3~0.6g，一日2~3次 2. 需同时服用维生素D
注意事项	1. 大剂量服用可见高钙血症，表现为畏食、恶心、呕吐、便秘、腹痛、肌无力、心律失常以及骨石灰沉着等 2. 肠道吸收钙的作用随年龄增长而减少，排出增加
禁忌	高钙血症患者禁用
不良反应	偶见便秘
特殊人群用药	老年人：用量需酌情增加
药典	USP、Eur. P.、Jpn. P.、Chin. P.
国家处方集	CNF
其他推荐依据	
■ 药品名称	醋酸钙 Calcium Acetate
适应证	本品用于预防和治疗钙缺乏症，如骨质疏松、手足搐搦症、骨发育不全、佝偻病以及儿童、妊娠和哺乳期妇女、绝经期妇女、老年人钙的补充
制剂与规格	醋酸钙片[保(乙)]：0.667g
用法与用量	口服：一日最高限800mg（以元素钙计）
注意事项	心功能不全者慎用
禁忌	高钙血症、高钙尿症、含钙肾结石或有肾结石病史患者禁用
不良反应	可见嗳气，便秘，腹部不适；大剂量服用可见高钙血症，表现为畏食、恶心、呕吐、便秘、腹痛、肌无力、心律失常和骨石灰沉着等

续　表

特殊人群用药	肝功能、肾功能不全患者：肝肾功能不全时应在医嘱下使用 妊娠与哺乳期妇女：慎用
药典	USP、Eur. P.
国家处方集	CNF
其他推荐依据	
■ 药品名称	碳酸钙　Calcium Carbonate
适应证	1. 钙缺乏 2. 维生素 D 缺乏
制剂与规格	碳酸钙片[保(乙)]：0.5g
用法与用量	口服：一日 200~1200mg（以元素钙计），分次服用。也可根据人体需要及膳食钙的供给情况酌情进行补充，或遵医嘱
注意事项	1. 大剂量服用可见高钙血症 2. 本品宜在空腹（饭前 1 小时）时服用 3. 应尽量通过正常膳食保证钙的摄入
禁忌	高钙血症、高尿酸血症、含钙肾结石或有肾结石病史者禁用
不良反应	1. 嗳气、便秘 2. 偶可发生乳碱综合征，表现为高血钙、碱中毒及肾功能不全（因服用牛奶及碳酸钙或单用碳酸钙引起） 3. 过量长期服用可引起胃酸分泌反跳性增高，并可发生高钙血症
特殊人群用药	尚不明确
药典	USP、Eur. P.
国家处方集	CNF
其他推荐依据	

二、维生素 D

■ 药品名称	骨化三醇软胶囊　Calcitriol Soft Capsules
适应证	1. 绝经后和老年性骨质疏松 2. 慢性肾衰竭尤其是接受血液透析患者之肾性骨营养不良症 3. 术后甲状旁腺功能低下 4. 特发性甲状旁腺功能低下 5. 假性甲状旁腺功能低下 6. 维生素 D 依赖性佝偻病 7. 低血磷性维生素 D 抵抗型佝偻病等
制剂与规格	软胶囊剂[保(乙)]：①0.25μg；②0.5μg；③1.0μg

续 表

用法与用量	口服，应根据每个患者血钙水平小心制订本品的每日最佳剂量。开始以本品治疗时，应尽可能使用最小剂量，并且不能在没有监测血钙水平的情况下增加用量 1. 绝经后和老年性骨质疏松：推荐剂量为每次 0.25μg，每日 2 次。服药后分别于第 4 周、第 3 个月、第 6 个月监测血钙和血肌酐浓度，以后每 6 个月监测 1 次 2. 肾性骨营养不良（包括透析患者）：起始阶段的每日剂量为 0.25μg。血钙正常或略有降低的患者隔日 0.25μg 即可。如 2~4 周内生化指标及病情未见明显改善，则每隔 2~4 周将本品的每日用量增加 0.25μg，在此期间至少每周测定血钙 2 次。大多数患者最佳用量为每日 0.5~1.0μg 3. 甲状旁腺功能低下和佝偻病：推荐起始剂量为每日 0.25μg，晨服。如生化指标和病情未见明显改善，则每隔 2~4 周增加剂量。在此期间，每周至少测定血钙浓度 2 次。甲状旁腺功能低下者，偶见吸收不佳现象，因此，这种患者需要较大剂量。或遵医嘱
注意事项	1. 饮食改变以至钙摄入量迅速增加或不加控制地服用钙制剂均可导致高血钙。应告知患者及其家属，必须严格遵守处方饮食，并教会他们如何识别高钙血症的症状 2. 骨化三醇能增加血无机磷水平，这对低磷血症的患者是有益的。但对肾衰竭的患者来说则要小心不正常的钙沉淀所造成的危险。在这种情况下，要通过口服适量的磷结合剂或减少磷质摄入量将血磷保持在正常水平 3. 由于骨化三醇是现有的最有效的维生素 D 代谢产物，故不需其他维生素 D 制剂与其合用，从而避免高维生素 D 血症 4. 肾功能正常的患者服用本品时必须避免脱水，故应保持适当的水摄入量
禁忌	禁用于与高血钙有关的疾病，亦禁用于已知对本品或同类药品及其任何赋形剂过敏的患者；禁用于有维生素 D 中毒迹象的患者
不良反应	由于骨化三醇能产生维生素 D 的作用，所以可能发生的不良反应与维生素 D 过量相似，如高血钙综合征或钙中毒（取决于高血钙的严重程度及持续时间）
特殊人群用药	儿童：应遵医嘱 老年人：无需特殊剂量，但建议监测血钙和血肌酐浓度 妊娠与哺乳期妇女：孕妇使用本品需权衡利弊；哺乳期妇女在服用骨化三醇期间不应哺乳
药典	Eur. P.
国家处方集	CNF
其他推荐依据	中华医学会骨质疏松和骨矿盐疾病分会. 原发性骨质疏松症诊疗指南（2017）[J]. 中华骨质疏松和骨矿盐疾病杂志，2017，10（5）：413-443.
■ 药品名称	阿法骨化醇 Alfacalcidol
适应证	本品用于骨质疏松症，慢性肾衰竭、甲状旁腺功能低下和维生素 D 抵抗性佝偻病等的低血钙、抽搐、骨痛和骨病变各种症状的治疗
制剂与规格	阿法骨化醇片[基,保(乙)]：①0.25μg；②0.5μg 阿法骨化醇胶丸[保(乙)]：①0.25μg；②1μg
用法与用量	口服：成人，一日 0.25~1.0μg，分 2 次服
注意事项	凡与高血钙有关的疾病禁用本品；对本品过敏、有维生素 D 中毒征象者禁用
禁忌	高钙血症患者禁用
不良反应	多数不良反应均是由于超大剂量服药引起的高血钙症所致，小剂量单独使用一般无不良反应

续　表

特殊人群用药	妊娠与哺乳期妇女：妊娠期不宜使用
药典	Eur. P.、Chin. P.
国家处方集	CNF
其他推荐依据	

第三节　骨质疏松症及其药物治疗

■ 药品名称	阿仑膦酸钠　Alendronate Sodium
适应证	本品用于治疗骨质疏松症
制剂与规格	阿仑膦酸钠片[基,保(乙)]：①10mg；②70mg
用法与用量	口服：一次 10mg，一日 1 次，一日早餐前至少 30 分钟空腹用 200ml 温开水送服；或一次 70mg，一周 1 次。连续 6 个月为一疗程
注意事项	1. 在服用本品前后 30 分钟内不宜饮用牛奶、奶制品和含较高钙的饮料 2. 有消化不良、吞咽困难、上消化道疾病的患者慎用
禁忌	有食管动力障碍，如食管失弛缓症、食管狭窄者禁用
不良反应	腹痛、腹泻、恶心、便秘、消化不良、不遵守服药方法者可有食管溃疡；无症状性血钙降低，短暂血白细胞增多，尿红细胞、白细胞增多
特殊人群用药	肝功能、肾功能不全患者：轻、中度肾功能减退者慎用 儿童：不宜使用 妊娠与哺乳期妇女：不宜使用
药典	USP、Eur. P.、Chin. P.
国家处方集	CNF
其他推荐依据	
■ 药品名称	利塞膦酸钠　Risedronate Sodium
适应证	本品用于治疗和预防绝经后妇女的骨质疏松症
制剂与规格	利塞膦酸钠片：5mg 利塞膦酸钠胶囊：5mg
用法与用量	口服：一次 5mg，一日 1 次。至少餐前 30 分钟直立位服用，一杯（200ml 左右）清水送服，服药后 30 分钟内不宜卧床
注意事项	1. 药后 2 小时内，避免食用高钙食品及服用补钙剂或含铝、镁等的抗酸药物 2. 不宜与阿司匹林或非甾体抗炎药同服 3. 勿嚼碎或吸吮本品

续 表

禁忌	以下患者禁用：①已知对本品过敏者；②低钙血症患者；③30分钟内难以坚持站立或端坐位者
不良反应	1. 消化系统：可引起上消化道紊乱，表现为吞咽困难、食管炎、食管或胃溃疡，还可引起腹泻、腹痛、恶心、便秘等 2. 其他：如流感样综合征、头痛、头晕、皮疹、关节痛等
特殊人群用药	肝功能、肾功能不全患者：重度肾功能损害者慎用 妊娠与哺乳期妇女：除非疾病本身对母子的危害性更大并无其他更安全药物替代时，才在妊娠期使用本品；哺乳期妇女应停药或停止授乳
药典	
国家处方集	CNF
其他推荐依据	
■ 药品名称	唑来膦酸 Zoledronic Acid
适应证	本品用于恶性肿瘤溶骨性骨转移引起的骨痛
制剂与规格	注射用唑来膦酸[保(乙)]：4mg 唑来膦酸注射液[保(乙)]：①1ml：1mg；②5ml：4mg
用法与用量	静脉滴注：成人每次4mg，用100ml 0.9%氯化钠注射液或5%葡萄糖注射液稀释后静脉滴注，滴注时间应不少于15分钟，每3~4周给药1次或遵医嘱
注意事项	1. 首次使用本品时应密切监测血清中钙、磷、镁以及血清肌酸酐的水平 2. 伴有恶性高钙血症患者给予本品前应充分补水，利尿剂与本品合用时只能在充分补水后使用 3. 对阿司匹林过敏的哮喘患者应慎用
禁忌	对本品及其他二膦酸类药物过敏的患者禁用
不良反应	本品的不良反应多为轻度和一过性的，大多数情况下无需特殊处理会在24~48小时自动消退。常见的不良反应是发热
特殊人群用药	肝功能、肾功能不全患者：严重肾功能不全者不推荐使用 儿童：对本品在儿童中使用的安全性及有效性尚未确立，暂不推荐使用 老年人：老年患者用药同成人，但老年患者往往肾功能较低下，给药时应密切监测肾功能状况
药典	
国家处方集	CNF
其他推荐依据	
■ 药品名称	帕米膦酸二钠 Pamidronate Disodium
适应证	本品用于恶性肿瘤并发的高钙血症和溶骨性癌转移引起的骨痛
制剂与规格	帕米膦酸二钠注射液[保(乙)]：5ml：15mg
用法与用量	静脉滴注： 1. 治疗骨转移性疼痛：一次30~60mg，临用前稀释于不含钙离子的生理盐水或5%葡萄糖注射液中。静脉缓慢滴注4小时以上，浓度不得超过15mg/125ml，滴速不得>30mg/2h。一次用30~60mg

续　表

	2. 治疗高钙血症：应严格按照血钙浓度，在医师指导下酌情用药
注意事项	用于治疗高钙血症时，应同时注意补充液体，使每日尿量达 2L 以上
禁忌	对本品和双膦酸盐有过敏史者禁用
不良反应	少见轻度恶心、胸痛、胸闷、头晕、乏力及轻微肝肾功能改变等；偶见发热
特殊人群用药	肝功能、肾功能不全患者：动物实验中使用本品曾发生肾毒性，肾功能损伤者慎用 儿童：儿童一般不用，可能影响骨骼成长 妊娠与哺乳期妇女：孕妇应权衡利弊用药；药物可进入母乳中，故哺乳期妇女慎用
药典	USP、Eur. P.
国家处方集	CNF
其他推荐依据	
■ 药品名称	氯曲膦酸钠　Clodronate Sodium
适应证	本品用于恶性肿瘤引起的高钙血症和骨质溶解
制剂与规格	氯曲膦酸钠胶囊：400mg 氯曲膦酸钠注射液：5ml：300mg
用法与用量	1. 口服：每日剂量 1600mg，建议应该单次用药。若日剂量高于 1600mg，超过的部分应该分次给药（作为第二剂量），具体如下：①单次日剂量或 2 次用药的首剂量应于早晨空腹以一杯水送服。在随后的 1 小时内，患者应禁食、禁水（白水除外）及禁服其他任何药物；②如果一日 2 次用药，应按上述方法服用第一个剂量。第二个剂量应在两餐之间服用 2. 静脉滴注：高钙血症一次 300mg 静脉滴注（3 小时以上），3~5 天；或一次给予 1.5g 滴注，两者疗效相当。血钙正常后予每日 400~600mg 口服
注意事项	1. 用药过程中应测肝功能与血白细胞 2. 对骨矿化不良作用较羟乙膦酸盐为轻，其余同羟乙膦酸钠 3. 在接受静脉或口服二膦酸盐治疗方案的癌症患者中，有颌骨坏死报告，通常与拔牙或局部感染（包括骨髓炎）有关。这些患者中很多还接受化疗和皮质类固醇治疗。在伴有危险因素（如癌症、化疗、放疗、皮质类固醇治疗、牙齿卫生状况较差）的患者中使用二膦酸盐治疗前应考虑预防性牙科学，在这些患者中进行二膦酸盐治疗时应该避免有创性牙科操作
禁忌	禁用于已知对二膦酸盐过敏的患者
不良反应	常见恶心，呕吐和腹泻，AST（GOT）、ALT（GPT）升高，无症状的低钙血症。罕见有症状的低钙血症、血清甲状旁腺素水平升高、肾功能损害
特殊人群用药	肝功能、肾功能不全患者：严重肝肾功能不全者禁用 儿童：慎用 妊娠与哺乳期妇女：慎用
药典	
国家处方集	CNF
其他推荐依据	

第十章

肠外营养药

■ 药品名称	脂肪乳注射液（$C_{14\sim24}$） Fat Emulsion Injection（$C_{14\sim24}$）
适应证	本品用于肠外营养补充能量及必需脂肪酸
制剂与规格	脂肪乳注射液（$C_{14\sim24}$）[保(乙)]：①10% 100ml；②10% 250ml；③10% 500ml；④20% 100ml；⑤20% 250ml；⑥20% 500ml；⑦30% 100ml；⑧30% 250ml
用法与用量	1. 本品常用于配制含葡萄糖、脂肪、氨基酸、电解质、维生素和微量元素等的“全合一”营养混合液。也可与葡萄糖氨基酸混合注射液通过 Y 型管混合后输入体内，适用于中心静脉和适用于外周静脉 2. 静脉滴注：成人按脂肪量计，剂量在一日三酰甘油 2g/kg 内为宜。10%和 20%脂肪乳注射液（$C_{14\sim24}$）500ml 的输注时间分别不少于 5 小时和 10 小时；30%脂肪乳注射液（$C_{14\sim24}$）250ml 的输注时间不少于 8 小时；新生儿和婴儿脂肪乳注射液（$C_{14\sim24}$）使用剂量为一日三酰甘油 0.5～4.0g/kg，输注速度不超过每小时 0.17g/kg。对早产儿及低体重新生儿，应 24 小时连续输注，开始剂量为按体重一日 0.5～1.0g/kg，以后逐渐增加至一日 2g/kg
注意事项	1. 慎用于脂肪代谢功能减退者，如肝肾功能不全、糖尿病酮中毒、胰腺炎、甲状腺功能低下（伴有高脂血症）以及败血症患者 2. 对大豆蛋白过敏者慎用，使用前必须做过敏试验 3. 可引起体温升高，偶见发冷畏寒以及恶心、呕吐等。偶可发生静脉炎，血管痛及出血倾向 4. 患者脂肪廓清能力减退时，可能导致脂肪超载综合征。但一般只要停止输注，上述症状即可消退
禁忌	以下情况禁用：①休克和严重脂质代谢紊乱（如严重高脂血症）患者；②肠外营养的一般禁忌证：低钾血症、水钠潴留、低渗性脱水、不稳定代谢、酸中毒等；③失代偿性糖尿病、急性心肌梗死、脑卒中、栓塞、不明原因的昏迷的患者；④重度肝功能障碍和凝血功能障碍的患者；⑤伴有酮症的糖尿病患者
不良反应	可引起体温升高，偶见发冷畏寒以及恶心、呕吐等
特殊人群用药	儿童：新生儿和未成熟儿伴有高胆红素血症或可疑肺动脉高压者应谨慎使用
药典	
国家处方集	CNF
其他推荐依据	
■ 药品名称	ω-3 鱼油脂肪乳注射液 ω-3 Fish Oil Fat Emulsion Injection
适应证	本品用于肠外营养支持时，补充长链 ω-3 脂肪酸。常用于调整患者 ω-3 脂肪酸和 ω-6 脂肪酸的比例到 1∶3 左右

续 表

制剂与规格	ω-3 鱼油脂肪乳注射液[保(乙)]：①50ml：0.6g（卵磷脂）：5g（精制鱼油）；②100ml：1.2g（卵磷脂）：10g（精制鱼油）
用法与用量	1. 静脉滴注：每日剂量按体重一日输注本品 1~2ml/kg，相当于鱼油 0.1~0.2g。最大滴注速度，按体重 1 小时不可超过 0.5ml/kg，相当于不超过鱼油 0.05g/kg。脂肪输注总剂量为按体重一日 1~2g/kg，本品所提供的鱼油应占每日脂肪输入量 10%~20% 2. 本品应与其他脂肪乳同时使用，连续使用时间不应超过 4 周
注意事项	本品有可能造成患者出血时间延长及血小板聚集抑制
禁忌	对鱼蛋白过敏、肝肾功能异常、早产儿、新生儿、婴幼儿、儿童忌用
不良反应	本品有可能造成患者出血时间延长及抑制血小板聚集。极少数患者可能感觉鱼腥味，阴茎异常勃起（极罕见）。余同“脂肪乳注射液（$C_{14\sim24}$）”
特殊人群用药	肝功能、肾功能不全患者：禁用 儿童：禁用 妊娠与哺乳期妇女：不推荐使用
药典	
国家处方集	CNF
其他推荐依据	
■ 药品名称	**长链脂肪乳注射液（OO） Long Chain Fat Emulsion Injection（OO）**
适应证	本品用于口服或肠内营养摄取不能、不足或禁忌的患者，进行肠外营养补充脂肪
制剂与规格	长链脂肪乳注射液（OO）20%[保(乙)]：①100ml：20g（脂肪）：1.2g（磷脂）；②250ml：50g（脂肪）：3g（磷脂）；③1000ml：200g（脂肪）：12g（磷脂）
用法与用量	静脉输注：当作为全营养混合物（与葡萄糖和氨基酸）的一部分时，根据最终混合物的渗透压选择中央或外周静脉给药；在极少情况下，当单独作为口服或肠内营养的补充支持治疗，本品可通过外周静脉给药 1. 成人：剂量范围为每天脂肪乳 1~2g/kg。开始输注的 10 分钟内输注速率必须缓慢且不超过每分钟 0.1g（脂肪乳）或 0.5ml（10 滴），随后逐渐增加直到半小时后达到要求的速率，最大输注速率不得超过每小时脂质 0.15g/kg（0.75ml/kg）。本品输注量每天 5~10ml/kg，在混合营养液中使用（与葡萄糖和氨基酸），输注前必须检查各组分的相容性及混合物的稳定性。混合物应在严格无菌条件下轻缓振摇制备 2. 儿童：本品应连续 24 小时/天输注给药。建议每天输注剂量不超过脂质 3g/kg 体重，且输注速率为每小时脂质 0.15g/kg 体重。在治疗第一周内逐渐增加每日剂量。对于早产儿和低体重的新生儿，本品禁用于妊娠不足 28 周的早产儿；起始每日剂量为脂质0.5~1.0g/kg 体重，该剂量可每 24 小时增加脂质 0.5~1.0g/kg 体重，最高至每日剂量为脂质 2g/kg 体重
注意事项	1. 应每日监测血浆三酰甘油水平和清除。输注后血清三酰甘油浓度不应超过 3mmol/L。应在血清三酰甘油水平回到基础水平后方可开始输注 2. 在输注初期，若出现出汗、颤抖、头痛或呼吸困难等症状，应立即停止输注 3. 长期进行肠道外营养期间，可能出现碱性磷酸酶、转氨酶及胆红素增加；罕见肝大和黄疸以及中度血小板减少症

续 表

禁忌	禁用于：已知对鸡蛋或大豆蛋白过敏者；患严重血脂异常及不可纠正的代谢紊乱包括乳酸性酸中毒和非代偿性糖尿病；严重脓毒血症；严重肝脏疾病；凝血障碍，血栓性静脉炎；急性或慢性肾衰竭（未作专属研究）；心肌梗死
不良反应	临床试验记录显示，本品的主要不良反应为恶心/呕吐，有2%以上的患者发生此不良反应。清除脂质能力降低可能导致脂肪超载综合征，这可能由药物过量引起，根据使用说明，也可能发生在输注初期，并且与患者临床病情的突然恶化有关；主要表现为高脂血症、发热、肝脏脂肪浸润、肝大、贫血、白细胞减少、血小板减少、凝血异常和昏迷，需要住院治疗。当停止输注脂肪乳剂后，这些症状均是可逆的
特殊人群用药	妊娠与哺乳期妇女：除非必要，本品不用于妊娠及哺乳期妇女
药典	
国家处方集	CNF
其他推荐依据	
■ 药品名称	中/长链脂肪乳注射液（$C_{6\sim24}$）（$C_{8\sim24}$） Mediumand Long Chain Fat Emulsion Injection（$C_{6\sim24}$）（$C_{8\sim24}$）
适应证	本品用于需要接受胃肠外营养和/或必需脂肪酸缺乏的患者。适用于肝功能轻度受损和创伤后患者
制剂与规格	中/长链脂肪乳注射液（$C_{6\sim24}$）（$C_{8\sim24}$）：①10%250ml：大豆油11.5g与中链甘油三酸酯11.5g与卵磷脂1.5g；②10% 500ml：大豆油25g与中链甘油三酸酯25g与卵磷脂3g；③20%250ml：大豆油25g与中链甘油三酸酯25g与卵磷脂3g；④20% 500ml：大豆油50g与中链甘油三酸酯50g与卵磷脂6g
用法与用量	静脉滴注： 1. 建议剂量：按体重一日静脉滴注本品10% 10~20ml/kg，或本品20% 5~10ml/kg，相当于脂肪1~2g（2g为最大推荐剂量）/kg 2. 输注速度：最大速度为按体重1小时静脉滴注10% 1.25ml/kg或20% 0.625ml/kg（相当于脂肪0.125g/kg）。在开始使用本品进行肠外营养治疗时，建议用较慢的速度（按体重1小时脂肪0.05g/kg）进行滴注
注意事项	1. 对大豆或其他蛋白质高度敏感的患者慎用 2. 用药期间应定期检查血清三酰甘油、血糖、酸碱平衡、血电解质、液体出入量及血常规，脂肪乳输注过程中，血清三酰甘油浓度不应超过3mmol/L。如果输入脂肪乳时血清三酰甘油浓度高于3mmol/L，应停止输注，如果需要，应减低剂量后再输注。如果有显著的反应性血糖升高，也应停止输注。如果有严重的超剂量，并且没有同时给予碳水化合物，可能会发生代谢性酸中毒
禁忌	禁用于：严重凝血障碍、休克和虚脱、妊娠、急性血栓栓塞、伴有酸中毒和缺氧的严重脓毒血症、脂肪栓塞、急性心肌梗死和卒中、酮症酸中毒昏迷和糖尿病性前期昏迷
不良反应	中链三酰甘油的分子量较小，可通过血脑屏障，动物试验中大剂量快速输注时可能产生神经毒性反应，但仅限于动物实验。中/长链脂肪乳注射液在临床应用中无神经毒性反应报告。在正常输注中链三酰甘油的过程中，有轻微的不超过正常水平的升高酮体作用，不超过正常水平的升高酮体作用可通过胰岛素机制改善蛋白质代谢。但是，如果患者已经有酮症酸中毒时，不宜应用。余同“脂肪乳注射液（$C_{14\sim24}$）”

续 表

特殊人群用药	儿童：尚无将本品用于新生儿、婴幼儿或儿童的经验。建议对新生儿进行光照疗法期间，输注脂肪乳应避光 妊娠与哺乳期妇女：本品不能用于妊娠妇女
药典	
国家处方集	CNF
其他推荐依据	
■ 药品名称	中/长链脂肪乳注射液（$C_{8\sim24}$Ve） Mediumand Long Chain Fat Emulsion Injection（$C_{8\sim24}$Ve）
适应证	本品为需要静脉营养的患者提供能源，并可为需要长时间（超过5天）静脉营养治疗的患者提供必需脂肪酸，防止必需脂肪酸缺乏
制剂与规格	中/长链脂肪乳注射液（$C_{8\sim24}$Ve）[保(乙)]：①10% 500ml；②20% 100ml；③20% 250ml
用法与用量	静脉滴注： 1. 成人，脂肪1~2g/（kg·d）。前15min的输注速度应在0.25~0.5ml/（kg·h）（20%）或0.5~1.0ml/（kg·h）（10%），此后输注速度可加倍 2. 新生儿，最大剂量脂肪3g/（kg·d），最大输注速度0.15ml/（kg·h）
注意事项	代谢性酸中毒、严重肝功能损伤、肺部疾病、脓毒血症、单核吞噬细胞系统疾病、贫血或凝血功能障碍、有脂肪栓塞倾向的患者慎用
禁忌	同"中/长链脂肪乳注射液（$C_{6\sim24}$）（$C_{8\sim24}$）"
不良反应	同"中/长链脂肪乳注射液（$C_{6\sim24}$）（$C_{8\sim24}$）"
特殊人群用药	同"中/长链脂肪乳注射液（$C_{6\sim24}$）（$C_{8\sim24}$）"
药典	
国家处方集	CNF
其他推荐依据	
■ 药品名称	复方氨基酸注射液（18AA） Compound Amino Acid Injection（18AA）
适应证	本品用于蛋白质摄入不足、吸收障碍等氨基酸不能满足机体代谢需要的患者。亦用于改善手术后患者的营养状况
制剂与规格	复方氨基酸注射液（18AA）[保(甲)]：①250ml：11.5g（总氨基酸）；②500ml：25g（总氨基酸）；③250ml：30g（总氨基酸）
用法与用量	静脉滴注：一次250~500ml，缓慢滴注，滴速每1分钟20~30滴。应同时给予足够的能量和适量电解质、维生素和微量元素。使用时应严格控制滴注速度
注意事项	1. 严重酸中毒、充血性心力衰竭患者慎用 2. 本品可致疹样过敏反应，一旦发生应停止用药。偶有恶心、呕吐、胸闷、心悸、发冷、发热或头痛等 3. 滴速过快可引起恶心、呕吐、发热、头痛等，也可导致血栓性静脉炎。长期大量输注可引起胆汁淤积、黄疸

续 表

禁忌	严重氮质血症、严重肝功能不全、肝性脑病或有向肝性脑病发展倾向、严重肾衰竭或尿毒症、对氨基酸有代谢障碍等的患者、对本品过敏者禁用
不良反应	1. 滴速过快可引起恶心、呕吐、发热及头痛，也可能导致血栓性静脉炎 2. 长期大量输注可导致胆汁淤积、黄疸 3. 偶尔引起发疹样过敏反应、肝功能损害等，此时应停止给药
特殊人群用药	妊娠与哺乳期妇女：本品对孕妇安全性的评价尚不明确，必须权衡利弊后，方可决定是否应用。哺乳期妇女应避免使用
药典	
国家处方集	CNF
其他推荐依据	
■ 药品名称	复方氨基酸注射液（18AA-Ⅰ） Compound Amino Acid Injection（18AA-Ⅰ）
适应证	本品为氨基酸类药，用于改善手术前后患者的营养状况及纠正各种原因所致低蛋白血症
制剂与规格	复方氨基酸注射液（18AA-Ⅰ）[保(甲)]：①50ml：17.5g（总氨基酸）；②500ml：35g（总氨基酸）
用法与用量	1. 周围静脉滴注：成人一般每日250~750ml，缓慢静脉滴注。注射速度每1小时输注氨基酸相当10g左右（本品100ml），1分钟约25滴缓慢滴注 2. 中心静脉输注：成人一日500~750ml，按一般胃肠外营养支持的方法，与葡萄糖、脂肪乳剂及其他营养要素混合后经中心或周围静脉连续输注（16~24小时连续使用），并应根据年龄、症状、体重等情况，按医嘱适当增减用量 3. 本品用于新生儿和婴儿患者时，应在开始使用1周内逐渐增加剂量，最大剂量为按体重一日30ml/kg
注意事项	1. 滴注速度过快可产生恶心、呕吐、发热等反应 2. 外周静脉输注时，因加有葡萄糖呈高渗状态，滴注速度必须缓慢
禁忌	同"复方氨基酸注射液（18AA）"
不良反应	同"复方氨基酸注射液（18AA）"
特殊人群用药	同"复方氨基酸注射液（18AA）"
药典	
国家处方集	CNF
其他推荐依据	
■ 药品名称	复方氨基酸注射液（18AA-Ⅴ） Compound Amino Acid Injection（18AA-Ⅴ）
适应证	本品用于营养不良，低蛋白血症及外科手术前后
制剂与规格	复方氨基酸注射液（18AA-Ⅴ）[保(甲)]：500ml：16.12g（总氨基酸）
用法与用量	1. 静脉滴注，用于营养不良、低蛋白血症，一次缓慢静脉滴注500ml，或遵医嘱。外科手术前后，一次缓慢静脉滴注1500ml或遵医嘱。按30~40滴/分钟，老年患者及重病者应根据年龄、症状、体重调整，减慢滴速 2. 每日输入木糖醇的量不得高于100g（相当于本品2000ml）

续　表

注意事项	1. 如发生过敏反应应停止用药 2. 长期输注可能引起代谢性酸中毒 3. 患有严重酸中毒者、充血性心力衰竭者慎用
禁忌	肝昏迷（肝性脑病）或可能发生肝昏迷的患者、严重肾功能不全者或血氮过多者、氨基酸代谢异常者不得使用
不良反应	消化系统如恶心、呕吐等症状；心血管系统偶有胸闷，心悸等症状发生。其他偶有畏寒、发热或头痛等。偶可影响肝及肾功能
特殊人群用药	肝功能、肾功能不全患者：肝脏及肾功能损伤者慎用 妊娠与哺乳期妇女：同“复方氨基酸注射液（18AA）”
药典	
国家处方集	CNF
其他推荐依据	
■ 药品名称	复方氨基酸注射液（18AA-Ⅶ）　Compound Amino Acids Injection（18AA-Ⅶ）
适应证	本品用于低蛋白血症、低营养状态、手术前后等状态时的氨基酸补充
制剂与规格	复方氨基酸注射液（18AA-Ⅶ）[保(乙)]：200ml：20.65g（总氨基酸）
用法与用量	1. 周围静脉输注：成人一次 200～400ml，缓慢静脉滴注。每瓶输注时间不应少于 120 分钟（25 滴/分钟）。用量可根据年龄、症状、体重适当增减。小儿、老人、危重患者应减慢。本品最好与糖类同时输注以提高人体对氨基酸的利用率 2. 中心静脉输注：成人一日 400～800ml。本品可与糖类等混合，由中心静脉 24 小时持续滴注。根据年龄、症状、体重适当增减
注意事项	1. 过敏反应罕见，出现皮疹时应停止给药 2. 大量快速给药可引起酸中毒，罕见肝功能障碍、肾功能障碍 3. 严重酸中毒患者、充血性心功能不全患者、低钠血症患者慎用
禁忌	同“复方氨基酸注射液（18AA）”
不良反应	可见恶心、呕吐等消化道反应、胸部不适、心悸等不良反应。偶见畏寒、发热、头痛、给药部位疼痛
特殊人群用药	儿童：不推荐儿童使用 老年人：老年人用药应减慢输液速度、减少用量 妊娠与哺乳期妇女：孕妇及哺乳期妇女不推荐使用
药典	
国家处方集	CNF
其他推荐依据	
■ 药品名称	儿童复方氨基酸注射液（18AA-Ⅰ）　Paediatric Compound Amino Acid Injection（18AA-Ⅰ）
适应证	1. 小儿因消化系统疾病，不能经胃肠摄取食物者 2. 小儿由各种疾病所引起的低蛋白血症者

续 表

	3. 小儿受严重创伤、烧伤及败血症等体内氮平衡失调者 4. 小儿难治性腹泻、吸收不良综合征 5. 早产儿、低体重儿的肠外营养
制剂与规格	儿童复方氨基酸注射液（18AA－Ⅰ）[保(甲)]：①100ml：6.47g（总氨基酸）；②250ml：16.85g（总氨基酸）
用法与用量	1. 本品经中心静脉长时间应用时，应与高渗葡萄糖（或葡萄糖和脂肪乳剂）、电解质、维生素、微量元素等联合应用，以达到营养支持的目的 2. 静脉滴注，用10%葡萄糖注射液稀释后缓慢滴注。输注速度：外周静脉全营养输注时，将药液稀释后，全日用量不少于16小时，均匀滴注。部分静脉营养输注、中心静脉输注时遵医嘱。输注量应以小儿的年龄、体重、病情等不同而定，一般用量，开始时氨基酸15ml/（kg·d）（相当氨基酸约1g），以后递增至30ml/（kg·d）（相当氨基酸2.0g），疗程结束时，应注意逐渐减量，防止产生低血糖症
注意事项	本品输注速度快时，易产生心率加快、胃肠道反应及发热等
禁忌	肝功能、肾功能损害及对氨基酸有代谢障碍的患者禁用
不良反应	同“复方氨基酸注射液（18AA）”
特殊人群用药	同“复方氨基酸注射液（18AA）”
药典	
国家处方集	CNF
其他推荐依据	
■ 药品名称	**儿童复方氨基酸注射液（18AA－Ⅱ） Paediatric Compound Amino Acid Injection（18AA－Ⅱ）**
适应证	1. 早产儿、低体重儿及各种病因所致不能经口摄入蛋白质或摄入量不足的新生儿 2. 各种创伤如烧伤、外伤及手术后等高代谢状态的小儿 3. 各种不能经口摄食或摄食不足的急、慢性营养不良的小儿，如坏死性小肠炎结肠炎、急性坏死性胰腺炎、化疗药物反应等
制剂与规格	儿童复方氨基酸注射液（18AA－Ⅱ）[保(甲)]：①50ml内含总氨基酸3.0g；②100ml内含总氨基酸6.0g；③250ml内含总氨基酸15.0g
用法与用量	中心静脉插管或周围静脉给药，需缓慢滴注。每日35~50ml/kg，或遵医嘱。滴注时每克氮应同时供给150~200kcal非蛋白质热量（葡萄糖、脂肪乳），另加维生素、微量元素等
注意事项	1. 注射本品过快时，可引起恶心、呕吐、心悸、发热等 2. 如发现过敏性皮疹，应立即停药 3. 静脉滴速不宜过快，一般不宜超过40滴/分钟
禁忌	氨基酸代谢障碍者、氮质血症患者禁用
不良反应	同“复方氨基酸注射液（18AA）”
特殊人群用药	肝功能、肾功能不全患者：肝、肾功能严重障碍者慎用
药典	

续　表

国家处方集	CNF
其他推荐依据	
■ 药品名称	复方氨基酸注射液（19AA-Ⅰ）　Compound Amino Acid Injection（19AA-Ⅰ）
适应证	1. 早产儿、低体重儿及各种病因所致不能经口摄入蛋白质或摄入量不足的新生儿 2. 各种创伤如烧伤、外伤及手术后等高代谢状态的小儿 3. 各种不能经口摄食或摄食不足的急、慢性营养不良的小儿，如坏死性小肠炎结肠炎、急性坏死性胰腺炎、化疗药物反应等
制剂与规格	复方氨基酸注射液（19AA-Ⅰ）[保(乙)]：100ml：6g
用法与用量	1. 经外周静脉应用时，用10%葡萄糖注射液稀释后缓慢滴注。中心静脉长时间应用时，应与高渗葡萄糖（或葡萄糖和脂肪乳剂）、电解质、维生素、微量元素等联合应用，以期达到营养支持的目的 2. 输注速度：外周静脉全营养输注时，将药液稀释后，全日用量不少于16小时，均匀滴注，部分静脉营养输注、中心静脉输注时遵医嘱 3. 输注量应以小儿的年龄、体重、病情等不同而定，一般用量，开始时氨基酸15ml/（kg·d）（相当氨基酸约1g），以后递增至30ml/（kg·d）（相当氨基酸2.0g）
注意事项	1. 本品输注速度快时，易产生心率加快、胃肠道反应及发热等 2. 疗程结束时，应注意逐渐减量，防止发生低血糖症
禁忌	1. 严重氮质血症、肝性脑病、严重肝功能不全患者禁用 2. 严重肾衰竭或尿毒症患者禁用 3. 对氨基酸有代谢障碍的患者禁用（本品可能促使氨基酸不平衡） 4. 对本品过敏者禁用
不良反应	1. 本品输注过快可引起恶心、呕吐、胸闷、心悸、发冷、发热、头痛、面部潮红、多汗、给药部位疼痛 2. 本品因是高渗溶液，从周围静脉输注时有可能导致血栓性静脉炎 3. 肝肾功能不全患者可能出现高氨血症和血浆尿素氮的升高 4. 长期大量输注可能导致胆汁淤积、黄疸，大量快速给药可能引起酸中毒 5. 偶可发生皮疹样过敏反应（尤其是哮喘患者）、肝功能损害等，应停止给药
特殊人群用药	肝功能、肾功能不全患者：肝功能、肾功能严重障碍者慎用 儿童：静脉滴速不宜过快，20kg以下儿童一般不宜超过每分钟20滴
药典	
国家处方集	CNF
其他推荐依据	
■ 药品名称	复方氨基酸注射液（15AA）　Compound Amino Acid Injection（15AA）
适应证	本品用于大面积烧伤、创伤及严重感染等应激状态下肌肉分解代谢亢进、消化系统功能障碍、营养恶化及免疫功能下降病人的营养支持；以及手术后患者，营养的改善
制剂与规格	复方氨基酸注射液（15AA）[保(乙)]：250ml：20g

续 表

用法与用量	1. 经外周静脉应用时，可用等量5%葡萄糖注射液稀释后，缓慢滴注。经中心静脉长时间应用时，应与葡萄糖（或脂肪乳）、维生素、电解质、微量元素等注射液联合应用，以期达到营养全面支持的目的 2. 输注速度：外周静脉输注时，将药液稀释后，一般以30~40滴/分钟滴注；中心静脉输液时遵医嘱 3. 输注量应以患者的年龄、体重、营养状态、病情不同而定，一般成人每日250~1000ml（按氨基酸含量计算为0.5~1.5g/kg）
注意事项	1. 输注过快或过浓时，可产生呕吐、发热等不良反应 2. 由于含有抗氧化剂焦亚硫酸钠，偶可诱发过敏反应尤其哮喘患者 3. 使用时应监测肝功能，肝功能明显异常时慎用；严重肝、肾功能损害的患者不宜使用
禁忌	参见“复方氨基酸注射液（18AA）”
不良反应	参见“复方氨基酸注射液（18AA）”
特殊人群用药	参见“复方氨基酸注射液（18AA）”
药典	
国家处方集	CNF
其他推荐依据	
■ 药品名称	**丙氨酰谷氨酰胺注射液　Alanyl Glutamine Injection**
适应证	本品用于需要补充谷氨酰胺患者的肠外营养，包括处于分解代谢和高代谢状况的患者
制剂与规格	丙氨酰谷氨酰胺注射液[保(乙)]：①100ml：20g；②50ml：10g
用法与用量	1. 本品不可直接输注。在输注前，必须与可配伍的氨基酸溶液或含有氨基酸的输液相混合，然后与载体溶液一起输注。1体积的本品应与至少5体积的载体溶液混合，混合液中本品的最大浓度不应超过3.5% 2. 剂量根据分解代谢的程度和氨基酸的需要量而定。胃肠外营养每天供给氨基酸的最大剂量为2g/kg体重，通过本品供给的丙氨酸和谷氨酰胺量应计算在内。通过本品供给的氨基酸量不应超过全部氨基酸供给量的20% 3. 每日剂量1.5~2.0ml/kg，相当于丙氨酰谷氨酰胺0.3~0.4g/kg。每日最大剂量2.0ml/kg 4. 加入载体溶液时，用量的调整：当氨基酸需要量为每天1.5g/kg体重时，其中1.2g氨基酸由载体溶液提供，0.3g氨基酸由本品提供 5. 当氨基酸需要量为每天2.0g/kg体重时，其中1.6g氨基酸由载体溶液提供，0.4g氨基酸由本品提供 6. 输注速度依载体溶液而定，但不应超过0.1g氨基酸/（kg·h）
注意事项	1. 输注速度过快时，可出现寒战、恶心、呕吐，应立即停药 2. 使用中应监测患者肝功能和酸碱平衡。对于代偿性肝功能不全的患者，更需定期监测肝功能 3. 本品连续使用时间不应超过3周
禁忌	严重肝肾功能不全患者禁用
不良反应	尚未见不良反应的报道

续　表

特殊人群用药	儿童：不推荐使用 妊娠与哺乳期妇女：不推荐使用
药典	
国家处方集	CNF
其他推荐依据	
■ 药品名称	精氨酸　Argininine
适应证	本品用于肝性脑病，适用于忌钠的患者，也适用于其他原因引起血氨增高所致的精神症状治疗。肠外营养中可能有增强免疫的功能，但有临床研究指出不适用于危重患者
制剂与规格	盐酸精氨酸片[基,保(甲)]：0.25g 盐酸精氨酸注射液：20ml：5g
用法与用量	静脉滴注：用前，用5%葡萄糖注射液1000ml稀释后应用。静脉滴注一次15~20g，于4小时内滴完
注意事项	1. 可引起高氯性酸中毒以及血中尿素、肌酸、肌酐浓度升高 2. 静脉滴注速度过快会引起呕吐、流涎、皮肤潮红等
禁忌	高氯性酸中毒、肾功能不全及无尿患者禁用
不良反应	可引起高氯性酸中毒以及血中尿素、肌酸、肌酐浓度升高。静脉滴注速度过快会引起呕吐、流涎、皮肤潮红等
特殊人群用药	肝功能、肾功能不全患者：肾功能不全者禁用
药典	USP、Eur. P.、Jpn. P.、Chin. P.
国家处方集	CNF
其他推荐依据	
■ 药品名称	氨基酸葡萄糖注射液　Amino Acid and Glucose Injection
适应证	本品用于不能经胃肠摄取营养、经胃肠摄取营养不足或对肠胃营养禁忌的患者。对长期肠外营养治疗的患者，建议加入脂肪乳，以提供热量和必需的脂肪酸
制剂与规格	氨基酸葡萄糖注射液：2000毫升/袋，每袋含5.5%平衡氨基酸电解质注射液1000ml，15%葡萄糖电解质注射液1000ml
用法与用量	根据患者的代谢需要、能量消耗及临床状况选择剂量： 1. 成人：一日氮0.16~0.35g/kg（氨基酸1~2g/kg） 2. 儿童：一日氮0.35~0.45g/kg（氨基酸2~3g/kg）。根据患者的营养状况及分解代谢程度，热量的需要量从一日2.5~40kcal/kg 3. 输注速度根据剂量、输注药液的性质、24小时输注的总液量及输注时间调节。输注时间应>8小时。最大输注速率和最大每日剂量应根据不同情况而变化。最大输注速率为2.5ml/（kg·h）。最大剂量每日40ml/kg或2400~2800ml（患者体重在60~70kg）

续 表

注意事项	1. 用药期间，患者排尿量每日不少于800ml 2. 大量快速给药可引起脑水肿、肺水肿、外周水肿或水中毒 3. 使用本品后，葡萄糖超负荷综合征偶有报道，肝功能异常少有报道。可能发生严重的酸中毒、高钙血症
禁忌	高钠血症、高氯血症、高钾血症、高钙血症、少尿症患者、艾迪生病等患者。高磷酸血症的患者或者甲状旁腺功能减退者（本品电解质成分可能加重高磷酸血症患者的症状）。高镁血症患者或甲状腺功能减退患者
不良反应	使用本品后，葡萄糖超负荷综合征偶有报道，肝功能异常有少量报道。可能发生严重的酸中毒、高钙血症。大量快速给药可能引起脑水肿、肺水肿、外周水肿或水中毒。由于本品是高浓度葡萄糖制剂，输注时有时可能出现高血糖症、高渗尿糖症和口渴，一旦出现这种情况，需采取相应举措如使用胰岛素。余参见“复方氨基酸注射液（18AA）”
特殊人群用药	尚不明确
药典	
国家处方集	CNF
其他推荐依据	
■ 药品名称	**脂肪乳氨基酸（17）葡萄糖（11%）注射液 Fat Emulsion, Amino Acids (17) and Glucose (11%) Injection**
适应证	本品用于肠外营养，如短肠综合征患者和有营养风险的患者，不能或功能不全或被禁忌经口、肠道摄取营养的成人患者
制剂与规格	脂肪乳氨基酸（17）葡萄糖（11%）注射液[保(乙)]：①2400毫升/袋；②1920毫升/袋；1440毫升/袋。每袋三腔中分别包装葡萄糖（11%）注射液、氨基酸（17种）注射液和脂肪乳（长链）注射液
用法与用量	1. 周围静脉或中心静脉输注，输注速率不宜超过每小时3.7ml/kg。推荐输注时间12~24小时 2. 开通腔室间的封条，使三腔内液体混匀，混合液在25℃下可放置24小时。适量添加微量元素及维生素
注意事项	1. 与所有高渗性输液一样，如采用周围静脉输注有可能发生静脉炎。建议已进行营养支持的静脉不再用于其他输液或添加剂注射使用 2. 其他同“脂肪乳注射液（$C_{14\sim24}$）”和“复方氨基酸注射液（18AA）”
禁忌	同“脂肪乳注射液（$C_{14\sim24}$）”和“复方氨基酸注射液（18AA）”
不良反应	同“脂肪乳注射液（$C_{14\sim24}$）”和“复方氨基酸注射液（18AA）”
特殊人群用药	儿童：本品不适宜新生儿与2岁以下婴幼儿
药典	
国家处方集	CNF
其他推荐依据	

续　表

■ 药品名称	脂肪乳氨基酸（17）葡萄糖（19%）注射液　Fat Emulsion，Amino Acids（17）and Glucose（19%）Injection
适应证	本品用于不能或功能不全或被禁忌经口/肠道摄取营养的成人患者
制剂与规格	脂肪乳氨基酸（17）葡萄糖（19%）注射液[保(乙)]：①2566 毫升/袋；②2053 毫升/袋；③1540 毫升/袋；④1026 毫升/袋。每袋三腔中分别包装葡萄糖（19%）注射液、氨基酸（17 种）注射液和脂肪乳（20%长链）注射液
用法与用量	1. 本品仅推荐经中心静脉进行输注。根据患者临床情况、体重以及营养需求选择不同规格的本品。为满足患者全部的营养需求，应考虑添加微量元素以及维生素 2. 维持机体氮平衡所需的氮量应根据患者实际情况（如营养状况与代谢应激等）决定。一般营养状况或轻度代谢应激的患者，其氮的需要量为按体重一日 0.10~0.15g/kg；有中度或重度代谢应激（无论有无营养不良）的患者，其氮需要量为按体重一日 0.15~0.30g/kg（相当于氨基酸量一日 1.0~2.0g/kg）。而葡萄糖与脂肪一般推荐需要量分别为按体重一日 2.0~6.0g/kg 与 1.0~2.0g/kg 3. 输注速率：按患者体重葡萄糖最大输注速率为 1 小时 0.25g/kg，氨基酸输注速率不宜超过 1 小时 0.1g/kg，脂肪则不超过 1 小时 0.15g/kg 4. 本品输注速率按患者体重不宜超过 1 小时 2.6ml/kg（相当于每千克体重 0.25g 葡萄糖、0.09g 氨基酸、0.1g 脂肪）。推荐输注时间为 12~24 小时
注意事项	同"脂肪乳氨基酸（17）葡萄糖（11%）注射液"
禁忌	同"脂肪乳氨基酸（17）葡萄糖（11%）注射液"
不良反应	同"脂肪乳氨基酸（17）葡萄糖（11%）注射液"
特殊人群用药	同"脂肪乳氨基酸（17）葡萄糖（11%）注射液"
药典	
国家处方集	CNF
其他推荐依据	

第十一章

肠内营养药

■ 药品名称	肠内营养粉（AA） Enteral Nutritional Powder（AA）
适应证	本品用于重症代谢障碍及胃肠道功能障碍患者的肠内营养支持。如短肠综合征、胰腺炎、白蛋白低下（<2.5g/100ml）、慢性肾病、放射性肠炎的癌症患者和手术后患者
制剂与规格	肠内营养粉[保(乙)]：80.4 克/袋（300ml）
用法与用量	1. 管饲：室温下应用，连续滴注 2. 口服：与调味剂混合，冷冻。通过连续管饲或缓慢口服可达到患者理想的耐受程度，获得高输入量 3. 配置说明：配制 300ml 全浓度本品（1kcal/ml）（1 袋）方法如下：1 袋加入 250ml 温水，加盖振荡 20 秒，静置 5~10 分钟，溶解后使用
注意事项	1. 按标准配置，以防高渗性腹泻。如出现腹胀、腹泻时，通过调整给药温度、浓度和速度可以得到改善。极个别患者通过上述措施不能缓解者，暂停给药，待胃肠功能恢复后可以继续使用 2. 肠道完全梗阻者、有高血糖倾向者、肾衰竭未进行透析者应慎用
禁忌	肠梗阻及肠功能紊乱的患者禁用
不良反应	少见腹胀、腹痛和腹泻
特殊人群用药	肝功能、肾功能不全患者：肝肾功能异常者慎用 儿童：除非必要，不用于 10 岁以下儿童
药典	
国家处方集	CNF
其他推荐依据	
■ 药品名称	谷氨酰胺 Glutamine
适应证	本品用于烧伤、创伤、大手术后需要补充谷氨酰胺的患者，也用于处于分解代谢和高代谢状况患者的辅助治疗
制剂与规格	谷氨酰胺颗粒：2.5g
用法与用量	口服：成人，一日 10~30g，一日 3 次。用温开水溶解后服用，即配即用，疗程 1 周
注意事项	1. 有时会出现便秘、腹泻、呕吐，偶有胃部不适等 2. 对于代偿性肝功能不全者定期监测肝功能
禁忌	严重肝肾功能不全患者忌用
不良反应	尚未见不良反应的报道

续　表

特殊人群用药	肝功能、肾功能不全患者：对于代偿性肝功能不全的患者，定期监测肝功能
药典	USP、Ger. P.
国家处方集	CNF
其他推荐依据	
■ 药品名称	复方氨基酸胶囊（8-11）　Compound Amino Acid Capsules（8-11）
适应证	本品用于各种疾病所致的低蛋白血症的辅助治疗，如慢性肝病、肝硬化或肾病所致的低蛋白血症；外科手术后或恶性肿瘤所致负氮平衡和低蛋白血症；补充膳食中维生素摄入的不足
制剂与规格	复方氨基酸胶囊（8-11）：350mg
用法与用量	口服： 1. 成人每次 1~2 粒，每日 2~3 次，或遵医嘱 2. 小儿每日 1~3 粒，或遵医嘱；可取胶囊内容物用温开水送服
注意事项	尚不明确
禁忌	对本品过敏者禁用
不良反应	尚未见不良反应的临床报道
特殊人群用药	尚不明确
药典	
国家处方集	CNF
其他推荐依据	
■ 药品名称	复方 α-酮酸片　Compound α-Ketoacid Tablets
□ 其他名称	森同
适应证	配合低蛋白饮食，预防和治疗因慢性肾功能不全而造成蛋白质代谢失调引起的损害。通常用于肾小球滤过率低于每分钟 25ml 的患者。低蛋白饮食要求成人每日蛋白摄入量为 40g 或 40g 以下
制剂与规格	片剂[保(乙)]：0. 63g
用法与用量	口服。一日 3 次，一次 4~8 片，用餐期间整片吞服。必要时遵医嘱。此剂量是按 70kg 成人体重计算的。对于肾小球滤过率低于每分钟 25ml 的患者，本品配合不超过每日 40g（成人）的低蛋白饮食，可长期服用
注意事项	1. 本品宜在用餐时服用，使其充分吸收并转化为相应的氨基酸。应定期监测血钙水平，并保证摄入足够的热卡 2. 不要把药物存放在儿童接触得到的地方 3. 请勿服用超过有效期的产品
禁忌	1. 高钙血症和氨基酸代谢紊乱者禁用 2. 遗传性苯丙酮尿患者使用本品时，须注意本品含有苯丙氨酸

续　表

不良反应	可能发生高钙血症。如出现高钙血症，建议减少维生素 D 的摄入量。如高钙血症持续发生，将本品减量并减少其他含钙物质的摄入
特殊人群用药	1. 儿童：目前没有儿童使用本品的资料 2. 老年人：无特别要求 3. 孕妇与哺乳期妇女：尚无在孕妇和哺乳期妇女使用的经验
药典	
国家处方集	
其他推荐依据	中国医师协会肾脏内科医师分会，中国中西医结合学会肾脏疾病专业委员会营养治疗指南专家．中国慢性肾脏病营养治疗临床实践指南（2021 版）．中华医学杂志，2021，101（8）：539-559.
■ 药品名称	肠内营养混悬液（SP）　Enteral Nutrition Suspension（SP）
适应证	1. 有胃肠道功能或部分胃肠道功能而不能或不愿吃足够数量的常规食物以满足机体营养需求的肠内营养治疗的患者。主要用于：①代谢性胃肠道功能障碍（胰腺炎、肠道炎性疾病、放射性肠炎和化疗、肠瘤、短肠综合征、艾滋病）；②危重疾病（大面积烧伤、创伤、脓毒血症、大手术后的恢复期）；③营养不良患者的手术前喂养；④肠道准备 2. 本品能用于糖尿病患者
制剂与规格	肠内营养混悬液：500 毫升/瓶
用法与用量	1. 口服或肠道喂养 2. 植入一根喂养管到胃、十二指肠或空肠上段部分，能量密度是 1kcal/ml；正常速度是 100～125ml/h（开始时速度宜慢），剂量根据患者的需要，由医师处方而定。一般患者，每天给予 2000kcal（4 瓶）用可满足机体对营养的需求。高代谢患者（烧伤、多发性创伤），每天可用到 4000kcal（8 瓶）以适应机体对能量需求的增加。对初次胃肠道喂养的患者，初始剂量最好从 1000kcal（2 瓶）开始，在 2～3 天内逐渐增加至需要量
注意事项	1. 不能经静脉输注 2. 严重糖代谢异常的患者慎用
禁忌	禁用于：胃肠道衰竭；完全性小肠梗阻；严重的腹腔内感染；对本品中任一成分过敏的患者；对本品中任一成分有先天性代谢障碍的患者；顽固性腹泻等需要进行肠道休息处理的患者
不良反应	使用本品可能会出现腹泻、腹痛等胃肠道不适反应
特殊人群用药	儿童：不适用于 1 岁以内的婴儿；不适用于 1～5 岁儿童的单一营养来源 妊娠与哺乳期妇女：孕妇及哺乳期妇女用药由医师处方决定
药典	
国家处方集	CNF
其他推荐依据	

续　表

■ 药品名称	短肽型肠内营养粉　Short-Peptide Enteral Nutrition Powder
适应证	同氨基酸型肠内营养药
制剂与规格	短肽型肠内营养粉剂[保(乙)]：125g
用法与用量	1. 口服或管饲喂养 2. 在容器中注入 50ml 温开水，加入本品 1 袋，充分混合。待粉剂完全溶解后，再加温开水至 500ml，轻轻搅拌混匀即可 3. 管饲喂养时，先置一根喂养管到胃、十二指肠或空肠上端部分。正常滴速为每小时 100~125ml（开始时滴速宜慢），剂量根据患者需要，由医师处方而定。一般患者，每天给予 2000kcal（4 袋）即可满足机体对营养成分的需求。高代谢患者（烧伤、多发性创伤），每天可用到 4000kcal（8 袋）以适应机体对能量需求的增加。对初次胃肠道喂养的患者，初始剂量最好从每天 1000kcal（4 袋）开始，在 2~3 天内逐渐增加至需要量
注意事项	非供静脉使用，请遵医嘱使用
禁忌	不能用于 5 岁以内的婴幼儿。余同氨基酸型肠内营养剂
不良反应	同氨基酸型肠内营养药
特殊人群用药	妊娠与哺乳期妇女：用药具体使用由医师处方决定
药典	
国家处方集	CNF
其他推荐依据	
■ 药品名称	肠内营养乳剂（TP）　Enteral Nutritional Emulsion（TP）
适应证	1. 本品用于有胃肠道功能的营养不良或摄入障碍的患者，包括创伤或颅面部、颈部手术后患者；咀嚼、吞咽困难患者；意识不清或接受机械换气的患者；手术后需要补充营养的患者；神经性畏食症患者等 2. 本品不含膳食纤维，可用于严重胃肠道狭窄患者、肠瘘患者、术前或诊断前肠道准备
制剂与规格	肠内营养乳剂（TP）：500 毫升/瓶
用法与用量	1. 口服或管饲，按照患者体重和营养状况计算每日剂量 2. 以本品为唯一营养来源的患者：推荐剂量为按体重一日 30ml（30kcal）/kg 3. 以本品补充营养的患者，根据需要，一日使用 500~1000ml。管饲给药时，应逐渐增加剂量，第一天的速度约为 1 小时 20ml，以后逐日增加 1 小时 20ml，最大滴速 1 小时 125ml。通过重力或泵调整输注速度
注意事项	1. 输入过快或严重超量时，可能出现恶心、呕吐或腹泻等胃肠道反应 2. 肠梗阻、消化道出血患者禁用 3. 严重肝肾功能不全、对本品所含营养物质有先天性代谢障碍者禁用
禁忌	不可应用于消化道功能严重障碍和对本品所含营养物质有先天性代谢障碍，以及 1 岁以下婴儿。禁忌静脉内输入
不良反应	输注过快或严重超量时，可能出现恶心、呕吐或腹泻等胃肠道反应

续 表

特殊人群用药	妊娠与哺乳期妇女：处于妊娠初期 3 个月的妇女和育龄妇女一日摄入维生素 A 不应超过 10 000U，本品与含维生素 A 的其他营养制剂一起使用时，应考虑这一因素
药典	
国家处方集	CNF
其他推荐依据	
■ 药品名称	肠内营养粉剂（TP） Enteral Nutritional Powder（TP）
适应证	本品可作为唯一营养来源或部分营养补充，适用于成人及 4 岁或 4 岁以上儿童
制剂与规格	肠内营养粉剂（TP）：400 克/听
用法与用量	口服或管饲，可作唯一营养来源或营养补充
注意事项	1. 正确冲调粉剂，防止插管堵塞，以保证全部的营养转运 2. 没有肠内营养禁忌证者正确服用一般不会出现不良反应
禁忌	同“肠内营养乳剂（TP）”。半乳糖血症患者禁止使用
不良反应	同“肠内营养乳剂（TP）”
特殊人群用药	妊娠与哺乳期妇女：同“肠内营养乳剂（TP）”
药典	
国家处方集	CNF
其他推荐依据	
■ 药品名称	肠内营养乳剂（TPF） Enteral Nutritional Emulsion（TPF）
适应证	本品可作为全部营养来源或营养补充剂提供给无法正常进食的患者，尤其是不能耐受大容量喂养或需要高能量的患者。用于：高分解代谢状况、液体入量受限（如心功能不全患者）、恶病质、畏食症、康复期、咀嚼或吞咽困难以及营养不良患者的术前准备。本品含丰富的膳食纤维，有利于维持患者肠道结构和功能，适于长期应用
制剂与规格	肠内营养乳剂（TPF）[保(乙)]：500 毫升/瓶
用法与用量	1. 管饲或口服，按照患者体重和营养状况计算每日剂量 2. 以本品为唯一营养来源的患者：①一般能量需求，推荐剂量按体重一日 20ml（30kcal）/kg；②高能量需求，推荐剂量按体重一日 30ml（45kcal）/kg 3. 以本品补充营养的患者：根据患者需要一日使用约 1 瓶 管饲给药时，应逐渐增加剂量，第一天的速度约为 1 小时 20ml。以后逐日增加 1 小时 20ml，直至达到患者所需的每日剂量，最大滴速 1 小时 125ml。通过重力或泵调整输注速度
注意事项	1. 输入过快或严重超量时，可能出现恶心、呕吐或腹泻等胃肠道反应 2. 本品含维生素 K，对使用香豆素类抗凝剂的患者应注意药物相互作用
禁忌	胃肠道衰竭、严重消化不良或吸收不良、肠梗阻、急性胰腺炎、腹膜炎、严重肝肾功能不全、对本品所含营养物质有先天性代谢障碍者禁用
不良反应	同“肠内营养乳剂（TP）”

续　表

特殊人群用药	妊娠与哺乳期妇女：处于妊娠初期 3 个月的孕妇和育龄妇女每日摄入维生素 A 不应超过 10 000IU。本品与含维生素 A 的其他营养制剂一起使用时，应考虑这一因素
药典	
国家处方集	CNF
其他推荐依据	
■ 药品名称	肠内营养混悬液（TPF）　EnteralNutritionalSuspension（TPF）
适应证	同肠内营养
制剂与规格	肠内营养混悬液[保(乙)]： 铝塑复合袋[保(乙)]：1000 毫升/袋 玻璃瓶[保(乙)]：①200ml；②500ml
用法与用量	1. 口服或管饲喂养。管饲喂养时，先置入一根喂养管到胃、十二指肠或空肠上端部分。正常滴速为每小时 100~125ml（开始时滴速宜慢），剂量根据患者需要，由医师处方而定。一般患者，每天给予 2000kcal。高代谢患者（烧伤、多发性创伤），每天可用到 4000kcal，或使用能量密度为 1.5kcal/ml 的产品 2. 对初次胃肠道喂养的患者，初始剂量最好从每天 1000kcal 开始，在 2~3 天内逐渐增加至需要量。若患者的耐受力较差，也可使用 0.75kcal/ml 的低浓度开始，以使机体逐步适应。本品低能量密度规格便于医护人员控制能量输入速度，较适于糖尿病等对能量摄入敏感的患者 3. 若患者不愿或不能摄入过多的液体，如心、肾功能不足患者，为满足机体能量要求，可酌情使用能量密度为 1.5kcal/ml 的产品
注意事项	1. 可能会出现腹泻、腹痛等胃肠道不适反应 2. 不宜用于要求低渣膳食及严重糖代谢异常的患者
禁忌	肠道衰竭、完全性肠道梗阻、严重腹腔内感染、对本品中任一成分过敏的患者、对本品中任一成分有先天性代谢障碍的患者禁用，顽固性腹泻等需要进行肠道休息处理的患者禁用
不良反应	可能出现腹泻、腹痛等胃肠道不适反应
特殊人群用药	肝功能、肾功能不全患者：严重肝肾功能不全的患者慎用 儿童：不能用于 1 岁以内的婴儿。不宜作为 1~5 岁儿童的单一营养来源
药典	
国家处方集	CNF
其他推荐依据	
■ 药品名称	长链脂肪乳注射液（OO）　Long Chain Fat Emulsion Injection（OO）
适应证	1. 本品用于有胃肠道功能或部分胃肠道功能，而不能或不愿进食足够数量的常规食物以满足机体营养需求的应进行肠内营养治疗的患者 2. 本品能用于糖尿病患者
制剂与规格	整蛋白型肠内营养剂（粉剂）：微黄色至黄色粉末，味微甜，有纯正香草芳香，每听 320g，加水混合易成白色乳状液体 1500ml，提供 1500kcal 热量。主要成分为麦芽糊精、酪蛋白、植物油、矿物质、维生素和微量元素等

续 表

用法与用量	1. 口服或管饲喂养。混合方法：在容器中注入500ml温开水，加入320g，充分混合。待粉剂完全溶解后，再加温开水至1500ml，轻轻搅拌混匀；或用所附的小匙，取9平匙，溶于50ml温开水中充分混合，待完全溶解后，加温开水至200ml以满足少量使用的要求 2. 口服：一次50ml/h 3. 管饲喂养：先置入一根喂养管到胃、十二指肠或空肠上段部分，连接喂养管与本品容器。正常滴速为每小时100~125ml（开始时滴速宜慢）。①一般患者，一天给以2000kcal，即可满足机体对营养的需求；②高代谢患者（烧伤、多发性创伤），一天4000kcal；③初次肠道喂养的患者，初始剂量从1000kcal开始，在2~3日内逐渐增加至需要量
注意事项	1. 摄入过快或严重超量时可能会出现恶心、呕吐、腹泻和腹痛等胃肠道不适反应 2. 严重糖代谢异常者慎用
禁忌	肠道衰竭患者、完全性肠道梗阻患者、严重腹腔内感染患者、对任一成分过敏、对任一成分有先天性代谢障碍、顽固性腹泻等需要进行肠道休息处理的患者禁用
不良反应	同“肠内营养粉剂（TP）”
特殊人群用药	肝功能、肾功能不全患者：严重肝肾功能不全者慎用 儿童：不宜用于1岁以内的婴儿；不宜作为1~5岁儿童的单一营养来源
药典	
国家处方集	CNF
其他推荐依据	
■ 药品名称	肠内营养乳剂（TPF-D） Enteral Nutritional Emulsion（TPF-D）
适应证	本品适用于糖尿病患者，可为有以下症状的糖尿病患者提供全部肠内营养：咀嚼和吞咽障碍、食管梗阻、卒中后意识丧失、恶病质、畏食或疾病康复期；也可用于其他糖尿病患者补充营养
制剂与规格	肠内营养乳剂（TPF-D）[保(乙)]：500毫升/瓶
用法与用量	1. 口服或管饲，应按照患者体重和消耗状况计算每日用量。剂量一日2000ml（180kcal） 2. 以本品补充营养的患者：根据患者需要使用，推荐剂量为一日500ml（450kcal）。管饲给药时，应逐渐增加剂量，第一天的速度约为1小时20ml，以后逐日增加1小时20ml，最大滴速1小时125ml。通过重力或泵调整输注速度
注意事项	1. 给药速度太快或过量时，可能发生恶心、呕吐或腹泻等胃肠道不良反应 2. 本品含钠较低，可以满足糖尿病患者的需要，但单用本品补充营养时，应适当补充钠
禁忌	所有不适于用肠内营养的患者禁用，如胃肠道张力下降、急性胰腺炎以及有严重消化和吸收功能障碍。其他严重的脏器病症禁用，如肝肾功能不全。对本品所含物质有先天性代谢障碍的患者禁用。对果糖有先天性不耐受的患者禁用
不良反应	同“肠内营养乳剂（TP）”
特殊人群用药	尚不明确
药典	
国家处方集	CNF
其他推荐依据	

续　表

■ 药品名称	肠内营养混悬液剂（TPF-D）　Enteral Nutritional Suspension（TPF-D）
适应证	本品适用于糖尿病患者，可为有以下症状的糖尿病患者提供全部肠内营养：咀嚼和吞咽障碍、食管梗阻、卒中后意识丧失、恶病质、畏食或疾病康复期；也可用于其他糖尿病患者补充营养
制剂与规格	肠内营养混悬液（TPF-D）[保(乙)]：500ml
用法与用量	1. 口服或管饲，应按照患者体重和消耗状况计算每日用量。剂量一日 2000ml（180kcal） 2. 以本品补充营养的患者：根据患者需要使用，推荐剂量为一日 500ml（450kcal）。管饲给药时，应逐渐增加剂量，第一天的速度约为 1 小时 20ml，以后逐日增加 1 小时 20ml，最大滴速 1 小时 125ml。通过重力或泵调整输注速度
注意事项	1. 给药速度太快或过量时，可能发生恶心、呕吐或腹泻等胃肠道不良反应 2. 本品含钠较低，可以满足糖尿病患者的需要，但单用本品补充营养时，应适当补充钠
禁忌	所有不适于用肠内营养的患者禁用，如胃肠道张力下降、急性胰腺炎以及有严重消化和吸收功能障碍。其他严重的脏器病症禁用，如肝肾功能不全。对本品所含物质有先天性代谢障碍的患者禁用。对果糖有先天性不耐受的患者禁用
不良反应	同“肠内营养乳剂（TPF-D）”
特殊人群用药	尚不明确
药典	
国家处方集	CNF
其他推荐依据	
■ 药品名称	肠内营养乳剂（TP-HE）　Enteral Nutritional Emulsion（TP-HE）
适应证	本品用于需要高蛋白、高能量、易于消化的脂肪以及液体入量受限的患者，包括代谢应激患者，特别是烧伤患者；心功能不全患者的营养治疗；持续性腹膜透析患者；黏稠物阻塞症（胰纤维性囊肿病）
制剂与规格	肠内营养乳剂（TP-HE）（浅黄色或浅棕色乳剂）[保(乙)]：500ml。每 500ml 的主要成分包括：蛋白质 37.5g，脂肪 29g（饱和脂肪酸 17.5g、多不饱和脂肪酸 8g、中链三酰甘油 16.5g），碳水化合物 85g，电解质、维生素和微量元素等。渗透压 300mOsm/L，能量密度 1.5kcal/ml
用法与用量	1. 口服或管饲。以本品作为唯一营养来源时，推荐的平均剂量为 20～30ml（30～40kcal）/（kg·d） 2. 以本品补充营养的患者，每日使用 500ml（750kcal） 3. 管饲给药时，应逐渐增加剂量，第一天的速度约为 20ml/h，以后逐日增加 20ml/h，最大滴速 125ml/h 或根据患者的耐受程度。通过重力或泵调整输注速度
注意事项	1. 以本品提供全部营养的患者，应监测液体平衡 2. 根据个体代谢状态，决定是否需要额外补充钠 3. 以本品提供长期营养时，适用于禁用膳食纤维的患者，否则应选用含膳食纤维的营养制剂。余同肠内营养使用基本原则
禁忌	同“肠内营养乳剂（TP）”

续 表

不良反应	同“肠内营养乳剂（TP）”
特殊人群用药	尚不明确
药典	
国家处方集	CNF
其他推荐依据	
■ 药品名称	肠内营养混悬液Ⅱ（TP） Enteral Nutritional Suspension Ⅱ（TP）
适应证	本品用于慢性阻塞性肺疾病、呼吸衰竭、呼吸机依赖、囊性纤维化的肺部表现的营养支持
制剂与规格	肠内营养混悬液Ⅱ（TP）[保(乙)]：①237ml；②1000ml
用法与用量	口服或管饲，可作为营养的唯一来源。口服：可以单独作为全营养来源使用，或者在饮食中及两餐之间使用，作为额外的营养支持。根据个人能量需要决定用量。本品可提供100%膳食参考摄入量的营养需要，包括24种关键维生素和微量元素及1420kcal的热量（4听237ml）
注意事项	开始给药时可使用较低速度，耐受后可增高。可通过给予额外的饮用水来达到液体需要
禁忌	在不宜口服或管饲的情况下禁用，包括但并不限于肠梗阻或高输出瘘管。对本品任何组分敏感的患者禁用，对牛乳糖和牛乳蛋白质过敏的个体禁用
不良反应	同“肠内营养乳剂（TP）”
特殊人群用药	肝功能、肾功能不全患者：肾功能不全者慎用
药典	
国家处方集	CNF
其他推荐依据	
■ 药品名称	免疫增强型肠内营养乳剂 Enteral Nutrition Emulsion（immuno-enhanced）
适应证	同肠内营养适应证，适用于手术后患者
制剂与规格	免疫增强型肠内营养（乳黄色至浅黄棕色乳状混悬液）：①250ml；②500ml。主要成分包括精氨酸、ω-3多不饱和脂肪酸和核糖核酸等可改善机体免疫功能的营养素，含水解玉米淀粉、酪蛋白酸钠及钙、棕榈仁油、L-精氨酸、纤维素凝胶、柠檬酸钠、氯化镁、羟化大豆卵磷脂、磷酸氢二钾、矿物质和维生素微量元素等。能量密度1kcal/ml
用法与用量	管饲：开始可以全浓度给药，并根据患者状况和耐受程度调节流速及给药量。可额外补充水分以满足患者的液体需求量。使用方法：置入一根喂养管到胃、十二指肠或空肠上段部分。正常滴速是1小时100~125ml（开始时滴速宜慢），能量密度是1.25kcal/ml，非蛋白能量与氮的比值79：1。一般患者，每日给予1500ml（2000kcal）即可满足机体对营养的需求。对数日未进食的患者，初始剂量最好从每日500~1000ml开始，在2~3日内逐渐增加至需要量，最好使用肠内输注泵以便控制输注速率
注意事项	1. 不建议用于需要免疫抑制的患者 2. 危重症感染性患者慎用 3. 余“同肠内营养乳剂（TP）”

续　表

禁忌	同“肠内营养乳剂（TP）”
不良反应	同“肠内营养乳剂（TP）”
特殊人群用药	尚不明确
药典	
国家处方集	CNF
其他推荐依据	

第十二章

抗甲状腺药物

■ 药品名称	甲巯咪唑　Thiamazole
适应证	本品用于各种类型的甲状腺功能亢进症，尤其适用于： 1. 病情较轻，甲状腺轻至中度肿大患者 2. 青少年及儿童、老年患者 3. 甲状腺手术后复发，又不适于用放射性^{131}I 治疗者 4. 手术前准备 5. 作为^{131}I 放疗的辅助治疗
制剂与规格	甲巯咪唑片[保(甲)]：①5mg[基]；②10mg
用法与用量	口服： 1. 成人：起始剂量，一日 15~30mg，分 1~3 次；当症状消失，血中甲状腺激素水平接近正常后逐渐减量。每 2~4 周减药 1 次，每次减 5~10mg。减至最低有效剂量时维持治疗，甲巯咪唑每日为 5~10mg，总疗程一般为 1.5~2 年 2. 儿童：开始剂量为每天 0.4mg/kg，分次口服。维持量约减半，按病情决定
注意事项	1. 孕妇、肝功能异常、外周血白细胞计数偏低者应慎用；哺乳期妇女禁用 2. 主要不良反应是皮疹、皮肤瘙痒、白细胞减少症、粒细胞缺乏症、药物性肝损伤和药物相关性血管炎等
禁忌	对本品过敏者、哺乳期妇女禁用
不良反应	常见皮肤瘙痒、皮疹、白细胞计数减少；少见严重粒细胞缺乏、血小板减少、凝血因子Ⅱ和Ⅶ降低；可见味觉减退、恶心、呕吐、上腹不适等胃肠道反应、关节痛、脉管炎、红斑狼疮样综合征、肝功能损害等
特殊人群用药	老年人：肝功能异常者慎用 妊娠与哺乳期妇女：孕妇慎用；哺乳期妇女禁用
药典	USP、Eur. P.、Chin. P.
国家处方集	CNF
其他推荐依据	
■ 药品名称	丙硫氧嘧啶　Propyl-thiouracil
适应证	本品用于各种类型的甲状腺功能亢进症，尤其适用于： 1. 病情较轻，甲状腺轻至中度肿大患者 2. 青少年及儿童、老年患者 3. 甲状腺手术后复发，又不适于放射性^{131}I 治疗者 4. 手术前准备 5. 作为^{131}I 放疗的辅助治疗

续　表

制剂与规格	丙硫氧嘧啶片[基,保(甲)]：①50mg；②100mg
用法与用量	1. 口服：用药剂量应个体化，根据病情，治疗反应及甲状腺功能检查结果随时调整。一日剂量分次口服，间隔时间尽可能平均。①成人，起始剂量，一般一日100mg，分3次口服，一日最大量为600mg。当症状消失，血中甲状腺激素水平接近正常后逐渐减量。每2~4周减药1次，每次减50~100mg。减至最低有效剂量时维持治疗，为每日50~100mg，总疗程一般为1.5~2年；②儿童，起始剂量每日按体重4mg/kg，分次口服，维持量酌减 2. 甲状腺危象：一日400~800mg，分3~4次服用，疗程不超过1周，作为综合治疗措施之一
注意事项	1. 小儿用药过程中，应避免出现甲状腺功能减低 2. 应定期检查血象及肝功能
禁忌	严重肝肾功能损害、严重粒细胞缺乏、对本品及其他硫脲类药过敏者
不良反应	多发生在用药初始的2个月。一般不良反应为胃肠道反应、关节痛、头痛、皮肤瘙痒、皮疹、药物热等；血液不良反应为轻度粒细胞减少，少见为严重粒细胞缺乏、血小板减少、脉管炎和狼疮样综合征；罕见间质性肺炎、肾炎、黄疸、肝功能损害、免疫功能紊乱等
特殊人群用药	儿童：小儿用药应根据病情调节用量 老年人：老年人尤其肾功能减退者，用药量应减少 妊娠与哺乳期妇女：孕妇慎用，哺乳期妇女禁用
药典	USP、Eur. P.、Chin. P.
国家处方集	CNF
其他推荐依据	
■ 药品名称	卡比马唑　Carbimazole
适应证	本品用于各种类型的甲状腺功能亢进症，尤其适用于： 1. 病情较轻，甲状腺轻至中度肿大患者 2. 青少年及儿童、老年患者 3. 甲状腺手术后复发，又不适于用放射性^{131}I治疗者 4. 手术前准备 5. 作为^{131}I放疗的辅助治疗
制剂与规格	卡比马唑片：5mg
用法与用量	口服： 1. 成人：开始剂量一般为一日30mg，可按病情轻重调节为15~40mg，一日最大量60mg，分次口服；病情控制后，逐渐减量，每日维持量按病情需要5~15mg（1~3片），疗程一般18~24个月 2. 小儿：开始剂量为每日按体重0.4mg/kg，分次口服。维持量按病情决定
注意事项	1. 孕妇、肝功能异常、外周血白细胞数偏低者应慎用 2. 如发现甲状腺功能减低，应及时减量或加用甲状腺片
禁忌	对本品成分或甲巯咪唑过敏者、哺乳期妇女禁用

续 表

不良反应	较多见皮疹或皮肤瘙痒及白细胞减少；较少见严重的粒细胞缺乏症；可能出现再生障碍性贫血；还可能致味觉减退、恶心、呕吐、上腹部不适、关节痛、头晕头痛、脉管炎、狼疮样综合征。罕致肝炎、间质性肺炎、肾炎和累及肾脏的血管炎，少见致血小板减少、凝血酶原减少或凝血因子Ⅶ减少
特殊人群用药	儿童：儿童用药过程中应酌情加用甲状腺片，避免出现甲状腺功能减低 老年人：老年人尤其肾功能减退者，用药量应减少 妊娠与哺乳期妇女：孕妇慎用，哺乳期妇女禁用
药典	Eur. P. 、Chin. P.
国家处方集	CNF
其他推荐依据	
■ 药品名称	碘和碘化物 Iodine and Iodides
适应证	1. 甲状腺次全切除的准备 2. 甲状腺危象 3. 严重甲状腺毒症心脏病
制剂与规格	复方碘溶液：100ml：碘 5g、碘化钾 10g
用法与用量	口服： 1. 甲状腺手术术前用药：抗甲状腺药物治疗甲状腺功能亢进，症状控制后，于术前 10~14 天开始服药，每日 3 次，每次 3~5 滴（约 0.1~0.3ml） 2. 甲状腺功能亢进症危象：应用复方碘溶液每次 5 滴，每 6 小时 1 次 3. 治疗地方性甲状腺肿：早期患者口服碘化钾一日 15mg，20 日为一疗程，隔 3 个月再服一疗程；或口服复方碘溶液，一日 0.1~0.5ml，2 周为一疗程 4. 预防地方性甲状腺肿：根据当地缺碘情况而定，一般每日 100μg
注意事项	1. 有口腔疾患者慎用，浓碘液可致唾液腺肿胀、触痛、口腔、咽喉部灼烧感、金属味，齿和齿龈疼痛，唾液分泌增加。故应涂于淀粉类食物中服用 2. 急性支气管炎、肺水肿、高钾血症、甲状腺功能亢进症、肾功能受损者慎用
禁忌	活动性肺结核患者、对碘化物过敏者禁用
不良反应	少数对腆过敏患者，在用药后立即或几小时后发生血管神经性水肿、上呼吸道黏膜刺激症状，甚至喉头水肿引起窒息
特殊人群用药	儿童：婴幼儿使用碘液易致皮疹，影响甲状腺功能，应禁用 妊娠与哺乳期妇女：妊娠妇女禁用；哺乳期间禁用或暂停哺乳
药典	USP、Eur. P. 、Jpn. P. 、Chin. P.
国家处方集	CNF
其他推荐依据	

第十三章

调节水电解质紊乱和酸碱平衡药

■ 药品名称	葡萄糖　Glucose
适应证	补充能量和体液；纠正低血糖症、高钾血症；高渗溶液用作组织脱水剂；配制腹膜透析液
制剂与规格	葡萄糖注射液[保(甲)]：①10ml：0.5g；②20ml：1g[基]；③500ml：25g[基]；④500ml：50g[基]；⑤500ml：125g[基]；⑥20ml：10g[基]；⑦100ml：50g[基]；⑧250ml：125g[基]
用法与用量	一般可给予10%～25%葡萄糖注射液静脉滴注，并同时补充体液。静脉营养治疗时，在非蛋白质热能中，葡萄糖供能高于脂肪供能，必要时每5～10g葡萄糖加入胰岛素1IU。低血糖症，重者可予以50%葡萄糖静脉注射
注意事项	1. 应用高渗葡萄糖溶液时选用大静脉滴注 2. 水肿及严重心肾功能不全、肝硬化腹水者，易致水潴留，应控制输注量，心功能不全者尤其应该控制滴速
禁忌	禁用于糖尿病酮症酸中毒未控制者及高血糖非酮症性高渗状态
不良反应	静脉炎；高浓度葡萄糖注射液外渗可致局部肿痛；反应性低血糖，高血糖非酮症昏迷，长期单纯补给葡萄糖时易出现低钾、低钠及低磷血症，原有心功能不全者补液过快可致心悸、心律失常，甚至急性左心衰竭，1型糖尿病患者应用高浓度葡萄糖时偶有发生高钾血症
特殊人群用药	儿童：补液过快、过多，可致心悸、心律失常，甚至急性左心衰竭 老年人：补液过快、过多，可致心悸、心律失常，甚至急性左心衰竭 妊娠及哺乳期妇女：分娩时注射过多葡萄糖，可刺激胎儿胰岛素分泌，发生产后婴儿低血糖
药典	USP、Eur. P.、Chin. P.
国家处方集	CNF
其他推荐依据	
■ 药品名称	氯化钠　Sodium Chloride
适应证	各种原因所致的低渗性、等渗性和高渗性脱水，高渗性非酮症糖尿病昏迷，低氯性代谢性碱中毒 浓氯化钠主要用于各种原因所致的水中毒及严重的低钠血症
制剂与规格	1. 氯化钠注射液[基,保(甲)]：①50ml：0.45g；②100ml：0.9g；③250ml：2.25g；④500ml：4.5g；⑤1000ml：9g 2. 浓氯化钠注射液[保(甲)]：10ml：1g 3. 复方氯化钠注射液（林格液）[保(甲)]：100ml含氯化钠0.85g、氯化钾0.03g、氯化钙0.003g。①250ml[基]；②500ml[基]；③1000ml 4. 乳酸钠林格注射液[基,保(甲)]：500ml内含氯化钠1.5g、氯化钾0.75g、氯化钙0.05g、乳酸钠1.55g

续　表

用法与用量	1. 高渗性脱水：所需补液总量（L）=［血钠浓度（mmol/L）-142］/血钠浓度（mmol/L）×0.6×体重（kg），第一日补给半量，余量在以后2~3日内补给，并根据心肺肾功能酌情调节。在治疗开始的48小时内，血 Na^+ 浓度每小时下降不超过0.5mmol/L。若患者存在休克，应先予氯化钠注射液，并酌情补充胶体，待休克纠正，血钠>155mmol/L，血浆渗透浓度>350mOsm/L，可予低渗氯化钠注射液。待血浆渗透浓度<330mOsm/L，改用0.9%氯化钠注射液 2. 等渗性脱水：原则给予等渗溶液，但应注意防止高氯血症出现 3. 低渗性脱水：血钠<120mmol/L或出现中枢神经系统症状时，给予3%~5%氯化钠注射液缓慢滴注，在6小时内将血钠浓度提高至120mmol/L。待血钠回升至120mmol/L以上，可改用等渗溶液或等渗溶液中酌情加入高渗葡萄糖注射液或10%氯化钠注射液 4. 低氯性碱中毒：给予0.9%氯化钠注射液或复方氯化钠注射液（林格液）500~1000ml，以后根据碱中毒情况决定用量
注意事项	1. 根据临床需要，检查血清中的钠、钾、氯离子浓度，血液中酸碱浓度平衡指标，肾功能及血压和心肺功能 2. 浓氯化钠不可直接静脉注射或滴注，应加入液体稀释后应用 3. 下列情况慎用：水肿性疾病，如肾病综合征、肝硬化腹水、充血性心力衰竭、急性左心衰竭、脑水肿及特发性水肿等；急性肾衰竭少尿期，慢性肾衰竭尿量减少而对利尿药反应不佳者；高血压；低钾血症
禁忌	妊娠高血压者禁用
不良反应	输液容量过多和滴速过快，可致水钠潴留，引起水肿、血压升高、心率加快、胸闷、呼吸困难、急性左心衰竭。不适当给予高渗氯化钠可致高钠血症。过多、过快输注低渗氯化钠，可致溶血及脑水肿
特殊人群用药	儿童：补液量和速度应严格控制 老年人：补液量和速度应严格控制
药典	USP、Eur. P.、Chin. P.
国家处方集	CNF
其他推荐依据	
■ 药品名称	口服补液盐　Oral Rehydration Salts
适应证	防治腹泻、呕吐、经皮肤和呼吸道等液体丢失引起的轻、中度脱水，可补充水、钾和钠
制剂与规格	口服补液盐Ⅰ[基,保(甲)]：每包14.75g（大袋，氯化钠1.75g、葡萄糖11g；小袋，氯化钾0.75g、碳酸氢钠1.25g） 口服补液盐Ⅱ[基,保(甲)]：每包13.95g（氯化钠1.75g，葡萄糖10g，枸橼酸钠1.45g，氯化钾0.75g）
用法与用量	口服：将每包散剂溶于1000ml的凉开水中，搅匀，充分溶解后口服 1. 成人轻至中度脱水：一次500ml 2. 儿童轻度脱水：开始时50ml/kg，4小时内服用，直至腹泻停止；或按一日每千克体重口服50~160ml，分次于6小时内服完
注意事项	1. 各种水肿性疾病、忌钠盐性疾病、高钾血症、高血糖症患者慎用 2. 严重脱水时应用静脉输液法 3. 应注意随访检查：血压、体重、血电解质（主要为 Na^+ 和 K^+）、脱水体征、粪便量

续　表

禁忌	禁用于：少尿或无尿；严重脱水、有休克征象；严重腹泻，粪便量超过每小时 30ml/kg；葡萄糖吸收障碍；由于严重呕吐等原因不能口服者；肠梗阻、肠麻痹和肠穿孔
不良反应	常见恶心、呕吐、咽部不适、胸痛等、高钠血症、水钠潴留
特殊人群用药	儿童：一般不用于早产儿；婴幼儿应用本品时需少量多次给予，并在口服补液盐应用间期予以哺乳或日常喂养 妊娠与哺乳期妇女：用药资料尚不明确
药典	USP、BP、Chin. P.
国家处方集	CNF
其他推荐依据	
■ 药品名称	果糖注射液　Fructose Injection
适应证	1. 注射剂的稀释剂 2. 用于烧创伤、术后及感染等胰岛素抵抗状态下或不适宜使用葡萄糖时需补充水分或能源的患者的补液治疗
制剂与规格	果糖注射液：①250ml：12.5g；②250ml：25g；③500ml：25g；④500ml：50g
用法与用量	缓慢静脉滴注：一般一日 5%~10%果糖注射液 500~1000ml。剂量根据患者的年龄、体重和临床症状调整
注意事项	1. 警告：使用时应警惕本品过量使用有可能引起危及生命的乳酸性酸中毒，未诊断的遗传性果糖不耐受症患者使用本品时可能有致命危险 2. 有酸中毒倾向患者慎用 3. 本品过量使用可引起严重的酸中毒，故不推荐肠外营养中替代葡萄糖 4. 使用过程中应检测临床和实验室指标以评价体液平衡、电解质浓度和酸碱平衡 5. 慎用于预防水过多和电解质紊乱 6. 过量输注无钾果糖可引起低钾血症，本品不用于纠正高钾血症 7. 本品能加剧甲醇氧化成甲醛，故本品不得用于甲醇中毒治疗 8. 本品注射速度宜缓慢，以下不超过每小时 0.5g/kg 为宜
禁忌	遗传性果糖不耐受症、痛风和高尿酸血症患者禁用
不良反应	1. 循环和呼吸系统：过量输入可引起水肿，包括周围水肿和肺水肿 2. 内分泌和代谢：滴速过快（每小时注 1g/kg）可引起乳酸性酸中毒、高尿酸血症以及脂代谢异常 3. 电解质紊乱：稀释性低钾血症 4. 胃肠道反应：偶有上腹部不适、疼痛或痉挛性疼痛 5. 偶有发热、荨麻疹 6. 局部不良反应包括注射部位感染、血栓性静脉炎等
特殊人群用药	肝功能、肾功能不全患者：肾功能不全者慎用
药典	USP、BP、Eur. P.、Jpn. P.
国家处方集	CNF
其他推荐依据	

第十四章

内分泌系统疾病中成药治疗及辅助用药

■ 药品名称	夏枯草膏 Xiakucao Gao
药物组成	夏枯草
功能与主治	清火，散结，消肿。用于火热内蕴所致的头痛、眩晕、瘰疬、瘿瘤、乳痈肿痛；甲状腺肿大、淋巴结核、乳腺增生见上述证候者
临床应用	头痛：由肝火上炎引起；症见头痛，目赤，口苦咽干，烦躁易怒，便秘，尿黄，舌质红，苔薄黄，脉弦；原发性高血压见上述证候者 眩晕：由肝火上炎引起；症见眩晕，耳鸣，耳聋，肢体麻木，口苦咽干，便秘，尿黄，舌质红，苔薄黄，脉弦；原发性高血压见上述证候者 瘰疬：由火热内蕴、气滞痰结所致；症见瘰疬，口苦，便秘，尿黄，舌质红，苔薄黄，脉弦；淋巴结核见上述证候者 瘿瘤：由火热内蕴、气滞痰结所致；症见颈间瘿瘤，心烦易怒，口苦咽干，便秘，尿黄，舌质红，苔薄黄，脉弦；单纯性甲状腺肿大见上述证候者 乳癖：由火热内蕴、气滞痰结所致；症见乳腺肿痛，口苦，便秘，尿黄，舌质红，苔薄黄，脉弦；乳腺增生见上述证候者
制剂与规格	膏剂[保(乙)]：每瓶 100g
用法与用量	口服：一次 9g，一日 2 次
注意事项	1. 气血亏虚者慎用 2. 服药期间饮食宜进清淡易消化食物，忌食辛辣食物
禁忌	尚不明确
不良反应	目前尚未检索到不良反应报道
特殊人群用药	妊娠与哺乳期妇女：孕妇慎用
药典	Chin. P.
其他推荐依据	国家药典委员会. 中华人民共和国药典临床用药须知（2010 年版）［M］. 北京：中国医药科技出版社，2011.

■ 药品名称	桂附地黄丸（胶囊） Guifu Dihuang Wan（Jiaonang）
药物组成	肉桂、附子（制）、熟地黄、酒萸肉、山药、茯苓、泽泻、牡丹皮
功能与主治	温补肾阳。用于肾阳不足，腰膝酸冷，肢体浮肿，小便不利或反多，痰饮喘咳，消渴

续　表

临床应用	腰痛：由肾阳亏虚、腰府失养所致；症见腰膝酸软，畏寒怕冷，四肢欠温，少气乏力，夜尿频多，舌淡，脉沉细；腰肌劳损见上述证候者 水肿：由肾阳衰弱、不能温化水湿所致；症见面浮身肿，腰以下尤甚，按之凹陷不起，心悸，气促，畏寒神疲，腰部酸胀，小便不利，舌淡，脉沉细 喘咳：由肾阳不足、摄纳无权所致；症见喘促日久，气息短促，呼多吸少，动则喘甚，气不得续，咳嗽时轻时重，常因咳甚而尿出，面青，肢冷，或尿后余沥，脉微细或沉弱；慢性支气管炎见上述证候者 消渴：由肾阳不足、气化不利所致；症见小便频数，腰膝酸软，四肢欠温，畏寒怕冷，神倦乏力，耳轮干枯，舌淡苔白，脉沉细；2 型糖尿病见上述证候者 本品还可用于糖尿病肾病性水肿
制剂与规格	丸剂[保(乙)]：大蜜丸每丸重 9g 浓缩丸[保(乙)]：每 8 丸相当于原生药 3g 胶囊剂[保(乙)]：每粒装 0.34g
用法与用量	丸剂：口服。水蜜丸一次 6g，小蜜丸一次 9g，大蜜丸一次 1 丸，一日 2 次 浓缩丸：口服。一次 8 丸，一日 3 次 胶囊剂：口服。一次 7 粒，一日 2 次
注意事项	1. 肺热津伤、胃热炽盛、阴虚内热消渴者慎用 2. 治疗期间宜节制房事 3. 本品药性温热，中病即可，不可过量服用 4. 本品含附子有毒，不可过量、久量 5. 服药期间忌食生冷、油腻食物
禁忌	尚不明确
不良反应	目前尚未检索到不良反应报道
特殊人群用药	妊娠与哺乳期妇女：孕妇慎用
药典	Chin. P.
其他推荐依据	国家药典委员会．中华人民共和国药典临床用药须知（2010 年版）［M］．北京：中国医药科技出版社，2011.
■ 药品名称	大补阴丸　Dabuyin Wan
药物组成	熟地黄、醋龟甲、盐知母、盐黄柏、猪脊髓
功能与主治	滋阴降火。用于阴虚火旺，潮热盗汗，咳嗽咯血，耳鸣遗精
临床应用	发热：因素体阴虚，或热病日久，耗伤阴液，阴精亏虚，阴衰则阳盛，水亏则火旺而致午后潮热，骨蒸劳热，或夜间发热，手足心热，烦躁，咽干，腰酸膝软 盗汗：因烦劳过度，或亡血失精，或邪热耗阴，阴精亏虚，虚火内生，阴津被扰，不能自藏而外泄，以致寐中汗出，醒后自止，五心烦热，两颧色红，口渴咽干咳嗽 咯血：因久病或热病，阴津伤耗，阴虚火旺，热伤肺络，迫血妄行，而见咳嗽痰少，痰中带血，或反复咯血，血色鲜红，口干咽燥，颧红，潮热；肺结核见上述证候者 耳鸣：因年老肾中精气不足，或欲念妄动，房室不节，肾阴亏耗，耳窍失于濡养而致耳鸣，眩晕，腰膝酸软；神经性耳聋见上述证候者

续 表

	遗精：因房室过度，恣情纵欲，或妄想不遂，扰动精室而致遗精，头晕，耳鸣，精神萎靡，腰膝酸软；性功能障碍见上述证候者 本品尚可治疗早泄、带下崩漏、女童单纯性乳房早发育
制剂与规格	大蜜丸[保(乙)]：每丸重9g
用法与用量	口服。水蜜丸一次6g，一日2~3次；大蜜丸一次1丸，一日2次
注意事项	1. 气虚发热及火热实证者慎用 2. 感冒者慎用 3. 脾胃虚弱、痰湿内阻、脘腹胀满、食少便溏者慎用 4. 服药期间忌食辛辣、油腻食物
禁忌	尚不明确
不良反应	目前尚未检索到不良反应报道
特殊人群用药	
药典	Chin. P.
其他推荐依据	国家药典委员会．中华人民共和国药典临床用药须知（2010年版）［M］．北京：中国医药科技出版社，2011.
■ 药品名称	**六味地黄胶囊（颗粒、口服液、片、软胶囊、丸）　Liuwei Dihuang Jiaonang（Keli，Koufuye，Pian，Ruanjiaonang，Wan）**
药物组成	熟地黄、酒萸肉、山药、泽泻、茯苓、牡丹皮
功能与主治	滋阴补肾。用于肾阴亏损，头晕耳鸣，腰膝酸软，骨蒸潮热，盗汗遗精，消渴
临床应用	眩晕：因先天肾阴不充，或年老肾亏，或久病伤肾，或房劳精耗，以致脑髓空虚，而见头晕目眩，视物昏花，神疲乏力，腰酸腿软，耳鸣；高血压见上述证候者 耳鸣：因年老肾中精气不足，房室不节，以致肾阴亏耗，耳窍失养，而见耳鸣，眩晕，腰膝酸软；神经性耳聋见上述证候者 发热：因素体阴虚，或病久伤阴，或误用、过用温燥药物等，导致阴精亏虚，阴衰则阳盛，水不制火，而见午后潮热，骨蒸劳热，夜间发热，手足心热，烦躁，口燥咽干，腰膝酸软 盗汗：因烦劳过度，邪热伤阴，虚火内生，阴津被扰，不能内藏而外泄，症见寐中汗出，醒后自止，五心烦热，颧红，口渴咽干 遗精：因恣情纵欲，房室劳伤，或禀赋不足，或手淫过度，肾精不藏所致，症见遗精，头晕，耳鸣，腰膝酸软；性功能障碍见上述证候者 消渴：因素体阴虚，或热病伤阴，或劳欲过度，阴虚燥热所致，症见口渴多饮，口干舌燥，尿频量多、浑浊如膏脂，形体消瘦；2型糖尿病见上述证候者 还可治疗复发性口疮、糖尿病、支气管哮喘、氯氮平所致遗尿、围绝经期综合征
制剂与规格	胶囊剂[基,保(乙)]：①每粒装0.3g；②每粒装0.5g 颗粒剂[基,保(乙)]：每袋装5g 口服液[保(乙)]：每支装10ml 丸剂[基,保(甲)]：浓缩丸每8丸1.44g（每8丸相当于饮片3g）；大蜜丸每丸重9g 软胶囊剂[保(乙)]：每粒装0.38g

续 表

用法与用量	胶囊剂：口服。一次1粒（规格①）或一次2粒（规格②），一日2次 颗粒剂：开水冲服，一次5g，一日2次 口服液：口服，一次10ml，一日2次；儿童酌减或遵医嘱 片剂：口服，一次8片，一日2次 软胶囊剂：口服，一次3粒，一日2次 丸剂：口服。水蜜丸一次6g，小蜜丸一次9g，大蜜丸一次1丸，一日2次；浓缩丸一次8丸，一日3次
注意事项	1. 体实及阳虚者慎用 2. 感冒者慎用 3. 脾虚、气滞、食少纳呆者慎用 4. 服药期间忌食辛辣、油腻食物
禁忌	尚不明确
不良反应	目前尚未检索到不良反应报道
特殊人群用药	
药典	Chin. P.
其他推荐依据	国家药典委员会. 中华人民共和国药典临床用药须知（2010年版）［M］. 北京：中国医药科技出版社，2011.
■ 药品名称	降糖胶囊 Jiangtang Jiaonang
药物组成	知母、三颗针、人参、五味子、干姜、人参茎叶皂苷
功能与主治	清热生津，滋阴润燥。用于阴虚燥热所致的消渴病，症见多饮、多食、多尿、消瘦、体倦乏力
临床应用	消渴：因素体阴虚，或过食肥甘厚腻，或过用温燥之品，或情志郁结化火，或房室不节，阴虚燥热所致；症见口渴多饮、消谷善饥、尿频量多、形体消瘦、体倦乏力；2型糖尿病见上述证候者
制剂与规格	胶囊剂：每粒装0.3g
用法与用量	口服：一次4~6粒，一日3次
注意事项	1. 阴阳两虚消渴者慎用 2. 使用时严格控制饮食，忌食肥甘、辛辣食物，忌烟酒 3. 在治疗过程中，尤其是与西药降糖药联合用药时，要及时监测血糖，避免低血糖反应发生
禁忌	尚不明确
不良反应	目前尚未检索到不良反应报道
特殊人群用药	尚不明确
药典	
其他推荐依据	国家药典委员会. 中华人民共和国药典临床用药须知（2010年版）［M］. 北京：中国医药科技出版社，2011.

续 表

■ 药品名称	消渴灵片 Xiaokeling Pian
药物组成	地黄、黄芪、枸杞子、天花粉、麦冬、红参、茯苓、石膏、黄连、五味子、牡丹皮
功能与主治	益气养阴，清热泻火，生津止渴。用于气阴两虚所致的消渴病，症见多饮、多食、多尿、消瘦、气短乏力；2 型轻型、中型糖尿病见上述证候者
临床应用	消渴：因素体阴虚火旺，或过食辛辣油腻，或过用温燥之品，或情志郁结化火，或房室暗耗，燥热伤阴，阴伤气耗，气阴两伤所致；症见多饮，多食易饥，尿频量多，形体消瘦，气短乏力；2 型糖尿病轻型、中型患者见上述证候者
制剂与规格	素片：每片重 0.36g 薄膜衣片：每片 0.37g
用法与用量	口服：一次 8 片，一日 3 次
注意事项	1. 阴阳两虚消渴者慎用 2. 服药期间忌食肥甘、辛辣食物，控制饮食，注意合理的饮食结构；忌烟酒 3. 避免长期精神紧张；适当进行体育活动 4. 对重症病例，应合用其他降糖药物治疗，以防病情加重 5. 在治疗过程中，尤其是与西药降糖药联合用药时，要及时监测血糖，避免发生低血糖反应
禁忌	孕妇禁用
不良反应	目前尚未检索到不良反应报道
特殊人群用药	妊娠与哺乳期妇女：孕妇禁用
药典	Chin. P.
其他推荐依据	国家药典委员会．中华人民共和国药典临床用药须知（2010 年版）［M］．北京：中国医药科技出版社，2011.
■ 药品名称	天王补心丹 Tianwang Buxin Dan
药物组成	地黄、天冬、麦冬、炒酸枣仁、柏子仁、当归、党参、五味子、茯苓、制远志、石菖蒲、玄参、丹参、朱砂、桔梗、甘草
功能与主治	滋阴养血，补心安神。用于心阴不足，心悸健忘，失眠多梦，大便干燥
临床应用	心悸：因心肾阴虚、心失所养所致；症见心悸、气短、舌红少苔、脉细数或结代；病毒性心肌炎、冠心病、心律失常、原发性高血压及甲状腺功能亢进等见上述证候者
	不寐：因阴虚血少、心神失养所致；症见心悸、失眠多梦、健忘、舌红少苔、脉细数；神经症、围绝经期综合征、老年性记忆力减退见上述证候者 本品还有治疗复发性口疮的报道
制剂与规格	大蜜丸[保(甲)]：每丸重 9g 浓缩丸[保(甲)]：每 8 丸相当于原药材 3g
用法与用量	口服：水蜜丸一次 6g，小蜜丸一次 9g，大蜜丸一次 1 丸，一日 2 次；浓缩丸一次 8 丸，一日 3 次

续 表

注意事项	1. 本品含有朱砂，不宜长期服用 2. 不宜饮用浓茶、咖啡等刺激性饮品 3. 严重心律失常者，需急诊观察治疗
禁忌	肝肾功能不全者禁用
不良反应	目前尚未检索到不良反应报道
特殊人群用药	肝功能、肾功能不全患者：禁用
药典	
其他推荐依据	国家药典委员会．中华人民共和国药典临床用药须知（2010年版）［M］．北京：中国医药科技出版社，2011.
■ 药品名称	缩泉丸　Suoquan Wan
药物组成	益智仁（盐炒）、鸣药、山药
功能与主治	补肾缩尿。用于肾虚所致的小便频数、夜间遗尿
临床应用	多尿：由肾气虚寒、膀胱气化失常所致；症见小便频数，小便清长，夜间尤甚，腰膝酸软，舌质淡，脉沉细弱；神经性尿频见上述证候者 遗尿：由肾气不固、膀胱失约所致；症见小儿夜间睡中遗尿，神疲倦怠，舌淡苔薄，脉沉细；功能性遗尿见上述证候者 本品尚有治疗前列腺增生的报道
制剂与规格	丸剂[保(甲)]：每20粒重1g
用法与用量	口服：一次3~6g，一日3次
注意事项	1. 肝经湿热所致遗尿者慎用 2. 服药期间，饮食宜清淡，忌饮酒、辛辣食物
禁忌	尚不明确
不良反应	目前尚未检索到不良反应报道
特殊人群用药	儿童：慎用 妊娠与哺乳期妇女：孕妇慎用
药典	Chin. P.
其他推荐依据	国家药典委员会．中华人民共和国药典临床用药须知（2010年版）［M］．北京：中国医药科技出版社，2011.
■ 药品名称	小金丸（胶囊）　Xiaojin Wan（Jiaonang）
药物组成	制草乌、地龙、木鳖子（去壳去油）、酒当归、五灵脂（醋炒）、乳香（制）、没药（制）、枫香脂、香墨、人工麝香
功能与主治	散结消肿，化瘀镇痛。用于痰气凝滞所致的瘰疬、瘿瘤、乳岩、乳癖，症见肌肤或肌肤下肿块一处或数处、推之能动，或骨及骨关节肿大、皮色不变、肿硬作痛

续 表

临床应用	瘰疬：由痰气凝滞所致，症见颈项及耳前耳后结核、一个或数个、皮色不变、推之能动、不热不痛者；淋巴结结核见上述证候者 瘿瘤：由痰气凝滞所致，症见颈部正中皮下肿块、不热不痛、随吞咽上下活动；甲状腺腺瘤、结节性甲状腺肿见上述证候者 乳癖：由肝郁痰凝所致，症见乳部肿块、一个或多个、皮色不变、经前疼痛；乳腺增生见上述证候者
制剂与规格	丸剂[基,保(甲)]：①每 100 丸重 3g；②每 100 丸重 6g；③每 10 丸重 6g
用法与用量	丸剂：打碎后内服，一次 1.2~3g，一日 2 次；小儿酌减 胶囊剂：口服，一次 4~10 粒，一日 2 次；小儿酌减
注意事项	1. 脾胃虚弱者慎用 2. 不宜长期使用 3. 忌食辛辣、油腻及海鲜等发物
禁忌	疮疡阳证者禁用
不良反应	有文献报道小金丸可引起比较严重的皮肤过敏性反应
特殊人群用药	肝功能、肾功能不全患者：肝功能、肾功能不全者慎用 妊娠与哺乳期妇女：禁用
药典	Chin. P.
其他推荐依据	国家药典委员会. 中华人民共和国药典临床用药须知（2010 年版）[M]. 北京：中国医药科技出版社，2011.
■ 药品名称	**肾骨胶囊　Shengu Jiaonang**
药物组成	牡蛎
功能与主治	滋阴潜阳，补肾壮骨。用于肝肾不足所致骨质疏松、小儿佝偻病，症见骨痛、肌肉痉挛、骨脆易折、小儿筋骨萎弱、囟门闭合较迟
临床应用	用于治疗骨质疏松、骨折、骨性关节炎等疾病
制剂与规格	胶囊剂：每粒含钙（Ca）0.1g
用法与用量	口服：一次 1~2 粒，一日 3 次；孕妇和儿童遵医嘱
注意事项	1. 饭后立即服用，服药后要多饮水 2. 饮食宜清淡，多食乳类、豆类等含钙丰富的食物
禁忌	尚不明确
不良反应	文献报道服用本品可引起肝功异常
特殊人群用药	尚不明确
药典	
其他推荐依据	中华骨质疏松和骨矿盐疾病杂志 [J]. 2017，10（5）：413-443

续　表

■ 药品名称	红花黄色素氯化钠注射液　Honghuahuangsesu Lühuana Zhusheye
药物组成	红花黄色素；辅料为氯化钠
功能与主治	活血、化瘀、通脉。用于冠心病稳定型劳力性心绞痛。中医辨证为心血瘀阻证，症见胸痛、胸闷、心悸
临床应用	依据红花黄色素临床应用中国专家共识的临床研究内容： 1. 用于冠心病，稳定型心绞痛，不稳定型心绞痛，急性心肌梗死。还可用于胸痹心痛、胸闷、胸痛、心慌、气短等 2. 用于缺血性脑血管病，如脑梗死、多发性腔隙性脑梗死、椎—基底动脉供血不足 3. 用于肾脏疾病如糖尿病肾病、血液透析等 4. 防止下肢深静脉血栓形成
制剂与规格	注射剂：每瓶装 100ml（含红花总黄酮 80mg 和氯化钠 900mg）
用法与用量	静脉滴注，滴速不高于 30 滴/分钟。每日 1 次，每次 1 瓶（100ml）；14 天为一疗程
注意事项	1. 有出血倾向者慎用 2. 以下疾病及人群临床研究尚未涉及，故应慎用： （1）合并高血压（收缩压≥180mmHg、舒张压≥110mmHg）、重度心肺功能不全、重度心律失常（快速心房颤动、心房扑动、阵发性室速等）患者 （2）冠心病患者，经冠脉搭桥、介入治疗后血管完全重建者 （3）过敏体质者或对 2 种以上食物或药物过敏者 （4）哺乳期妇女 3. 目前尚无与其他药物配伍的研究资料 4. 本品不得与其他药物混合滴注 5. 本品出现浑浊、沉淀漏气或瓶身细微破裂，均不得使用
禁忌	孕妇及对本品过敏者禁用
不良反应	治疗期间少数患者发生头晕、头昏、头胀痛、周身瘙痒、皮疹，需密切观察病情，及时予以治疗
特殊人群用药	妊娠与哺乳期妇女：孕妇及对本品过敏者禁用，哺乳期妇女慎用
药典	
其他推荐依据	陈可冀，付长庚，丛伟红，等．红花黄色素临床应用中国专家共识［J］．中国中西医结合杂志，2017（10）：1167-1173.

■ 药品名称	五黄养阴颗粒　Wuhuang Yangyin Keli
药物组成	黄连、红芪、地黄、姜黄、黄芩
功能与主治	燥湿化痰、益气养阴。用于消渴病属痰湿内滞、气阴两虚证，症见口渴喜饮，多食善饥，尿频尿多，头身困重，呕恶痰涎，倦怠乏力，气短懒言，自汗盗汗，心悸失眠、形体肥胖，咽燥口干，心烦畏热，溲赤便秘等
临床应用	消渴：因素体阴虚，或过食肥腻，或过用温补之品，或情志刺激，或房室不节，肺胃燥热，气阴两亏所致；症见口干多饮，易饥多食，少气乏力，形体消瘦；2 型糖尿病见上述证候者

续　表

制剂与规格	颗粒剂：每袋装 6g
用法与用量	开水冲服：一次 1 袋，一日 3 次
注意事项	1. 服药期间定期检查血糖及肝功能、肾功能 2. 合理膳食和适度锻炼身体 3. 对本品过敏或过敏体质者慎用 4. 尚无研究数据支持本品可用于孕妇、哺乳期妇女以及糖尿病酮症酸中毒及严重感染者 5. 本品研究期间曾与磺脲类（格列苯脲、格列齐特、格列吡嗪、格列喹酮、格列美脲）、双胍类（盐酸二甲双胍）降糖等西药合用 6. 有心血管病史及其他疾病服药期间定期检测相关指标
禁忌	尚不明确
不良反应	个别患者偶见口苦、胃痛、腹泻
特殊人群用药	尚不明确
药典	Chin. P.
其他推荐依据	熊泽文，陈云，李峻峰．五黄养阴颗粒治疗 2 型糖尿病合并脂代谢异常的临床研究［J］．中国药物经济学，2014（4）：46-49.
■ 药品名称	**参芪降糖片　Shenqi Jiangtang Pian**
药物组成	人参茎叶皂苷、五味子、黄芪、山药、地黄、覆盆子、麦冬、茯苓、天花粉、泽泻、枸杞子
功能与主治	益气养阴，滋脾补肾。主治消渴症，用于 2 型糖尿病
临床应用	消渴：因禀赋虚弱，或过食肥甘厚味，或过用温补之品，或情志过极，或房事劳倦，阴虚燥热，气阴两虚所致；症见口渴多饮，咽干口燥，多食多尿，形体消瘦，倦怠乏力；2 型糖尿病见上述证候者
制剂与规格	片剂[保(甲)]：每片 0. 35g
用法与用量	口服：一次 3 片，一日 3 次，1 个月为 1 个疗程，效果不显著或治疗前症状较重者，每次用量可达 8 片，一日 3 次
注意事项	尚不明确
禁忌	有实热者禁用，待实热症退后可服用
不良反应	尚不明确
特殊人群用药	肝功能、肾功能不全患者：尚不明确 儿童：尚不明确 老年人：尚不明确 妊娠与哺乳期妇女：尚不明确
药典	
其他推荐依据	从伟成．那格列奈联合参芪降糖片对 2 型糖尿病患者胰岛素抵抗和炎症因子的影响［J］．现代中西医结合杂志，2016，25（28）：3175-3178.

续　表

■ 药品名称	益阴消渴胶囊　Yiyinxiaoke Jiaonang
药物组成	野苦瓜、葛根、荔枝核、山药
功能与主治	傣医：补塔喃别菲，兵优汪，优响，多约多温 中医：益气养阴，清热生津。用于气阴不足所致的消渴以及 2 型糖尿病见上述证候者
临床应用	消渴：气阴两虚证；症见咽干口燥，口渴多饮，神疲乏力，气短懒言，形体消瘦，腰膝酸软，自汗盗汗，五心烦热，心悸失眠，舌红少津，苔薄白干或少苔，脉弦细数；糖尿病见上述证候者
制剂与规格	胶囊剂：每粒装 0.5g
用法与用量	口服：一次 2~3 粒，一日 3 次；或遵医嘱
注意事项	定期复查血糖
禁忌	尚不明确
不良反应	尚不明确
特殊人群用药	肝功能、肾功能不全患者：尚不明确 儿童：尚不明确 老年人：尚不明确 妊娠与哺乳期妇女：尚不明确
药典	
其他推荐依据	雅优胶囊治疗 200 例糖尿病临床观察 .
■ 药品名称	血塞通软胶囊　Xuesaitong Ruanjiaonang
□ 其他名称	理洫王
药物组成	三七总皂苷
功能与主治	活血祛瘀、通脉活络。用于瘀血闭阻脉络证的中风中经络恢复期，症见偏瘫，半身不遂，口舌歪斜，舌强言蹇或不语。或用于心血瘀阻型冠心病心绞痛，症见胸闷，胸痛，心慌，舌紫暗或有瘀斑
临床应用	中风：用于瘀阻脑络所致的中风；症见偏瘫，半身不遂，口舌歪斜，偏身麻木，舌强言蹇或不语，舌质暗，脉涩；脑卒中见上述证候者 胸痹：用于瘀阻心脉所致的胸痹心痛；症见胸闷，胸痛，甚则胸痛彻背，痛处固定不移，入夜尤甚，心悸气短，舌紫暗，或有瘀斑，脉弦涩；冠心病、心绞痛见上述证候者
制剂与规格	软胶囊剂：每粒装 0.33g（含三七总皂苷 60mg）
用法与用量	口服：一次 2 粒，一日 2 次
注意事项	尚不明确
禁忌	孕妇禁用
不良反应	尚不明确

续 表

特殊人群用药	肝功能、肾功能不全患者：尚不明确 儿童：尚不明确 老年人：尚不明确 妊娠与哺乳期妇女：妊娠妇女禁用，哺乳期妇女用药尚不明确
药典	
其他推荐依据	中华中医药学会糖尿病分会．糖尿病周围神经病变中医临床诊疗指南（2016年版）[J]．中医杂志，2017，58（7）：625-630.
■ 药品名称	金天格胶囊 Jintiange Jiaonang
药物组成	人工虎骨粉
功能与主治	具有健骨作用。用于腰背疼痛，腰膝酸软，下肢痿弱，步履艰难等症状的改善
临床应用	用于治疗骨质疏松、骨折、骨性关节炎等疾病
制剂与规格	胶囊剂[保(乙)]：每粒装0.4g
用法与用量	口服：一次3粒，一日3次。一个疗程为3个月
注意事项	服药期间多饮水
禁忌	尚不明确
不良反应	未发现明显不良反应。偶见个别患者服药后出现口干
特殊人群用药	
药典	
其他推荐依据	中华骨质疏松和骨矿盐疾病杂志，2017，10（5）：413-443.
■ 药品名称	金水宝片 Jinshuibao pian
药物组成	发酵虫草菌粉（CS-4）
功能与主治	补益肺肾、秘精益气。用于肺肾两虚，精气不足，久咳虚喘，神疲乏力，不寐健忘，腰膝酸软，月经不调，阳痿早泄；慢性支气管炎、慢性肾功能不全、高脂血症、肝硬化见上述证候者
临床应用	肺肾两虚、精气不足证；症见腰膝酸软，头晕目眩，胸闷，气短，乏力，神疲，甚或肢体浮肿，夜尿频数，胁肋胀痛，胸脘满闷；高脂血症见上述证候者
制剂与规格	片剂；每片重0.42g（含发酵虫草菌粉0.25g）
用法与用量	口服[基,保(乙)]：一次4片，一日3次；用于慢性肾功能不全者，一次8片，一日3次；或遵医嘱
注意事项	尚不明确
禁忌	尚不明确
不良反应	尚不明确

续　表

特殊人群用药	肝功能、肾功能不全患者：应在医师指导下使用 儿童：应在医师指导下使用 老年人：应在医师指导下使用 妊娠与哺乳期妇女：应在医师指导下使用
药典	Chin. P.
其他推荐依据	毛家玺，程铭，汤晓静．金水宝治疗糖尿病肾病的系统评价［J］．中国中西医结合肾病杂志，2012，13（6）：526-530.
■ 药品名称	麦芪降糖丸　MAIQI JIANGTANG WAN
药物组成	党参，白茅根，地黄，麦冬，天花粉，牡丹皮，五味子，女贞子，黄芪
功能与主治	益气养阴，生津除烦，用于糖尿病气阴两虚证
临床应用	1. 消渴：因素体阴虚，或热病伤阴，或劳欲过度，阴虚燥热所致，症见口渴多饮，口干舌燥，尿频量多，浑浊如膏脂，形体消瘦；2 型糖尿病见上述证候者 2. 乏力：因素体气虚，导致乏力，2 型糖尿病见上述证候者 3. 发热：因素体阴虚，或病久伤阴，或误用、过用温燥药物等，导致阴精亏虚，阴衰则阳盛，水不制火，而见午后潮热，骨蒸劳热，夜间发热，手足心热，烦躁，口燥咽干，腰膝酸软，2 型糖尿病见上述证候者 4. 盗汗：因烦劳过度，邪热伤阴，虚火内生，阴津被扰，不能内藏而外泄，症见寐中汗出，醒后自止，五心烦热，颧红，口渴咽干，2 型糖尿病见上述证候者 5. 便秘：因素体气虚，导致排便困难，便后乏力，或素体阴虚，导致大便干结，2 型糖尿病见上述证候者
制剂与规格	丸剂[保(乙)]：每 10 丸重 1g
用法与用量	口服，一次 6g，一日 4 次
注意事项	定期复查血糖
禁忌	尚不明确
不良反应	目前尚未检索到不良反应报道
特殊人群用药	尚不明确
药典	
其他推荐依据	《2 型糖尿病病证结合诊疗指南》推荐

第十五章

其他治疗药物

■ 药品名称	脑苷肌肽注射液　Cattle Encephalon Glycoside and Ignotin Injection
适应证	用于治疗脑卒中、老年性痴呆、新生儿缺氧缺血性脑病、颅脑损伤、脊髓损伤及其他原因引起的中枢神经损伤。用于治疗创伤性周围神经损伤、糖尿病周围神经病变、压迫性神经病变等周围神经损伤
制剂与规格	注射剂：①2ml；②5ml；③10ml
用法与用量	1. 成人患者：①肌内注射，一次 2~4ml，一日 2 次，或遵医嘱；②静脉滴注，一次 5~20ml，加入 0.9%氯化钠注射液或5%葡萄糖注射液 250ml 中缓慢滴注，一日 1 次，2 周为一疗程，或遵医嘱 2. 儿童患者：①肌内注射，儿童按体重一次 0.04~0.08ml/kg，一日 2 次，或遵医嘱；②静脉滴注，儿童按体重一次 0.1~0.4ml/kg，加入 0.9%氯化钠注射液或 5%葡萄糖注射液 250ml 中，缓慢滴注，一日 1 次，2 周为一疗程，或遵医嘱
注意事项	1. 肾功能不全者慎用 2. 当药品性状发生改变时禁止使用
禁忌	对本品过敏者、神经节苷脂贮积病（如家族性黑矇性痴呆）患者禁用
不良反应	有个别患者静点 3~4 小时出现发冷、体温略有升高、头晕、烦躁；个别病例可引起过敏性皮疹，调慢滴速或停药后症状可自行消失
特殊人群用药	肝功能、肾功能不全患者：慎用 儿童：临床应用中，儿童患者使用推荐剂量的本品，其疗效及安全性与普通人群比较未发现显著差异 老年人：临床应用中，老年患者使用推荐剂量的本品，其疗效及安全性与普通人群比较未发现显著差异 妊娠与哺乳期妇女：目前尚无有关妊娠妇女使用本品的临床资料，尚不足以对妇女妊娠期间应用的安全性进行评价。该药及其代谢产物是否在人乳中分泌尚无研究资料，因此，接受本品治疗的妇女不应哺乳
药典	
国家处方集	
推荐依据	沈为林，曹龙，王梦迪．川芎嗪联合脑苷肌肽治疗糖尿病周围神经病的疗效［J］．实用医学杂志，2007，23（17）：2745-2747.

续　表

■ 药品名称	前列地尔注射液　Alprostadil Injection
适应证	1. 治疗慢性动脉闭塞症（血栓闭塞性脉管炎、闭塞性动脉硬化症等）引起的四肢溃疡及微小血管循环障碍引起的四肢静息疼痛，改善心脑血管微循环障碍 2. 脏器移植术后抗栓治疗，用以抑制移植后血管内的血栓形成 3. 动脉导管依赖性先天性心脏病，用以缓解低氧血症，保持导管血流以等待时机手术治疗 4. 用于慢性肝炎的辅助治疗
制剂与规格	脂微球注射液：①1ml：5μg；②2ml：10μg
用法与用量	成人一日 1 次，1~2ml（前列地尔 5~10μg）+10ml 生理盐水（或 5%的葡萄糖）缓慢静注，或直接入小壶缓慢静脉滴注
注意事项	1. 下述患者慎用本品： （1）心力衰竭（心功能不全）患者，有报道可加重心功能不全的倾向 （2）青光眼或眼压亢进的患者，有报道可使眼压增高 （3）既往有胃溃疡合并症的患者，有报道可使胃出血 （4）间质性肺炎患者，有报道可使病情恶化 2. 用于治疗慢性动脉闭塞症、微小血管循环障碍的患者。由于本药的治疗是对症治疗，停止给药后，有再复发的可能性 3. 给药时注意： （1）出现不良反应时，应采取变更给药速度、停止给药等适当措施 （2）本制剂与输液混合后在 2 小时内使用。残液不能再使用 （3）不能使用冻结的药品 （4）本品要通过医师处方和遵医嘱使用
禁忌	以下患者禁用： 1. 严重心力衰竭（心功能不全）患者 2. 妊娠或可能妊娠的妇女 3. 既往对本制剂有过敏史的患者
不良反应	1. 休克：偶见休克。要注意观察，发现异常现象时，立刻停药，采取适当的措施 2. 注射部位：有时出现血管痛、血管炎、发红，偶见发硬、瘙痒等 3. 循环系统：有时出现加重心力衰竭、肺水肿、胸部发紧感、血压下降等症状，一旦出现立即停药。有可能出现脸面潮红、心悸 4. 消化系统：有时出现腹泻、腹胀、不愉快感，偶见腹痛、食欲缺乏、呕吐、便秘、转氨酶升高等 5. 精神和神经系统：有时头晕、头痛、发热、疲劳感，偶见发麻 6. 血液系统：偶见嗜酸性粒细胞增多、白细胞减少 7. 其他：偶见视力下降、口腔肿胀感、脱发、四肢疼痛、水肿、荨麻疹
特殊人群用药	儿童：小儿先天性心脏病患者用药，推荐静脉输注速度为 5ng/（kg·min） 老年人：无特殊提示，请遵医嘱 妊娠与哺乳期妇女：妊娠或可能妊娠的妇女禁用
药典	Chin. P.
国家处方集	CNF
其他推荐依据	中国微循环学会糖尿病与微循环专业委员会. 糖尿病微循环障碍临床用药专家共识［J/CD］. 中国医学前沿杂志（电子版），2017，9（2）：34-41

续 表

■ 药品名称	曲克芦丁脑蛋白水解物注射液 Troxerutin and Cerebropotein Hydrolysate Injection
适应证	用于治疗脑血栓、脑出血、脑血管痉挛等急慢性脑血管疾病，以及颅脑外伤及脑血管疾病（脑供血不全、脑梗死、脑出血）所引起的脑功能障碍等后遗症；闭塞性周围血管疾病、血栓性静脉炎、毛细血管出血以及血管通透性升高引起的水肿
制剂与规格	注射剂：①2ml；②5ml
用法与用量	1. 成人患者：①肌内注射，一次 2～4ml，一日 2 次，或遵医嘱；②静脉滴注，一次 5～20ml，加入 0.9%氯化钠注射液或5%葡萄糖注射液 250ml 中缓慢滴注，一日 1 次，2 周为一疗程，或遵医嘱 2. 儿童患者：①肌内注射，儿童按体重，一次 0.04～0.08ml/kg，一日 2 次，或遵医嘱；②静脉滴注，儿童按体重，一次 0.1～0.4mg/kg，加入 0.9%氯化钠注射液或 5%葡萄糖注射液 250ml 中缓慢滴注，一日 1 次，2 周为一疗程，或遵医嘱
注意事项	1. 过敏体质者慎用 2. 本品不能与平衡氨基酸注射液在同一瓶中输注，当同时应用氨基酸输液时，应注意可能出现氨基酸不平衡
禁忌	1. 对本品过敏者禁用 2. 严重肾功能不全者禁用 3. 癫痫持续状态或癫痫大发作患者禁用
不良反应	1. 偶可发生寒战、轻度发热等反应 2. 个别病例可引起过敏性皮疹，调慢滴速或停药后症状可自行消失
特殊人群用药	肝功能、肾功能不全患者：尚不明确 儿童：尚不明确 老年人：尚不明确 妊娠与哺乳期妇女：尚不明确
药典	CNF
国家处方集	
其他推荐依据	李思勇．曲克芦丁脑蛋白水解物治疗糖尿病周围神经病变的临床观察［J］．当代医学，2009，15（30）：158-159
■ 药品名称	小牛血清去蛋白注射液 Deproteinised Calf Blood Serum Injection
适应证	1. 改善脑部血液循环和营养障碍性疾病（缺血性损害、颅脑外伤）所引起的神经功能缺损 2. 末梢动脉、静脉循环障碍及其引起的动脉血管病、腿部溃疡 3. 皮肤移植术；皮肤烧伤、烫伤、糜烂；愈合伤口（创伤、压疮）；放射所致的皮肤、黏膜损伤
制剂与规格	注射剂：①5ml：0.2g；②10ml：0.4g；③20ml：0.8g
用法与用量	本品可以用于静脉注射、动脉注射、肌内注射，也可加入输液中滴注或加入 200～300ml 5%葡萄糖注射液或 0.9%氯化钠注射液中静脉滴注，滴注速度约 2ml/min

续　表

	1. 静脉给药：①脑部缺血性损害，一次 20~30ml 静脉滴注，一日 1 次，连续 2~3 周；②动脉血管病，一次 20~50ml 静脉滴注，一日 1 次，或一次 20~50ml 动脉或静脉注射，每周数次，4 周 1 个疗程；③腿部或其他慢性溃疡、烧伤，每次 10ml 静注（或 5ml 肌注），一日 1 次或每周数次，按愈合情况可加用本品局部治疗；④放射引起的皮肤、黏膜损伤的预防和治疗，在放疗期间，平均一日 5ml 静注 2. 尿道给药：放射性膀胱炎，一日 10ml 联合抗菌药物治疗
注意事项	1. 本品不宜与其他药物混合输注 2. 本品为高渗溶液，肌内注射时要缓慢，注射量不超过 5ml 3. 本品如果发生沉淀或混浊，禁止使用
禁忌	对本品或同类药品过敏者禁用
不良反应	过敏反应极为罕见（如荨麻疹、皮肤潮红、药物热、休克等）；如发生过敏反应立即停药，并给予抗过敏处理
特殊人群用药	儿童：缺乏在药理、毒理或药代动力学方面与成人差异对比的研究 老年人：缺乏本品在老年人由于机体各种功能衰退的关系而对于该药品在药理、毒理或药代动力学方面与成人差异的临床研究资料 妊娠与哺乳期妇女：本品对母婴无不良影响，但使用时应注意对婴儿可能产生的潜在危险
药典	
国家处方集	
其他推荐依据	尚彩红，张青青．小牛血清去蛋白提取物与甲钴胺联合治疗糖尿病周围神经病变的临床观察［J］．中国实用神经疾病杂志，2015（8）：113-114.
■ 药品名称	硒酵母胶囊　Selenious Yeast Capsules
适应证	补硒药。用于低硒的肿瘤、肝病、心脑血管疾病患者或其他低硒引起的疾病
制剂与规格	胶囊剂[保(乙)]：0. 143g（相当于元素硒 100μg）
用法与用量	口服：一次 100~200μg（以硒计）（1~2 粒），一日 1~2 次。或遵医嘱
注意事项	本品用于低硒营养状态的人群，并按本说明书用法用量服用
禁忌	对本品过敏者禁用
不良反应	长期过量服用，可致肝损害、指甲变形和毛发脱落
特殊人群用药	肝功能、肾功能不全：长期过量服用，可致肝损害
药典	
国家处方集	CNF
推荐依据	Bartalena L，Baldeschi L，Boboridis K，et al. The 2016 European Thyroid Association/European Group on Graves' Orbitopathy Guidelines for the Management of Graves' Orbitopathy［J］. Eur Thyroid J，2016，5（1）：9-26.

第十六章

手术预防用抗菌药物

第一节　抗菌药物预防性应用的基本原则*

一、非手术患者抗菌药物的预防性应用

（一）预防用药目的

预防特定病原菌所致的或特定人群可能发生的感染。

（二）预防用药基本原则

1. 用于尚无细菌感染征象但暴露于致病菌感染的高危人群。
2. 预防用药适应证和抗菌药物选择应基于循证医学证据。
3. 应针对一种或二种最可能细菌的感染进行预防用药，不宜盲目地选用广谱抗菌药或多药联合预防多种细菌多部位感染。
4. 应限于针对某一段特定时间内可能发生的感染，而非任何时间可能发生的感染。
5. 应积极纠正导致感染风险增加的原发疾病或基础状况。可以治愈或纠正者，预防用药价值较大；原发疾病不能治愈或纠正者，药物预防效果有限，应权衡利弊决定是否预防用药。
6. 以下情况原则上不应预防使用抗菌药物：普通感冒、麻疹、水痘等病毒性疾病；昏迷、休克、中毒、心力衰竭、肿瘤、应用肾上腺皮质激素等患者；留置导尿管、留置深静脉导管以及建立人工气道（包括气管插管或气管切口）患者。

（三）对某些细菌性感染的预防用药指征与方案

在某些细菌性感染的高危人群中，有指征的预防性使用抗菌药物，预防对象和推荐预防方案，见附录1：抗菌药物在预防非手术患者某些特定感染中的应用。此外，严重中性粒细胞缺乏（$ANC \leq 0.1\times10^9/L$）持续时间超过7天的高危患者和实体器官移植及造血干细胞移植的患者，在某些情况下也有预防用抗菌药物的指征，但由于涉及患者基础疾病、免疫功能状态、免疫抑制剂等药物治疗史等诸多复杂因素，其预防用药指征及方案需参阅相关专题文献。

二、围手术期抗菌药物的预防性应用

围手术期抗菌药物预防用药，应根据手术切口类别（表1-1）、手术创伤程度、可能的污染细菌种类、手术持续时间、感染发生机会和后果严重程度、抗菌药物预防效果的循证医学证据、对细菌耐药性的影响和经济学评估等因素，综合考虑决定是否预防用抗菌药物。但抗菌药物的预防性应用并不能代替严格的消毒、灭菌技术和精细的无菌操作，也不能代替术中保温和血糖控制等其他预防措施。

---

*内容引自：《关于印发抗菌药物临床应用指导原则（2015年版）的通知》（国卫办医发〔2015〕43号）

1. 清洁手术（Ⅰ类切口）：手术脏器为人体无菌部位，局部无炎症、无损伤，也不涉及呼吸道、消化道、泌尿生殖道等人体与外界相通的器官。手术部位无污染，通常不需预防用抗菌药物。但在下列情况时可考虑预防用药：①手术范围大、手术时间长、污染机会增加；②手术涉及重要脏器，一旦发生感染将造成严重后果者，如头颅手术、心脏手术等；③异物植入手术，如人工心瓣膜植入、永久性心脏起搏器放置、人工关节置换等；④有感染高危因素如高龄、糖尿病、免疫功能低下（尤其是接受器官移植者）、营养不良等患者。

2. 清洁-污染手术（Ⅱ类切口）：手术部位存在大量人体寄殖菌群，手术时可能污染手术部位引致感染，故此类手术通常需预防用抗菌药物。

3. 污染手术（Ⅲ类切口）：已造成手术部位严重污染的手术。此类手术需预防用抗菌药物。

4. 污秽-感染手术（Ⅳ类切口）：在手术前即已开始治疗性应用抗菌药物，术中、术后继续，此不属预防应用范畴。

表 1-1　手术切口类别

切口类别	定义
Ⅰ类切口（清洁手术）	手术不涉及炎症区，不涉及呼吸道、消化道、泌尿生殖道等人体与外界相通的器官
Ⅱ类切口（清洁-污染手术）	上、下呼吸道，上、下消化道，泌尿生殖道手术，或经以上器官的手术，如经口咽部手术、胆道手术、子宫全切除术、经直肠前列腺手术，以及开放性骨折或创伤手术等
Ⅲ类切口（污染手术）	造成手术部位严重污染的手术，包括：手术涉及急性炎症但未化脓区域；胃肠道内容物有明显溢出污染；新鲜开放性创伤但未经及时扩创；无菌技术有明显缺陷如开胸、心脏按压者
Ⅳ类切口（污秽-感染手术）	有失活组织的陈旧创伤手术；已有临床感染或脏器穿孔的手术

注：1. 本指导原则均采用以上分类。而目前我国在病案首页中将手术切口分为Ⅰ类、Ⅱ类、Ⅲ类，其Ⅰ类与本指导原则中Ⅰ类同，Ⅱ类相当于本指导原则中Ⅱ类、Ⅲ类，Ⅲ类相当于本指导原则中Ⅳ类。参考本指导原则时应注意两种分类的区别。

2. 病案首页0类系指体表无切口或经人体自然腔道进行的操作以及经皮腔镜操作，其预防用药参考附录3。

（一）抗菌药物品种选择

1. 根据手术切口类别、可能的污染菌种类及其对抗菌药物敏感性、药物能否在手术部位达到有效浓度等综合考虑。

2. 选用对可能的污染菌针对性强、有充分的预防有效的循证医学证据、安全、使用方便及价格适当的品种。

3. 应尽量选择单一抗菌药物预防用药，避免不必要的联合使用。预防用药应针对手术路径中可能存在的污染菌。如心血管、头颈、胸腹壁、四肢软组织手术和骨科手术等经皮肤的手术，通常选择针对金黄色葡萄球菌的抗菌药物。结肠、直肠和盆腔手术，应选用针对肠道革兰阴性菌和脆弱拟杆菌等厌氧菌的抗菌药物。

4. 头孢菌素过敏者，针对革兰阳性菌可用万古霉素、去甲万古霉素、克林霉素；针对革兰阴性杆菌可用氨曲南、磷霉素或氨基糖苷类。

5. 对某些手术部位感染会引起严重后果者，如心脏人工瓣膜置换术、人工关节置换术等，若术前发现有耐甲氧西林金黄色葡萄球菌（MRSA）定植的可能或者该机构MRSA发生率高，可选用万古霉素、去甲万古霉素预防感染，但应严格控制用药持续时间。

6. 不应随意选用广谱抗菌药物作为围手术期预防用药。鉴于国内大肠埃希菌对氟喹诺酮类药物耐药率高，应严格控制氟喹诺酮类药物作为外科围手术期预防用药。

7. 常见围手术期预防用抗菌药物的品种选择，见附录2：抗菌药物在围手术期预防应用的品种选择。

（二）给药方案

1. 给药方法：给药途径大部分为静脉输注，仅有少数为口服给药。静脉输注应在皮肤、黏膜切开前0.5~1小时内或麻醉开始时给药，在输注完毕后开始手术，保证手术部位暴露时局部组织中抗菌药物已达到足以杀灭手术过程中沾染细菌的药物浓度。万古霉素或氟喹诺酮类等由于需输注较长时间，应在手术前1~2小时开始给药。

2. 预防用药维持时间：抗菌药物的有效覆盖时间应包括整个手术过程。手术时间较短（<2小时）的清洁手术术前给药一次即可。如手术时间超过3小时或超过所用药物半衰期的2倍以上，或成人出血量超过1500ml，术中应追加一次。清洁手术的预防用药时间不超过24小时，心脏手术可视情况延长至48小时。清洁-污染手术和污染手术的预防用药时间亦为24小时，污染手术必要时延长至48小时。过度延长用药时间并不能进一步提高预防效果，且预防用药时间超过48小时，耐药菌感染机会增加。

三、侵入性诊疗操作患者的抗菌药物的预防应用

随着放射介入和内镜诊疗等微创技术的快速发展和普及，我国亟待规范诊疗操作患者的抗菌药物预防应用。根据现有的循证医学证据、国际有关指南推荐和国内专家的意见，对部分常见特殊诊疗操作的预防用药提出了建议，见附录3：特殊诊疗操作抗菌药物预防应用的建议。

第二节　第一代头孢菌素类

■ 药品名称	头孢唑林　Cefazolin
抗菌谱与适应证	本品为第一代头孢菌素。除肠球菌、MRSA外，对其他革兰阳性球菌均有良好抗菌活性；对部分大肠埃希菌、奇异变形杆菌、肺炎克雷伯菌有抗菌活性。也用于外科手术预防用药
制剂与规格	注射用头孢唑林钠[保(甲)]：①0.5g[基]；②1g[基]；③1.5g；④2g
用法与用量	静脉给药，常规单次剂量：1~2g
注意事项	青霉素过敏者、有胃肠道疾病史者慎用
禁忌	对头孢菌素过敏者及有青霉素过敏性休克或即刻反应史者禁用
不良反应	不良反应有肝肾功能损害、药物热、药疹等
特殊人群用药	肝功能、肾功能不全患者：肝功能、肾功能不全者慎用；肾功能减退者首剂量0.5g，并应按肌酐清除率调节用量和给药间隔 儿童：不推荐用于新生儿 老年人：老年患者宜适当减量或延长给药间隔 妊娠与哺乳期妇女：孕期、哺乳期用药需权衡利弊
药典	USP、Eur. P.、Chin. P.
国家处方集	CNF
其他推荐依据	

续　表

■ 药品名称	头孢拉定　Cefradine
抗菌谱与适应证	第一代头孢菌素，适用于外科手术预防用药
制剂与规格	注射用头孢拉定：①0.5g；②1.0g
用法与用量	静脉给药，常规单次剂量：1~2g
注意事项	应用头孢拉定的患者以硫酸铜法测定尿糖时可出现假阳性反应
禁忌	对头孢菌素过敏者及有青霉素过敏性休克或即刻反应史者禁用
不良反应	恶心、呕吐、腹泻、上腹部不适等胃肠道反应较为常见
特殊人群用药	肝功能、肾功能不全患者：头孢拉定主要经肾排出，肾功能减退者需减少剂量或延长给药间期 儿童：慎用 老年人：肾功能减退的老年患者应适当减少剂量或延长给药时间 妊娠与哺乳期妇女：孕妇及哺乳期妇女慎用，妊娠安全性分级为 B 级，哺乳期妇女应用时需权衡利弊
药典	USP、Eur. P.、Chin. P.
国家处方集	CNF
其他推荐依据	
■ 药品名称	头孢硫脒　Cefathiamidine
抗菌谱与适应证	第一代头孢菌素，适用于外科手术预防用药
制剂与规格	注射用头孢硫脒[保(乙)]：①0.5g；②1.0g；③2.0g
用法与用量	静脉滴注，一次 2g，一日 2~4 次
注意事项	1. 有胃肠道疾病史者，特别是溃疡性结肠炎、局限性肠炎或抗生素相关性结肠炎者应慎用 2. 应用本品的患者抗球蛋白试验可出现阳性
禁忌	对头孢菌素类抗生素过敏者或对青霉素过敏性休克者禁用
不良反应	偶见荨麻疹、哮喘、瘙痒、寒战、高热、血管神经性水肿、非蛋白氮、ALT（GPT）及 AST（GOT）升高
特殊人群用药	肝功能、肾功能不全患者：肾功能减退者须适当减量 老年人：老年患者肾功能减退，应用时须适当减量 妊娠与哺乳期妇女：妊娠早期妇女慎用；哺乳妇女使用需权衡利弊
药典	Chin. P.
国家处方集	CNF
其他推荐依据	

续 表

■ 药品名称	头孢西酮钠 Cefazedone Sodium
抗菌谱与适应证	第一代头孢菌素，适用于外科手术预防用药。本品对金黄色葡萄球菌、凝固酶阴性葡萄球菌、肺炎链球菌、β-溶血链球菌等革兰阳性菌具有良好的抗菌活性
制剂与规格	注射用头孢西酮钠：①0.5g；②1.0g
用法与用量	静脉给药，成人一日1~4g，分2~3次用药。4周以上儿童一日50mg/kg，分2~3次，静脉注射或静脉滴注
注意事项	青霉素过敏者慎用
禁忌	对本品或其他头孢菌素类抗生素过敏者禁用；早产儿及新生儿禁用
不良反应	发热、皮疹、红斑等过敏反应
特殊人群用药	肝功能、肾功能不全患者：肾功能不全者慎用 儿童：早产儿及新生儿禁用 妊娠与哺乳期妇女：孕妇、哺乳期妇女用药要权衡利弊
药典	
国家处方集	韩国抗生物质医药品基准（韩抗基）
其他推荐依据	
■ 药品名称	头孢替唑钠 Ceftezole Sodium
抗菌谱与适应证	第一代头孢菌素，适用于外科手术预防用药。本品对革兰阳性菌，尤其是球菌，包括产青霉素酶和不产生青霉素酶的金黄色葡萄球菌、化脓性链球菌、肺炎球菌、B组溶血性链球菌、草绿色链球菌、表皮葡萄球菌，以及白喉杆菌、炭疽杆菌皆比较敏感
制剂与规格	注射用头孢替唑钠：①0.5g；②0.75g；③1.0g；④1.5g；⑤2.0g
用法与用量	静脉给药，成人一次0.5~4.0g，一日2次。儿童日用量为20~80mg/kg体重，分1~2次静脉给药
注意事项	青霉素过敏者慎用
禁忌	对本品或其他头孢菌素类抗生素过敏者禁用；对利多卡因或酰基苯胺类局部麻醉剂有过敏史者禁用本品肌注
不良反应	少见过敏反应，如皮疹、荨麻疹、皮肤发红、瘙痒、发热等；偶见血肌酐升高；罕见严重肾功能异常、粒细胞减少、白细胞减少等
特殊人群用药	肝功能、肾功能不全患者：肾功能不全者慎用 妊娠与哺乳期妇女：孕妇、哺乳期妇女用药要权衡利弊
药典	Chin. P.
国家处方集	日本抗生物质医药品基准（日抗基）
其他推荐依据	

第三节 第二代头孢菌素类

■ 药品名称	头孢呋辛钠 Cefuroxime Sodium
抗菌谱与适应证	第二代头孢菌素，适用于颅脑手术，周围血管外科手术，胃十二指肠手术，阑尾手术，结、直肠手术，肝胆系统手术，胸外科手术、心脏大血管手术，泌尿外科手术，应用人工植入物的骨科手术，妇科手术的预防用药
制剂与规格	注射用头孢呋辛钠：①0.25g[基]；②0.5g[基]；③0.75g[基]；④1.0g；⑤1.5g[基]；⑥2.0g；⑦2.25g；⑧2.5g；⑨3.0g
用法与用量	静脉给药，常规单次剂量：1.5g
注意事项	1. 对青霉素类药物过敏者，慎用 2. 使用时应注意监测肾功能，特别是对接受高剂量的重症患者 3. 肾功能不全者应减少一日剂量 4. 头孢呋辛能引起抗生素相关性肠炎，应警惕。抗生素相关性肠炎诊断确立后，应给予适宜的治疗。轻度者停药即可，中、重度者应给予液体、电解质、蛋白质补充，并需选用对梭状芽胞杆菌有效的抗生素类药物治疗 5. 有报道少数患儿使用本品时出现轻、中度听力受损
禁忌	对头孢菌素过敏者及有青霉素过敏性休克史者禁用
不良反应	过敏反应（如皮疹、瘙痒、荨麻疹等），局部反应（血栓性静脉炎），胃肠道反应（如腹泻，恶心、抗生素相关性肠炎等）
特殊人群用药	肝功能、肾功能不全患者：严重肝功能、肾功能不全者慎用 儿童：5岁以下小儿禁用 老年人：老年患者口服本药，不必根据年龄调整剂量 妊娠与哺乳期妇女：妊娠安全性分级为B级；哺乳妇女用药应权衡利弊，如需使用，应暂停授乳
药典	USP、Eur. P.、Chin. P.
国家处方集	CNF
其他推荐依据	
■ 药品名称	头孢替安 Cefotiam
抗菌谱与适应证	第二代头孢菌素，适用于颅脑手术，周围血管外科手术，胃十二指肠手术，阑尾手术，结、直肠手术，肝胆系统手术，胸外科手术、心脏大血管手术，泌尿外科手术，应用人工植入物的骨科手术，妇科手术的预防用药
制剂与规格	注射用盐酸头孢替安[保(乙)]：①0.5g；②1g
用法与用量	静脉给药，常规单次剂量：1~2g
注意事项	1. 有胃肠道疾病史者，特别是溃疡性结肠炎、局限性肠炎或抗生素相关性结肠炎者慎用 2. 本品可引起血象改变，严重时应立即停药

续 表

禁忌	对头孢菌素过敏者及有青霉素过敏性休克史者禁用
不良反应	偶见过敏、胃肠道反应、血象改变及一过性 AST（GOT）及 ALT（GPT）升高；可致肠道菌群改变，造成维生素 B 和维生素 K 缺乏；偶可致继发感染；大量静脉注射可致血管和血栓性静脉炎
特殊人群用药	肝功能、肾功能不全患者：肾功能不全者应减量并慎用 儿童：早产儿和新生儿使用本药的安全性尚未确定 老年人：老年患者用药剂量应按其肾功能减退情况酌情减量 妊娠与哺乳期妇女：孕妇或可能已妊娠的妇女、哺乳妇女应权衡利弊后用药
药典	USP、Eur. P.、Chin. P.
国家处方集	CNF
其他推荐依据	
■ 药品名称	头孢西丁　Cefoxitin
抗菌谱与适应证	第二代头孢菌素，适用于颅脑手术，周围血管外科手术，胃十二指肠手术，阑尾手术，结、直肠手术，肝胆系统手术，胸外科手术、心脏大血管手术，泌尿外科手术，应用人工植入物的骨科手术，妇科手术的预防用药
制剂与规格	注射用头孢西丁钠[保(乙)]：①1g；②2g
用法与用量	静脉给药，常规单次剂量：1～2g
注意事项	1. 青霉素过敏者慎用 2. 肾功能损害者及有胃肠疾病史（特别是结肠炎）者慎用 3. 本品与氨基糖苷类抗生素配伍时，会增加肾毒性
禁忌	对头孢菌素过敏者及有青霉素过敏性休克史者禁用
不良反应	最常见的为局部反应，静脉注射后可出现血栓性静脉炎，肌内注射后可有局部硬结压痛；偶见变态反应、低血压、腹泻等
特殊人群用药	儿童：3 个月以内婴儿不宜使用本药 妊娠与哺乳期妇女：妊娠安全性分级为 B 级；哺乳妇女应权衡利弊后用药
药典	USP、Eur. P.、Chin. P.
国家处方集	CNF
其他推荐依据	
■ 药品名称	头孢美唑　Cefmetazole
抗菌谱与适应证	第二代头霉素类性能与第二代头孢菌素相似，适用于颅脑手术，周围血管外科手术，胃十二指肠手术，阑尾手术，结、直肠手术，肝胆系统手术，胸外科手术、心脏大血管手术，泌尿外科手术，应用人工植入物的骨科手术，妇科手术的预防用药
制剂与规格	注射用头孢美唑钠[保(乙)]：①1g；②2g
用法与用量	静脉给药，常规单次剂量：1～2g

续　表

注意事项	1. 下述患者慎用：对青霉素类抗生素有过敏史者，或双亲、兄弟姐妹等血缘亲属属于过敏体质者，严重肾损害者（有可能出现血药浓度升高、半衰期延长），经口摄食不足患者或非经口维持营养者、全身状态不良者（通过摄食，可能出现维生素K缺乏）等 2. 给药期间及给药后至少1周内避免饮酒
禁忌	对本品有过敏性休克史者禁用
不良反应	过敏反应（如皮疹、瘙痒、荨麻疹、红斑、发热等），罕见休克、肝功能异常等
特殊人群用药	肝功能、肾功能不全患者：严重肝功能、肾功能障碍者慎用 儿童：早产儿、新生儿慎用 老年人：慎用 妊娠与哺乳期妇女：慎用
药典	USP、Eur. P.、Chin. P.
国家处方集	CNF
其他推荐依据	

第四节　第三代头孢菌素类

■ 药品名称	头孢曲松　Ceftriaxone
抗菌谱与适应证	第三代头孢菌素，适用于颅脑手术，结、直肠手术，有反复感染史患者的肝胆系统手术，胸外科手术，应用人工植入物的骨科手术，妇科手术的预防用药
制剂与规格	注射用头孢曲松钠[保(甲)]：①0.25g；②0.5g；③0.75g；④1.0g；⑤1.5g；⑥2.0g；⑦3.0g；⑧4.0g
用法与用量	静脉给药，成人：每24小时1~2g或每12小时0.5~1.0g，最高剂量一日4g。小儿常用量，按体重一日20~80mg/kg
注意事项	1. 对青霉素过敏患者应用本品时应根据患者情况充分权衡利弊后决定。有青霉素过敏性休克或即刻反应者，不宜再选用头孢菌素类 2. 有胃肠道疾病史者，特别是溃疡性结肠炎、局限性肠炎或抗生素相关性结肠炎（头孢菌素类很少产生抗生素相关性肠炎）者应慎用
禁忌	1. 禁用于对本品及其他头孢菌素抗生素过敏的患者。有青霉素过敏性休克史的患者避免应用本品 2. 头孢曲松不得用于高胆红素血症的新生儿和早产儿的治疗。体外研究显示头孢曲松可从血清蛋白结合部位取代胆红素，从而引起这些患者的胆红素脑病 3. 在新生儿中，不得与补钙治疗同时进行，否则可能导致头孢曲松的钙盐沉降的危险
不良反应	胃肠道反应、过敏反应等
特殊人群用药	儿童：出生体重<2kg的新生儿使用本药的安全性尚未确定。本药可将胆红素从血清白蛋白上置换下来，患有高胆红素血症的新生儿（尤其是早产儿），应避免使用本药

续 表

	老年人：除非患者虚弱、营养不良或有重度肾功能损害时，老年人应用头孢曲松一般不需调整剂量 妊娠与哺乳期妇女：妊娠安全性分级为 B 级；哺乳期妇女权衡利弊后应用
药典	USP、Eur. P.、Chin. P.
国家处方集	CNF
其他推荐依据	
■ 药品名称	头孢噻肟 Cefotaxime
抗菌谱与适应证	第三代头孢菌素，适用于颅脑手术，结、直肠手术，有反复感染史患者的肝胆系统手术，胸外科手术，应用人工植入物的骨科手术，妇科手术的预防用药
制剂与规格	注射用头孢噻肟钠[保(甲)]：①0.5g；②1g；③2g
用法与用量	1. 成人静脉给药一日 2~6g，分 2~3 次给药 2. 儿童：静脉给药：新生儿一次 50mg/kg；7 日内新生儿每 12 小时 1 次；7~28 日新生儿每 8 小时 1 次
注意事项	1. 有胃肠道疾病者慎用 2. 用药前须确定是否需进行过敏试验 3. 本品与氨基糖苷类抗生素不可同瓶滴注
禁忌	对头孢菌素过敏者及有青霉素过敏性休克史者禁用
不良反应	不良反应发生率低（3%~5%），包括皮疹和药物热、静脉炎、腹泻、恶心、呕吐、食欲缺乏等
特殊人群用药	肝功能、肾功能不全患者：严重肾功能减退患者应用本药时须根据肌酐清除率调整剂量 儿童：婴幼儿不宜做肌内注射 老年人：老年患者应根据肾功能适当减量 妊娠与哺乳期妇女：妊娠安全性分级为 B 级；哺乳期妇女用药时宜暂停授乳
药典	USP、Eur. P.、Chin. P.
国家处方集	CNF
其他推荐依据	
■ 药品名称	头孢哌酮 Cefoperazone
抗菌谱与适应证	第三代头孢菌素，适用于有反复感染史患者的肝胆系统手术的预防用药
制剂与规格	注射用头孢哌酮钠：①0.5g；②1.0g；③1.5g；④2.0g
用法与用量	1. 成人：一次 1~2g，每 12 小时 1 次 2. 儿童：一日 50~200mg/kg，分 2~3 次给药
注意事项	1. 肝病、胆道梗阻严重或同时有肾功能减退者，用药剂量应予以适当调整 2. 部分患者可引起维生素 K 缺乏和低凝血酶原血症，用药期间应进行出血时间、凝血酶原时间监测
禁忌	对头孢菌素过敏者及有青霉素过敏性休克史者禁用

续　表

不良反应	皮疹较为多见；少数患者尚可发生腹泻、腹痛；嗜酸性粒细胞增多，轻度中性粒细胞减少；暂时导性 AST（GOT）及 ALT（GPT）、碱性磷酸酶、尿素氮或血肌酐升高等
特殊人群用药	儿童：新生儿和早产儿用药须权衡利弊 妊娠与哺乳期妇女：妊娠安全性分级为 B 级；哺乳期妇女用药时宜暂停授乳
药典	USP、Eur. P.、Chin. P.
国家处方集	CNF
其他推荐依据	

■ 药品名称	头孢哌酮舒巴坦
抗菌谱与适应证	第三代头孢菌与含 β-内酰胺酶抑制剂适用于有反复感染史患者的肝胆系统手术的预防用药
制剂与规格	注射用头孢哌酮钠舒巴坦钠（1∶1）[保(乙)]：①1.0g；②2.0g
用法与用量	成人：一次 2~4g，每 12 小时 1 次
注意事项	接受 β-内酰胺类或头孢菌素类抗生素治疗的患者可发生严重的及偶可发生的致死性过敏反应。一旦发生过敏反应，应立即停药并给予适当的治疗
禁忌	对头孢菌素过敏者及有青霉素过敏性休克史者禁用
不良反应	皮疹较为多见；少数患者尚可发生腹泻、腹痛；嗜酸性粒细胞增多，轻度中性粒细胞减少；暂时性 AST（GOT）及 ALT（GPT）、碱性磷酸酶、尿素氮或血肌酐升高等
特殊人群用药	肝功能、肾功能不全患者：根据患者情况调整用药剂量 儿童：新生儿和早产儿用药须权衡利弊 老年人：老年人呈生理性的肝功能、肾功能减退，因此应慎用本药并需调整剂量 妊娠与哺乳期妇女：妊娠安全性分级为 B 级；哺乳期妇女用药时宜暂停授乳
药典	USP、Eur. P.、Chin. P.
国家处方集	CNF
其他推荐依据	

第五节　其他类别抗菌药

■ 药品名称	环丙沙星　Ciprofloxacin
抗菌谱与适应证	适用于泌尿外科手术预防用药
制剂与规格	环丙沙星注射液[保(甲)]：100ml∶0.2g 环丙沙星葡萄糖注射液[保(乙)]：100ml∶0.2g 乳酸环丙沙星注射液：①100ml∶0.1g；②100ml∶0.2g；③250ml∶0.25g 乳酸环丙沙星 0.9%氯化钠注射液：①100ml∶0.2g；②200ml∶0.4g 注射用乳酸环丙沙星：①0.2g；②0.4g

续　表

用法与用量	一次 0.1~0.2g，每 12 小时 1 次
注意事项	1. 宜空腹服用 2. 患中枢神经系统疾病者（如癫痫、脑动脉硬化患者）慎用
禁忌	对环丙沙星及任何一种氟喹诺酮类药过敏的患者禁用；孕妇、哺乳期妇女及 18 岁以下者禁用
不良反应	胃肠道反应较为常见，可表现为腹部不适或疼痛、腹泻、恶心或呕吐；中枢神经系统反应可有头晕、头痛、嗜睡或失眠；过敏反应有皮疹、皮肤瘙痒、面部潮红、胸闷等
特殊人群用药	肝功能、肾功能不全患者：慎用 儿童：18 岁以下患者禁用 老年人：应减量给药 妊娠与哺乳期妇女：禁用
药典	USP、Eur. P.、Chin. P.
国家处方集	CNF
其他推荐依据	
■ 药品名称	甲硝唑　Metronidazole
抗菌谱与适应证	适用于经口咽部黏膜切口的大手术，阑尾手术，结、直肠手术，涉及阴道的妇科手术
制剂与规格	甲硝唑注射液[保(甲)]：①20ml∶100mg；②100ml∶0.2g；③100ml∶0.5g；④250ml∶0.5g；⑤250ml∶1.25g 甲硝唑葡萄糖注射液[保(乙)]：250ml，内含甲硝唑 0.5g、葡萄糖 12.5g 注射用甲硝唑磷酸二钠：0.915g
用法与用量	静脉给药，常规单次剂量：0.5g
注意事项	1. 出现运动失调或其他中枢神经系统症状时应停药 2. 用药期间应戒酒，饮酒后出现腹痛、呕吐、头痛等症状
禁忌	对本药或其他硝基咪唑类药物过敏或有过敏史者、活动性中枢神经系统疾病者、血液病者、孕妇及哺乳期妇女禁用
不良反应	1. 消化系统：恶心、呕吐、食欲缺乏、腹部绞痛，一般不影响治疗 2. 神经系统：头痛、眩晕，偶有感觉异常、肢体麻木、共济失调、多发性神经炎等，大剂量可致抽搐 3. 少数病例发生荨麻疹、面部潮红、瘙痒、膀胱炎、排尿困难、口中金属味及白细胞减少等，均属可逆性，停药后自行恢复
特殊人群用药	肝功能、肾功能不全患者：肝功能不全患者慎用 老年人：老年患者应注意监测血药浓度并调整剂量 妊娠与哺乳期妇女：孕妇及哺乳期妇女禁用，妊娠安全性分级为 B 级
药典	USP、Eur. P.、Chin. P.
国家处方集	CNF
其他推荐依据	

续 表

■ 药品名称	克林霉素 Clindamycin
抗菌谱与适应证	适用于对β-内酰胺类抗菌药物过敏者，预防葡萄球菌、链球菌感染的外科手术
制剂与规格	盐酸克林霉素注射液[保(甲)]：①4ml：0.3g；②8ml：0.6g；③2ml：0.3g 注射用盐酸克林霉素[保(甲)]：0.5g 克林霉素磷酸酯注射液[保(甲)]：①2ml：0.3g；②4ml：0.6g 注射用克林霉素磷酸酯[保(甲)]：①0.3g；②0.6g；③1.2g
用法与用量	静脉给药，常规单次剂量：0.6~0.9g
注意事项	1. 有胃肠疾病或病史者，特别是溃疡性结肠炎、克罗恩病或假膜性肠炎患者、有哮喘或其他过敏史者慎用 2. 本品不能透过血-脑脊液屏障，故不能用于脑膜炎 3. 不同细菌对本品的敏感性可有相当大的差异，故药敏试验有重要意义
禁忌	本品与林可霉素有交叉耐药性，对克林霉素或林可霉素有过敏史者禁用
不良反应	1. 消化系统：恶心、呕吐、食欲缺乏、腹部绞痛，一般不影响治疗 2. 血液系统：偶可发生白细胞减少、中性粒细胞减少、嗜酸性粒细胞增多和血小板减少等 3. 少数病例发生荨麻疹、潮红、瘙痒、膀胱炎、排尿困难、口中金属味及白细胞减少等，均属可逆性，停药后自行恢复
特殊人群用药	肝功能、肾功能不全患者：肝功能不全者、严重肾功能障碍者慎用 儿童：新生儿禁用，4岁以内儿童慎用，16岁以内儿童应用应注意重要器官功能监测 老年人：老年患者用药时需密切观察 妊娠与哺乳期妇女：孕妇应用需充分权衡利弊，FDA妊娠安全性分级为B级；哺乳期妇女慎用，用药时宜暂停授乳
药典	USP、Eur. P.、Chin. P.
国家处方集	CNF
其他推荐依据	
■ 药品名称	氨曲南 Aztreonam
抗菌谱与适应证	适用于对β-内酰胺类抗菌药物过敏者，预防革兰阴性杆菌感染的外科手术
制剂与规格	注射用氨曲南[保(乙)]：①0.5g；②1.0g；③2.0g
用法与用量	静脉给药，常规单次剂量：1~2g
注意事项	1. 氨曲南与青霉素之间无交叉过敏反应，但对青霉素、头孢菌素过敏及过敏体质者仍需慎用 2. 有不同程度的抗生素相关性肠炎
禁忌	对氨曲南有过敏史者禁用
不良反应	常见为恶心、呕吐、腹泻及皮肤过敏反应等
特殊人群用药	老年人：老年人用药剂量应按其肾功能减退情况酌情减量 妊娠与哺乳期妇女：妊娠安全性分级为B级，哺乳期妇女使用时应暂停授乳
药典	USP、Eur. P.、Chin. P.

续 表

国家处方集	CNF
其他推荐依据	
■ 药品名称	万古霉素 Vancomycin
抗菌谱与适应证	适用于耐甲氧西林葡萄球菌检出率高的医疗机构进行工人材料植入手术（如人工心脏瓣膜置换、永久性心脏起搏器置入、人工关节置换等）预防感染
制剂与规格	注射用盐酸万古霉素[保(乙)]：①0.5g（50万U）；②1.0g（100万U）
用法与用量	静脉给药，一次1g，每12小时给药1次
注意事项	1. 听力减退或有耳聋病史者慎用 2. 不宜肌内注射，静脉滴注时尽量避免药液外漏，且应经常更换注射部位，滴速不宜过快 3. 在治疗过程中应监测血药浓度
禁忌	对万古霉素过敏者，严重肝功能、肾功能不全者，孕妇及哺乳期妇女禁用
不良反应	休克、过敏样症状、急性肾功能不全等
特殊人群用药	肝功能、肾功能不全患者：严重肝功能、肾功能不全者禁用 儿童：儿童（尤其是低体重出生儿、新生儿）应监测血药浓度，慎重给药 老年人：老年患者确有指征使用时必须调整剂量或调整用药间隔 妊娠与哺乳期妇女：禁用
药典	USP、Eur. P.、Chin. P.
国家处方集	CNF
其他推荐依据	
■ 药品名称	去甲万古霉素 Norvancomycin
抗菌谱与适应证	适用于耐甲氧西林葡萄球菌检出率高的医疗机构进行工人材料植入手术（如人工心脏瓣膜置换、永久性心脏起搏器置入、人工关节置换等）预防感染
制剂与规格	注射用盐酸去甲万古霉素[保(乙)]：①0.4g（40万U）；②0.8g（80万U）
用法与用量	静脉给药，一次400~800mg，每12小时给药1次
注意事项	1. 听力减退或有耳聋病史者慎用 2. 不可肌内注射或静脉注射 3. 治疗期间应定期检查听力，检查尿液中蛋白、管型、细胞数及测定尿相对密度等
禁忌	对本药或万古霉素类抗生素过敏者禁用
不良反应	可出现皮疹、恶心、静脉炎等；可引致耳鸣、听力减退、肾功能损害等
特殊人群用药	肝功能、肾功能不全患者：肾功能不全患者慎用，如有应用指征时需在治疗药物浓度监测下，根据肾功能减退程度减量应用 儿童：新生儿、婴幼儿用药必须充分权衡利弊 老年人：用于老年患者有引起耳毒性与肾毒性的危险（听力减退或丧失）。老年患者即使肾功能测定在正常范围内，使用时应采用较小治疗剂量 妊娠与哺乳期妇女：妊娠期患者避免应用；哺乳期妇女慎用

续　表

药典	Chin. P.
国家处方集	CNF
其他推荐依据	

注：1. Ⅰ类切口手术常用预防抗菌药物为第一代头孢菌素：头孢唑林或头孢拉定等

2. Ⅰ类切口手术常用预防抗菌药物单次使用剂量：头孢唑林 1~2g；头孢拉定 1~2g；头孢呋辛 1.5g；头孢曲松 1~2g；甲硝唑 0.5g；其他详见具体药品表单。头孢菌素应在 30 分钟内滴完

3. 对 β-内酰胺类抗菌药物过敏者，可选用克林霉素预防葡萄球菌、链球菌感染，可选用氨曲南预防革兰阴性杆菌感染。必要时可联合使用

4. 耐甲氧西林葡萄球菌检出率高的医疗机构，如进行人工材料植入手术（如人工心脏瓣膜置换、永久性心脏起搏器置入、人工关节置换等），也可选用万古霉素或去甲万古霉素预防感染

第十七章

治疗用抗菌药物

第一节　青霉素类

■ 药品名称	青霉素　Benzylpenicillin
抗菌谱与适应证	适用于溶血性链球菌、肺炎链球菌、不产青霉素酶葡萄球菌的感染；炭疽、破伤风、气性坏疽等梭状芽胞杆菌感染及梅毒、钩端螺旋体病、回归热、白喉。与氨基糖苷类药物联合用于治疗草绿色链球菌心内膜炎。亦可用于流行性脑脊髓膜炎、放线菌病、淋病、樊尚咽峡炎、莱姆病、鼠咬热、李斯特菌病、除脆弱拟杆菌以外的厌氧菌感染。风湿性心脏病或先天性心脏病患者手术前预防用药
制剂与规格	注射用青霉素钠[保(甲)]：①0.12g（2 万 U）；②0.24g（40 万 U）[基]；③0.48g（80 万 U）[基]；④0.6g（100 万 U）；⑤0.96g（160 万 U）[基]；⑥2.4g（400 万 U） 注射用青霉素钾[保(甲)]：①0.125g（20 万 U）；②0.25g（40 万 U）[基]；③0.5g（80 万 U）[基]；④0.625g（100 万 U）
用法与用量	1. 肌内注射：成人：一日（80~200）万 U，分 3~4 次给药；小儿：按体重 2.5 万 U/kg，每 12 小时给药 1 次 2. 静脉滴注：成人一日（200~2000）万 U，分 2~4 次给药；小儿每日按体重（5~20）万 U/kg，分 2~4 次给药
注意事项	1. 应用前询问药物过敏史并进行青霉素皮肤试验 2. 对一种青霉素过敏者可能对其他青霉素类药物、青霉胺过敏，有哮喘、湿疹、花粉症、荨麻疹等过敏性疾病患者应慎用 3. 大剂量使用时应定期检测电解质
禁忌	有青霉素类药物过敏史或青霉素皮肤试验阳性患者禁用
不良反应	青霉素过敏反应较常见，包括荨麻疹等各类皮疹、白细胞减少、间质性肾炎、哮喘发作等和血清病样反应
特殊人群用药	肝功能、肾功能不全患者：轻、中度肾功能损害者使用常规剂量不需减量，严重肾功能损害者应延长给药间隔或调整剂量 妊娠与哺乳期妇女：妊娠期妇女给药属 FDA 妊娠风险 B 级；哺乳期妇女用药时宜暂停授乳
药典	USP、Eur. P.、Chin. P.
国家处方集	CNF
其他推荐依据	

续　表

■ 药品名称	青霉素 V　Phenoxymethylpenicillin
抗菌谱与适应证	1. 青霉素敏感菌株所致的轻、中度感染，包括链球菌所致的扁桃体炎、咽喉炎、猩红热、丹毒等 2. 肺炎球菌所致的支气管炎、肺炎、中耳炎、鼻窦炎及敏感葡萄球菌所致的皮肤软组织感染等 3. 螺旋体感染和作为风湿热复发和感染性心内膜炎的预防用药
制剂与规格	青霉素 V 钾片[保(甲)]：①100 万 U；②60 万 U；③0.25g（40 万 U）；④0.5g（80 万 U）
用法与用量	口服：①成人：链球菌感染：一次 125~250mg，每 6~8 小时 1 次，疗程 10 日。肺炎球菌感染：一次 250~500mg，每 6 小时 1 次，疗程至退热后至少 2 日。葡萄球菌感染、螺旋体感染：一次250~500mg，每6~8 小时 1 次。预防风湿热复发：一次 250mg，一日 2 次。预防心内膜炎：在拔牙或上呼吸道手术前 1 小时口服 2g，6 小时后再加服 1g（27kg 以下小儿剂量减半）；②小儿：按体重，一次 2.5~9.3mg/kg，每 4 小时 1 次；或一次 3.75~14mg/kg，每 6 小时 1 次；或一次 5~18.7mg/kg，每 8 小时 1 次
注意事项	1. 对头孢菌素类药物过敏者及有哮喘、湿疹、花粉症、荨麻疹等过敏性疾病患者应慎用 2. 患者一次开始服用前，必须先进行青霉素皮试 3. 长期或大剂量服用者，应定期检查肝、肾、造血系统功能和检测血清钾或钠
禁忌	青霉素皮试阳性反应者、对青霉素类药物过敏者及传染性单核细胞增多症患者禁用
不良反应	常见恶心、呕吐、上腹部不适、腹泻等胃肠道反应及黑毛舌；皮疹、荨麻疹等过敏反应
特殊人群用药	肝功能、肾功能不全患者：肾功能减退者应根据血浆肌酐清除率调整剂量或给药间期 老年人：老年患者应根据肾功能情况调整用药剂量或用药间期 妊娠与哺乳期妇女：妊娠期妇女给药属 FDA 妊娠风险 B 级；哺乳期妇女慎用或用药时暂停授乳
药典	USP、Eur. P.
国家处方集	CNF
其他推荐依据	
■ 药品名称	普鲁卡因青霉素　Procaine Benzylpenicillin
抗菌谱与适应证	1. 与青霉素相仿，但由于血药浓度较低，故仅限于青霉素高度敏感病原体所致的轻、中度感染，如 A 组链球菌所致的扁桃体炎、猩红热、肺炎链球菌肺炎、青霉素敏感金黄色葡萄球菌所致皮肤软组织感染、樊尚咽峡炎等 2. 可用于治疗钩端螺旋体病、回归热和早期梅毒等
制剂与规格	注射用普鲁卡因青霉素[保(乙)]：①40 万 U［普鲁卡因青霉素 30 万 U，青霉素钠（钾）10 万 U］；②80 万 U［普鲁卡因青霉素 60 万 U，青霉素钠（钾）20 万 U］
用法与用量	肌内注射，每次（40~80）万 U，每日 1~2 次
注意事项	1. 哮喘、湿疹、花粉症、荨麻疹等过敏性疾病患者应慎用本品 2. 应用前需详细询问药物过敏史并进行青霉素、普鲁卡因皮肤试验
禁忌	有青霉素类药物或普鲁卡因过敏史者禁用；青霉素或普鲁卡因皮肤试验阳性患者禁用
不良反应	过敏反应（如荨麻疹、间质性肾炎、白细胞减少等）；赫氏反应和治疗矛盾；二重感染等

续　表

特殊人群用药	妊娠与哺乳期妇女：妊娠期妇女给药属 FDA 妊娠风险 B 级；哺乳期妇女用药时宜暂停授乳
药典	USP、Eur. P.、Chin. P.
国家处方集	CNF
其他推荐依据	
■ 药品名称	苄星青霉素　Benzathine Benzylpenicillin
抗菌谱与适应证	用于预防风湿热、治疗各期梅毒也可用于控制链球菌感染的流行
制剂与规格	注射用苄星青霉素[基,保(甲)]：①30 万 U；②60 万 U；③120 万 U
用法与用量	肌内注射：成人，一次（60~120）万 U，2~4 周 1 次；小儿一次（30~60）万 U，2~4 周 1 次
注意事项	同青霉素
禁忌	有青霉素类药物过敏史者或青霉素皮肤试验阳性患者禁用
不良反应	过敏反应（同青霉素）；二重感染等
特殊人群用药	妊娠与哺乳期妇女：妊娠期妇女给药属 FDA 妊娠风险 B 级；哺乳期妇女用药时宜暂停授乳
药典	USP、Eur. P.、Chin. P.
国家处方集	CNF
其他推荐依据	
■ 药品名称	阿莫西林　Amoxicillin
抗菌谱与适应证	适用于治疗敏感菌所致的下列感染：①中耳炎、鼻窦炎、咽炎、扁桃体炎等上呼吸道感染；②急性支气管炎、肺炎等下呼吸道感染；③泌尿、生殖道感染；④皮肤、软组织感染；⑤适用于治疗急性单纯性淋病；⑥尚可用于治疗伤寒、伤寒带菌者及钩端螺旋体病；⑦亦可与克拉霉素、兰索拉唑联合治疗幽门螺杆菌感染
制剂与规格	片剂[基,保(甲)]：①0. 125g；②0. 25g 胶囊[基,保(甲)]：①0. 125g；②0. 25g 干混悬剂[基,保(甲)]：袋装，①0. 125g；②0. 25g。瓶装，①1. 25g；②2. 5g 颗粒剂[保(甲)]：125mg 注射用阿莫西林钠：①0. 5g；②2g
用法与用量	口服：成人一次 0. 5g，每 6~8 小时 1 次，日剂量不超过 4g；小儿每日按体重 20~40mg/kg，每 8 小时 1 次；3 个月以下婴儿：一日 30mg/kg，每 12 小时 1 次 肌内注射或稀释后静脉滴注：成人一次 0. 5~1g，每 6~8 小时 1 次；小儿一日 50~100mg/kg，分3~4 次给药 肾功能不全时剂量：肌酐清除率为 10~30ml/min 者，一次 0. 25~0. 50g，每 12 小时 1 次；肌酐清除率< 10ml/min 者，一次 0. 25~0. 50g，每 24 小时 1 次 透析时剂量：每次血液透析后应补充给予 1g 剂量
注意事项	1. 巨细胞病毒感染、淋巴细胞白血病、淋巴瘤等患者不宜使用 2. 传染性单核细胞增多症患者应避免使用 3. 哮喘、湿疹、花粉症、荨麻疹等过敏性疾病史者慎用

续　表

禁忌	有青霉素类药物过敏史者或青霉素皮肤试验阳性患者禁用
不良反应	恶心、呕吐、腹泻及抗生素相关性肠炎等胃肠道反应；皮疹、药物热和哮喘等过敏反应；贫血、血小板减少、嗜酸性粒细胞增多等
特殊人群用药	肝功能不全、肾功能不全患者：肾功能严重损害者慎用 老年人：老年人用药时可能需要调整剂量 妊娠与哺乳期妇女：妊娠期妇女应仅在确有必要时应用本品；由于乳汁中可分泌少量阿莫西林，哺乳期妇女服用后可能导致婴儿过敏
药典	Eur. P、Chin. P.
国家处方集	CNF
其他推荐依据	
■ 药品名称	磺苄西林　Sulbenicillin
抗菌谱与适应证	适用于敏感的铜绿假单胞菌、某些变形杆菌属以及其他敏感革兰阴性菌所致肺炎、尿路感染、复杂性皮肤软组织感染和败血症等。对本品敏感菌所致腹腔感染、盆腔感染宜与抗厌氧菌药物联合应用
制剂与规格	注射用磺苄西林钠：1.0g：100 万 U
用法与用量	静脉滴注或静脉注射；中度感染成人一日剂量 8g，重症感染或铜绿假单胞菌感染时剂量需增至一日 20g，分 4 次静脉给药；儿童根据病情每日剂量按体重 80~300mg/kg，分 4 次给药
注意事项	1. 使用本品前需详细询问药物过敏史并进行青霉素皮肤试验，呈阳性反应者禁用 2. 对一种青霉素过敏者可能对其他青霉素类药物、青霉胺过敏
禁忌	有青霉素类药物过敏史者或青霉素皮肤试验阳性患者禁用
不良反应	过敏反应较常见，包括皮疹、发热等，偶见过敏性休克，一旦发生必须就地抢救，保持气道畅通、吸氧并给予肾上腺素、糖皮质激素等治疗措施；恶心、呕吐等胃肠道反应；实验室检查异常包括白细胞或中性粒细胞减少，ALT（GPT）及 AST（GOT）一过性增高等
特殊人群用药	肝功能、肾功能不全患者：严重肝功能、肾功能不全者慎用 妊娠与哺乳期妇女：妊娠期妇女应仅在确有必要时应用本品
药典	Chin. P.
国家处方集	CNF
其他推荐依据	
■ 药品名称	替卡西林　Ticarcillin
抗菌谱与适应证	对大肠埃希菌、奇异变形杆菌、普通变形杆菌等肠杆菌属、流感嗜血杆菌、沙门菌属、铜绿假单胞菌等具有良好的抗菌活性。①适用于治疗敏感菌所致的下呼吸道感染、骨和骨关节感染、皮肤及软组织感染、尿路感染及败血症等；②与氨基糖苷类、喹诺酮类等抗菌药联用，可用于治疗铜绿假单胞菌所致感染
制剂与规格	注射用替卡西林钠：①0.5g；②1g；③3g；④6g

续 表

用法与用量	成人：肌内注射：泌尿系统感染，一次 1g，一日 4 次；静脉给药：一日 200~300mg/kg，分次给药。儿童：①静脉给药：一日 200~300mg/kg，分次给药；②婴儿：一日 225mg/kg，分次给药；③对 7 日龄以下新生儿：一日 150mg/kg，分次给药
注意事项	对头孢菌素过敏者、凝血功能异常者慎用
禁忌	对本品或其他青霉素类过敏者禁用
不良反应	低钾血症及出血时间延长；皮疹、瘙痒、药物热等过敏反应较多见
特殊人群用药	肝功能、肾功能不全患者：严重肝功能、肾功能不全者慎用 妊娠与哺乳期妇女：妊娠期妇女慎用，妊娠安全性分级为 B 级；哺乳期妇女慎用
药典	USP、Eur. P.
国家处方集	CNF
其他推荐依据	
■ 药品名称	注射用哌拉西林　Piperacillin for Injection
抗菌谱与适应证	1. 治疗铜绿假单胞菌和敏感革兰阴性杆菌所致的各种感染，如败血症、尿路感染、呼吸道感染、胆道感染、腹腔感染、盆腔感染以及皮肤、软组织感染等 2. 与氨基糖苷类药联用治疗粒细胞减少症免疫缺陷患者的感染
制剂与规格	注射用哌拉西林钠（按哌拉西林计）[基,保(甲)]：①0.5g；②1g；③2g
用法与用量	成人：中度感染一日 8g，分 2 次给药；严重感染一次 3~4g，每 6 小时 1 次。一日最大剂量不可超过 24g 儿童：①婴幼儿和 12 岁以下儿童：一日 100~200mg/kg；②新生儿：体重< 2kg 者：出生后第 1 周内，一次 50mg/kg，每 12 小时 1 次；1 周以上，一次 50mg/kg，每 8 小时 1 次；体重 2kg 以上者：出生后第 1 周内，一次 50mg/kg，每 8 小时 1 次；1 周以上，一次 50mg/kg，每 6 小时 1 次
注意事项	1. 有出血史者，溃疡性结肠炎、克罗恩病或假膜性肠炎者，体弱者慎用 2. 哌拉西林不可加入碳酸氢钠溶液中静脉滴注
禁忌	对青霉素、头孢菌素或其他 β-内酰胺类抗生素过敏或有过敏史者禁用
不良反应	青霉素类药物过敏反应较常见；局部注射部位疼痛、血栓性静脉炎等；腹泻、稀便、恶心、呕吐等
特殊人群用药	肝功能、肾功能不全患者：慎用 儿童：12 岁以下儿童的用药安全性剂量尚未正式确定，应慎用 老年人：慎用 妊娠与哺乳期妇女：妊娠期妇女应仅在确有必要时才能使用本药，妊娠安全性分级为 B 级；哺乳期妇女用药应权衡利弊或暂停授乳
药典	USP、Eur. P.、Chin. P.
国家处方集	CNF
其他推荐依据	

续　表

■ 药品名称	注射用阿洛西林　Azlocillin for Injection
抗菌谱与适应证	敏感的革兰阳性及革兰阴性菌（包括铜绿假单胞菌）所致的呼吸道、泌尿道、生殖器官、胆道、胃肠道、败血症、脑膜炎、心内膜炎等严重感染，手术、烧伤后感染，骨、皮肤及软组织感染
制剂与规格	注射用阿洛西林钠[保(乙)]：①0.5g；②1g；③2g；④3g
用法与用量	成人：一日 6~10g，严重病例可增至 10~16g，分 2~4 次滴注。儿童：一次 75mg/kg，一日 2~4 次。婴儿及新生儿：一次 100mg/kg，一日 2~4 次
注意事项	详见说明书
禁忌	对青霉素类抗生素过敏者禁用
不良反应	恶心、呕吐、腹泻及抗生素相关性肠炎等胃肠道反应；皮疹，药物热和哮喘等过敏反应
特殊人群用药	肝功能、肾功能不全患者：肾功能减退患者应适当降低用量 老年人：老年患者肾功能减退，需调整剂量 妊娠与哺乳期妇女：妊娠安全性分级为 B 级；哺乳期妇女应权衡利弊用药
药典	Pol. P.
国家处方集	CNF
其他推荐依据	

第二节　头孢菌素类

一、第一代头孢菌素类

■ 药品名称	注射用头孢唑林钠　Cefazolin Sodium for Injection
抗菌谱与适应证	第一代头孢菌素。除肠球菌、MRSA 外，对其他革兰阳性球菌均有良好抗菌活性；对部分大肠埃希菌、奇异变形杆菌、肺炎克雷伯菌有抗菌活性。临床用于敏感菌所致的呼吸道、尿路感染，皮肤软组织、骨和关节、肝胆系统感染，心内膜炎、败血症，眼、耳、鼻、咽喉部感染；也用于外科手术预防用药
制剂与规格	注射用头孢唑林钠：①0.5g；②1g；③1.5g；④2g
用法与用量	1. 肌内、静注、静滴：一次 0.5~1g，一日 2~4 次。严重感染可增至一日 6g，分2~4 次静脉给予。儿童一日量为 50~100mg/kg，分 2~3 次给予 2. 外科手术预防用药：术前 0.5~1.0 小时给药 1g，手术超过 6 小时者术中加用 0.5~1.0g，术后每 6~8 小时给药 0.5~1.0g 致术后 24 小时
注意事项	1. 对青霉素过敏或过敏体质者慎用 2. 交叉过敏反应：患者对一种头孢菌素或头霉素过敏者对其他头孢菌素或头霉素也可能过敏。患者对青霉素、青霉素衍生物或青霉胺过敏者也可能对头孢菌素或头霉素过敏 3. 头孢唑林与庆大霉素或其他肾毒性抗生素合用有增加肾损害的危险性

续 表

	4. 静脉滴注：将本品用灭菌注射用水、氯化钠注射用水或葡萄糖注射液溶解后使用，当静脉滴注体积超过 100ml 时不用注射用水 5. 配置后的溶液应避光保存。室温保存不得超过 48 小时
禁忌	对头孢菌素过敏者及有青霉素过敏性休克或即刻反应者禁用
不良反应	1. 静脉注射发生的血栓性静脉炎和肌内注射区疼痛均较头孢噻吩少而轻 2. 药疹发生率为 1.1%，嗜酸性粒细胞增多的发生率为 1.7%，偶有药物热
特殊人群用药	肝功能、肾功能不全患者：肝功能、肾功能不全者慎用。肾功能减退者首剂量 0.5g，并应按肌酐清除率调节用量和给药间隔 儿童：不推荐用于新生儿 老年人：老年患者宜适当减量或延长给药间隔 妊娠与哺乳期妇女：用药需权衡利弊
药典	USP、Eur. P.、Chin. P.
国家处方集	CNF
其他推荐依据	
■ 药品名称	头孢拉定 Cefradine
抗菌谱与适应证	第一代头孢菌素。适用于治疗敏感菌所致的轻、中度感染，如急性咽炎、扁桃体炎、中耳炎、支气管炎急性发作、肺炎等呼吸道感染、泌尿生殖道感染及皮肤软组织感染等
制剂与规格	头孢拉定胶囊[基,保(甲)]：①0.25g；②0.5g 头孢拉定片[基,保(甲)]：①0.25g；②0.5g 头孢拉定颗粒[保(乙)]：①0.125g；②0.25g 头孢拉定干混悬剂：①0.125g；②0.25g；③1.5g；④3g 注射用头孢拉定[保(乙)]：①0.5g；②1g
用法与用量	1. 成人：口服给药，一次 0.25~0.50g，每 6 小时 1 次；严重感染时可增至一次 1g，一日最高剂量为 4g。肌内注射及静脉给药，一次0.5~1g，每 6 小时 1 次。一日最高剂量为 8g 2. 儿童：口服给药，一次 6.25~12.5mg/kg，每 6 小时 1 次。肌内注射及静脉给药，1 周岁以上小儿，一次 12.5~25mg/kg，每 6 小时 1 次 3. 肌酐清除率> 20ml/min 时，其推荐剂量为每 6 小时 0.5g；肌酐清除率为 5~20ml/min 时，其剂量为每 6 小时 0.25g；肌酐清除率< 5ml/min 时，其剂量为每 12 小时 0.25g
注意事项	应用头孢拉定的患者以硫酸铜法测定尿糖时可出现假阳性反应
禁忌	对头孢菌素过敏者及有青霉素过敏性休克或即刻反应史者禁用
不良反应	恶心、呕吐、腹泻、上腹部不适等胃肠道反应较为常见
特殊人群用药	肝功能、肾功能不全患者：头孢拉定主要经肾排出，肾功能减退者需减少剂量或延长给药间期 儿童：慎用 老年人：肾功能减退的老年患者应适当减少剂量或延长给药时间 妊娠与哺乳期妇女：慎用。妊娠安全性分级为 B 级，哺乳期妇女应用时需权衡利弊
药典	USP、Eur. P.、Chin. P.
国家处方集	CNF

续 表

其他推荐依据	
■ 药品名称	注射用头孢硫脒　Cefathiamidine for Injection
抗菌谱与适应证	第一代头孢菌素。用于敏感菌所引起呼吸系统、肝胆系统、五官、尿路感染及心内膜炎、败血症
制剂与规格	注射用头孢硫脒[保(乙)]：①0.5g；②1g；③2g
用法与用量	1. 成人：肌内注射，一次 1.5~1g，一日 4 次；静脉滴注，一次 2g，一日 2~4 次 2. 儿童：肌内注射，一日 50~150mg/kg，分 3~4 次给药；静脉滴注，一日 50~100mg/kg，分 2~4 次给药
注意事项	1. 有胃肠道疾病史者，特别是溃疡性结肠炎、局限性肠炎或抗生素相关性结肠炎者应慎用 2. 应用本品的患者抗球蛋白试验可出现阳性
禁忌	对头孢菌素类抗生素过敏者或对青霉素过敏性休克者禁用
不良反应	偶见荨麻疹、哮喘、瘙痒、寒战、高热、血管神经性水肿、非蛋白氮、ALT（GPT）及 AST（GOT）升高
特殊人群用药	肝功能、肾功能不全患者：肾功能减退者须适当减量 老年人：老年患者肾功能减退，应用时须适当减量 妊娠与哺乳期妇女：妊娠早期妇女慎用；哺乳期妇女慎用，用药需权衡利弊
药典	
国家处方集	CNF
其他推荐依据	
■ 药品名称	头孢氨苄　Cefalexin
抗菌谱与适应证	第一代口服头孢菌素。用于金黄色葡萄球菌、大肠埃希菌、肺炎杆菌、流感杆菌等敏感菌所致的下列感染： 1. 扁桃体炎、扁桃体周炎、咽喉炎、支气管炎、肺炎、支气管扩张感染以及手术后胸腔感染 2. 急性及慢性肾盂肾炎、膀胱炎、前列腺炎及泌尿生殖系感染 3. 中耳炎、外耳炎、鼻窦炎 4. 上颌骨周炎、上颌骨骨膜炎、上颌骨骨髓炎、急性腭炎、牙槽脓肿、根尖性牙周炎、智齿周围炎、拔牙后感染 5. 睑腺炎、睑炎、急性泪囊炎 6. 毛囊炎、疖、丹毒、蜂窝织炎、脓疱、痈、痤疮感染、皮下脓肿、创伤感染、乳腺炎、淋巴管炎等
制剂与规格	头孢氨苄胶囊[基,保(甲)]：①125mg；②250mg 头孢氨苄片[基,保(甲)]：①125mg；②250mg 头孢氨苄颗粒[基,保(甲)]：①50mg；②125mg 头孢氨苄干混悬剂：1.5g 头孢氨苄泡腾片：125mg

续 表

用法与用量	1. 成人：口服，一般剂量一次 250~500mg，每 6 小时 1 次。一日最高剂量为 4g。单纯性膀胱炎、单纯皮肤软组织感染以及链球菌咽峡炎一次 500mg，每 12 小时 1 次 2. 儿童：口服，一日 25~50mg/kg，一日 4 次。皮肤软组织感染及链球菌咽峡炎一次 12.5~50mg/kg，每 12 小时 1 次
注意事项	有胃肠道疾病史者，特别是溃疡性结肠炎、局限性肠炎或抗生素相关性结肠炎者应慎用
禁忌	对头孢菌素过敏者及有青霉素过敏性休克或即刻反应史者禁用
不良反应	恶心、呕吐、腹泻和腹部不适较为多见；皮疹、药物热等过敏反应
特殊人群用药	肝功能、肾功能不全患者：慎用 儿童：6 岁以下小儿慎用 老年人：老年患者应根据肾功能情况调整用药剂量或用药间期 妊娠与哺乳期妇女：妊娠早期妇女慎用；哺乳妇女慎用，用药需权衡利弊
药典	USP、Eur. P.、Chin. P.
国家处方集	CNF
其他推荐依据	
■ 药品名称	头孢羟氨苄 Cefadroxil
抗菌谱与适应证	第一代口服头孢菌素。主要用于敏感菌所致的尿路感染，呼吸道感染，皮肤软组织感染，骨关节感染
制剂与规格	头孢羟氨苄胶囊[保(乙)]：①0.125g；②0.25g；③0.5g 头孢羟氨苄片[保(乙)]：①0.125g；②0.25g 头孢羟氨苄颗粒[保(乙)]：①0.125g；②0.25g
用法与用量	1. 成人：口服，一次 0.5~1.0g，一日 2 次。肾功能不全者首次给予 1g 负荷剂量，然后根据肌酐清除率（Ccr）调整剂量。Ccr 为 25~50ml/min 者，一次 0.5g，每 12 小时 1 次；Ccr 为 10~25ml/min 者，一次 0.5g，每 24 小时 1 次；Ccr 为 0~10ml/min 者，一次 0.5g，每 36 小时 1 次 2. 儿童：口服，一次 15~20mg/kg，一日 2 次。A 组溶血性链球菌咽炎或扁桃体炎：一次 15mg/kg，每 12 小时 1 次，共 10 日
注意事项	有胃肠道疾病史者，特别是溃疡性结肠炎、局限性肠炎或抗生素相关性结肠炎者应慎用
禁忌	对头孢菌素过敏者及有青霉素过敏性休克或即刻反应史者禁用
不良反应	以恶心、上腹部不适等胃肠道反应为主；少数患者尚可发生皮疹等过敏反应
特殊人群用药	肝功能、肾功能不全患者：慎用 老年人：老年患者肾功能减退，用药时需调整剂量 妊娠与哺乳期妇女：妊娠安全性分级为 B 级；哺乳期妇女须权衡利弊后应用
药典	USP
国家处方集	CNF
其他推荐依据	

二、第二代头孢菌素类

■ 药品名称	头孢呋辛　Cefuroxim
抗菌谱与适应证	第二代注射用头孢菌素。对革兰阳性球菌的活性与第一代头孢菌素相似或略差，但对葡萄球菌和革兰阴性杆菌产生的β-内酰胺酶显得相当稳定。适用于治疗敏感菌或敏感病原体所致的下列感染：①呼吸系统感染；②泌尿生殖系统感染；③骨和关节感染；④皮肤软组织感染；⑤预防手术感染；⑥其他，如败血症、脑膜炎等严重感染
制剂与规格	注射用头孢呋辛钠[保(甲)]：①0.25g[基]；②0.5g[基]；③0.75g[基]；④1.0g；⑤1.5g[基]；⑥2.0g；⑦2.25g；⑧2.5g；⑨3.0g
用法与用量	深部肌内注射，静脉注射或滴注 1. 成人为每8小时0.75~1.50g，疗程5~10日。对于生命受到威胁的感染或罕见敏感菌所引起的感染，每6小时1.5g 2. 预防手术感染：术前0.5~1小时静脉注射1.5g，若手术时间过长，则每隔8小时静脉或肌内注射0.75g 3. 儿童：3个月以上患儿，按体重一日50~100mg/kg，分3~4次给药。重症感染，按体重一日用量不低于0.1g/kg，但不能超过成人使用的最高剂量 4. 肾功能不全患者应根据肌酐清除率调整
注意事项	1. 对青霉素药物过敏者慎用 2. 使用时应注意监测肾功能，特别是对接受高剂量的重症患者
禁忌	对头孢菌素过敏者及有青霉素过敏性休克史者禁用
不良反应	过敏反应（如皮疹、瘙痒、荨麻疹等），局部反应（血栓性静脉炎），胃肠道反应（腹泻、恶心、抗生素相关性肠炎等）等
特殊人群用药	肝功能、肾功能不全患者：严重肝功能、肾功能不全者慎用 儿童：5岁以下小儿禁用 老年人：老年患者口服本药，不必根据年龄调整剂量 妊娠与哺乳期妇女：妊娠安全性分级为B级；哺乳妇女用药应权衡利弊，如需使用，应暂停授乳
药典	USP、Eur. P.、Chin. P.
国家处方集	CNF
其他推荐依据	

■ 药品名称	注射用头孢替安　Cefotiam for Injection
抗菌谱与适应证	第二代注射用头孢菌素。用于敏感菌所致的肺炎、支气管炎、胆道感染、腹膜炎、尿路感染以及手术和外伤所致的感染和败血症
制剂与规格	注射用盐酸头孢替安[保(乙)]：①0.5g；②1g
用法与用量	肌内注射或静脉给药。成人：一日1~2g，分2~4次给予；败血症时可增至一日4g。儿童：一日40~80mg/kg，分3~4次给予，重症感染时可增至一日160mg/kg。肌酐清除率≥16.6ml/min者，不需调整剂量；肌酐清除率<16.6ml/min者，每6~8小时用量应减为常用剂量的75%

续 表

注意事项	1. 有胃肠道疾病史者，特别是溃疡性结肠炎、局限性肠炎或抗生素相关性结肠炎者慎用 2. 本品可引起血象改变，严重时应立即停药
禁忌	对头孢菌素过敏者及有青霉素过敏性休克史者禁用
不良反应	偶见过敏、胃肠道反应、血象改变及一过性 AST（GOT）及 ALT（GPT）升高；可致肠道菌群改变，造成维生素 B 和维生素 K 缺乏；偶可致继发感染；大量静脉注射可致血管和血栓性静脉炎
特殊人群用药	肝功能、肾功能不全患者：肾功能不全者应减量并慎用 儿童：早产儿和新生儿使用本药的安全性尚未确定 老年人：老年患者用药剂量应按其肾功能减退情况酌情减量 妊娠与哺乳期妇女：孕妇或可能妊娠的妇女、哺乳妇女应权衡利弊后用药
药典	USP、Jpn. P.
国家处方集	CNF
其他推荐依据	
■ 药品名称	头孢丙烯　Cefprozil
抗菌谱与适应证	第二代口服头孢菌素。用于敏感菌所致的下列轻、中度感染： 1. 呼吸道感染，如化脓性链球菌性咽炎或扁桃体炎；肺炎链球菌、流感嗜血杆菌和卡他莫拉菌引起的中耳炎或急性鼻窦炎、急性支气管炎继发细菌感染和慢性支气管炎急性发作 2. 金黄色葡萄球菌（包括产青霉素酶菌株）和化脓性链球菌等引起的非复杂性皮肤和皮肤软组织感染
制剂与规格	头孢丙烯片[保(乙)]：①0.25；②0.5g 头孢丙烯分散片[保(乙)]：0.25g 头孢丙烯咀嚼片[保(乙)]：0.25g 头孢丙烯胶囊[保(乙)]：①0.125g；②0.25g 头孢丙烯颗粒[保(乙)]：0.125g 头孢丙烯干混悬剂：①0.125g；②0.75g；③1.5g；④3.0g
用法与用量	口服。成人：呼吸道感染，一次 0.5g，一日 1~2 次；皮肤或皮肤软组织感染，一日 0.5g，分 1~2 次给药；严重病例，一次 0.5g，一日 2 次。儿童：①对 0.5~12 岁患儿：中耳炎，一次 15mg/kg，一日 2 次；急性鼻窦炎，一次 7.5mg/kg，一日 2 次；严重感染，一次 15mg/kg，一日 2 次；②对2~12 岁患儿：急性扁桃体炎、咽炎，一次 7.5mg/kg，一日 2 次；皮肤或皮肤软组织感染，一次 20mg/kg，一日 1 次。肾功能不全时，根据肌酐清除率进行剂量调整。肝功能不全患者无需调整剂量
注意事项	1. 有青霉素过敏史者慎用。对青霉素类药物所致过敏性休克或其他严重过敏反应者不宜使用 2. 如发生过敏反应，应停止用药 3. 长期使用可诱发二重感染，尤其是抗生素相关性肠炎 4. 同时服用强利尿药治疗的患者使用头孢菌素应谨慎，因这些药物可能会对肾功能产生有害影响 5. 患有胃肠道疾病，尤其是肠炎患者慎用
禁忌	对头孢丙烯及其头孢菌素类过敏患者禁用

续　表

不良反应	1. 胃肠道反应：软便、腹泻、胃部不适、食欲减退、恶心、呕吐、嗳气等 2. 过敏反应，常见为皮疹、荨麻疹、嗜酸性粒细胞增多、药物热等。儿童发生过敏反应较成人多见，多在开始治疗后几天内出现，停药后几天内消失
特殊人群用药	儿童：慎用 老年人：65 岁以上老人使用本药，与健康成人志愿者对比，药物浓度-时间曲线下面积增高 35%~60%，肌酐清除率下降 40% 妊娠与哺乳期妇女：妊娠安全性分级为 B 级。哺乳妇女应慎用或暂停授乳
药典	USP
国家处方集	CNF
其他推荐依据	
■ 药品名称	注射用头孢尼西　Cefonicid for Injection
抗菌谱与适应证	适用于敏感菌引起的下列感染：下呼吸道感染、尿路感染、败血症、皮肤软组织感染、骨和关节感染，也可用于手术预防感染。在外科手术前单剂量注射 1g 头孢尼西可以减少由于手术过程中污染或潜在污染而导致的术后感染发生率。在剖宫产手术中使用头孢尼西（剪断脐带后）可以减少某些术后感染发生率
制剂与规格	注射用头孢尼西钠：①0. 5g；②1. 0g
用法与用量	肾功能正常患者： 1. 一般轻度至中度感染：成人每日剂量为 1g，每 24 小时 1 次；在严重感染或危及生命的感染中，可每日 2g，每 24 小时给药 1 次 2. 无并发症的尿路感染：每日 0. 5g，每 24 小时 1 次 3. 手术预防感染：手术前 1 小时单剂量给药 1g，术中和术后没有必要再用。必要时如关节成形手术或开胸手术可重复给药 2 天；剖宫产手术中，应脐带结扎后才给予本品。疗程依病情而定 肾功能不全患者：对于肾功能损害患者使用本品必须严格依据患者的肾功能损害程度调整剂量。初始剂量为 7. 5mg/kg，维持剂量应根据肌酐清除率进行调整，患者在进行透析之后，无需再追加剂量
注意事项	1. 有青霉素过敏史或其他药物过敏病史者应慎用。对麻醉药过敏患者禁止使用利多卡因作为溶剂 2. 本品治疗开始和治疗中可引起肠道紊乱，严重的导致假膜性肠炎，出现腹泻时应引起警惕。一旦出现，轻度停药即可，中、重度患者应给予补充电解质、蛋白质以及适当的抗生素（如万古霉素）治疗 3. 重症患者在大剂量给药或合用氨基糖苷类抗生素治疗时，必须经常注意肾功能情况
禁忌	对头孢菌素类抗生素过敏者禁用
不良反应	1. 对青霉素过敏患者也可能对本品过敏 2. 长期使用任何广谱抗生素都可能导致其他非敏感菌过度生长，可诱发二重感染
特殊人群用药	肝功能、肾功能不全患者：肾脏或肝脏损害患者在使用该药物时，应加倍小心
药典	USP、Eur. P.、Chin. P.
国家处方集	

续 表

其他推荐依据	
■ 药品名称	头孢克洛 Cefaclor
抗菌谱与适应证	第二代口服头孢菌素。适用于敏感菌所致下列部位的轻、中度感染： 1. 呼吸系统感染 2. 泌尿生殖系统感染 3. 皮肤软组织感染 4. 口腔科感染 5. 眼科感染
制剂与规格	头孢克洛胶囊[保(乙)]：125mg；250mg 头孢克洛缓释胶囊[保(乙)]：187.5mg 头孢克洛片[保(乙)]：250mg 头孢克洛缓释片[保(乙)]：375mg 头孢克洛分散片[保(乙)]：①125mg；②375mg 头孢克洛颗粒[保(乙)]：①100mg；②125mg；③250mg 头孢克洛混悬液[保(乙)]：①30ml：0.75g；②60ml：1.5g
用法与用量	1. 成人：口服，一次250mg，每8小时1次；较重的感染或敏感性较差的细菌引起的感染，剂量可加倍，但一日总量不超过4g 2. 儿童：口服，一日20mg/kg，分3次（每8小时1次）给药，宜空腹服用；重症感染可增至一日40mg/kg，但一日总量不超过1g
注意事项	1. 对于有胃肠道病史（特别是结肠炎）的患者、使用抗生素（包括头孢菌素）要慎重 2. 长期使用的患者应细心观察，如发生二重感染，必须采取适当措施
禁忌	禁用于已知对头孢菌素类过敏者
不良反应	过敏反应（如皮疹、瘙痒、荨麻疹等）；腹泻等胃肠道反应
特殊人群用药	肝功能、肾功能不全患者：肾功能轻度不全者可不减量；肾功能中度和重度减退者的剂量应分别减为正常剂量的1/2和1/4 儿童：新生儿用药的安全性尚未确定 老年人：老年患者除虚弱、营养不良或严重肾功能损害外，一般不需要调整剂量 妊娠与哺乳期妇女：妊娠安全性分级为B级；哺乳期妇女应慎用或用药时暂停授乳
药典	USP、Eur. P.、Chin. P.
国家处方集	CNF
其他推荐依据	
■ 药品名称	头孢呋辛酯 Cefuroxime Axetil
抗菌谱与适应证	第二代口服头孢菌素。适用于溶血性链球菌、金黄色葡萄球菌（耐甲氧西林株除外）及流感嗜血杆菌、大肠埃希菌、肺炎克雷伯菌、奇异变形杆菌等肠杆菌科细菌敏感菌株所致成人急性咽炎或扁桃体炎、急性中耳炎、上颌窦炎、慢性支气管炎急性发作、急性支气管炎、单纯性尿路感染、皮肤软组织感染及无并发症淋病奈瑟菌性尿道炎和宫颈炎。儿童咽炎或扁桃体炎、急性中耳炎及脓疱病等
制剂与规格	头孢呋辛酯片[基,保(甲)]：①0.125g；②0.25g

续　表

用法与用量	口服。①成人：一般一日 0.5g；下呼吸道感染患者一日 1g；单纯性下尿路感染患者一日 0.25g。均分 2 次服用。单纯性淋球菌尿道炎单剂疗法剂量为 1g；②5~12 岁小儿：急性咽炎或急性扁桃体炎，按体重一日 20mg/kg，分 2 次服用，一日不超过 0.5g；急性中耳炎、脓疱病，按体重一日 30mg/kg，分 2 次服用，一日不超过 1g
注意事项	1. 有胃肠道疾病史者，特别是溃疡性结肠炎、局限性肠炎或抗生素相关性结肠炎者慎用 2. 应于餐后服用，以增加吸收，提高血药浓度，并减少胃肠道反应
禁忌	对本品及其他头孢菌素类过敏者、有青霉素过敏性休克或即刻反应史者及胃肠道吸收障碍者禁用
不良反应	常见腹泻、恶心和呕吐等胃肠反应；少见皮疹、药物热等过敏反应
特殊人群用药	肝功能、肾功能不全患者：肾功能减退及肝功能损害者慎用 儿童：5 岁以下小儿禁用胶囊剂、片剂，宜服用头孢呋辛酯干混悬液 老年人：85 岁以上的老年患者的血浆消除半衰期可延至约 3.5 小时，因此应在医师指导下根据肾功能情况调整用药剂量或用药间期 妊娠与哺乳期妇女：仅在有明确指征时，孕妇方可慎用；哺乳期妇女应慎用或暂停授乳
药典	USP、Eur. P.、Chin. P.、Jpn. P.
国家处方集	CNF
其他推荐依据	

三、第三代头孢菌素类

■ 药品名称	注射用头孢唑肟　Ceftizoxime for Injection
抗菌谱与适应证	第三代注射用头孢菌素。用于治疗由敏感菌引起的下呼吸道感染、胆道感染、腹腔感染、盆腔感染。尿路感染、脑膜炎、皮肤软组织感染、骨和关节感染、败血症、感染性心内膜炎及创伤、烧伤、烫伤后的严重感染
制剂与规格	注射用头孢唑肟钠[保(乙)]：①0.5g；②1g；③2g
用法与用量	静脉滴注。成人：一次 1~2g，每8~12 小时 1 次；严重感染，剂量可增至一次 3~4g，每 8 小时 1 次。治疗非复杂性尿路感染，一次 0.5g，每 12 小时 1 次。儿童：6 个月及 6 个月以上的婴儿和儿童常用量，按体重一次 50mg/kg，每 6~8 小时 1 次。肾功能损害的患者在给予 0.5~1.0g 的首次负荷剂量后，需根据其损害程度调整剂量
注意事项	1. 青霉素类过敏史患者，有指征应用本品时，必须充分权衡利弊后在严密观察下慎用 2. 有胃肠道疾病病史者，特别是结肠炎患者慎用
禁忌	对本品及其他头孢菌素过敏者禁用
不良反应	皮疹、瘙痒和药物热等变态反应、腹泻、恶心、呕吐、食欲缺乏等
特殊人群用药	儿童：6 个月以下小儿使用本药的安全性和有效性尚未确定 老年人：老年患者常伴有肾功能减退，应适当减少剂量或延长给药时间 妊娠与哺乳期妇女：妊娠期妇女仅在有明确指征时应用，妊娠安全性分级为 B 级；哺乳期妇女应用本药时应暂停授乳
药典	USP

续 表

国家处方集	CNF
其他推荐依据	
■ 药品名称	注射用头孢噻肟 Cefotaxime for Injection
抗菌谱与适应证	第三代注射用头孢菌素。用于敏感细菌所致的肺炎及其他下呼吸道感染、尿路感染、脑膜炎、败血症、腹腔感染、盆腔感染、皮肤软组织感染、生殖道感染、骨和关节感染等。头孢噻肟可以作为小儿脑膜炎的选用药物
制剂与规格	注射用头孢噻肟钠[保(甲)]：①0.5g；②1g；③2g
用法与用量	肌内注射或静脉给药。成人：肌内注射0.5~2.0g，每8~12小时1次。静脉给药一日2~6g，分2~3次给药；严重感染者，每6~8小时2~3g，一日最高剂量为12g。无并发症的肺炎链球菌肺炎或急性尿路感染：每12小时1g。儿童：静脉给药，新生儿一次50mg/kg，7日内新生儿每12小时1次，7~28日新生儿每8小时1次
注意事项	1. 有胃肠道疾病者慎用 2. 用药前必须确定是否需进行过敏试验 3. 本品与氨基糖苷类抗生素不可同瓶滴注
禁忌	对头孢菌素过敏者及有青霉素过敏性休克或即刻反应史者禁用
不良反应	不良反应发生率低，3%~5%。有皮疹和药物热、静脉炎、腹泻、恶心、呕吐、食欲缺乏等
特殊人群用药	肝功能、肾功能不全患者：严重肾功能减退患者应用本药时须根据肌酐清除率调整减量 儿童：婴幼儿不宜做肌内注射 老年人：老年患者应根据肾功能适当减量 妊娠与哺乳期妇女：妊娠安全性分级为B级；哺乳期妇女用药时宜暂停授乳
药典	USP、Eur. P.、Chin. P.
国家处方集	CNF
其他推荐依据	
■ 药品名称	注射用头孢曲松 Ceftriaxone for Injection
抗菌谱与适应证	第三代注射用头孢菌素。用于敏感致病菌所致的下呼吸道感染、尿路、胆道感染，以及腹腔感染、盆腔感染、皮肤软组织感染、骨和关节感染、败血症、脑膜炎等及手术期感染预防。本品单剂可治疗单纯性淋病
制剂与规格	注射用头孢曲松钠[保(甲)]：①0.25g[基]；②0.5g[基]；③0.75g；④1g[基]；⑤1.5g；⑥2g[基]；⑦3g；⑧4g
用法与用量	成人：肌内注射或静脉给药，每24小时1~2g或每12小时0.5~1.0g。最高剂量一日4g。小儿：常用量静脉给药，按体重一日20~80mg/kg
注意事项	1. 对青霉素过敏患者应用本品时应根据患者情况充分权衡利弊后决定。有青霉素过敏性休克或即刻反应者，不宜再选用头孢菌素类 2. 有胃肠道疾病史者，特别是溃疡性结肠炎、局限性肠炎或抗生素相关性结肠炎（头孢菌素类很少产生抗生素相关性肠炎）者应慎用

续 表

禁忌	1. 禁用于对本品及其他头孢菌素抗生素过敏的患者。有青霉素过敏性休克史的患者避免应用本品 2. 头孢曲松不得用于高胆红素血症的新生儿和早产儿的治疗。体外研究显示头孢曲松可从血清蛋白结合部位取代胆红素，从而引起这些患者的胆红素脑病 3. 在新生儿中，不得与补钙治疗同时进行，否则可能导致头孢曲松的钙盐沉降的危险
不良反应	胃肠道反应、过敏反应等
特殊人群用药	儿童：出生体重<2kg的新生儿使用本药的安全性尚未确定。本药可将胆红素从血清白蛋白上置换下来，患有高胆红素血症的新生儿（尤其是早产儿），应避免使用本药
	老年人：除非患者虚弱、营养不良或有重度肾功能损害时，老年人应用头孢曲松一般不需调整剂量 妊娠与哺乳期妇女：妊娠安全性分级为B级；哺乳期妇女应权衡利弊后应用
药典	USP、Eur. P.、Chin. P.
国家处方集	CNF
其他推荐依据	
■ 药品名称	注射用头孢哌酮 Cefoperazone for Injection
抗菌谱与适应证	第三代注射用头孢菌素。用于治疗敏感菌所致的呼吸道感染、泌尿道感染、胆道感染、皮肤软组织感染、败血症、脑膜炎、创伤及手术后感染。与抗厌氧菌药联用，用于治疗敏感菌所致的腹膜炎、盆腔感染
制剂与规格	注射用头孢哌酮钠：①0.5g；②1g；③1.5g；④2g
用法与用量	肌内注射或静脉给药。成人：一般感染：一次1~2g，每12小时1次；严重感染：一次2~3g，每8小时1次。一日剂量不宜超过9g，但免疫缺陷患者伴严重感染时剂量可增至一日12g。儿童：一日50~200mg/kg，分2~3次给药
注意事项	1. 肝病、胆道梗阻严重或同时有肾功能减退者，用药剂量应予以适当调整 2. 部分患者可引起维生素K缺乏和低凝血酶原血症，用药期间应进行出血时间、凝血酶原时间监测
禁忌	对头孢菌素过敏者及有青霉素过敏性休克史者禁用
不良反应	皮疹较为多见；少数患者尚可发生腹泻、腹痛；嗜酸性粒细胞增多，轻度中性粒细胞减少；暂时性AST（GOT）及ALT（GPT）、碱性磷酸酶、尿素氮或血肌酐升高等
特殊人群用药	儿童：新生儿和早产儿用药须权衡利弊 妊娠与哺乳期妇女：妊娠安全性分级为B级；哺乳期妇女用药时宜暂停授乳
药典	USP、Eur. P.、Chin. P.
国家处方集	CNF
其他推荐依据	

续 表

■ 药品名称	注射用头孢他啶 Ceftazidime for Injection
抗菌谱与适应证	第三代注射用头孢菌素。用于敏感革兰阴性杆菌所致的败血症、下呼吸道感染、腹腔和胆道感染、复杂性尿路感染和严重皮肤软组织感染等。对于由多种耐药革兰阴性杆菌引起的免疫缺陷者感染、医院内感染以及革兰阴性杆菌或铜绿假单胞菌所致中枢神经系统感染尤为适用
制剂与规格	注射用头孢他啶[保(乙)]：①0.25g；②0.5g[基]；③1g[基]；④2g
用法与用量	静脉注射或静脉滴注。①败血症、下呼吸道感染、胆道感染等，一日4~6g，分2~3次静脉滴注或静脉注射；②泌尿系统感染和重度皮肤软组织感染等，一日2~4g，分2次静脉滴注或静脉注射；③对于某些危及生命的感染、严重铜绿假单胞菌感染和中枢神经系统感染，可酌情增量至一日0.15~0.20g/kg，分3次静脉滴注或静脉注射；④婴幼儿常用剂量为一日30~100mg/kg，分2~3次静脉滴注
注意事项	在应用头孢他啶治疗前应仔细询问对头孢菌素类、青霉素类或其他药物的过敏反应史
禁忌	禁用于对本品及其他头孢菌素过敏的患者
不良反应	感染和侵袭性疾病，血液和淋巴系统紊乱，免疫系统紊乱等
特殊人群用药	肝功能、肾功能不全患者：肾功能不全患者用药时，剂量需根据肾功能的降低程度而相应减少 儿童：早产儿及2个月以内新生儿慎用 妊娠与哺乳期妇女：妊娠初期和妊娠早期3个月妇女应慎用，妊娠安全性分级为B级；哺乳期妇女须权衡利弊后用药
药典	USP、Eur. P.、Chin. P.
国家处方集	CNF
其他推荐依据	
■ 药品名称	头孢地尼 Cefdinir
抗菌谱与适应证	第三代口服头孢菌素。用于对本品敏感的葡萄球菌、大肠埃希菌、克雷伯菌、奇异变形杆菌等引起的下列感染： 1. 咽喉炎、扁桃体炎、支气管炎急性发作、肺炎 2. 中耳炎、鼻窦炎 3. 肾盂肾炎、膀胱炎、淋菌性尿道炎 4. 附件炎、宫内感染、前庭大腺炎 5. 乳腺炎、肛门周围脓肿、外伤或手术伤口的继发感染 6. 皮肤软组织感染 7. 眼睑炎、睑板腺炎、猩红热
制剂与规格	头孢地尼胶囊[保(乙)]：①50mg；②100mg 头孢地尼分散片[保(乙)]：①50mg；②100mg
用法与用量	口服：成人一次100mg，一日3次。儿童9~18mg/kg，分3次服用。严重肾功能障碍者应酌减剂量及延长给药间隔时间。血液透析患者，建议剂量为一次100mg，一日1次
注意事项	1. 因有出现休克等过敏反应的可能，应详细询问过敏史 2. 下列患者应慎重使用：对青霉素类抗生素有过敏史者；本人或血缘亲属中有易发生支气管哮喘、皮疹、荨麻疹等过敏症状体质者；患有严重基础疾病、不能很好进食或非经口摄取营养者、恶病质等患者

续　表

禁忌	对本品有休克史者禁用；对青霉素或头孢菌素有过敏史者慎用
不良反应	常见腹泻、腹痛、皮疹、瘙痒、AST（GOT）及 ALT（GPT）升高等
特殊人群用药	肝功能、肾功能不全患者：严重的肾功能障碍者慎用 儿童：新生儿和小于 6 个月婴儿的安全性和疗效尚未确定；可用于儿童急性上颌鼻窦炎 老年人：高龄者慎用；老年患者可能会有出血倾向，应根据对患者的临床观察调整剂量和给药间隔 妊娠与哺乳期妇女：妊娠安全性分级为 B 级；哺乳期妇女仅在利大于弊时，才能使用
药典	Chin. P.
国家处方集	CNF
其他推荐依据	
■ 药品名称	头孢克肟　Cefixime
抗菌谱与适应证	第三代口服头孢菌素。用于敏感菌所致的咽炎、扁桃体炎、急性支气管炎和慢性支气管炎急性发作、中耳炎、尿路感染、单纯性淋病等
制剂与规格	头孢克肟片[保(乙)]：①0. 05g；②0. 1g 头孢克肟分散片[保(乙)]：0. 1g 头孢克肟咀嚼片[保(乙)]：①0. 05g；②0. 1g 头孢克肟胶囊[保(乙)]：①0. 05g；②0. 1g 头孢克肟颗粒[保(乙)]：0. 05g
用法与用量	口服。成人：一次 50～100mg，一日 2 次；严重感染时，可增加至一次 200mg，一日 2 次。儿童：体重 30kg 以下一次 1. 5～3mg/kg，一日 2 次；严重感染时，一次 6mg/kg，一日 2 次
注意事项	1. 因有出现休克等过敏反应的可能，应详细询问过敏史 2. 下列患者应慎重使用：对青霉素类抗生素有过敏史者；本人或亲属中有易发生支气管哮喘、皮疹、荨麻疹等过敏症状体质者；经口给药困难或非经口摄取营养者、恶病质等患者
禁忌	对头孢克肟及其成分或其他头孢菌素类药物过敏者禁用
不良反应	主要不良反应有腹泻等消化道反应、皮疹等皮肤症状、临床检查值异常，包括肝功能指标升高、嗜酸性粒细胞增多等
特殊人群用药	肝功能、肾功能不全患者：严重的肾功能障碍者应根据肾功能状况适当减量，给药间隔应适当增大 儿童：6 个月以下儿童使用本药的安全性和有效性尚未确定 老年人：老年人使用本药的血药浓度峰值和 AUC 可较年轻人分别高 26% 和 20%，老年患者可以使用本品 妊娠与哺乳期妇女：妊娠安全性分级为 B 级；哺乳期妇女使用时应暂停授乳
药典	USP、Eur. P.
国家处方集	CNF
其他推荐依据	

续 表

■ 药品名称	头孢泊肟酯 Cefpodoxime Proxetil
抗菌谱与适应证	第三代口服头孢菌素。适用于敏感菌引起的下列轻至中度感染：①呼吸系统感染；②泌尿、生殖系统感染；③皮肤及皮肤附件感染：如毛囊炎、疖、痈、丹毒、蜂窝织炎、淋巴管（结）炎、化脓性甲沟（周）炎、皮下脓肿、汗腺炎、感染性粉瘤、肛周脓肿等；④耳鼻喉感染：中耳炎、鼻窦炎等；⑤其他：乳腺炎等
制剂与规格	头孢泊肟酯片：①100mg；②200mg 头孢泊肟酯分散片：100mg 头孢泊肟酯胶囊：100mg 头孢泊肟酯颗粒：40mg 头孢泊肟酯干混悬剂：①50mg；②100mg
用法与用量	餐后口服。成人：上呼吸道感染：一次 0.1g，一日 2 次，疗程 5~10 天；下呼吸道感染：慢性支气管炎急性发作：一次 0.2g，一日 2 次，疗程 10 天；急性社区获得性肺炎：一次 0.2g，一日 2 次，疗程 14 天；单纯性泌尿道感染：一次 0.1g，一日 2 次，疗程 7 天；急性单纯性淋病：单剂 0.2g；皮肤和皮肤软组织感染：一次 0.4g，一日 2 次，疗程 7~14 天。儿童：急性中耳炎：每日剂量 10mg/kg，一次 5mg/kg，每 12 小时 1 次，疗程 10 天。每日最大剂量不超过 0.4g。扁桃体炎、鼻窦炎：每日剂量 10mg/kg，一次 5mg/kg，每 12 小时 1 次，疗程 5~10 天。每日最大剂量不超过 0.2g
注意事项	1. 避免与抗酸药、H_2受体阻断药、质子泵抑制药同时服用 2. 下列患者应慎重使用：易引起支气管哮喘、荨麻疹、湿疹等过敏症状体质的患者，全身营养状态不佳者
禁忌	对头孢菌素过敏者及有青霉素过敏性休克或即刻反应史者禁用
不良反应	严重不良反应包括休克、严重肠炎等，其他不良反应包括腹泻等消化道反应、皮疹等过敏反应等
特殊人群用药	肝功能、肾功能不全患者：严重的肾功能损害者应慎用，如必须使用时，应调节给药剂量和给药间隔 老年人：老年患者多见生理功能降低，易出现不良反应及维生素 K 缺乏引起的出血倾向，应慎用 妊娠与哺乳期妇女：妊娠安全性分级为 B 级；哺乳期妇女使用时应停止授乳或换用其他药物
药典	USP、Jpn. P.
国家处方集	CNF
其他推荐依据	

四、第四代头孢菌素类

■ 药品名称	注射用头孢吡肟 Cefepime for Injection
抗菌谱与适应证	第四代头孢菌素。用于治疗敏感菌所致的下列中、重度感染： 1. 下呼吸道感染，如肺炎、支气管炎等 2. 泌尿系统感染

续　表

	3. 非复杂性皮肤或皮肤软组织感染 4. 复杂性腹腔内感染 5. 妇产科感染 6. 其他，如败血症、儿童脑脊髓膜炎及中性粒细胞减少性发热患者的经验治疗
制剂与规格	注射用盐酸头孢吡肟[保(乙)]：①0.5g；②1g
用法与用量	肌内注射或静脉滴注。成人：一次1~2g，每12小时1次；轻、中度感染：一次0.5~1.0g，每12小时1次；重度泌尿道感染：一次2g，每12小时1次；严重感染、中性粒细胞减少性发热的经验治疗：一次2g，每8小时1次。儿童：对2月龄至12岁儿童或体重<40kg的患儿：最大剂量不可超过成人剂量，按体重一次40mg/kg，每12小时1次，疗程7~14日
注意事项	1. 可诱发抗生素相关性肠炎 2. 有胃肠道疾患，尤其是肠炎患者慎用
禁忌	禁用于对头孢吡肟或*L*-精氨酸，头孢菌素类药物，青霉素或其他β-内酰胺类抗生素有过敏反应的患者
不良反应	常见腹泻，皮疹和注射局部反应，如静脉炎，注射部位疼痛和炎症；其他可见呕吐、恶心、过敏、瘙痒等
特殊人群用药	肝功能、肾功能不全患者：肝功能、肾功能不全患者应监测凝血酶原时间；对肾功能不全的患者，用量应根据肾功能调整 儿童：对13岁以下儿童的疗效尚不明确，须慎用 老年人：老年患者使用本药的半衰期延长，且65岁及以上老年患者的药物总清除率下降 妊娠与哺乳期妇女：妊娠安全性分级为B级；哺乳期妇女应慎用或用药时暂停授乳
药典	USP、Jpn. P.
国家处方集	CNF
其他推荐依据	
■ 药品名称	注射用头孢匹罗　Cefpirome for Injection
抗菌谱与适应证	第四代头孢菌素。适用于治疗敏感菌引起的下列严重感染： 1. 严重的下呼吸道感染（如大叶性肺炎、肺脓肿、支气管扩张合并感染等） 2. 严重的泌尿道感染（如复杂性尿路感染） 3. 严重的皮肤及软组织感染 4. 中性粒细胞减少患者所患严重感染 5. 败血症、化脓性脑膜炎、腹腔内感染、肝胆系统感染、盆腔内感染
制剂与规格	注射用头孢匹罗[保(乙)]：①0.25g；②0.5g；③1g；④2.0g
用法与用量	静脉给药。成人：上、下泌尿道合并感染，严重皮肤及软组织感染：一次1g，每12小时1次；严重下呼吸道感染：一次1~2g，每12小时1次；败血症：一次2g，每12小时1次；中性粒细胞减少患者所患严重感染：一次2g，每12小时1次。肾功能不全时剂量：先给予1~2g负荷剂量，再根据肌酐清除率进行剂量调整。血液透析患者（肌酐清除率<5ml/min），一次0.5~1.0g，一日1次，透析后再给予0.25~0.50g的补充剂量

续 表

注意事项	1. 本品与氨基糖苷类或袢利尿药合用时应监测肾功能 2. 一旦发生假膜性结肠炎，应立即停止用药并开始特异性的抗生素治疗 3. 应事先询问患者是否有β-内酰胺抗生素过敏史 4. 疗程超过10日，应监测血象
禁忌	对头孢菌素过敏者、儿童、妊娠及哺乳期妇女禁用
不良反应	1. 超敏反应：过敏性皮肤反应如皮疹、荨麻疹、瘙痒、药物热；有可能发生严重的急性过敏反应；血管性水肿、支气管痉挛 2. 胃肠道反应：恶心、呕吐、腹泻 3. 局部反应：静脉壁炎性刺激及注射部位疼痛
特殊人群用药	儿童：小于12岁儿童用药的有效性及安全性尚未确定。不推荐在该年龄组使用本药 妊娠与哺乳期妇女：妊娠期间用药应权衡利弊。哺乳妇女用药应权衡利弊
药典	Jpn. P.
国家处方集	CNF
其他推荐依据	

第三节 其他β-内酰胺类

■ 药品名称	注射用头孢美唑 Cefmetazole for Injection
抗菌谱与适应证	第二代注射用头霉素类，抗菌活性与第二代头孢菌素相近。适用于葡萄球菌、大肠埃希菌、克雷伯菌、变形杆菌、脆弱拟杆菌、消化球菌等所致的下列感染：①呼吸道感染；②尿路感染；③胆管炎、胆囊炎；④腹膜炎；⑤女性生殖系统感染；⑥败血症；⑦颌骨周围蜂窝织炎、颌炎
制剂与规格	注射用头孢美唑钠[保(乙)]：①1g；②2g
用法与用量	静脉给药。成人：一日1~2g，分2次给药；重度感染剂量可至一日4g，分2~4次静脉滴注。儿童：一日25~100mg/kg，分2~4次给药；重度感染一日150mg/kg，分2~4次静脉滴注。肾功能不全者本药血药浓度升高，半衰期延长，应调整用量
注意事项	1. 下述患者慎用：对青霉素类抗生素有过敏史者，或双亲、兄弟姐妹等血缘亲属属于过敏体质者，严重肾损害者（有可能出现血药浓度升高、半衰期延长），经口摄食不足患者或非经口维持营养者、全身状态不良者（通过摄食，可能出现维生素K缺乏）等 2. 给药期间及给药后至少1周内避免饮酒
禁忌	对本品有过敏性休克史者禁用
不良反应	过敏反应（如皮疹、瘙痒、荨麻疹、红斑、发热等），罕见休克，肝功能异常等
特殊人群用药	儿童：早产儿、新生儿慎用 老年人：慎用 妊娠与哺乳期妇女：妊娠安全性分级为B级。哺乳期妇女慎用

续　表

药典	USP
国家处方集	CNF
其他推荐依据	
■ 药品名称	注射用头孢西丁　Cefoxitin for Injection
抗菌谱与适应证	第二代注射用头霉素类。适用于治疗敏感菌所致的下呼吸道、泌尿生殖系统、骨、关节、皮肤软组织、心内膜感染以及败血症。尤适用于需氧菌和厌氧菌混合感染导致的吸入性肺炎、糖尿病患者下肢感染及腹腔或盆腔感染
制剂与规格	注射用头孢西丁钠[保(乙)]：①1g；②2g
用法与用量	肌内注射或静脉给药。成人，一次1~2g，每6~8小时1次。①单纯感染：每6~8小时1g，一日总量3~4g；②中、重度感染：每4小时1g或每6~8小时2g，一日总量6~8g；③严重感染：每4小时2g或每6小时3g，一日总量12g；④肾功能不全者首次剂量为1~2g，此后按其肌酐清除率制订给药方案
注意事项	1. 青霉素过敏者慎用 2. 有胃肠疾病史（特别是结肠炎）者慎用 3. 本品与氨基糖苷类抗生素配伍时，会增加肾毒性
禁忌	对本品及头孢菌素类抗生素过敏者禁用
不良反应	最常见的为局部反应，静脉注射后可出现血栓性静脉炎，肌内注射后可有局部硬结压痛；偶见变态反应、低血压、腹泻等
特殊人群用药	肝功能、肾功能不全患者：肾功能损害者慎用 儿童：3个月以内婴儿不宜使用本药 妊娠与哺乳期妇女：妊娠安全性分级为B级；哺乳妇女应权衡利弊后用药
药典	USP、Eur. P.
国家处方集	CNF
其他推荐依据	
■ 药品名称	注射用头孢米诺　Cefminox for Injection
抗菌谱与适应证	第三代头霉素类，抗菌活性与第三代头孢菌素相近。用于治疗敏感菌所致的下列感染：①呼吸系统感染；②腹腔感染；③泌尿生殖系统感染：肾盂肾炎、膀胱炎、盆腔腹膜炎、子宫附件炎、子宫内感染、子宫旁组织炎；④其他：败血症等
制剂与规格	注射用头孢米诺钠[保(乙)]：①0.5g；②1g；③1.5g；④2g
用法与用量	静脉给药。成人：一次1g，一日2次。败血症和重症感染，一日6g，分3~4次给药。儿童：一次20mg/kg，一日3~4次
注意事项	1. 对β-内酰胺类抗生素有过敏史的患者慎用 2. 本人或双亲、兄弟姐妹等血缘亲属为支气管哮喘、皮疹、荨麻疹等过敏体质者慎用 3. 用药期间及用药后至少1周避免饮酒
禁忌	对头孢米诺或头孢烯类抗生素过敏的患者禁用

续 表

不良反应	严重不良反应包括休克、全血细胞减少症、假膜性肠炎、史-约综合征、中毒性表皮坏死症、急性肾衰竭、溶血性贫血、间质性肺炎、肺嗜酸性粒细胞浸润症、变态反应（如皮疹、发红、瘙痒、发热等）等
特殊人群用药	肝功能、肾功能不全患者：肾功能不全者可调整剂量使用，严重肾功能损害患者慎用 儿童：新生儿、早产儿的用药安全尚未确定，满月后的小儿可参照体重用药 老年人：老年患者有可能出现维生素K缺乏引起的出血倾向 妊娠与哺乳期妇女：孕妇、哺乳期妇女用药应权衡利弊
药典	Jpn. P.
国家处方集	CNF
其他推荐依据	
■ 药品名称	注射用拉氧头孢 Latamoxef for Injection
抗菌谱与适应证	第三代注射用头霉素类，抗菌性能与第三代头孢菌素相近。适用于治疗敏感菌所致的下列感染： 1. 呼吸系统感染，如肺炎、支气管炎、支气管扩张症继发感染、肺脓肿、脓胸等 2. 消化系统感染，如胆囊炎、胆管炎等 3. 腹腔内感染，如肝脓肿、腹膜炎等 4. 泌尿生殖系统感染 5. 骨、关节、皮肤和软组织感染等 6. 其他严重感染，如败血症、脑膜炎等
制剂与规格	注射用拉氧头孢钠[保(乙)]：①1g；②2g
用法与用量	静脉给药。成人：一次0.5~1g，一日2次。重度感染，一日剂量可增加至4g。儿童：一日60~80mg/kg，分3~4次给药。危重病例剂量可递增至一日150mg/kg
注意事项	1. 对青霉素有过敏史者、胆道阻塞患者慎用 2. 大量静脉注射应选择合适部位，缓慢注射，以减轻对管壁的刺激及减少静脉炎的发生
禁忌	对本品过敏者禁用
不良反应	常见皮疹、荨麻疹、瘙痒、恶心、呕吐、腹泻、腹痛等；少见过敏性休克，偶见AST（GOT）及ALT（GPT）升高，停药后均可自行消失
特殊人群用药	肝功能、肾功能不全患者：严重肾功能不全者慎用 儿童：新生儿、早产儿慎用 妊娠与哺乳期妇女：妊娠安全性分级为C级；哺乳期妇女慎用
药典	Jpn. P.
国家处方集	CNF
其他推荐依据	
■ 药品名称	注射用舒巴坦 Sulbactam for Injection
抗菌谱与适应证	β-内酰胺酶抑制剂，与青霉素类或头孢菌素类药合用，治疗敏感菌所致的尿路感染、肺部感染、支气管感染、胆道感染、腹腔和盆腔感染、耳鼻喉科感染、皮肤软组织感染、骨和关节感染、周围感染、败血症等

续　表

制剂与规格	注射用舒巴坦[保(乙)]：①0.25g；②0.5g；③1.0g
用法与用量	舒巴坦与氨苄青霉素以1：2剂量比应用。一般感染，成人剂量为舒巴坦每日1~2g，氨苄西林每日2~4g，一日量分2~3次，静脉滴注或肌注；轻度感染可舒巴坦每日0.5g，氨苄青霉素1g，分2次，静脉滴注或肌注；重度感染可增大剂量至每日舒巴坦3~4g，氨苄青霉素6~8g，一日量分3~4次，静脉滴注
注意事项	1. 本品必须和β-内酰胺类抗生素联合使用，单独使用无效 2. 本品配成溶液后必须及时使用，不宜久置 3. 当与青霉素类药物合用时，用药前须做青霉素皮肤试验，阳性者禁用
禁忌	对青霉素类药物过敏者禁用
不良反应	注射部位疼痛、皮疹，静脉炎、腹泻、恶心等反应偶有发生。偶见一过性嗜酸性粒细胞增多，血清ALT（GPT）、AST（GOT）升高等。极个别患者发生剥脱性皮炎、过敏性休克
特殊人群用药	肝功能、肾功能不全患者：肾功能减退者，根据血浆肌酐清除率调整用药 老年人：老年患者肾功能减退，须调整剂量 妊娠与哺乳期妇女：妊娠及哺乳期妇女应用仍须权衡利弊
药典	USP、Eur. P.、Chin. P.、Jpn. P.
国家处方集	CNF
其他推荐依据	
■ 药品名称	注射用氨曲南　Aztreonam for Injection
抗菌谱与适应证	单环β-内酰胺类，适用于治疗敏感需氧革兰阴性菌所致的多种感染，如败血症、下呼吸道感染、尿路感染、腹腔内感染、子宫内膜炎、盆腔炎、术后伤口及烧伤、溃疡等皮肤软组织感染等
制剂与规格	注射用氨曲南[保(乙)]：①0.5g；②1.0g；③2.0g
用法与用量	肌内注射或静脉给药。成人：泌尿道感染，一次0.5~1.0g，每8~12小时1次；中度感染，一次1~2g，每8~12小时1次；危重患者或由铜绿假单胞菌所致的严重感染，一次2g，每6~8小时1次，一日最大剂量不宜超过8g。肾功能不全时剂量：应根据肌酐清除率调整剂量；每次血液透析后，除维持量外，应另给予起始量的1/8
注意事项	1. 氨曲南与青霉素之间无交叉过敏反应，但对青霉素、头孢菌素过敏及过敏体质者仍需慎用 2. 有不同程度的抗生素相关性肠炎
禁忌	对氨曲南有过敏史者禁用
不良反应	常见为恶心、呕吐、腹泻及皮肤过敏反应等
特殊人群用药	儿童：婴幼儿的安全性尚未确立应慎用 老年人：老年人用药剂量应按其肾功能减退情况酌情减量 妊娠与哺乳期妇女：妊娠安全性分级为B级，哺乳期妇女使用时应暂停授乳
药典	USP、Jpn. P.
国家处方集	CNF
其他推荐依据	

第四节 碳青霉烯类

■ 药品名称	注射用亚胺培南西司他丁 Imipenem and Cilastatin for Injection
抗菌谱与适应证	对大多数革兰阳性、革兰阴性的需氧菌和厌氧菌有抗菌作用。适用于治疗敏感革兰阳性菌及革兰阴性杆菌所致的严重感染（如败血症、感染性心内膜炎、下呼吸道感染、腹腔感染、盆腔感染、皮肤软组织感染、骨和关节感染、尿路感染等）以及多种细菌引起的混合感染
制剂与规格	注射用亚胺培南西司他丁钠（1∶1）[保(乙)]：①0.5g；②1g；③2g
用法与用量	静脉滴注。成人：轻度感染，每6小时0.25g；中度感染，一次1g，一日2次；严重感染，每8小时1g。日最高剂量不超过4g。儿童：体重<40kg，一次15mg/kg，每6小时1次。一日总剂量不超过2g。肾功能不全时剂量：肌酐清除率为30~70ml/min者，每6~8小时用0.5g；肌酐清除率为20~30ml/min者，每8~12小时用0.25~0.5g；肌酐清除率<20ml/min者，每12小时用0.25g。透析时建议血液透析后补充1次用量
注意事项	1. 患过胃肠道疾病尤其是结肠炎的患者，需慎用 2. 有癫痫史或中枢神经系统功能障碍者发生痉挛、意识障碍等不良反应增加
禁忌	本品禁用于对本品任何成分过敏的患者
不良反应	局部反应（红斑、局部疼痛和硬结、血栓性静脉炎）；过敏反应/皮肤（如皮疹、瘙痒、荨麻疹、多形性红斑、史-约综合征等）；胃肠道反应（恶心、呕吐、腹泻等）等
特殊人群用药	肝功能、肾功能不全患者：严重肾功能不全患者应根据肌酐清除率调节用量 儿童：婴儿及肾功能不全的儿童使用本药须权衡利弊 妊娠与哺乳期妇女：妊娠安全性分级为C级，哺乳期妇女使用时应暂停授乳
药典	USP、Eur. P.、Jpn. P.
国家处方集	CNF
其他推荐依据	
■ 药品名称	注射用帕尼培南倍他米隆 Panipenem Betamipron for Injection
抗菌谱与适应证	用于敏感的金黄色葡萄球菌、表皮葡萄球菌、大肠埃希菌、肺炎杆菌、流感杆菌、阴沟杆菌、变形杆菌、枸橼酸杆菌、类杆菌属、铜绿假单胞菌等所致的下列感染：①呼吸系统感染；②腹腔感染；③泌尿、生殖系统感染；④眼科感染、皮肤、软组织感染；⑤耳、鼻、喉感染；⑥骨、关节感染；⑦其他严重感染，如败血症、感染性心内膜炎等
制剂与规格	注射用帕尼培南倍他米隆（1∶1）：①250mg（以帕尼培南计）；②500mg（以帕尼培南计）
用法与用量	静脉滴注：成人，一日1g，分2次给药；重症或顽固性感染疾病，剂量可增至一日2g，分2次静滴，儿童，一日30~60mg/kg，分3次静滴；重症或顽固性感染疾病，剂量可增至一日100mg/kg，分3~4次静滴。一日总量不超过2g

续　表

注意事项	1. 既往对碳青霉烯类、青霉素类及头孢菌素类等抗生素有过敏体质者，经口摄食品不足患者或非经口维持营养患者，全身状态不良者需慎用 2. 推荐使用前需进行皮试 3. 本品禁止与丙戊酸钠合并使用
禁忌	既往对本品的成分发生过休克反应或正在使用丙戊酸钠的患者
不良反应	腹泻、恶心、呕吐，肝功能损害，皮疹，抽搐等；临床检验值异常，如 ALT（GPT）及 AST（GOT）上升，嗜酸性粒细胞增多等
特殊人群用药	肝功能、肾功能不全患者：严重肾功能损害患者慎用 儿童：用药的安全性尚未确定，早产儿、新生儿不宜使用 老年人：慎用 妊娠与哺乳期妇女：孕妇用药的安全性尚未确定，用药应权衡利弊；对哺乳的影响尚不明确
药典	Jpn. P.
国家处方集	CNF
其他推荐依据	
■ 药品名称	注射用厄他培南　Ertapenem for Injection
抗菌谱与适应证	用于敏感菌引起的下列感染： 1. 社区获得性肺炎 2. 复杂性皮肤和/或皮下组织感染 3. 复杂性腹部感染 4. 复杂性泌尿道感染 5. 急性盆腔感染
制剂与规格	注射用厄他培南[保(乙)]：1g
用法与用量	13 岁及以上患者中的常用剂量为 1g，每日 1 次。3 个月至 12 岁患者中的剂量是 15mg/kg，每日 2 次（每天不超过 1g）。静脉输注给药，最长可使用 14 天；肌内注射给药，最长可使用 7 天
注意事项	1. 治疗以前必须向患者仔细询问有关对青霉素、头孢菌素、其他 β-内酰胺类抗生素及其他过敏原的过敏情况 2. 肌内注射本品时应避免误将药物注入血管 3. 已知或怀疑中枢神经系统障碍（包括）癫痫病史者慎用
禁忌	1. 对本品中任何成分或对同类的其他药物过敏者 2. 由于使用盐酸利多卡因作为稀释剂，所以对酰胺类局麻药过敏的患者、伴有严重休克或心脏传导阻滞的患者禁止肌内注射本品
不良反应	最常见的有腹泻、输药静脉的并发症、恶心和头痛；常见的有头痛、静脉炎、血栓性静脉炎、腹泻、恶心、呕吐、皮疹、阴道炎；偶见的有头晕、嗜睡、失眠、癫痫发作等
特殊人群用药	儿童：不推荐用于儿童脑膜炎患者 妊娠与哺乳期妇女：妊娠安全性分级为 B 级；哺乳期妇女使用时应权衡利弊
药典	USP、Eur. P.、Jpn. P.

续 表

国家处方集	CNF
其他推荐依据	
■ 药品名称	法罗培南 Faropenem
抗菌谱与适应证	用于由葡萄球菌、链球菌、肺炎球菌、肠球菌、柠檬酸杆菌、肠杆菌、消化链球菌、拟杆菌等所致的下列感染：①泌尿系统感染；②呼吸系统感染；③子宫附件炎、子宫内感染、前庭大腺炎；④浅表性皮肤感染症、深层皮肤感染症、痤疮；⑤淋巴管炎、淋巴结炎、乳腺炎、肛周脓肿、外伤、烫伤和手术创伤等继发性感染
制剂与规格	法罗培南钠片[保(乙)]：①0.15g；②0.2g 法罗培南钠胶囊[保(乙)]：0.1g
用法与用量	口服。成人：①浅表性皮肤感染症、深层皮肤感染症等轻度感染：一次150~200mg，一日3次；②肺炎、肺脓肿、肾盂肾炎、膀胱炎、前列腺炎、睾丸炎、中耳炎、鼻窦炎：一次200~300mg，一日3次。老年人剂量：老年患者应从一次150mg开始用药
注意事项	1. 对青霉素类、头孢菌素类或碳青霉烯类药有过敏史者慎用 2. 本人或亲属为易于发生支气管哮喘、皮疹、荨麻疹等过敏反应体质者慎用 3. 经口摄取不良的患者或正接受非口服营养疗法患者、全身状态不良患者（有时会出现维生素K缺乏症）慎用
禁忌	对本品过敏者禁用
不良反应	常见腹泻、腹痛、稀便、皮疹、恶心、ALT（GPT）及AST（GOT）升高、嗜酸性粒细胞增多；偶见休克、过敏样症状、急性肾功能不全、假膜性肠炎、史-约综合征、中毒性表皮坏死症、间质性肺炎、肝功能不全、黄疸、粒细胞缺乏症、横纹肌溶解症
特殊人群用药	儿童：儿童的安全性尚未确立 老年人：老年患者用药可能因维生素K缺乏而发生出血倾向，应慎用 妊娠与哺乳期妇女：孕妇用药应权衡利弊；哺乳期用药应避免授乳
药典	Jpn. P.
国家处方集	CNF
其他推荐依据	

第五节 β-内酰胺类复方制剂

■ 药品名称	阿莫西林克拉维酸钾 Amoxicillin and Clavulanate Potassium
抗菌谱与适应证	1. 上呼吸道感染：鼻窦炎、扁桃体炎、咽炎等 2. 下呼吸道感染：急性支气管炎、慢性支气管炎急性发作、肺炎、肺脓肿和支气管合并感染等 3. 泌尿系统感染：膀胱炎、尿道炎、肾盂肾炎、前列腺炎、盆腔炎、淋病奈瑟菌尿路感染 4. 皮肤和软组织感染：疖、脓肿、蜂窝织炎、伤口感染、腹内脓毒症等 5. 其他感染：中耳炎、骨髓炎、败血症、腹膜炎和手术后感染等

续　表

制剂与规格	阿莫西林克拉维酸钾片[保(甲)]：①375mg；②1g 阿莫西林克拉维酸钾分散片[保(甲)]：①156.25 mg；②228.5mg 阿莫西林克拉维酸钾咀嚼片[保(甲)]：228.5mg 阿莫西林克拉维酸钾颗粒[保(甲)]：①156.25 mg；②187.5mg；③228.5 mg 阿莫西林克拉维酸钾干混悬剂[保(甲)]：①1g：156.25mg；②1.5g：228.5mg；③2g：156.25mg 阿莫西林克拉维酸钾混悬液[保(甲)]：①5ml：228mg；②5ml：312.5mg 注射用阿莫西林钠克拉维酸钾[保(乙)]：①0.6g；②1.2g
用法与用量	1. 口服。成人：轻至中度感染，一次375mg，每8小时1次，疗程7~10日；肺炎及其他中度严重感染，一次625mg，每8小时1次，疗程7~10日。3个月以下婴儿：每12小时15mg/kg。儿童（40kg以下）：一般感染，每12小时25mg/kg，或每8小时20mg/kg；严重感染，每12小时45mg/kg，或每8小时40mg/kg，疗程7~10日。儿童（40kg以上）：可按成人剂量给药 2. 静脉滴注。成人及12岁以上儿童：一次1.2g，一日2~3次，疗程7~14日；严重感染者可增加至一日4次。3个月以下婴儿：一次30mg/kg，每12小时1次，随后加至每8小时1次。3个月至12岁儿童：一次30mg/kg，一日2~3次，疗程7~14日
注意事项	1. 对头孢菌素类药物过敏者及有哮喘、湿疹、花粉症、荨麻疹等过敏性疾病史者慎用 2. 长期使用本品，应定期检查肝、肾、造血系统功能和检测血清钾或钠
禁忌	青霉素皮试阳性反应者、对本品及其他青霉素类药物过敏者及传染性单核细胞增多症患者禁用；孕妇禁用
不良反应	少数患者可见恶心、呕吐、腹泻等胃肠道反应；偶见荨麻疹、皮疹；可见过敏性休克、药物热和哮喘等
特殊人群用药	肝功能、肾功能不全患者：严重肝功能障碍者、中度或中度肾功能障碍者慎用，肾功能减退者应根据肌酐清除率调整剂量 老年人：老年患者应根据肾功能情况调整剂量 妊娠与哺乳期妇女：孕妇禁用；哺乳期妇女慎用或用药期间暂停授乳
药典	USP、Eur. P.、Chin. P.、Jpn. P.
国家处方集	CNF
其他推荐依据	
■ 药品名称	注射用氨苄西林钠舒巴坦钠　Ampicillin Sodium and Sulbactam Sodium for Injection
抗菌谱与适应证	1. 用于治疗敏感菌（包括产β-内酰胺酶菌株）所致的呼吸道感染、肝胆系统感染、泌尿系统感染、皮肤软组织感染 2. 用于治疗需氧菌与厌氧菌混合感染（特别是腹腔感染和盆腔感染）
制剂与规格	注射用氨苄西林钠舒巴坦钠[保(乙)]：①0.75g（氨苄西林钠0.5g、舒巴坦钠0.25g）；②1.5g（氨苄西林钠1g、舒巴坦钠0.5g）；③2.25g（氨苄西林1.5g、舒巴坦0.75g）；④3g（氨苄西林钠2g、舒巴坦钠1g）
用法与用量	深部肌内注射、静脉注射或静脉滴注。成人一次1.5~3.0g，每6小时1次。肌内注射一日剂量不超过6g，静脉用药一日剂量不超过12g（舒巴坦一日剂量最高不超过4g）。儿童按体重一日100~200mg/kg，分次给药

续 表

注意事项	1. 传染性单核细胞增多症、巨细胞病毒感染、淋巴细胞白血病、淋巴瘤等患者不宜应用 2. 下列患者应慎用：有哮喘、湿疹、花粉症、荨麻疹等过敏性疾病史者
禁忌	禁用于对任何青霉素类抗生素有过敏反应史的患者
不良反应	注射部位疼痛，过敏性反应和过敏性休克，胃肠道反应（恶心、呕吐、腹泻等），皮肤反应（瘙痒、皮疹）等
特殊人群用药	肝功能、肾功能不全患者：肾功能减退者应根据血浆肌酐清除率调整剂量 老年人：老年患者肾功能减退，须调整剂量 妊娠与哺乳期妇女：孕妇及哺乳期妇女应用仍须权衡利弊
药典	USP、Eur. P.、Chin. P.、Jpn. P.
国家处方集	CNF
其他推荐依据	
■ 药品名称	**注射用替卡西林钠克拉维酸钾　Ticarcillin Disodium and Clavulanate Potassium for Injection**
抗菌谱与适应证	适用于治疗敏感菌所致的败血症、腹膜炎、呼吸道感染、胆道感染、泌尿系统感染、骨和关节感染、术后感染、皮肤和软组织感染、耳鼻喉感染等
制剂与规格	注射用替卡西林钠克拉维酸钾[保(乙)]：①1.6g（替卡西林钠 1.5g、克拉维酸钾 0.1g）；②3.2g（替卡西林钠 3g、克拉维酸钾 0.2g）
用法与用量	1. 成人：静脉滴注，一次 1.6~3.2g，每 6~8 小时 1 次；最大剂量，一次 3.2g，每 4 小时 1 次 2. 肾功能不全时剂量：肌酐清除率> 30ml/min 者，每 8 小时 3.2g；肌酐清除率为 10~30ml/min 者，每 8 小时 1.6g；肌酐清除率< 10ml/min 者，每 16 小时 1.6g 3. 儿童：小儿用量，一次 80mg/kg，每 6~8 小时 1 次 4. 早产儿及足月新生儿：一次 80mg/kg，每 12 小时 1 次
注意事项	1. 对头孢菌素过敏者、凝血功能异常者慎用 2. 注射用溶液应随用随配，配制好的注射液应立即使用 3. 与氨基糖苷类抗生素合用治疗，两种药物应分别给药
禁忌	对 β-内酰胺类抗生素过敏者禁用
不良反应	低钾血症及出血时间延长；皮疹、瘙痒、药物热等过敏反应较多见；可发生胃肠道反应
特殊人群用药	肝功能、肾功能不全患者：严重肝功能、肾功能不全患者慎用 老年人：老年患者肾功能减退，须调整剂量 妊娠与哺乳期妇女：孕妇用药应权衡利弊；可用于哺乳期妇女
药典	USP、Eur. P.、Jpn. P.
国家处方集	CNF
其他推荐依据	

续　表

■ 药品名称	注射用哌拉西林舒巴坦　Piperacillinand Sulbactam for Injection
抗菌谱与适应证	用于对哌拉西林耐药对本品敏感的产 β-内酰胺酶致病菌引起的感染： 1. 呼吸系统感染（如急性支气管炎、肺炎、慢性支气管炎急性发作、支气管扩张伴感染等） 2. 泌尿生殖系统感染（如单纯型泌尿系感染、复杂型泌尿系感染等）
制剂与规格	注射用哌拉西林钠舒巴坦钠[保(乙)]：①1. 25g；②2. 5g
用法与用量	1. 成人：静脉滴注一次 2. 5~5g，每 12 小时 1 次；严重或难治性感染时，每 8 小时 1 次。一日最大用量不得超过 20g（舒巴坦最大剂量为一日 4g）。疗程通常为 7~14 日 2. 肾功能不全时应酌情调整剂量 3. 老年患者剂量酌减
注意事项	1. 用前需做青霉素皮肤试验 2. 哌拉西林可能引起出血，有出血倾向的患者应检查凝血时间、血小板聚集时间和凝血酶原时间 3. 哌拉西林钠与溶栓药合用时可能发生严重出血，不宜同时使用
禁忌	对青霉素类、头孢菌素类或 β-内酰胺酶抑制药过敏或对上述药物有过敏史者禁用
不良反应	仅少数患者可能发生，包括胃肠道反应、皮肤反应、变态反应等
特殊人群用药	肝功能、肾功能不全患者：肾功能不全者慎用 老年人：老年患者（>65 岁）由于肾功能减退，用药剂量宜酌减 妊娠与哺乳期妇女：用药应权衡利弊
药典	USP、Eur. P.、Chin. P.
国家处方集	CNF
其他推荐依据	
■ 药品名称	注射用哌拉西林钠他唑巴坦钠　Piperacillin Sodium and Tazobactam Sodium for Injection
抗菌谱与适应证	用于对哌拉西林耐药，但对哌拉西林他唑巴坦敏感的产 β-内酰胺酶的细菌引起的中、重度感染： 1. 大肠埃希菌和拟杆菌属所致的阑尾炎、腹膜炎 2. 金黄色葡萄球菌所致的中、重度医院获得性肺炎、非复杂性和复杂性皮肤软组织感染 3. 大肠埃希菌所致的产后子宫内膜炎或盆腔炎性疾病 4. 流感嗜血杆菌所致的社区获得性肺炎
制剂与规格	注射用哌拉西林钠他唑巴坦钠：①1. 125g（哌拉西林钠 1g、他唑巴坦钠 0. 125g）；②2. 25g（哌拉西林钠 2g、他唑巴坦钠 0. 25g）[基]；③3. 375g（哌拉西林钠 3g、他唑巴坦钠 0. 375g）；④4. 5g（哌拉西林钠 4g、他唑巴坦钠 0. 5g）[基]
用法与用量	1. 成人：静脉滴注。一般感染，一次 3. 375g，每 6 小时 1 次，或 4. 5g，每 8 小时 1 次，疗程 7~10 日。医院获得性肺炎，起始量 3. 375g，每 4 小时 1 次，疗程 7~14 日，也可根据病情及细菌学检查结果进行调整 2. 肾功能不全者应根据肌酐清除率调整剂量 3. 血液透析者一次最大剂量为 2. 25g，每 8 小时 1 次，并在每次血液透析后可追加 0. 75g
注意事项	1. 有出血史，溃疡性结肠炎、克罗恩病或假膜性肠炎慎用 2. 用药期间应定期检查血清电解质水平、造血功能等

续 表

禁忌	对青霉素类、头孢菌素类抗生素或β-内酰胺酶抑制药过敏者禁用
不良反应	皮肤反应（皮疹、瘙痒等）；消化道反应（腹泻、恶心、呕吐等）；过敏反应；局部反应（注射局部刺激反应、疼痛等）
特殊人群用药	肝功能、肾功能不全患者：严重肝功能、肾功能障碍者慎用 妊娠与哺乳期妇女：妊娠安全性分级为B级；哺乳期妇女慎用
药典	USP、Eur. P.、Chin. P.
国家处方集	CNF
其他推荐依据	
■ 药品名称	注射用头孢哌酮舒巴坦 Cefoperazone and Sulbactam for Injection
抗菌谱与适应证	用于治疗敏感细菌所致的下列感染： 1. 呼吸系统感染 2. 腹内感染，如腹膜炎、胆囊炎、胆管炎 3. 泌尿、生殖系统感染，如尿路感染、盆腔炎、子宫内膜炎、淋病等 4. 皮肤、软组织感染 5. 骨、关节感染 6. 其他严重感染，如败血症、脑膜炎等
制剂与规格	注射用头孢哌酮钠舒巴坦钠（1∶1）[保(乙)]：①1g（头孢哌酮钠0.5g、舒巴坦钠0.5g）；②2g（头孢哌酮钠1g、舒巴坦钠1g） 注射用头孢哌酮钠舒巴坦钠（2∶1）[保(乙)]：①1.5g（头孢哌酮钠1g、舒巴坦钠0.5g）；②3g（头孢哌酮钠2g、舒巴坦钠1g）
用法与用量	静脉滴注 1. 成人：一日2~4g，严重或难治性感染可增至一日8g。分等量每12小时静脉滴注1次。舒巴坦每日最高剂量不超过4g 2. 儿童：常用量一日40~80mg/kg，等分2~4次滴注。严重或难治性感染可增至一日160mg/kg。等分2~4次滴注。新生儿出生第一周内，应每隔12小时给药1次。舒巴坦每日最高剂量不超过80mg/kg
注意事项	接受β-内酰胺类或头孢菌素类抗生素治疗的患者可发生严重的及偶可发生的致死性过敏反应。一旦发生过敏反应，应立即停药并给予适当的治疗
禁忌	已知对青霉素类，舒巴坦、头孢哌酮及其他头孢菌素类抗生素过敏者禁用
不良反应	皮疹较为多见；少数患者尚可发生腹泻、腹痛；一过性嗜酸性粒细胞增多，轻度中性粒细胞减少；暂时性AST（GOT）及ALT（GPT）、碱性磷酸酶、尿素氮或血肌酐升高等
特殊人群用药	肝功能、肾功能不全患者：根据患者情况调整用药剂量 儿童：新生儿和早产儿用药须权衡利弊 老年人：老年人呈生理性的肝、肾功能减退，因此应慎用本药并需调整剂量 妊娠与哺乳期妇女：妊娠安全性分级为B级；哺乳期妇女用药时宜暂停授乳
药典	USP、Eur. P.、Chin. P.
国家处方集	CNF
其他推荐依据	

第六节　氨基糖苷类

■ 药品名称	注射用链霉素　Streptomycin for Injection
抗菌谱与适应证	1. 与其他抗结核药联合用于治疗结核分枝杆菌所致的各种结核病或其他分枝杆菌感染 2. 用于治疗土拉菌病，或与其他抗菌药联合用于治疗鼠疫、腹股沟肉芽肿、布鲁菌病、鼠咬热 3. 与青霉素联合用于预防或治疗草绿色链球菌或肠球菌所致的心内膜炎
制剂与规格	注射用硫酸链霉素[保(甲)]：①0.75g（75 万 U）[基]；②1g（100 万 U）[基]；③2g（200 万 U）；④5g（500 万 U）
用法与用量	肌内注射。成人：①结核病：一次 0.5g，每 12 小时 1 次；或一次 0.75g，一日 1 次；②草绿色链球菌心内膜炎：一次 1g，每 12 小时 1 次，连续用药 1 周；然后一次 0.5g，每 12 小时 1 次，连续用药 1 周；③肠球菌心内膜炎：一次 1g，每 12 小时 1 次，连续用药 2 周；然后一次 0.5g，每 12 小时 1 次，连续用药 4 周；④土拉菌病、鼠疫：一次 0.5~1g，每 12 小时 1 次；⑤布鲁菌病：一日 1~2g，分 2 次给药
注意事项	下列情况应慎用链霉素：①脱水，可使血药浓度增高，易产生毒性反应；②第Ⅷ对脑神经损害，因本品可导致前庭神经和听神经损害；③重症肌无力或帕金森病，因本品可引起神经肌肉阻滞作用，导致骨骼肌软弱；④肾功能损害，因本品具有肾毒性
禁忌	对链霉素或其他氨基糖苷类过敏的患者禁用
不良反应	血尿、排尿次数减少或尿量减少、食欲减退、口渴等肾毒性症状，少数可产生血液中尿素氮及肌酐值增高。影响前庭功能时可有步履不稳、眩晕等症状；影响听神经出现听力减退、耳鸣、耳部饱满感
特殊人群用药	肝功能、肾功能不全患者：肾功能不全患者慎用 儿童：慎用 老年人：老年患者应采用较小治疗量，并且尽可能在疗程中监测血药浓度 妊娠与哺乳期妇女：妊娠安全性分级为 D 级；哺乳期妇女用药期间暂停授乳
药典	USP、Eur. P.、Chin. P.、Jpn. P.
国家处方集	CNF
其他推荐依据	
■ 药品名称	庆大霉素　Gentamicin
抗菌谱与适应证	1. 适用于治疗敏感革兰阴性杆菌，如大肠埃希菌、克雷伯菌属、肠杆菌属、铜绿假单胞菌以及甲氧西林敏感的葡萄球菌所致的严重感染，如败血症、下呼吸道感染、肠道感染、盆腔感染、腹腔感染、皮肤软组织感染、复杂性尿路感染等。治疗腹腔感染及盆腔感染应与抗厌氧菌药物合用。与青霉素（或氨苄西林）合用治疗肠球菌属感染 2. 用于敏感细菌所致中枢神经系统感染，可鞘内注射作为辅助治疗

续　表

制剂与规格	硫酸庆大霉素片（每 10mg 相当于 1 万 U）[保(乙)]：①20mg；②40mg 硫酸庆大霉素注射液[保(甲)]：①1ml：20mg；②1ml：40mg[基]；③2ml：80mg[基] 硫酸庆大霉素颗粒：10mg
用法与用量	1. 肌内注射、静脉滴注：①成人，一次 80mg，或按体重一次 1~1.7mg/kg，每 8 小时 1 次；体重<60kg 者，一日 1 次给药 3mg/kg；体重>60kg 者，总量不超过 160mg，每 24 小时 1 次。疗程为 7~10 日；②小儿，一次 2.5mg/kg，每 12 小时 1 次；或一次 1.7mg/kg，每 8 小时 1 次。疗程为 7~10 日 2. 鞘内及脑室内给药：成人一次 4~8mg，小儿（3 个月以上）一次 1~2mg，每 2~3 日 1 次 3. 肾功能减退患者根据肌酐清除率调整剂量
注意事项	1. 下列情况应慎用：①脱水，可使血药浓度增高，易产生毒性反应；②第Ⅷ对脑神经损害，因本品可导致前庭神经和听神经损害；③重症肌无力或帕金森病，因本品可引起神经肌肉阻滞作用，导致骨骼肌软弱；④肾功能损害，因本品具有肾毒性 2. 长期应用可能导致耐药菌过度生长 3. 不宜用于皮下注射；本品有抑制呼吸作用，不得静脉注射
禁忌	对本品或其他氨基糖苷类过敏者禁用
不良反应	用药过程中可能引起听力减退、耳鸣或耳部饱满感等耳毒性反应，影响前庭功能时可发生步态不稳、眩晕。也可能发生血尿、排尿次数显著减少或尿量减少、食欲减退、极度口渴等肾毒性反应。发生率较低者有因神经肌肉阻滞或肾毒性引起的呼吸困难、嗜睡、软弱无力等。偶有皮疹、恶心、呕吐、肝功能减退、白细胞减少、粒细胞减少、贫血、低血压等
特殊人群用药	肝功能、肾功能不全患者：肾功能不全患者慎用 儿童：慎用 老年人：应采用较小治疗量且尽可能在疗程中监测血药浓度 妊娠与哺乳期妇女：妊娠安全性分级为 D 级；哺乳期妇女用药期间暂停授乳
药典	USP、Eur. P.
国家处方集	CNF
其他推荐依据	
■ 药品名称	妥布霉素　Tobramycin
抗菌谱与适应证	1. 适用于铜绿假单胞菌、大肠埃希菌、克雷伯菌属、沙雷菌属所致的新生儿脓毒血症、败血症、中枢神经系统感染、泌尿生殖系统感染、肺部感染、胆道感染、腹腔感染及腹膜炎、骨骼感染、烧伤感染、皮肤软组织感染、急性及慢性中耳炎、鼻窦炎等 2. 与其他抗菌药物联合用于治疗葡萄球菌所致感染（耐甲氧西林菌株感染除外）
制剂与规格	硫酸妥布霉素注射液（每 10mg 相当于 1 万 U）[保(乙)]：2ml：80mg
用法与用量	肌内注射或静脉滴注。成人：一次 1~1.7mg/kg，每 8 小时 1 次，疗程 7~14 日。儿童：早产儿或 0~7 日小儿，一次 2mg/kg，每 12~24 小时 1 次；大于 7 日小儿，一次 2mg/kg，每 8 小时 1 次
注意事项	1. 前庭功能或听力减退者、脱水、重症肌无力或帕金森病慎用 2. 本品不宜皮下注射；不能静脉注射

续 表

禁忌	对本品或其他氨基糖苷类过敏者、本人或家族中有人因使用链霉素引起耳聋或其他耳聋者禁用；肾衰竭者禁用；孕妇禁用
不良反应	发生率较多者有听力减退、耳鸣或耳部饱满感（耳毒性）、血尿、排尿次数显著减少或尿量减少、食欲减退、极度口渴（肾毒性）、步态不稳、眩晕（耳毒性、影响前庭、肾毒性）。发生率较低者有呼吸困难、嗜睡、极度软弱无力（神经肌肉阻滞或肾毒性）。本品引起肾功能减退的发生率较庆大霉素低
特殊人群用药	肝功能、肾功能不全患者：肾功能不全、肝功能异常患者慎用 儿童：儿童慎用 老年人：慎用，老年患者应采用较小治疗量且尽可能在疗程中监测血药浓度 妊娠与哺乳期妇女：孕妇禁用；哺乳期妇女慎用或用药期间暂停授乳
药典	USP
国家处方集	CNF
其他推荐依据	
■ 药品名称	阿米卡星 Amikacin
抗菌谱与适应证	1. 对大肠埃希菌、铜绿假单胞菌及其他假单胞菌、变形杆菌、克雷伯菌、不动杆菌、沙雷杆菌和肠杆菌等敏感革兰阴性杆菌与葡萄球菌属所致严重感染，如下呼吸道感染，腹腔感染，胆道感染，骨、关节、皮肤及软组织感染，泌尿系统感染，细菌性心内膜炎，菌血症或败血症等 2. 对庆大霉素、妥布霉素和卡那霉素耐药菌株所致的严重感染
制剂与规格	硫酸阿米卡星注射液[基,保(甲)]：①1ml：100mg（10 万 U）；②2ml：200mg（20 万 U） 注射用硫酸阿米卡星[保(甲)]：200mg
用法与用量	肌内注射或静脉滴注。①成人：单纯性尿路感染：每 12 小时 200mg；其他全身感染：每 8 小时 5mg/kg，或每 12 小时 7.5mg/kg，一日不超过 1.5g；烧伤合并感染：一次 5~7.5mg/kg，每 6 小时 1 次；②肾功能不全者根据肌酐清除率调整剂量；③儿童：首剂 10mg/kg，然后每 12 小时 7.5mg/kg
注意事项	脱水患者、重症肌无力或帕金森患者慎用。其他见链霉素
禁忌	对阿米卡星或其他氨基糖苷类过敏的患者禁用
不良反应	患者可发生听力减退、耳鸣或耳部饱满感，少数患者亦可发生眩晕、步态不稳等症状。听力减退一般于停药后症状不再加重，但个别在停药后可能继续发展至耳聋
特殊人群用药	肝功能、肾功能不全患者：肾功能损害患者慎用 儿童：慎用 老年人：老年患者应用本药后较易产生各种毒性反应 妊娠与哺乳期妇女：孕妇使用前应充分权衡利弊，妊娠安全性分级为 D 级；哺乳期妇女在用药期间暂停授乳
药典	USP、Eur. P.、Chin. P.
国家处方集	CNF
其他推荐依据	

续　表

■ 药品名称	注射用奈替米星　Netilmicin for Injection
抗菌谱与适应证	1. 主要适用于治疗敏感革兰阴性杆菌所致的严重感染。如大肠埃希菌、肠杆菌属、变形杆菌、铜绿假单胞菌等所致的下呼吸道感染、复杂性尿路感染、腹腔感染、胃肠感染、骨及关节感染、皮肤软组织感染、烧伤或创伤感染、手术感染、败血症等 2. 与其他抗菌药物联合用于治疗葡萄球菌感染（耐甲氧西林葡萄球菌除外） 3. 某些耐庆大霉素菌株所致严重感染
制剂与规格	注射用硫酸奈替米星[保(乙)]：①1ml（5万U）；②2ml（10万U）
用法与用量	肌内注射或静脉滴注。成人1.3～2.2mg/(kg·8h）或2～3.25mg/（kg·12h），疗程7～14日。一日最高剂量不超过7.5mg/kg；复杂性尿路感染：一次1.5～2.0mg/kg，每12小时1次，疗程7～14日。一日最高剂量不超过7.5mg/kg；肾功能不全者：按照血药浓度进行调整，或根据肌酐清除率计算调整剂量
注意事项	脱水、第Ⅷ对脑神经损害、重症肌无力或帕金森病患者慎用
禁忌	对奈替米星或任何一种氨基糖苷类抗生素过敏或有严重毒性反应者禁用；孕妇和新生儿禁用
不良反应	1. 肾毒性轻微并较少见。常发生于原有肾功能损害者，或应用剂量超过一般常用剂量的感染患者 2. 神经系统毒性：可发生第Ⅷ对脑神经的毒性反应，但本品的毒性发生率较低，程度亦较轻，易发生在原有肾功能损害者，或治疗剂量过高、疗程过长的感染患者，表现为前庭及听力受损的症状，如出现头晕、眩晕、听觉异常等 3. 其他：偶可出现头痛、全身不适、视觉障碍、心悸、皮疹、发热、呕吐及腹泻等
特殊人群用药	肝功能、肾功能不全患者：肝功能、肾功能损害者慎用 儿童：儿童（尤其是早产儿及新生儿）慎用。新生儿禁用 老年人：老年患者使用时按轻度肾功能减退者减量用药，且尽可能在疗程中监测血药浓度 妊娠与哺乳期妇女：妊娠安全性分级为D级，孕妇禁用；哺乳期妇女在用药期间暂停授乳
药典	USP、Eur. P.、Chin. P.
国家处方集	CNF
其他推荐依据	
■ 药品名称	注射用依替米星　Etimicin for Injection
抗菌谱与适应证	用于敏感菌所致的感染： 1. 呼吸系统感染：如急性支气管炎、慢性支气管炎急性发作、社区肺部感染、支气管扩张并发肺部感染等 2. 泌尿生殖系统感染：如急性肾盂肾炎、膀胱炎、前列腺炎、慢性肾盂肾炎或慢性膀胱炎急性发作等 3. 皮肤软组织感染 4. 创伤和手术后感染
制剂与规格	注射用硫酸依替米星[保(乙)]：①50mg（5万U）；②100mg（10万U）

续 表

用法与用量	静脉滴注：一次 100~150mg，每 12 小时 1 次，疗程为 5~10 日；肾功能不全者：应调整剂量，并应监测本药血药浓度
注意事项	1. 在用本品治疗过程中应密切观察肾功能和第Ⅷ对脑神经功能的变化，并尽可能进行血药浓度检测 2. 本品可能发生神经肌肉阻滞现象 3. 大面积烧伤患者、脱水患者慎用
禁忌	对本品及其他氨基糖苷类抗生素过敏者禁用
不良反应	不良反应为耳、肾的毒性，发生率和严重程度与奈替米星相似
特殊人群用药	肝功能、肾功能不全患者：肾功能不全患者慎用 儿童：用药须权衡利弊 老年人：老人需调整给药剂量与用药间期 妊娠与哺乳期妇女：孕妇用药须权衡利弊；哺乳期妇女在用药期间暂停授乳
药典	
国家处方集	CNF
其他推荐依据	
■ 药品名称	**新霉素 Neomycin**
抗菌谱与适应证	1. 敏感菌所致肠道感染 2. 用于肠道感染和结肠手术前准备
制剂与规格	硫酸新霉素片（以新霉素计）[保(乙)]：①100mg（10 万 U）；②250mg（25 万 U）
用法与用量	口服给药。①成人：常用剂量一次 250~500mg，一日 4 次；感染性腹泻，一次 8.75mg/kg，每 6 小时 1 次，疗程 2~3 日；结肠手术前准备，每小时 700mg，用药 4 小时；继以每 4 小时 700mg，共 24 小时；肝性脑病的辅助治疗，一次 500~1000mg，每 6 小时 1 次，疗程 5~6 日；②儿童：一日 25~50mg/kg，分 4 次服用
注意事项	下列情况应慎用：脱水、第Ⅷ对脑神经损害、重症肌无力、帕金森病、溃疡性结肠炎及有口腔牙病患者（新霉素可引起口腔刺激或疼痛）
禁忌	对本品及其他氨基糖苷类抗生素过敏者、肠梗阻者禁用
不良反应	1. 可引起食欲减退、恶心、腹泻等 2. 较少发现听力缺乏、耳鸣或耳部饱满感；头晕或步态不稳；尿量或排尿次数显著减少或极度口渴 3. 偶可引起肠黏膜萎缩而导致吸收不良综合征及脂肪性腹泻，甚至抗生素相关性肠炎
特殊人群用药	肝功能、肾功能不全患者：肾功能损害患者慎用 儿童：慎用 老年人：应采用较小治疗量且尽可能在疗程中监测血药浓度 妊娠与哺乳期妇女：妊娠安全性分级为 D 级；哺乳期妇女用药期间暂停授乳
药典	USP、Eur. P.、Chin. P.、Jpn. P.
国家处方集	CNF
其他推荐依据	

续 表

■ 药品名称	异帕米星 Isepamicin
抗菌谱与适应证	用于治疗敏感菌所致肺炎、支气管炎、肾盂肾炎、膀胱炎、腹膜炎、败血症、外伤或烧伤创口感染
制剂与规格	硫酸异帕米星注射液[保(乙)]：①2ml：200mg（20万U）；②2ml：400mg（40万U）
用法与用量	肌内注射或静脉滴注。成人：一日400mg，分1~2次注射。静脉滴注时一日400mg，分1~2次滴注
注意事项	1. 前庭功能或听力减退者、脱水、依靠静脉高营养维持生命的体质衰弱者、重症肌无力或帕金森病患者慎用 2. 本品不能静脉注射
禁忌	对本品或其他氨基糖苷类及杆菌肽过敏者、本人或家族中有人因使用其他氨基糖苷类抗生素引起耳聋者禁用；肾衰竭者及妊娠期妇女禁用；早产儿、新生儿和婴幼儿禁用
不良反应	常见听力减退、耳鸣或耳部饱满感（耳毒性）、血尿、排尿次数显著减少或尿量减少、食欲减退、极度口渴（肾毒性）、步态不稳、眩晕（耳毒性，影响前庭）、恶心或呕吐（耳毒性，影响前庭；肾毒性）
特殊人群用药	肝功能、肾功能不全患者：严重肝功能、肾功能不全者慎用，肾衰竭者禁用 儿童：儿童慎用。早产儿、新生儿和婴幼儿禁用 老年人：年老体弱者慎用 妊娠与哺乳期妇女：孕妇禁用；哺乳期妇女应慎用或暂停授乳
药典	Jpn. P.
国家处方集	CNF
其他推荐依据	

第七节 四环素类

■ 药品名称	四环素 Tetracycline
抗菌谱与适应证	1. 立克次体病，包括流行性斑疹伤寒、地方性斑疹伤寒、落基山斑疹热、恙虫病和Q热 2. 支原体属感染 3. 回归热 4. 布鲁菌病（与氨基糖苷类联合应用） 5. 霍乱 6. 鼠疫（与氨基糖苷类联合应用） 7. 兔热病
制剂与规格	盐酸四环素片：①0.125g；②0.25g 盐酸四环素胶囊：0.25g 注射用盐酸四环素：①0.125g；②0.25g；③0.5g

续　表

用法与用量	1. 口服给药：成人一次 0.25~0.50g，每 6 小时 1 次；8 岁以上小儿一日 25~50mg/kg，分 4 次服用，疗程一般为 7~14 日 2. 静脉滴注：成人一日 1.0~1.5g，分 2~3 次给药；8 岁以上小儿一日 10~20mg/kg，分 2 次给药，一日剂量不超过 1g 3. 支原体肺炎、布鲁菌病需 3 周左右
注意事项	长期用药期间应定期随访检查血常规及肾功能
禁忌	有四环素类药物过敏史者禁用
不良反应	胃肠道症状如恶心、呕吐、上腹不适、腹胀、腹泻等，偶可发生胰腺炎等；可致肝毒性；变态反应，多为斑丘疹和红斑等
特殊人群用药	肝功能、肾功能不全患者：肝功能、肾功能不全者慎用 儿童：8 岁以下儿童不宜使用 老年人：慎用 妊娠与哺乳期妇女：孕妇应避免使用本药，如确有指征应用时每日静滴剂量以 1g 为宜，不应超过 1.5g，其血药浓度应保持在 15μg/ml 以下；妊娠安全性分级为 D 级。哺乳期妇女用药须权衡利弊或暂停授乳
药典	USP、Eur. P.
国家处方集	CNF
其他推荐依据	
■ 药品名称	土霉素　Oxytetracycline
抗菌谱与适应证	1. 立克次体病，包括流行性斑疹伤寒、地方性斑疹伤寒、落基山斑疹热、恙虫病和 Q 热 2. 支原体属感染 3. 衣原体属感染，包括鹦鹉热、性病淋巴肉芽肿、非特异性尿道炎、输卵管炎、宫颈炎及沙眼 4. 回归热 5. 布鲁菌病（与氨基糖苷类药联用） 6. 霍乱 7. 鼠疫（与氨基糖苷类药联用） 8. 兔热病 9. 软下疳
制剂与规格	土霉素片：0.25g
用法与用量	口服给药：①成人：一次 250~500mg，每 6 小时 1 次；②儿童：8 岁以上患儿，一次 6.25~12.5mg/kg，每 6 小时 1 次
注意事项	1. 长期用药期间应定期随访检查血常规及肝肾功能 2. 口服本品时，宜饮用足量水（约 240ml） 3. 本品宜空腹口服，即餐前 1 小时或餐后 2 小时服用
禁忌	有四环素类药物过敏史者禁用；本品可导致恒牙黄染，牙釉质发育不良和骨生长抑制，8 岁以下小儿禁用；妊娠及哺乳期妇女禁用

续 表

不良反应	胃肠道症状如恶心、呕吐、上腹不适、腹胀、腹泻等，偶可发生胰腺炎等；可致肝毒性；变态反应，多为斑丘疹和红斑等；偶可引起溶血性贫血、血小板减少等
特殊人群用药	肝功能、肾功能不全患者：慎用 儿童：8 岁以下小儿禁用 老年人：慎用 妊娠与哺乳期妇女：孕妇应避免使用本药，妊娠安全性分级为 D 级；哺乳期妇女禁用
药典	USP、Eur. P.
国家处方集	CNF
其他推荐依据	
■ 药品名称	多西环素 Doxycycline
抗菌谱与适应证	1. 首选药用于：立克次体病、支原体属感染、衣原体属感染、回归热、布鲁菌病（与氨基糖苷类药联用）、霍乱、鼠疫（与氨基糖苷类药联用）、兔热病、软下疳 2. 可用于治疗对青霉素类过敏患者的破伤风、气性坏疽、梅毒、淋病和钩端螺旋体病 3. 中、重度痤疮患者的辅助治疗
制剂与规格	盐酸多西环素片[基,保(甲)]：①50mg；②100mg 盐酸多西环素胶囊[保(甲)]：①250mg；②100mg
用法与用量	口服给药，成人：一般感染，首次 200mg，以后一次 100mg，一日 1~2 次，疗程为 3~7 日；抗寄生虫感染，第 1 日，一次 100mg，每 12 小时 1 次；以后一次 100~200mg，一日 1 次（或一次 50~100mg，每 12 小时 1 次）；淋病奈瑟菌性尿道炎和宫颈炎、沙眼衣原体所致的单纯性尿道炎、宫颈炎或直肠感染，一次 100mg，一日 2 次，疗程至少 7 日；梅毒，一次 150mg，每 12 小时 1 次，疗程至少 10 日
注意事项	1. 应用本品时可能发生耐药菌的过度繁殖。一旦发生二重感染，即停用本品并予以相应治疗 2. 长期用药时应定期随访检查血常规及肝功能
禁忌	有四环素类药物过敏史者禁用
不良反应	胃肠道症状如恶心、呕吐、上腹不适、腹胀、腹泻等，偶可发生胰腺炎等；可致肝毒性；变态反应，多为斑丘疹和红斑等；偶可引起溶血性贫血、血小板减少等
特殊人群用药	肝功能、肾功能不全患者：原有肝病患者慎用；肾功能减退患者可以应用，不必调整剂量，应用时通常亦不引起血尿素氮的升高 儿童：8 岁以下小儿禁用 妊娠与哺乳期妇女：孕妇不宜使用本药，妊娠安全性分级为 D 级；本药可分泌入乳汁，哺乳期妇女应用时应暂停授乳
药典	USP、Eur. P.
国家处方集	CNF
其他推荐依据	

续 表

■ 药品名称	米诺环素 Minocycline
抗菌谱与适应证	用于对本品敏感的葡萄球菌、链球菌、肺炎球菌、淋病奈瑟菌、大肠埃希菌、克雷伯菌、变形杆菌、衣原体、梅毒螺旋体等引起的感染： 1. 浅表性化脓性感染 2. 深部化脓性疾病：乳腺炎、淋巴管（结）炎、骨髓炎、骨炎等 3. 呼吸道感染 4. 痢疾、肠炎、感染性食物中毒、胆管炎、胆囊炎等 5. 泌尿生殖道感染等 6. 败血症、菌血症
制剂与规格	盐酸米诺环素片[保(乙)]：①50mg（5 万 U）[基]；②100mg（10 万 U） 盐酸米诺环素胶囊[基,保(乙)]：①50mg（5 万 U）；②100mg（10 万 U）
用法与用量	口服给药： 1. 成人：每 12 小时 100mg；或每 6 小时 50mg 2. 儿童：8 岁以上儿童，每日 2~4mg/kg，分 1~2 次口服，首剂量 4mg/kg
注意事项	1. 食管通过障碍者、口服吸收不良或不能进食者及全身状态恶化患者（因易引发维生素 K 缺乏症）慎用 2. 用药期间应定期检查肝功能、肾功能
禁忌	对本品及其他四环素类药物过敏者禁用
不良反应	米诺环素引起菌群失调较为多见；消化道反应如食欲减退、恶心、呕吐、腹痛、腹泻、口腔炎、舌炎、肛门周围炎等；影响牙齿和骨发育等
特殊人群用药	肝功能、肾功能不全患者：肝功能、肾功能不全者慎用 儿童：8 岁以下小儿禁用 老年人：老年患者慎用本药，对有肾功能障碍者，推荐减少给药剂量 妊娠与哺乳期妇女：妊娠安全性分级为 D 级；哺乳期妇女须权衡利弊后用药或暂停授乳
药典	USP、Eur. P.、Jpn. P.
国家处方集	CNF
其他推荐依据	

第八节 大环内酯类

■ 药品名称	红霉素 Erythromycin
抗菌谱与适应证	1. 作为青霉素过敏患者治疗下列感染的替代用药：溶血性链球菌、肺炎链球菌所致的急性扁桃体炎、急性咽炎、鼻窦炎；溶血性链球菌所致的猩红热、蜂窝织炎；白喉及白喉带菌者；气性坏疽、炭疽、破伤风；放线菌病；梅毒；李斯特菌病等 2. 肺炎支原体肺炎、肺炎衣原体肺炎

续 表

	3. 军团菌病 4. 百日咳 5. 泌尿生殖系统感染 6. 沙眼衣原体结膜炎 7. 空肠弯曲菌肠炎 8. 厌氧菌所致口腔感染
制剂与规格	红霉素片[基,保(甲)]：①0.125g；②0.25g 红霉素软膏[保(甲)]：①1%[基]；②0.5% 红霉素栓剂：①0.1g；②0.2g 红霉素硬脂酸红霉素片[保(甲)]：①0.05g；②0.125g；③0.25g 红霉素硬脂酸红霉素胶囊[保(甲)]：①0.1g；②0.125g 红霉素硬脂酸红霉素颗粒：50mg 注射用乳糖酸红霉素[基,保(甲)]：①0.25g；②0.3g
用法与用量	口服给药： 1. 成人：一日0.75~2g，分3~4次；军团菌病，一日1~4g，分3次服用；风湿热复发的预防，一次250mg，一日2次；感染性心内膜炎的预防，术前1小时口服1g，术后6小时再服用500mg 2. 儿童：一日20~40mg/kg，分3~4次服用 静脉滴注： 1. 成人：一次0.5~1.0g，一日2~3次。军团菌病，一日3~4g，分4次 2. 儿童：一日20~30mg/kg，分2~3次 栓剂直肠给药：成人一次0.1g，一日2次；儿童一日20~30mg/kg
注意事项	用药期间定期随访肝功能
禁忌	对红霉素类药物过敏者禁用
不良反应	胃肠道反应多见，有腹泻、恶心、呕吐、中上腹痛、口舌疼痛等；肝毒性少见，偶见黄疸；过敏性反应表现为药物热、皮疹等
特殊人群用药	肝功能、肾功能不全患者：慎用 妊娠与哺乳期妇女：孕妇用药应权衡利弊，妊娠安全性分级为B级；哺乳期妇女应慎用
药典	USP、Eur. P.、Chin. P.、Jpn. P.
国家处方集	CNF
其他推荐依据	
■ 药品名称	**阿奇霉素 Azithromycin**
抗菌谱与适应证	1. 用于化脓性链球菌引起的急性咽炎、急性扁桃体炎以及敏感细菌引起的鼻窦炎、急性中耳炎、急性支气管炎、慢性支气管炎急性发作 2. 用于肺炎链球菌、流感杆菌以及肺炎支原体所致的肺炎 3. 用于衣原体及非多种耐药淋病奈瑟菌所致的尿道炎、宫颈炎及盆腔炎 4. 用于敏感菌所致的皮肤软组织感染

续 表

制剂与规格	阿奇霉素片（每 100mg 相当于 10 万 U）[保(甲)]：①250mg[基]；②500mg 阿奇霉素分散片[保(甲)]：①125mg；②250mg[基] 阿奇霉素胶囊[保(甲)]：①125mg；②250mg[基] 阿奇霉素颗粒[保(甲)]：①100mg[基]；②250mg；③500mg 阿奇霉素干混悬剂：2g：0.1g 阿奇霉素混悬剂：①0.125g；②0.25g 阿奇霉素糖浆[保(乙)]：25ml：500mg 注射用乳糖酸阿奇霉素（以阿奇霉素计）[保(乙)]：①125mg；②250mg；③500mg 阿奇霉素注射液[保(乙)]：①2ml：125mg；②2ml：250mg；③5ml：500mg 阿奇霉素葡萄糖注射液[保(乙)]：①100ml（阿奇霉素 125mg、葡萄糖 5g）；②100ml（阿奇霉素 200mg、葡萄糖 5g）
用法与用量	口服：饭前 1 小时或餐后 2 小时服用。成人：沙眼衣原体、杜克嗜血杆菌或敏感淋病奈瑟菌所致的性传播疾病，仅需单次口服 1g；其他感染的治疗，第一日，0.5g 顿服，第 2~5 日，一日 0.25g 顿服；或一日 0.5g 顿服，连服 3 日；儿童：中耳炎、肺炎，第 1 日 10mg/kg 顿服，一日最大量不超过 500mg；第 2~5 日，一日 5mg/kg 顿服，一日最大量不超过 250mg；咽炎、扁桃体炎，一日 12mg/kg 顿服（一日最大量不超过 0.5g），连用 5 日 静脉滴注：成人社区获得性肺炎，静脉滴注至少 2 日后转为口服给药，一次 500mg，一日 1 次，7~10 日为一疗程；盆腔炎，静脉滴注 1~2 日后转为口服给药，一次 250mg，一日 1 次，7 日为一疗程
注意事项	1. 用药期间如果发生过敏反应（如血管神经性水肿、皮肤反应、Stevens-Johnson 综合征及中毒性表皮坏死松解症等），应立即停药，并采取适当措施 2. 进食可影响阿奇霉素的吸收，口服用药需在饭前 1 小时或餐后 2 小时服用
禁忌	对阿奇霉素、红霉素或其他任何一种大环内酯类药物过敏者禁用
不良反应	常见反应为胃肠道反应如腹泻、腹痛、稀便、恶心、呕吐等；局部反应如注射部位疼痛、局部炎症等；皮肤反应如皮疹、瘙痒；其他反应如畏食、头晕或呼吸困难等
特殊人群用药	肝功能、肾功能不全患者：严重肝功能不全者、严重肾功能不全者不应使用 儿童：用于 6 个月以下幼儿中耳炎或社区获得性肺炎及 2 岁以下小儿咽炎或扁桃体炎的疗效与安全性尚未确定 妊娠与哺乳期妇女：孕妇须充分权衡利弊后用药，妊娠安全性分级为 B 级；哺乳期妇女须充分权衡利弊后用药
药典	USP、Eur. P.、Chin. P.
国家处方集	CNF
其他推荐依据	
■ 药品名称	**地红霉素 Dirithromycin**
抗菌谱与适应证	用于 12 岁以上患者，对本品敏感菌所致的轻、中度感染：慢性阻塞性肺疾病急性加重或慢性支气管炎急性发作、急性支气管炎、社区获得性肺炎、咽炎和扁桃体炎、单纯性皮肤和软组织感染
制剂与规格	地红霉素肠溶胶囊：250mg

续 表

用法与用量	口服给药： 1. 慢性支气管炎急性发作：一次 500mg，一日 1 次，疗程5~7 日 2. 急性支气管炎：一次 500mg，一日 1 次，疗程 7 日 3. 社区获得性肺炎：一次 500mg，一日 1 次，疗程 14 日 4. 咽炎和扁桃体炎：一次 500mg，一日 1 次，疗程 10 日 5. 单纯性皮肤和软组织感染：一次 500mg，一日 1 次，疗程5~7 日
注意事项	可能产生假膜性结肠炎。轻度者停药即能奏效，对于中度至严重病例，应采取适当的治疗措施
禁忌	对地红霉素、红霉素和其他大环内酯类抗生素严重过敏的患者禁用；可疑或潜在菌血症患者禁用
不良反应	常见的有头痛、腹痛、腹泻、恶心、消化不良、眩晕/头晕、皮疹、呕吐等
特殊人群用药	肝功能、肾功能不全患者：轻度肝损伤、肾功能不全者，不必调整剂量。肝功能不全者慎用 妊娠与哺乳期妇女：孕妇慎用，妊娠安全性分级为 C 级；哺乳期妇女用药应权衡利弊后
药典	USP、Eur. P.
国家处方集	CNF
其他推荐依据	
■ 药品名称	**琥乙红霉素 Erythromycin Ethylsuccinate**
抗菌谱与适应证	适用于治疗敏感菌或敏感病原体引起的下列感染性疾病： 1. 呼吸系统感染：轻、中度呼吸道感染；肺炎支原体及肺炎衣原体所致的肺炎；白喉（辅助抗毒素作用）；军团菌病；李斯特菌病；百日咳 2. 泌尿生殖系统感染：淋球菌引起的急性盆腔炎；梅毒；沙眼衣原体、衣原体引起的孕期泌尿生殖器感染及成人无并发症的尿道、宫颈或直肠感染等 3. 轻、中度皮肤和软组织感染 4. 其他：肠阿米巴病；空肠弯曲菌肠炎；厌氧菌所致口腔感染；沙眼衣原体结膜炎；放线菌病；猩红热；气性坏疽、炭疽；破伤风。预防风湿热初发或复发；细菌性心内膜炎
制剂与规格	琥乙红霉素片[保(乙)]：①200mg；②400mg
用法与用量	口服给药： 1. 成人：一般用量，每 6 小时 400mg；预防链球菌感染，一次 400mg，一日 2 次；军团菌，一次 400~1000mg，一日 4 次；沙眼衣原体和解脲脲原体引起的尿道炎，一次 800mg，一日 3 次，连服 7 日 2. 儿童：一般感染，一日 30~50mg/kg，分 4 次服用，每 6 小时服 1 次；可每 12 小时服药 1 次，一次服日剂量的一半；也可每 8 小时服药 1 次，一次服日剂量的 1/3；对于更严重的感染，剂量可加倍；百日咳，一次 10~12.5mg/kg，一日 4 次，疗程 14 日；肠阿米巴，一日40~50mg/kg，分 4 次服，连服 5~14 日
注意事项	用药期间定期检查肝功能
禁忌	对本品或其他红霉素制剂过敏者、慢性肝病患者、肝功能损害者及孕妇禁用
不良反应	服药数日或 1~2 周后患者可出现乏力、恶心、呕吐、腹痛、皮疹、发热等，有时出现黄疸，停药后常可恢复；胃肠道反应有腹泻、恶心、呕吐、中上腹痛、口舌疼痛、胃纳减退等

续　表

特殊人群用药	肝功能、肾功能不全患者：轻度肝功能不全者慎用，严重肝功能不全者禁用 妊娠与哺乳期妇女：孕妇用药应权衡利弊，妊娠安全性分级为B级；哺乳期妇女慎用或暂停授乳
药典	USP、Eur. P.、Chin. P.、Jpn. P.
国家处方集	CNF
其他推荐依据	
■ 药品名称	罗红霉素　Roxithromycin
抗菌谱与适应证	1. 呼吸道感染：化脓性链球菌引起的咽炎及扁桃体炎；敏感菌所致的鼻窦炎、中耳炎、急性支气管炎、慢性支气管炎急性发作；肺炎支原体或肺炎衣原体所致的肺炎 2. 泌尿生殖系统感染：沙眼衣原体引起的尿道炎和宫颈炎 3. 皮肤软组织感染
制剂与规格	罗红霉素片[保(乙)]：150mg 罗红霉素胶囊[保(乙)]：50mg；150mg 罗红霉素细粒剂[保(乙)]：50mg
用法与用量	口服给药： 1. 成人一次150mg，一日2次；或一次300mg，一日1次。疗程一般为5~12日 2. 肾功能不全者可发生累计效应，肾功能轻度减退者不需调整剂量，严重肾功能不全者给药时间延长1倍（一次150mg，一日1次） 3. 严重肝硬化者的半衰期延长至正常水平2倍以上，如确实需要使用，则150mg一日1次给药 4. 儿童一次2.5~5.0mg/kg，一日2次
注意事项	1. 进食后服药会减少吸收，与牛奶同服可增加吸收 2. 服用本品后可影响驾驶及机械操作
禁忌	对本药过敏者禁用
不良反应	常见腹痛、腹泻、呕吐等胃肠道反应；偶见皮疹、头晕、头痛等
特殊人群用药	肝功能、肾功能不全患者：慎用 妊娠与哺乳期妇女：慎用
药典	Eur. P.、Chin. P.、Jpn. P.
国家处方集	CNF
其他推荐依据	
■ 药品名称	乙酰螺旋霉素　Acetylspiramycin
抗菌谱与适应证	1. 适用于治疗敏感菌所致的呼吸系统感染和皮肤软组织感染，包括：咽炎、扁桃体炎、急性支气管炎、慢性支气管炎急性发作、肺炎、脓皮病、丹毒和猩红热等 2. 适用于治疗敏感菌所致的口腔及耳鼻咽喉科感染，如中耳炎、牙周炎、急性鼻窦炎等 3. 可作为治疗隐孢子虫病以及弓形虫病的选用药物
制剂与规格	乙酰螺旋霉素片：100mg（10万U）

续 表

用法与用量	口服给药。成人：一日 800~1200mg，分 3~4 次服；重症一日可用至 1600~2000mg；儿童：一日量为 20~30mg/kg，分 2~4 次给药
注意事项	如有变态反应，立即停药
禁忌	对本品、红霉素及其他大环内酯类药物过敏的患者禁用
不良反应	腹痛、恶心、呕吐等胃肠道反应，常发生于大剂量用药时，程度大多轻微，停药后可自行消失。变态反应极少，主要为药疹
特殊人群用药	肝功能、肾功能不全患者：严重肝功能不全、肾功能不全者慎用 妊娠与哺乳期妇女：本品可透过胎盘屏障，故孕妇慎用，妊娠安全性分级为 C 级；哺乳期妇女应用时应暂停授乳
药典	Eur. P.、Jpn. P.
国家处方集	CNF
其他推荐依据	
■ 药品名称	**克拉霉素 Clarithromycin**
抗菌谱与适应证	适用于敏感菌所致下列感染：①耳鼻咽喉感染：急性中耳炎、扁桃体炎、咽炎、鼻窦炎；②下呼吸道感染：急性支气管炎、慢性支气管炎急性发作、肺炎；③皮肤软组织感染：脓疱病、丹毒、蜂窝织炎、毛囊炎、疖及伤口感染；④沙眼衣原体感染的尿道炎及宫颈炎；⑤与其他药物联用，可根除幽门螺杆菌，减低十二指肠溃疡复发率
制剂与规格	克拉霉素片[基,保(乙)]：①125mg；②250mg 克拉霉素分散片[保(乙)]：①50mg；②125mg[基]；③250mg[基] 克拉霉素缓释片：500mg 克拉霉素胶囊[基,保(乙)]：①125mg；②250mg 克拉霉素颗粒[保(乙)]：①2g：125mg；②2g：100mg 克拉霉素干混悬剂：①1g：125mg；②2g：125mg；③2g：250mg
用法与用量	口服给药。①成人：轻症一次 250mg，一日 2 次；重症，一次 500mg，一日 2 次。疗程 5~14 日；②儿童：6 个月以上的小儿，一般感染可一次 7.5mg/kg，一日 2 次。根据感染的严重程度应连续服用 5~10 日
注意事项	1. 与红霉素及其他大环内酯类药物之间有交叉过敏和交叉耐药性 2. 可能出现真菌或耐药细菌导致的严重感染 3. 可空腹口服，也可与食物或牛奶同服，与食物同服不影响其吸收
禁忌	对克拉霉素或大环内酯类药物过敏者禁用；孕妇、哺乳期妇女禁用；严重肝功能损害者、水电解质紊乱患者、服用特非那丁者禁用；某些心脏病（包括心律失常、心动过缓、QT 间期延长、缺血性心脏病、充血性心力衰竭等）患者禁用
不良反应	主要有口腔异味，腹痛、腹泻、恶心、呕吐等胃肠道反应，头痛，AST（GOT）及 ALT（GPT）短暂升高
特殊人群用药	肝功能、肾功能不全患者：肝功能不全者、中度至重度肾功能不全者慎用 儿童：6 个月以下小儿中的疗效和安全性尚未确定 妊娠与哺乳期妇女：妊娠安全性分级为 C 级，孕妇禁用；可分泌入乳汁，哺乳期妇女使用应暂停授乳

续　表

药典	USP、Eur. P.、Chin. P.、Jpn. P.
国家处方集	CNF
其他推荐依据	

第九节　酰胺醇类

■ 药品名称	氯霉素　Chloramphenicol
抗菌谱与适应证	1. 用于敏感菌所致伤寒、副伤寒 2. 用于沙门菌属感染的胃肠炎合并败血症 3. 用于耐氨苄西林的 B 型流感杆菌脑膜炎、青霉素过敏者的肺炎链球菌脑膜炎、脑膜炎球菌脑膜炎及敏感的革兰阴性杆菌脑膜炎 4. 用于需氧菌和厌氧菌混合感染的耳源性脑脓肿 5. 可与氨基糖苷类药联用治疗腹腔感染、盆腔感染以及敏感菌所致的其他严重感染，如败血症及肺部感染 6. 用于 Q 热、落基山斑疹热、地方性斑疹伤寒和立克次体病
制剂与规格	氯霉素片：0. 25g 棕榈氯霉素片：0. 05g 氯霉素胶囊：0. 25g 棕榈氯霉素颗粒：0. 1g 棕榈氯霉素混悬液：1ml：25mg 氯霉素注射液[保(甲)]：①1ml：0. 125g；②2ml：0. 25g 注射用琥珀氯霉素：①0. 125g；② 0. 25g；③ 0. 5g 氯霉素甘油滴耳液：10ml：0. 25g
用法与用量	1. 成人：口服给药一日 1. 5~3. 0g，分 3~4 次给药；静脉静滴一次0. 5~1. 0g，一日 2 次 2. 儿童：口服给药一日 25~50mg/kg，分 3~4 次给药；新生儿必需用药时，一日不能超过 25mg/kg，分 4 次给药；静脉静滴一日 25~50mg/kg，分次给药
注意事项	1. 可能发生不可逆性骨髓抑制，应避免重复疗程使用 2. 体弱患者慎用
禁忌	对本品过敏者禁用；精神病患者禁用；孕妇和哺乳期妇女禁用
不良反应	血液系统反应如贫血、淤点、淤斑、鼻出血等；灰婴综合征；周围神经炎和视神经炎；过敏反应较少见；消化道反应如腹泻、恶心及呕吐等
特殊人群用药	肝功能、肾功能不全患者：肝功能、肾功能损害者慎用 儿童：新生儿（尤其早产儿）不宜应用本药，确有指征必须用药时应在监测血药浓度条件下使用 老年人：慎用 妊娠与哺乳期妇女：妊娠期尤其是妊娠末期或分娩期禁用，妊娠安全性分级为 C 级；禁用于哺乳期妇女，必须应用时应暂停授乳

续 表

药典	USP、Eur. P.、Chin. P.、Jpn. P.
国家处方集	CNF
其他推荐依据	

第十节 林可霉素类

■ 药品名称	林可霉素 Lincomycin
抗菌谱与适应证	1. 适用于治疗敏感葡萄球菌属、链球菌属、肺炎球菌及厌氧菌所致的呼吸道感染、腹腔感染、女性生殖道感染、盆腔感染、皮肤软组织感染等 2. 用于对青霉素过敏的或不适于用青霉素类药物的感染性疾病的治疗
制剂与规格	盐酸林可霉素片：①0.25g；②0.5g 盐酸林可霉素胶囊：①0.25g；②0.5g 盐酸林可霉素口服溶液：①10ml：0.5g；②100ml：5g 盐酸林可霉素注射液：[保(甲)]①1ml：0.2g；②2ml：0.6g
用法与用量	1. 成人：口服给药，一日1.5~2.0g，分3~4次给药；肌内注射，一日0.6~1.2g，分次注射；静脉滴注，严重感染时一次0.6~1.0g，每8~12小时1次 2. 儿童：口服给药，一日30~60mg/kg，分3~4次给药；肌内注射，一日10~20mg/kg，分次注射；静脉滴注，剂量同肌内注射，分2~3次给药
注意事项	肠道疾病或有既往史者（特别如溃疡性结肠炎、局限性肠炎或抗生素相关肠炎）、既往有哮喘或其他过敏史者慎用，白色念珠菌阴道炎和鹅口疮患者慎用。用药期间需密切注意抗生素相关性肠炎的可能
禁忌	对林可霉素和克林霉素有过敏史的患者禁用；新生儿、深部真菌感染者禁用
不良反应	消化系统反应如恶心、呕吐、腹痛、腹泻等症状，严重者有腹绞痛、腹部压痛、严重腹泻等；偶可发生白细胞减少、中性粒细胞减低等；过敏反应可见皮疹、瘙痒等；静脉给药可引起血栓性静脉炎，快速滴注可能发生低血压、心电图变化甚至心跳、呼吸停止
特殊人群用药	肝功能、肾功能不全患者：肝功能减退和肾功能严重减退者慎用 儿童：新生儿禁用 老年人：患有严重基础疾病的老年人用药时需密切观察 妊娠与哺乳期妇女：妊娠安全性分级为C级；哺乳期妇女用药时应暂停授乳
药典	USP、Eur. P.、Chin. P.、Jpn. P.
国家处方集	CNF
其他推荐依据	
■ 药品名称	克林霉素 Clindamycin
抗菌谱与适应证	用于革兰阳性菌和厌氧菌引起的感染： 1. 呼吸系统感染

续　表

	2. 泌尿系统感染 3. 厌氧菌所致的妇产科感染如子宫内膜炎、非淋病奈瑟球菌性卵巢-输卵管脓肿、盆腔炎等 4. 皮肤软组织感染 5. 骨、关节感染，如骨髓炎（是金黄色葡萄球菌性骨髓炎的首选治疗药物）、化脓性关节炎 6. 腹腔内感染 7. 其他如心内膜炎、败血症、扁桃体炎和口腔感染等
制剂与规格	盐酸克林霉素胶囊[基,保(甲)]：①75mg；②150mg 注射用盐酸克林霉素[保(甲)]：0.5g 盐酸克林霉素注射液[保(甲)]：①2ml：0.3g；②4ml：0.3g；③8ml：0.6g 注射用克林霉素磷酸酯[保(甲)]：①0.3g；②0.6g；③1.2g 克林霉素磷酸酯注射液[保(甲)]：①2ml：0.3g；②4ml：0.6g；③1ml：0.15g 盐酸克林霉素棕榈酸酯颗粒[保(乙)]：①1g：37.5mg；②2g：75mg；③24g：0.9g 盐酸克林霉素棕榈酸酯分散片[基,保(甲)]：75mg
用法与用量	1. 成人：肌内注射或静脉滴注，一次量不宜超过600mg；中度感染或革兰阳性需氧菌感染，一日0.6~1.2g，分2~4次给药，每12或8或6小时1次；严重感染或厌氧菌感染，一日1.2~2.4g，分2~4次给药，每12或8或6小时1次 2. 轻中度肾功能损害的患者不需调整剂量，无尿及重度肾功能损害患者的剂量应减至正常剂量的一半 3. 中度以上肝功能损害患者应避免使用本药，如确有指征使用时应减量 4. 儿童：用于4周及4周以上患儿。静脉滴注，一日15~25mg/kg，分3~4次给药，每8或6小时1次；重度感染，一日25~40mg/kg，分3~4次给药，每8或6小时1次
注意事项	有胃肠疾病或病史者，特别是溃疡性结肠炎、克罗恩病或假膜性肠炎患者，有哮喘或其他过敏史者慎用
禁忌	本品与林可霉素、克林霉素有交叉耐药性，对克林霉素或林可霉素有过敏史者禁用
不良反应	消化系统反应如恶心、呕吐、腹痛、腹泻等症状，严重者有腹绞痛、腹部压痛、严重腹泻等；偶可发生白细胞减少、中性粒细胞减低等；过敏反应可见皮疹、瘙痒等；肝肾功能异常；静脉滴注可能引起静脉炎，肌内注射局部可能出现疼痛、硬结和无菌性脓肿；其他如耳鸣、眩晕、念珠菌感染等
特殊人群用药	肝功能、肾功能不全患者：肝功能不全者、严重肾功能障碍者慎用 儿童：新生儿禁用，4岁以内儿童慎用，16岁以内儿童应用时应注意重要器官功能监测 老年人：用药时需密切观察 妊娠与哺乳期妇女：孕妇用药须充分权衡利弊，妊娠安全性分级为B级；哺乳妇女慎用，用药时宜暂停授乳
药典	USP、Eur. P.、Chin. P.、Jpn. P.
国家处方集	CNF
其他推荐依据	

第十一节 多肽类抗生素

■ 药品名称	万古霉素 Vancomycin
抗菌谱与适应证	1. 用于耐甲氧西林金黄色葡萄球菌、肠球菌所致严重感染（如心内膜炎、脑膜炎、骨髓炎、肺炎、败血症或软组织感染等）；亦用于对β-内酰胺类抗生素过敏者的上述严重感染 2. 用于血液透析患者发生葡萄球菌属所致的动静脉分流感染 3. 口服适用于对甲硝唑无效的难辨梭状芽胞杆菌相关性肠炎或葡萄球菌性肠炎
制剂与规格	注射用盐酸万古霉素[保(乙)]：①500mg（50万U）；②1000mg（100万U） 盐酸万古霉素胶囊：①125mg（12.5万U）；②250mg（25万U）
用法与用量	1. 成人：口服给药，难辨梭状芽胞杆菌引起的假膜性结肠炎，经甲硝唑治疗无效者一次125~500mg，每6小时1次，治疗5~10日，每日剂量不宜超过4g；静脉滴注，通常用盐酸万古霉素每天2g（效价），可分为每6小时500mg或每12小时1g，每次静滴在60分钟以上，可根据年龄、体重、症状适量增减。老年人每12小时500mg或每24小时1g，每次静滴在60分钟以上 2. 儿童：口服给药，肠道感染一次10mg/kg，每6小时1次，治疗5~10日。静脉滴注，一次10mg/kg，每6小时1次；或一次20mg/kg，每12小时1次
注意事项	1. 听力减退或有耳聋病史者慎用 2. 不宜肌内注射，静脉滴注时尽量避免药液外漏，且应经常更换注射部位，滴速不宜过快 3. 在治疗过程中应监测血药浓度 4. 治疗葡萄球菌性心内膜炎，疗程应不少于4周
禁忌	对万古霉素过敏者，严重肝功能、肾功能不全者，孕妇及哺乳期妇女禁用
不良反应	休克、过敏样症状、急性肾功能不全等
特殊人群用药	肝功能、肾功能不全患者：严重肝功能、肾功能不全者禁用 儿童：儿童（尤其是低体重出生儿、新生儿）应监测血药浓度，慎重给药 老年人：老年患者确有指征使用时必须调整剂量或调整用药间隔 妊娠与哺乳期妇女：应充分权衡利弊
药典	USP、Eur. P.、Jpn. P.
国家处方集	CNF
其他推荐依据	
■ 药品名称	去甲万古霉素 Norvancomycin
抗菌谱与适应证	1. 可用于对青霉素过敏的肠球菌、棒状杆菌属心内膜炎患者的治疗 2. 可用于对青霉素类或头孢菌素类药过敏，或经上述抗生素治疗无效的严重葡萄球菌所致心内膜炎、骨髓炎、肺炎、败血症或软组织感染患者的治疗 3. 可用于治疗血液透析患者发生葡萄球菌属所致动静脉分流感染
制剂与规格	注射用盐酸去甲万古霉素[保(乙)]：①400mg（40万U）；②800mg（80万U）

续 表

用法与用量	1. 成人：静脉滴注一日 800~1600mg，分 2~3 次给药 2. 肾功能减退者需减少维持剂量。可延长给药间期，每次剂量不变，或减少每次剂量，给药间期不变 3. 儿童：静脉滴注一日 16~24mg/kg，一次或分次给药
注意事项	1. 听力减退或有耳聋病史者慎用 2. 不可肌内注射或静脉注射 3. 治疗期间应定期检查听力、尿液中蛋白、管型、细胞数及测定尿相对密度等
禁忌	对万古霉素类抗生素过敏者禁用
不良反应	可出现皮疹、恶心、静脉炎等；可引致耳鸣、听力减退，肾功能损害等
特殊人群用药	肝功能、肾功能不全患者：肾功能不全患者慎用，如有应用指征时需在治疗药物浓度监测下，根据肾功能减退程度减量应用 儿童：新生儿、婴幼儿用药必须充分权衡利弊 老年人：用于老年患者有引起耳毒性与肾毒性的危险（听力减退或丧失）。老年患者即使肾功能测定在正常范围内，使用时应采用较小治疗剂量 妊娠与哺乳期妇女：妊娠期患者避免应用；哺乳期妇女慎用
药典	Chin. P.
国家处方集	CNF
其他推荐依据	
■ 药品名称	替考拉宁 Teicoplanin
抗菌谱与适应证	1. 用于治疗严重的革兰阳性菌感染，尤其是不能用青霉素类及头孢菌素类抗生素治疗或用上述抗生素治疗失败的严重葡萄球菌感染，或对其他抗生素耐药的葡萄球菌感染。皮肤和软组织感染、泌尿道感染、呼吸道感染、骨和关节感染、败血症、心内膜炎及持续不卧床腹膜透析相关性腹膜炎 2. 作为万古霉素和甲硝唑的替代药
制剂与规格	注射用替考拉宁[保(乙)]：200mg
用法与用量	1. 成人肌内、静脉滴注或静脉注射：中度感染，负荷量为第 1 日单次给药 400mg；维持量为一次 200mg，一日 1 次；严重感染，负荷量为一次 400mg，每 12 小时 1 次，共给药 3 次；维持量为一次 400mg，一日 1 次；严重烧伤感染或金黄色葡萄球菌心内膜炎，维持量可能需达一日 12mg/kg 2. 儿童肌内、静脉滴注或静脉注射：中度感染，推荐前 3 次剂量为 10mg/kg，每 12 小时 1 次，随后剂量为 6mg/kg，一日 1 次；严重感染和中性粒细胞减少的患儿（2 个月以上），推荐前 3 次剂量为 10mg/kg，每 12 小时 1 次，随后维持量为一次 10mg/kg，一日 1 次；严重感染和中性粒细胞减少的新生儿，第 1 日的推荐剂量为 16mg/kg，只用 1 剂；以后维持剂量为一次 8mg/kg，一日 1 次
注意事项	治疗期间定期做血液及肝功能、肾功能的检查
禁忌	对本药过敏者，对万古霉素、去甲万古霉素等糖肽类抗生素过敏者禁用
不良反应	局部反应可见注射部位疼痛、血栓性静脉炎；过敏反应可见皮疹、瘙痒、支气管痉挛、药物热等；胃肠道反应可见恶心、呕吐、腹泻等；神经系统反应可见头痛、嗜睡等

续　表

特殊人群用药	肝功能、肾功能不全患者：肾功能不全患者慎用 儿童：可用于2个月以上儿童的革兰阳性菌感染 老年人：除非有肾损害，否则老年患者无需调整剂量 妊娠与哺乳期妇女：本药一般不应用于妊娠期或可能妊娠的妇女，除非权衡利弊后必须使用；建议哺乳期妇女用药时暂停授乳
药典	Jpn. P.
国家处方集	CNF
其他推荐依据	
■ 药品名称	黏菌素　Colistin
抗菌谱与适应证	用于肠道手术前准备，用于大肠埃希菌性肠炎和对其他药物耐药的菌痢
制剂与规格	硫酸黏菌素片[保(乙)]：①50万U；②100万U；③300万U 硫酸黏菌素颗粒：1g：100万U 注射用黏菌素：50mg
用法与用量	1. 成人：口服一日（100~150）万U，分2~3次服用；肌内注射或静脉滴注，一日（100~150）万U 2. 儿童：口服一日（2~3）万U/kg，分2~3次服用。肌内注射或静脉滴注一日（2~3）万U/kg
注意事项	不宜与其他肾毒性药物合用
禁忌	对黏菌素过敏者禁用
不良反应	食欲减退、恶心和呕吐等胃肠道反应和皮疹、瘙痒等过敏反应
特殊人群用药	肝功能、肾功能不全患者：肾功能不全患者慎用 妊娠与哺乳期妇女：孕妇用药应权衡利弊，妊娠安全性分级为B级
药典	USP、Eur. P.、Chin. P.、Jpn. P.
国家处方集	CNF
其他推荐依据	

第十二节　其他抗菌药

■ 药品名称	呋喃妥因　Nitrofurantoin
抗菌谱与适应证	1. 用于治疗敏感菌如大肠埃希菌、肠球菌属以及克雷伯菌属、肠杆菌属所致的急性单纯性下尿路感染 2. 也可用于尿路感染的预防

续 表

制剂与规格	呋喃妥因片[保(甲)]：50mg 呋喃妥因肠溶胶囊[保(甲)]：50mg 呋喃妥因栓：①50mg；②100mg
用法与用量	口服给药。①成人：尿路感染，一次 50~100mg，一日 3~4 次；单纯性下尿路感染用低剂量，疗程不低于 1 周，或用至尿培养阴性后至少 3 日，不宜超过 14 日；预防尿路感染，对尿路感染反复发作者，可一日 50~100mg 作预防应用，临睡前服用。②儿童：尿路感染，1 个月以上儿童，一日 5~7mg/kg，分 4 次服；疗程不低于 1 周，或用至尿培养阴性后至少 3 日；预防尿路感染，一日 1mg/kg，临睡前服用
注意事项	1. 宜与食物同服，以减少对胃肠道的刺激 2. 疗程至少 7 日，或继续用药至尿液中细菌清除 3 日以上 3. 葡萄糖-6-磷酸脱氢酶缺乏症患者、周围神经病变者、肺部疾病患者慎用
禁忌	新生儿、孕妇、哺乳期妇女、肾功能减退及对硝基呋喃类药过敏者禁用
不良反应	常见恶心、呕吐、食欲减退和腹泻；少见药物热、皮疹、粒细胞减少等变态反应；偶见头痛、头晕、嗜睡、肌痛等
特殊人群用药	肝功能、肾功能不全患者：肾功能减退者禁用 儿童：新生儿禁用 老年人：慎用，必须使用时宜根据肾功能调整给药剂量。老年患者的前列腺感染不宜使用本药 妊娠与哺乳期妇女：孕妇不宜应用，妊娠晚期妇女禁用，妊娠安全性分级为 B 级；哺乳期妇女用药期间应暂停授乳
药典	Eur. P.、Chin. P.
国家处方集	CNF
其他推荐依据	
■ 药品名称	呋喃唑酮 Furazolidone
抗菌谱与适应证	主要用于治疗细菌性痢疾、肠炎、霍乱。也可用于治疗伤寒、副伤寒、梨形鞭毛虫病和阴道滴虫病。还可与制酸剂等药物合用于治疗幽门螺杆菌所致的胃窦炎
制剂与规格	呋喃唑酮片[保(甲)]：①10mg；②30mg；③100mg
用法与用量	口服给药：肠道感染疗程为 5~7 日，梨形鞭毛虫病疗程为 7~10 日。成人一次 100mg，一日 3~4 次；儿童一日 5~10mg/kg，分 4 次服用
注意事项	1. 不宜用于溃疡病或支气管哮喘患者 2. 用药期间和停药后 5 日内禁止饮酒 3. 葡萄糖-6-磷酸脱氢酶缺乏症患者、溃疡病患者、支气管哮喘患者慎用
禁忌	对本药或其他硝基呋喃类药过敏者、新生儿、哺乳妇女禁用
不良反应	主要有恶心、呕吐、腹泻、头痛、头晕、药物热、皮疹、肛门瘙痒、哮喘、直立性低血压、低血糖、肺浸润等，偶可出现溶血性贫血、黄疸及多发性神经炎
特殊人群用药	肝功能、肾功能不全患者：肾功能不全者慎用 儿童：新生儿禁用 妊娠与哺乳期妇女：妊娠安全性分级为 C 级；哺乳期妇女禁用

续 表

药典	USP、BP、Fr. P.
国家处方集	CNF
其他推荐依据	
■ 药品名称	甲硝唑 Metronidazole
抗菌谱与适应证	1. 用于治疗阴道滴虫病 2. 可用于治疗肠道及组织内阿米巴病 3. 可用于治疗小袋虫病和皮肤利什曼病、麦地那龙线虫感染、贾第虫病等 4. 适用于治疗各种厌氧菌感染
制剂与规格	甲硝唑注射液[保(甲)]：①20ml：100mg；②100ml：200mg；③100ml：500mg[基]；④250ml：500mg；⑤250ml：1250mg 甲硝唑葡萄糖注射液[保(乙)]：250ml（甲硝唑 0.5g、葡萄糖 12.5g） 甲硝唑片[基,保(甲)]：0.2g 甲硝唑胶囊[基,保(甲)]：0.2g 甲硝唑阴道泡腾片[保(甲)]：0.5g 甲硝唑栓[保(甲)]：①0.5g[基]；②1g 甲硝唑口含片[保(甲)]：①2.5mg；②3mg
用法与用量	1. 成人口服给药：滴虫病，一次 0.2g，一日 4 次，疗程 7 日，可同时使用栓剂。厌氧菌感染，一次 0.5g，一日 3 次，疗程不低于 7 日。一日最大剂量不宜超过 4g 2. 成人静脉滴注：厌氧菌感染，首次剂量为 15mg/kg，继以 7.5mg/kg 维持，一次最大剂量不超过 1g，每 6~8 小时 1 次，疗程不低于 7 日 3. 成人阴道栓剂：用于滴虫病，每晚 0.5g 置入阴道内，连用 7~10 日 4. 儿童口服给药：滴虫病，一日 15~25mg/kg，分 3 次给药，服用 7~10 日。厌氧菌感染，一日 20~50mg/kg 5. 儿童静脉滴注剂量同成人
注意事项	1. 出现运动失调或其他中枢神经系统症状时应停药 2. 用药期间应戒酒，饮酒后出现腹痛、呕吐、头痛等症状
禁忌	对本药或其他硝基咪唑类药物过敏或有过敏史者、活动性中枢神经系统疾病者、血液病者、孕妇及哺乳期妇女禁用
不良反应	1. 消化系统：恶心、呕吐、食欲缺乏、腹部绞痛，一般不影响治疗 2. 神经系统：头痛、眩晕，偶有感觉异常、肢体麻木、共济失调、多发性神经炎等，大剂量可致抽搐 3. 少数病例发生荨麻疹、潮红、瘙痒、膀胱炎、排尿困难、口中金属味及白细胞减少等，均属可逆性，停药后自行恢复
特殊人群用药	肝功能、肾功能不全患者：肝功能不全患者慎用 老年人：应注意监测血药浓度并调整剂量 妊娠与哺乳期妇女：禁用，妊娠安全性分级为 B 级
药典	USP、Eur. P.、Chin. P.
国家处方集	CNF
其他推荐依据	

续　表

■ 药品名称	替硝唑　Tinidazole
抗菌谱与适应证	1. 用于治疗多种厌氧菌感染，如败血症、骨髓炎、腹腔感染、盆腔感染、鼻窦炎、支气管感染、肺炎、皮肤蜂窝织炎、口腔感染及术后伤口感染 2. 用于结肠或直肠手术、妇产科手术及口腔手术的术前预防用药 3. 也可用于肠道及肠道外阿米巴病、阴道滴虫病、贾第鞭毛虫病的治疗 4. 还可作为甲硝唑的替代药，用于治疗幽门螺杆菌所致的胃窦炎及消化性溃疡
制剂与规格	替硝唑片[基,保(甲)]：0.5g 替硝唑注射液[保(乙)]：①100ml：0.4g；②200ml：0.8g 替硝唑葡萄糖注射液[保(乙)]：①100ml：0.2g；②100ml：0.4g；③200ml：0.4g 替硝唑栓[保(乙)]：0.2g
用法与用量	成人：口服给药：厌氧菌感染，常用量为一次1g，一日1次，首剂加倍，疗程多为5~6日，口腔感染时疗程3日；外科预防用药，一次2g，术前12小时单次服用。阴道滴虫病、贾第鞭毛虫病，一次2g，单次服用。必要时3~5日可重复1次。滴虫感染时也可一次1g，一日1次，首剂加倍，连服3日。静脉滴注：厌氧菌感染，一次0.8g，一日1次。疗程为5~6日。外科预防用药，总量为1.6g，分1~2次给药，第一次于术前2小时，第二次于术中或术后12~24小时内给药。阴道给药：一次0.2g，一日2次
注意事项	1. 如疗程中发生中枢神经系统不良反应，应及时停药 2. 用药期间不应饮用含乙醇的饮料，因可引起体内乙醇蓄积，干扰乙醇的氧化过程，导致双硫仑样反应，患者可出现腹部痉挛、恶心、呕吐、头痛、面部潮红等 3. 念珠菌感染者应用本品，其症状会加重，需同时抗真菌治疗 4. 治疗阴道滴虫病时，需同时治疗其性伴侣
禁忌	1. 对替硝唑或吡咯类药物过敏患者 2. 有活动性中枢神经疾病和血液病者
不良反应	1. 不良反应少见而轻微，主要为恶心、呕吐、上腹痛、食欲下降及口腔金属味，可有头痛、眩晕、皮肤瘙痒、皮疹、便秘及全身不适 2. 高剂量时也可引起癫痫发作和周围神经病变
特殊人群用药	肝功能、肾功能不全患者：肝功能不全者慎用 儿童：12岁以下禁用 老年人：用药时应注意监测血药浓度并调整剂量 妊娠与哺乳期妇女：妊娠早期禁用本药，妊娠中、晚期应充分权衡利弊后谨慎使用。FDA妊娠安全性分级为C级。哺乳妇女暂停哺乳，治疗结束3日后方可重新授乳
药典	USP、Eur. P.、Chin. P.
国家处方集	CNF
其他推荐依据	
■ 药品名称	奥硝唑　Ornidazole
抗菌谱与适应证	1. 用于由厌氧菌感染引起的多种疾病 2. 用于男女泌尿生殖道毛滴虫、贾第鞭毛虫感染引起的疾病（如阴道滴虫病） 3. 用于肠、肝阿米巴病（如阿米巴痢疾、阿米巴肝脓肿）

续 表

	4. 用于手术前预防感染和手术后厌氧菌感染的治疗 5. 阴道栓用于细菌性阴道病、滴虫性阴道炎
制剂与规格	奥硝唑注射液[保(乙)]：5ml∶500mg 注射用奥硝唑[保(乙)]：250mg 奥硝唑氯化钠注射液[保(乙)]：100ml（奥硝唑 250mg、氯化钠 825mg） 奥硝唑葡萄糖注射液[保(乙)]：100ml（奥硝唑 500mg、葡萄糖 5g）
用法与用量	成人：静脉滴注：①厌氧菌感染：手术前后预防感染，术前 1~2 小时滴注 1000mg，术后 12 小时滴注 500mg，术后 24 小时滴注 500mg。治疗厌氧菌引起的感染，初始剂量为 500~1000mg。然后每 12 小时滴注 500mg，连用 3~6 日；②治疗严重阿米巴病：初始剂量为500~1000mg，以后每 12 小时滴注 500mg，连用 3~6 日。阴道给药：一次 500mg，每晚 1 次，连续 5~7 日。儿童：静脉滴注，一日 20~30mg/kg，每 12 小时滴注 1 次，时间为 30 分钟
注意事项	中枢神经系统疾病患者、肝脏疾病患者、多毛性硬化症患者、酗酒者慎用
禁忌	对本药或其他硝基咪唑类药物过敏者、各种器官硬化症、造血功能低下、慢性酒精中毒患者、有脑和脊髓病变的患者禁用
不良反应	1. 消化系统：胃部不适、胃痛、口腔异味 2. 神经系统：头痛及困倦、眩晕、颤抖、运动失调、周围神经病、癫痫发作、痉挛等 3. 过敏反应：皮疹、瘙痒等 4. 局部反应：刺感、疼痛等
特殊人群用药	儿童：慎用，建议 3 岁以下儿童不用 妊娠与哺乳期妇女：建议孕妇（特别是妊娠早期）、哺乳期妇女慎用本药
药典	USP、Eur. P.、Chin. P.
国家处方集	CNF
其他推荐依据	
■ 药品名称	磷霉素 Fosfomycin
抗菌谱与适应证	1. 口服制剂适用于治疗敏感菌所致的单纯性下尿路感染、肠道感染（包括细菌性痢疾）、呼吸道感染、皮肤软组织感染、眼科感染及妇科感染等 2. 注射制剂适用于治疗敏感菌所致的呼吸道感染、尿路感染、皮肤软组织感染等。也可与其他抗菌药联合用于治疗敏感菌所致的严重感染（如败血症、腹膜炎、骨髓炎等）
制剂与规格	磷霉素钙片[保(乙)]：①0. 1g；②0. 2g；③0. 5g 磷霉素钙胶囊[保(乙)]：0. 1g 磷霉素钙颗粒：0. 5g 注射用磷霉素钠[基,保(甲)]：①1. 0g；②2. 0g；③4. 0g
用法与用量	成人：口服给药，治疗尿路感染等轻症感染，一日 2~4g，分 3~4 次服用。静脉给药，治疗中度或重度系统感染，一日 4~12g，严重感染可增至 16g，分 2~3 次静脉滴注或缓慢静脉推注。肌内注射，一日2~8g，分 3~4 次肌内注射。儿童：口服给药，一日 0. 05~0. 1g/kg，分 3~4 次服用。静脉滴注，一日 0. 1~0. 3g/kg，分 2~3 次静脉滴注。肌内注射，一日 0. 05~0. 2g/kg，分3~4 次肌内注射

续　表

注意事项	1. 静脉滴注速度宜缓慢，静脉滴注时间1~2小时 2. 应用较大剂量时应监测肝功能
禁忌	对磷霉素过敏者、妊娠及哺乳期妇女、5岁以下儿童
不良反应	主要有恶心、食欲减退、腹部不适、稀便或轻度腹泻；偶见皮疹，嗜酸性粒细胞增多，红细胞、血小板、白细胞降低，头晕、头痛等反应；注射部位静脉炎等
特殊人群用药	肝功能、肾功能不全者：肝功能、肾功能减退者慎用 儿童：5岁以上儿童应减量及慎用 老年人：应酌减剂量并慎用 妊娠与哺乳期妇女：建可透过胎盘屏障，迅速进入胎儿循环，但对胎儿的影响尚无足够和严密的对照观察，妊娠安全性分级为B级；哺乳期妇女应避免使用，必须用药时应暂停授乳
药典	Eur. P.、Chin. P.、Jpn. P.
国家处方集	CNF
其他推荐依据	
■ 药品名称	夫西地酸　Fusidic Acid
抗菌谱与适应证	1. 用于敏感菌所致的骨髓炎或皮肤、软组织感染 2. 用于其他抗菌药治疗失败的深部感染，如败血症、肺炎、心内膜炎等
制剂与规格	夫西地酸片：250mg 注射用夫西地酸[保(乙)]：①0.125g；②0.5g 夫西地酸混悬液：5ml：250mg 夫西地酸乳膏[保(乙)]：15g：0.3g
用法与用量	口服给药：成人：一次500mg，一日3次；重症加倍。对1岁以下患儿：一日50mg/kg，分3次给药。对1~5岁患儿：一次250mg，一日3次。对5~12岁患儿：用法与用量同成人 局部给药：一日2~3次，涂于患处，疗程为7日。治疗疥疮时可根据病情需要延长疗程 静脉注射：成人一次500mg，一日3次；儿童及婴儿一日按体重20mg/kg，分3次给药
注意事项	1. 早产儿、黄疸、酸中毒及严重病弱的新生儿使用时需留意有无胆红素脑病症状 2. 静脉注射时不能与卡那霉素、庆大霉素、万古霉素、头孢噻啶或阿莫西林混合；亦不可与全血、氨基酸溶液或含钙溶液混合
禁忌	对夫西地酸过敏者禁用；妊娠初始3个月内禁用
不良反应	静脉滴注可能导致血栓性静脉炎和静脉痉挛等
特殊人群用药	肝功能、肾功能不全者：肝功能不全者慎用 儿童：早产儿、严重病弱的新生儿使用时需留意有无胆红素脑病症状 妊娠与哺乳期妇女：在动物实验中有致胎仔畸形的报道，但目前尚无临床对照研究；可经皮肤吸收，哺乳期妇女禁止局部用于乳房部位的皮肤感染
药典	Eur. P.
国家处方集	CNF
其他推荐依据	

续　表

■ 药品名称	利奈唑胺　Linezolid
抗菌谱与适应证	1. 用于由肺炎链球菌（包括多重耐药株）或金黄色葡萄球菌（甲氧西林敏感株）引起的社区获得性肺炎 2. 用于由肺炎链球菌（包括多重耐药株）或金黄色葡萄球菌（甲氧西林敏感和耐药株）引起的医院内获得性肺炎 3. 用于由金黄色葡萄球菌、化脓性链球菌或无乳链球菌引起的复杂性皮肤和皮肤组织感染 4. 用于由金黄色葡萄球菌或化脓性链球菌引起的非复杂性皮肤和皮肤组织感染 5. 用于耐万古霉素的粪肠球菌感染
制剂与规格	利奈唑胺注射液：①100ml：200mg；②300ml：600mg 利奈唑胺片[保(乙)]：①200mg；②600mg 利奈唑胺口服混悬液：5ml：100mg
用法与用量	口服或静脉滴注。①复杂性皮肤或皮肤软组织感染、社区获得性肺炎，包括伴发的菌血症、院内获得性肺炎、甲氧西林耐药金葡菌感染：成人和青少年（12 岁及以上）每 12 小时，600mg。儿童患者（出生至 11 岁）每 8 小时，10mg/kg；②万古霉素耐药的屎肠球菌感染，包括伴发的菌血症，成人和青少年（12 岁及以上）每 8 小时，10mg/kg。儿童患者（出生至 11 岁）每 8 小时，10mg/kg；③非复杂性皮肤和皮肤软组织感染，成人每 12 小时口服 400mg，青少年每 12 小时口服 600mg；＜5 岁，每 8 小时，10mg/kg 口服；5~11 岁，每 12 小时，10mg/kg 口服
注意事项	有骨髓抑制病史者、苯丙酮尿症患者、类癌综合征患者、未控制的高血压患者、嗜铬细胞瘤患者、未治疗的甲状腺功能亢进患者慎用
禁忌	对本药过敏者禁用
不良反应	常见失眠、头晕、头痛、腹泻、恶心、呕吐、便秘、皮疹、瘙痒、发热、口腔念珠菌病、阴道念珠菌病、真菌感染等
特殊人群用药	肝功能不全、肾功能不全者：肾功能不全者慎用 儿童：不推荐本品经验性用于儿童患者的中枢神经系统感染 妊娠与哺乳期妇女：孕妇慎用，妊娠安全性分级为 C 级；哺乳期妇女慎用
药典	
国家处方集	CNF
其他推荐依据	
■ 药品名称	小檗碱　Berberine
抗菌谱与适应证	主要用于治疗敏感病原菌所致的胃肠炎、细菌性痢疾等胃肠道感染
制剂与规格	盐酸小檗碱片[保(甲)]：①50mg；②100mg
用法与用量	成人：口服，胃肠道感染，一次0.1~0.3g，一日 3 次
注意事项	本品静脉注射后可发生严重溶血性贫血和循环障碍，严格禁止静脉给药
禁忌	对本药过敏者禁用；溶血性贫血患者禁用；对葡萄糖-6-磷酸脱氢酶缺乏儿童禁用
不良反应	口服给药时有令人不快的鱼腥味，也偶见皮疹等过敏反应症状，但停药后可自行消退；静脉给药时有出现呼吸困难、过敏性休克的报道

续 表

特殊人群用药	妊娠与哺乳期妇女：慎用
药典	Chin. P.、Jpn. P.
国家处方集	CNF
其他推荐依据	
■ 药品名称	利福昔明 Rifaximin
抗菌谱与适应证	治疗由敏感菌所致的肠道感染，包括急慢性肠道感染、腹泻综合征、夏季腹泻、旅行者腹泻和小肠结肠炎等
制剂与规格	利福昔明胶囊[保(乙)]：100mg
用法与用量	口服给药。①成人：一次 200mg，一日 3~4 次；②儿童：6~12 岁，一次 100~200mg，一日 4 次；12 岁以上儿童，剂量同成人。一般连续用药不宜超过 7 日
注意事项	长期大剂量用药或肠黏膜受损时，会有极少量（<1%）被吸收，导致尿液呈粉红色
禁忌	对本药或其他利福霉素类药过敏者、肠梗阻者、严重的肠道溃疡性病变者禁用
不良反应	常见恶心、呕吐、腹胀、腹痛；少见荨麻疹、足部水肿等
特殊人群用药	儿童：连续服用本药不能超过 7 日；6 岁以下儿童不要服用本药 妊娠与哺乳期妇女：妊娠期妇女需权衡利弊后用药；哺乳期妇女可在有适当医疗监测的情况下服用本药
药典	USP、Eur. P.、Chin. P.、Jpn. P.
国家处方集	CNF
其他推荐依据	

第十三节 磺胺类与甲氧苄啶

■ 药品名称	磺胺甲噁唑 Sulfamethoxazole
抗菌谱与适应证	1. 治疗敏感菌所致的急性单纯性尿路感染 2. 与甲氧苄啶联用，治疗对其敏感的流感杆菌、肺炎链球菌和其他链球菌所致的中耳炎 3. 与乙胺嘧啶联用，治疗鼠弓形虫引起的弓形虫病 4. 治疗星形奴卡菌病 5. 作为治疗沙眼衣原体所致宫颈炎、尿道炎、新生儿包含体结膜炎的次选药物 6. 作为治疗杜克雷嗜血杆菌所致软下疳的可选药物 7. 预防敏感脑膜炎球菌所致的流行性脑脊髓膜炎 8. 作为对氯喹耐药的恶性疟疾治疗的辅助用药
制剂与规格	磺胺甲噁唑片：0.5g 复方磺胺甲噁唑片[基,保(甲)]：磺胺甲噁唑 0.4g 和甲氧苄啶 80mg

续 表

用法与用量	口服给药 1. 成人：一般感染，首次剂量为2g，以后一日2g，分2次服用。治疗尿路感染时疗程至少为7~10日 2. 肾功能不全患者用量应调整为常用量的1/2 3. 儿童：2个月以上患儿的一般感染，首次剂量为50~60mg/kg（总量不超过2g），以后一日50~60mg/kg，分2次服用
注意事项	1. 葡萄糖-6-磷酸脱氢酶缺乏者、血卟啉病患者、艾滋病患者、休克患者慎用 2. 治疗中须注意检查：全血象，尿液，肝、肾功能
禁忌	对磺胺类药过敏者、巨幼红细胞性贫血患者、孕妇、哺乳期妇女、小于2个月的婴儿和重度肝功能、肾功能损害者禁用
不良反应	过敏反应较为常见，可表现为药疹、剥脱性皮炎等；中性粒细胞减少或缺乏症、血小板减少症及再生障碍性贫血等
特殊人群用药	肝功能、肾功能不全患者：肝功能、肾功能损害者慎用 儿童：2个月以下婴儿禁用 老年人：慎用 妊娠与哺乳期妇女：妊娠安全性分级为C级，孕妇、哺乳妇女禁用
药典	USP、Eur. P.、Chin. P.、Jpn. P.
国家处方集	CNF
其他推荐依据	
■ 药品名称	**磺胺嘧啶　Sulfadiazine**
抗菌谱与适应证	1. 用于预防、治疗敏感脑膜炎球菌所致的流行性脑膜炎 2. 用于治疗敏感菌所致的急性支气管炎、轻症肺炎、中耳炎及皮肤软组织等感染 3. 用于治疗星形诺卡菌病 4. 作为治疗沙眼衣原体所致宫颈炎和尿道炎的次选药物 5. 作为治疗由沙眼衣原体所致的新生儿包含体结膜炎的次选药物 6. 可作为对氯喹耐药的恶性疟疾治疗的辅助用药 7. 与乙胺嘧啶联合用药治疗鼠弓形虫引起的弓形虫病
制剂与规格	磺胺嘧啶片[基,保(甲)]：0.5g 注射用磺胺嘧啶钠[保(甲)]：①0.4g；②1g 磺胺嘧啶混悬液：10%（g/ml）
用法与用量	成人：①口服给药：一般感染，首剂量为2g，以后一次1g，一日2次。治疗流行性脑膜炎，首次量为2g，维持量一次1g，一日4次；②静脉给药：一般感染，一次1~1.5g，一日3次。治疗流行性脑膜炎，首剂量为50mg/kg，维持量一日100mg/kg，分3~4次静脉滴注或缓慢静脉注射。儿童：①口服给药：2个月以上婴儿及儿童的一般感染，首次剂量为50~60mg/kg（总量不超过2g），以后一次25~30mg/kg，一日2次；②静脉给药：一般感染，一日50~75mg/kg，分2次静脉滴注或缓慢静脉注射。流行性脑膜炎，一日100~150mg/kg，分3~4次静脉滴注或缓慢静脉注射
注意事项	葡萄糖-6-磷酸脱氢酶缺乏者、血卟啉病患者、艾滋病患者、休克患者慎用

续　表

禁忌	对本药或其他磺胺类药过敏者、严重肝肾功能不全者、孕妇、哺乳期妇女、小于2个月的婴儿禁用
不良反应	过敏反应较为常见，可表现为药疹、剥脱性皮炎等；中性粒细胞减少或缺乏症、血小板减少症及再生障碍性贫血等；溶血性贫血及血红蛋白尿；高胆红素血症和新生儿胆红素脑病
特殊人群用药	肝功能、肾功能不全患者：轻、中度肝肾功能损害者慎用 儿童：2个月以下婴儿禁用 老年人：慎用 妊娠与哺乳期妇女：孕妇、哺乳妇女禁用，妊娠安全性分级为B级（妊娠早、中期）、D级（妊娠晚期）
药典	USP、Eur. P.、Chin. P.
国家处方集	CNF
其他推荐依据	
■ 药品名称	甲氧苄啶　Trimethoprim
抗菌谱与适应证	1. 可单独用于治疗敏感菌所致的急性单纯性尿路感染和细菌性前列腺炎 2. 与磺胺甲噁唑或磺胺嘧啶联用，可用于治疗敏感菌所致的败血症、脑膜炎、中耳炎、肺部感染、急慢性支气管炎、菌痢、尿路感染、肾盂肾炎、肠炎、伤寒等 3. 与磺胺-2,6-二甲氧嘧啶联用，还可用于治疗对氯喹耐药的疟疾
制剂与规格	甲氧苄啶片[保(乙)]：100mg 甲氧苄啶颗粒：1g：50mg
用法与用量	口服给药。①成人：治疗急性单纯性尿路感染，一次0.1g，每12小时1次；或一次0.2g，每12小时1次。疗程为7~10日。预防尿路感染，一次0.1g，一日1次；②肾功能不全者根据肌酐清除率调整剂量。肌酐清除率<15ml/min，不宜使用；③儿童：对6个月至5岁患儿，甲氧苄啶颗粒一次1g（含甲氧苄啶50mg）；一日2次；对6~12岁患儿，甲氧苄啶颗粒一次2g（含甲氧苄啶100mg）；一日2次
注意事项	1. 由于叶酸缺乏的巨幼细胞贫血或其他血液系统疾病患者慎用 2. 用药期间应定期进行周围血象检查
禁忌	对本药过敏者、早产儿、新生儿、严重肝肾疾病患者、严重血液病患者禁用
不良反应	可出现白细胞减少，血小板减少或高铁血红蛋白性贫血等；过敏反应：可发生瘙痒、皮疹，偶可呈严重的渗出性多形红斑；恶心、呕吐、腹泻等胃肠道反应等
特殊人群用药	肝功能、肾功能不全患者：轻、中度肝肾功能损害者慎用 儿童：早产儿、新生儿、2个月以下婴儿禁用 老年人：老年患者应减少用量 妊娠与哺乳期妇女：妊娠期间应权衡利弊后用药，妊娠安全性分级为C级；哺乳期妇女用药应权衡利弊
药典	USP、Eur. P.、Chin. P.
国家处方集	CNF
其他推荐依据	

第十四节　氟喹诺酮类

■ 药品名称	吡哌酸　PipemidicAcid
抗菌谱与适应证	用于治疗敏感菌所致的尿路感染及肠道感染
制剂与规格	吡哌酸片[保(甲)]：①0.25g；②0.5g 吡哌酸胶囊[保(甲)]：0.25g
用法与用量	口服给药：成人一次0.5g，一日总量1~2g，疗程不宜超过10日
注意事项	1. 本品可与饮食同服，以减少胃肠道反应 2. 长期应用，宜定期监测血常规和肝功能、肾功能 3. 有中枢神经系统疾病患者慎用
禁忌	禁用于对本品和萘啶酸过敏的患者；孕妇、哺乳期妇女禁用；18岁以下小儿及青少年禁用
不良反应	主要为恶心、嗳气、上腹不适、食欲减退、稀便或便秘等胃肠道反应；皮疹或全身瘙痒少见，偶见眩晕、头痛等。停药后可自行恢复
特殊人群用药	肝功能、肾功能不全患者：严重肝功能、肾功能损害者慎用 儿童：婴幼儿及18岁以下青少年不宜使用 老年人：应减少用量 妊娠与哺乳期妇女：禁用
药典	USP、Chin. P.、Jpn. P.
国家处方集	CNF
其他推荐依据	
■ 药品名称	诺氟沙星　Norfloxacin
抗菌谱与适应证	主要用于敏感菌所致的下列感染：泌尿生殖道感染，消化系统感染，呼吸道感染如急性支气管炎、慢性支气管炎急性发作、肺炎，急慢性肾盂肾炎，膀胱炎，伤寒等
制剂与规格	诺氟沙星片[基,保(甲)]：100mg 诺氟沙星胶囊[基,保(甲)]：100mg 诺氟沙星注射液：100ml：200mg 诺氟沙星葡萄糖注射液：100ml（诺氟沙星200mg、葡萄糖5g） 诺氟沙星栓：200mg 诺氟沙星药膜：20mg
用法与用量	成人口服给药：①一般用法：一次100~200mg，一日3~4次；②下尿路感染：一次400mg，一日2次；③复杂性尿路感染：剂量同上，疗程10~21日；④单纯性淋菌性尿道炎：单次800~1200mg；⑤急、慢性前列腺炎：一次400mg，一日2次，疗程28日；⑥一般肠道感染：一次300~400mg，一日2次，疗程5~7日。成人静脉滴注：一日200mg，分2次，急性感染7~14日为一疗程，慢性感染14~21日为一疗程

续　表

注意事项	1. 不宜静脉注射，静脉滴注速度不宜过快 2. 本类药物可引起中、重度光敏反应，应避免过度暴露于阳光，发生后需停药 3. 有癫痫病史者、有胃溃疡史者、重症肌无力患者慎用
禁忌	对本药及其他喹诺酮类药过敏者、糖尿病患者、孕妇、哺乳期妇女、18 岁以下儿童禁用
不良反应	胃肠道反应较为常见，可表现为腹部不适或疼痛、腹泻、恶心或呕吐；中枢神经系统反应可有头晕、头痛、嗜睡或失眠；过敏反应有皮疹、皮肤瘙痒、面部潮红、胸闷等
特殊人群用药	肝功能、肾功能不全患者：肝功能、肾功能减退者慎用 儿童：不宜用于 18 岁以下患者。如感染由多重耐药菌引起者，细菌仅对喹诺酮类药呈敏感时，可在充分权衡利弊后应用 老年人：老年患者常有肾功能减退，因本品部分经肾排出，须减量应用 妊娠与哺乳期妇女：妊娠安全性分级为 C 级；哺乳期妇女应用时应停止授乳
药典	USP、Eur. P.、Chin. P.、Jpn. P.
国家处方集	CNF
其他推荐依据	
■ 药品名称	氧氟沙星　Ofloxacin
抗菌谱与适应证	用于敏感菌所致的下列感染： 1. 泌尿生殖系统感染，包括单纯性及复杂性尿路感染、细菌性前列腺炎、淋病奈瑟菌尿道炎、宫颈炎（包括产酶株所致者）等 2. 呼吸系统感染，包括急性支气管炎、慢性支气管炎急性发作、肺炎及其他肺部感染等 3. 消化系统感染，包括胃肠道、胆道、腹腔的沙门菌属感染等 4. 骨、关节、皮肤软组织感染及败血症 5. 结核病，作为抗结核病的二线药物，多与异烟肼、利福平等合用
制剂与规格	氧氟沙星片：0.1g 氧氟沙星颗粒：0.1g 氧氟沙星注射液：100ml：200mg 氧氟沙星氯化钠注射液：100ml（氧氟沙星 200mg、氯化钠 900mg）
用法与用量	口服或静脉给药。成人： 1. 下呼吸道感染：一次 300mg，一日 2 次，疗程 7~14 日 2. 急性单纯性下尿路感染：一次 200mg，一日 2 次，疗程 5~7 日 3. 复杂性尿路感染：一次 200mg，一日 2 次，疗程 10~14 日。缓释片，一次 400mg，一日 1 次，疗程 10 日 4. 细菌性前列腺炎：一次 300mg，一日 2 次，疗程 6 周 5. 衣原体宫颈炎或尿道炎：一次 300mg，一日 2 次，疗程 7~14 日 6. 单纯性淋病：单次口服 400mg 7. 铜绿假单胞菌感染或重度感染：一次 400mg，一日 2 次 8. 抗结核：一日 300mg，一日 1 次
注意事项	患有中枢神经系统疾病者（如癫痫、脑动脉硬化者）慎用
禁忌	对本药及其他喹诺酮类药过敏者、妊娠期及哺乳期妇女、18 岁以下儿童禁用

续 表

不良反应	胃肠道反应较为常见，可表现为腹部不适或疼痛、腹泻、恶心或呕吐；中枢神经系统反应可有头晕、头痛、嗜睡或失眠；过敏反应有皮疹、皮肤瘙痒、面部潮红、胸闷等
特殊人群用药	肝功能、肾功能不全患者：严重肝功能减退者、严重肾功能不全者慎用 儿童：18岁以下患者用药的安全性尚未确立，不宜使用 老年人：老年患者多有肾功能减退，应减量给药 妊娠与哺乳期妇女：妊娠安全性分级为C级；哺乳期妇女全身用药时，应暂停授乳
药典	USP、Eur. P.、Chin. P.、Jpn. P.
国家处方集	CNF
其他推荐依据	
■ 药品名称	环丙沙星 Ciprofloxacin
抗菌谱与适应证	可用于敏感菌所致的下列感染： 1. 泌尿生殖系统感染：包括单纯性或复杂性尿路感染、细菌性前列腺炎、淋病奈瑟菌尿道炎、肾盂肾炎、宫颈炎（包括产酶株所致者）等 2. 呼吸系统感染：包括扁桃体炎、咽炎、急性支气管炎及肺部感染等 3. 消化系统感染：包括胃肠道感染、胆囊炎、肛周脓肿等 4. 其他：还可用于骨关节感染、皮肤软组织感染及败血症等
制剂与规格	盐酸环丙沙星片[基,保(甲)]：0.25g 盐酸环丙沙星胶囊[基,保(甲)]：0.25g 乳酸环丙沙星注射液[保(甲)]：①100ml：0.1g；②100ml：0.2g；③250ml：0.25g 注射用乳酸环丙沙星[保(甲)]：0.2g 盐酸环丙沙星栓：0.2g 乳酸环丙沙星阴道泡腾片：0.1g
用法与用量	成人：口服，①常用量：一日0.5~1.5g，分2~3次口服；②骨、关节感染：一日1.0~1.5g，分2~3次服，疗程不低于4~6周；③肺炎、皮肤软组织感染：一日1.0~1.5g，分2~3次服，疗程7~14日；④肠道感染：一日1g，分2次服，疗程5~7日；⑤伤寒：一日1.5g，分2~3次服，疗程10~14日；⑥急性单纯性下尿路感染：一日0.5g，分2次服，疗程5~7日；复杂性尿路感染：一日1g，分2次服，疗程7~14日。静脉滴注，常用量：一次0.1~0.2g，每12小时1次。严重感染或铜绿假单胞菌感染可加大剂量至一次0.4g，一日2~3次
注意事项	1. 宜空腹服用 2. 患中枢神经系统疾病者（如癫痫、脑动脉硬化患者）慎用
禁忌	对环丙沙星及任何一种氟喹诺酮类药过敏的患者禁用；孕妇、哺乳期妇女及18岁以下者禁用
不良反应	胃肠道反应较为常见，可表现为腹部不适或疼痛、腹泻、恶心或呕吐；中枢神经系统反应可有头晕、头痛、嗜睡或失眠；过敏反应有皮疹、皮肤瘙痒、面部潮红、胸闷等
特殊人群用药	肝功能、肾功能不全患者：肝功能、肾功能不全患者慎用 儿童：18岁以下患者禁用 老年人：应减量给药 妊娠与哺乳期妇女：禁用
药典	USP、Eur. P.、Chin. P.

续　表

国家处方集	CNF
其他推荐依据	
■ 药品名称	左氧氟沙星　Levofloxacin
抗菌谱与适应证	用于敏感细菌引起的下列中、重度感染：①呼吸系统感染；②泌尿系统感染；③生殖系统感染：急性前列腺炎、急性附睾炎、宫腔感染、子宫附件炎、盆腔炎（疑有厌氧菌感染时可合用甲硝唑）；④皮肤软组织感染；⑤肠道感染；⑥败血症、粒细胞减少及免疫功能低下患者的各种感染；⑦其他感染：乳腺炎、外伤、烧伤及手术后伤口感染、腹腔感染（必要时合用甲硝唑）、胆囊炎、胆管炎、骨与关节感染以及五官科感染等
制剂与规格	左氧氟沙星片[保(甲)]：①0.1g；②0.2g；③0.5g 甲磺酸左氧氟沙星片：100mg 盐酸左氧氟沙星片：100mg 盐酸左氧氟沙星分散片：100mg 盐酸左氧氟沙星胶囊：0.1g 盐酸左氧氟沙星注射液：①2ml：0.1g；②2ml：0.2g[基]；③3ml：0.3g；④100ml：0.1g；⑤100ml：0.2g；⑥100ml：0.3g 左氧氟沙星注射液[保(甲)]：100ml 乳酸左氧氟沙星注射液：①100ml：100mg；②100ml：200mg 乳酸左氧氟沙星氯化钠注射液：100ml 甲磺酸左氧氟沙星注射液 100ml：200mg 甲磺酸左氧氟沙星氯化钠注射液：250ml：500mg 注射用盐酸左氧氟沙星：①100mg；②200mg
用法与用量	成人：口服，一日 300~400mg，分 2~3 次服用，如感染较重或感染病原敏感性较差者剂量可增至一日 600mg，分 3 次服用。①呼吸道感染：一次 200mg，一日 2 次；或一次 100mg，一日 3 次，疗程为 7~14 日；②急性单纯性下尿路感染：一次 100mg，一日 2 次，疗程 5~7 日；③复杂性尿路感染：一次 200mg，一日 2 次；或一次 100mg，一日 3 次，疗程 10~14 日；④细菌性前列腺炎：一次 200mg，一日 2 次，疗程 6 周。静脉滴注，一次 100~200mg，一日 2 次。重度感染患者或病原菌对本药敏感性较差者，一日剂量可增至 600mg，分 2 次静脉滴注
注意事项	1. 癫痫史者、低钾血症或心肌病患者避免使用 2. 皮肤有药物过敏使者禁用本药软膏 3. 有中枢神经系统疾病史者慎用
禁忌	对左氧氟沙星及氟喹诺酮类药过敏者、妊娠及哺乳期妇女、18 岁以下儿童禁用
不良反应	胃肠道反应较为常见，可表现为腹部不适或疼痛、腹泻、恶心或呕吐；中枢神经系统反应可有头晕、头痛、嗜睡或失眠；过敏反应有皮疹、皮肤瘙痒、面部潮红、胸闷等
特殊人群用药	肝功能、肾功能不全患者：肝功能、肾功能受损者慎用 儿童：18 岁以下儿童禁用 老年人：应减量给药 妊娠与哺乳期妇女：禁用，妊娠安全性分级为 C 级
药典	USP、Eur. P.、Chin. P.
国家处方集	CNF

续 表

其他推荐依据	
■ 药品名称	氟罗沙星 Fleroxacin
抗菌谱与适应证	用于敏感菌所致的下列感染： 1. 呼吸系统感染：急性支气管炎，慢性支气管炎急性发作及肺炎等 2. 泌尿生殖系统感染：膀胱炎、肾盂肾炎、前列腺炎、附睾炎、淋病奈瑟菌性尿道炎等 3. 消化系统感染：伤寒沙门菌感染、细菌性痢疾等 4. 其他：皮肤软组织、骨、关节、耳鼻喉、腹腔及盆腔感染
制剂与规格	氟罗沙星片：①100mg；②150mg；③200mg
用法与用量	口服。成人，一次 200mg，一日 1~2 次，一般疗程为 7~14 日。重症患者一次 300~400mg，3~5 日后剂量减至常用量
注意事项	有中枢神经系统疾病（包括脑动脉硬化或抽搐及癫痫史）者慎用
禁忌	对本品或喹诺酮类药物过敏者禁用；妊娠、哺乳期妇女及 18 岁以下儿童禁用
不良反应	胃肠道反应较为常见，可表现为腹部不适或疼痛、腹泻、恶心呕吐、食欲缺乏等；中枢神经系统反应可有头晕、头痛、兴奋、嗜睡或失眠；变态反应有皮疹、皮肤瘙痒等
特殊人群用药	肝功能、肾功能不全患者：肝功能、肾功能损害者慎用 儿童：18 岁以下儿童禁用 老年人：高龄患者慎用 妊娠与哺乳期妇女：禁用
药典	Chin. P.
国家处方集	CNF
其他推荐依据	
■ 药品名称	吉米沙星 Gemifloxacin
抗菌谱与适应证	1. 慢性支气管炎急性发作 2. 社区获得性肺炎 3. 急性鼻窦炎
制剂与规格	甲磺酸吉米沙星片[保(乙)]：320mg
用法与用量	口服。成人：一次 320mg，一日 1 次，慢性支气管炎急性发作、社区获得性肺炎和急性鼻窦炎的疗程分别为 5 日、7 日和 5 日。不应超过推荐的剂量和疗程
注意事项	1. 以下情况慎用：QT 间期延长、心动过缓、急性心肌缺血等心脏疾病患者，葡萄糖-6-磷酸脱氢酶缺乏症患者，患中枢神经系统疾病者，未治疗的电解质紊乱（低血钾或低血镁）者 2. 用药前后及用药时应当检查或监测：全血细胞计数及白细胞分类、细菌培养及药敏试验、血药浓度监测、尿液分析
禁忌	对本品或其他氟喹诺酮类抗生素过敏者，妊娠及哺乳期妇女，18 岁以下患者禁用
不良反应	可引起头痛、眩晕等中枢神经系统反应；腹泻、恶心、腹痛、呕吐等胃肠道症状；ALT（GPT）、AST（GOT）升高，皮疹等

续　表

特殊人群用药	儿童：18 岁以下患者用药的安全性及有效性未确定 妊娠与哺乳期妇女：妊娠安全性分级为 C 级；哺乳期妇女用药应权衡利弊
药典	USP
国家处方集	CNF
其他推荐依据	
■ 药品名称	洛美沙星　Lomefloxacin
抗菌谱与适应证	用于敏感菌所致的下列感染： 1. 泌尿生殖系统感染 2. 呼吸系统感染 3. 消化系统感染，包括肠炎、胆囊炎、肛周脓肿等 4. 如结膜炎、角膜炎、角膜溃疡、泪囊炎等 5. 中耳炎、外耳道炎、鼓膜炎 6. 其他：伤寒、骨和关节、皮肤软组织感染以及败血症等全身感染
制剂与规格	盐酸洛美沙星片：①0. 1g；②0. 2g；③0. 3g；④0. 4g 盐酸洛美沙星胶囊：①0. 1g；②0. 2g 盐酸洛美沙星注射液：①2ml：100mg；②10ml：100mg；③10ml：200mg；④100ml：200mg；⑤250ml：200mg
用法与用量	口服：成人一次 400mg，一日 1 次；或一次 300mg，一日 2 次；急性单纯性尿路感染：一次 400mg，一日 1 次；单纯性淋病：一次 300mg，一日 2 次。静脉滴注：一次 200mg，一日 2 次；尿路感染：一次 100mg，每 12 小时 1 次
注意事项	1. 中枢神经系统疾病患者（包括脑动脉硬化或癫痫病史者）慎用 2. 本品每次滴注时间不少于 60 分钟 3. 本品可引起光敏反应 4. 当出现皮肤灼热、发红、肿胀、水疱、皮疹、瘙痒及皮炎时应停药
禁忌	对本品或其他氟喹诺酮类抗生素过敏者，妊娠及哺乳期妇女，18 岁以下患者
不良反应	口服时个别患者可出现中上腹部不适、食欲缺乏、恶心、口干、轻微头痛、头晕等症状，偶可出现皮疹、皮肤瘙痒等过敏反应和心悸、胸闷等，偶有 ALT（GPT）、AST（GOT）或尿素氮（BUN）值升高
特殊人群用药	肝功能、肾功能不全患者：肝功能不全者、肾功能减退者慎用 儿童：18 岁以下患者禁用 妊娠与哺乳期妇女：禁用。妊娠安全性分级为 C 级
药典	USP、Eur. P.、Chin. P.
国家处方集	CNF
其他推荐依据	
■ 药品名称	莫西沙星　Moxifloxacin
抗菌谱与适应证	用于敏感菌所致的呼吸道感染，如慢性支气管炎急性发作、社区获得性肺炎（包括青霉素耐药的社区获得性肺炎）、急性鼻窦炎等。也可用于皮肤及软组织感染

续 表

制剂与规格	盐酸莫西沙星片[基,保(乙)]：0.4g 盐酸莫西沙星氯化钠注射液[保(乙)]：250ml（莫西沙星0.4g、氯化钠2.25g）
用法与用量	成人：口服给药：一次0.4g，一日1次。慢性支气管炎急性发作疗程为5日；急性鼻窦炎、皮肤及软组织感染的疗程为7日；社区获得性肺炎的疗程为10日。静脉滴注：推荐剂量为一次0.4g，一日1次，滴注时间为90分钟。慢性支气管炎急性发作疗程为5日；急性鼻窦炎、皮肤及软组织感染的疗程为7日；社区获得性肺炎采用序贯治疗，疗程为7~14日
注意事项	1. 避免用于QT间期延长的患者、患有低钾血症及接受Ⅰa类（如奎尼丁、普鲁卡因胺）或Ⅲ类（如胺碘酮、索托洛尔）抗心律失常药物治疗的患者 2. 转氨酶高于正常值上限5倍以上者禁用 3. 在致心律失常的条件（如严重的心动过缓或急性心肌缺血）存在时慎用 4. 有或怀疑有可导致癫痫发作或降低癫痫发作阈值的中枢神经系统疾病的患者慎用
禁忌	对莫西沙星任何成分或其他喹诺酮类或任何辅料过敏者；妊娠和哺乳期妇女；18岁以下儿童禁用
不良反应	常见腹痛、头痛、恶心、腹泻、呕吐、消化不良、肝功能实验室检查异常、眩晕等；少见乏力、口干、胃肠失调、便秘等
特殊人群用药	肝功能、肾功能不全患者：严重肝功能损害者禁用 儿童：18岁以下儿童禁用 妊娠与哺乳期妇女：禁用。妊娠安全性分级为C级
药典	USP、Eur. P.、Chin. P.
国家处方集	CNF
其他推荐依据	
■ 药品名称	帕珠沙星 pazufloxacinctam
抗菌谱与适应证	本品适用于敏感细菌引起的下列感染： 1. 慢性呼吸道疾病继发性感染，如慢性支气管炎、弥漫性细支气管炎、支气管扩张、肺气肿、肺间质纤维化、支气管哮喘、陈旧性肺结核、肺炎、肺脓肿 2. 肾盂肾炎、复杂性膀胱炎、前列腺炎 3. 烧伤创面感染，外科伤口感染 4. 胆囊炎、胆管炎、肝脓肿 5. 腹腔内脓肿、腹膜炎 6. 生殖器官感染，如子宫附件炎、子宫内膜炎、盆腔炎等
制剂与规格	甲磺酸帕珠沙星注射液：①100ml：0.3g；② 100ml：0.5g
用法与用量	静脉滴注。①（100ml：0.3g）一次0.3g，一日2次，静脉滴注时间为30~60分钟，疗程为7~14天。可根据患者的年龄和病情酌情调整剂量；②（100ml：0.5g）一次0.5g，一日2次，静脉滴注时间为30~60分钟。可根据患者的年龄和病情酌情减量，如一次0.3g，一日2次。疗程为7~14天
注意事项	下列情况下慎用：支气管哮喘、皮疹、荨麻疹等过敏性疾病家族史的患者，心脏或循环系统功能异常者，有抽搐或癫痫等中枢神经系统疾病的患者，葡萄糖-6-磷酸脱氢酶缺乏患者，有休克病史者

续 表

禁忌	对帕珠沙星及喹诺酮类药物有过敏史的患者禁用
不良反应	腹泻、皮疹、恶心、呕吐，实验室检查可见 ALT（GPT）、AST（GOT）、ALP、r-GTP 升高，嗜酸性粒细胞增加等
特殊人群用药	肝功能、肾功能不全患者：肾功能不全患者慎用或调整剂量 儿童：用药的安全性尚未确立，建议儿童禁用本品 老年人：应用本品时应注意剂量 妊娠与哺乳期妇女：孕妇及有可能怀孕的妇女禁用；因药物可通过乳汁分泌，哺乳期妇女应用时应停止授乳
药典	USP、Eur. P.、Chin. P.
国家处方集	
其他推荐依据	

第十五节 抗结核药

■ 药品名称	利福平 Rifampicin
抗菌谱与适应证	1. 与其他抗结核药联用于结核病初治与复治，包括结核性脑膜炎的治疗 2. 可与其他药物联合用于麻风、非结核分枝杆菌感染的治疗 3. 与万古霉素可联合用于耐甲氧西林金黄色葡萄球菌（MRSA）所致的感染 4. 可与红霉素合用治疗军团菌感染 5. 可用于无症状脑膜炎球菌带菌者，以消除鼻咽部奈瑟脑膜炎球菌
制剂与规格	利福平片[基,保(甲)]：150mg 利福平胶囊[基,保(甲)]：①150mg；②300mg 利福平注射液[保(甲)]：5ml：0.3g 注射用利福平[保(甲)]：①0.15g；②0.45g；③0.6g
用法与用量	1. 成人口服给药：抗结核，与其他抗结核药合用，一日 450~600mg，早餐前顿服；脑膜炎球菌带菌者（无症状），成人 5mg/kg，每 12 小时 1 次，连续 2 日；其他感染，一日600~1000mg，分 2~3 次，餐前 1 小时服用 2. 肝功能不全：一日不超过 8mg/kg。严重肝功能不全者禁用 3. 老年人一日口服 10mg/kg，顿服 4. 儿童口服给药：抗结核，1 个月以上患儿，一日 10~20mg/kg，顿服；新生儿，一次 5mg/kg，一日 2 次；脑膜炎球菌带菌者（无症状），1 个月以上患儿一日 10mg/kg，每 12 小时 1 次，连服 4 次
注意事项	1. 酒精中毒者慎用 2. 可能引起白细胞和血小板减少，并导致齿龈出血和感染、伤口愈合延迟等。用药期间应避免拔牙等手术，并注意口腔卫生、刷牙及剔牙。用药期间应定期检查周围血象 3. 应于餐前 1 小时或餐后 2 小时服用，最好清晨空腹一次服用，因进食影响吸收

续 表

禁忌	对本药及其他利福霉素类药物过敏者、严重肝功能不全者、胆道阻塞者、3个月以内孕妇禁用
不良反应	1. 多见消化道反应，如厌食、恶心、呕吐、上腹部不适、腹泻等胃肠道反应，但均能耐受 2. 肝毒性为主要不良反应 3. 变态反应
特殊人群用药	肝功能、肾功能不全患者：肝功能不全者慎用，肾功能减退者不需减量 儿童：婴儿慎用，5岁以下小儿慎用 老年人：老年患者肝功能有所减退用药应酌减 妊娠与哺乳期妇女：妊娠早期妇女禁用，妊娠中、晚期妇女应慎用，妊娠安全性分级为C级；哺乳期妇女慎用
药典	USP、Eur. P.、Chin. P.、Jpn. P.
国家处方集	CNF
其他推荐依据	
■ 药品名称	异烟肼 Isoniazid
抗菌谱与适应证	1. 与其他抗结核药联合用于治疗重症或不能口服给药的多型结核病，包括结核性脑膜炎以及部分非结核分枝杆菌感染 2. 单用或与其他抗结核药联合用于预防结核病
制剂与规格	异烟肼片[基,保(甲)]：①50mg；②100mg；③300mg 异烟肼注射液[基,保(甲)]：①2ml：50mg；②2ml：100mg 异福片（胶囊）0.25g 异福酰胺片（胶囊）0.45g 异烟肼/利福平片[保(甲)]：用于结核病的治疗。①利福平150mg，异烟肼75mg；体重<50kg，一日3片；②利福平300mg，异烟肼150mg
用法与用量	成人：口服治疗，结核病：①预防：一日300mg，顿服；②治疗：与其他抗结核药合用时，一日5mg/kg，最高日剂量为300mg。或一次15mg/kg，最高900mg，一周2~3次；③急性粟粒型肺结核、结核性脑膜炎：适当增加剂量，一日400~600mg；④间歇疗法：一日最高剂量为900mg或10~15mg/kg，一周2~3次，用前亦可先用正规剂量1~3个月。肌内注射，结核病：一日5mg/kg，最高日剂量为300mg；或一日15mg/kg，最高900mg，一周2~3次。静脉滴注：一日300~400mg，或5~10mg/kg。儿童：口服给药，一日10~20mg/kg，最高日剂量为300mg，顿服。肌内注射和静脉滴注，治疗剂量为一日10~20mg/kg，最高日剂量为300mg；某些严重结核病患儿，一日剂量可增加至30mg/kg，但最高日剂量为500mg
注意事项	1. 有精神病史者、癫痫病史者、嗜酒者慎用本品或剂量酌减 2. 如疗程中出现视神经炎症状，需立即进行眼部检查，并定期复查 3. 慢乙酰化患者较易产生不良反应，故宜用较低剂量
禁忌	对本药及乙硫异烟胺、吡嗪酰胺、烟酸及其他化学结构相关的药物过敏者，精神病患者，癫痫患者，有本药引起肝炎病史者禁用
不良反应	常用剂量的不良反应发生率低。剂量加大至6mg/kg时，不良反应发生率显著增加，主要为周围神经炎及肝脏毒性，加用维生素B_6虽可减少毒性反应，但也可影响疗效

续　表

特殊人群用药	肝功能、肾功能不全患者：有严重肾功能损害者慎用 儿童：新生儿用药时应密切观察不良反应 老年人：50岁以上患者使用本药肝炎的发生率较高 妊娠与哺乳期妇女：本品可透过胎盘，导致胎儿血药浓度高于母体血药浓度；孕妇应用时须权衡利弊，妊娠安全性分级为C级。在乳汁中浓度可达12μg/ml，与血药浓度相近，哺乳期妇女用药须权衡利弊，如需使用应暂停授乳
药典	USP、Eur. P.、Chin. P.、Jpn. P.
国家处方集	CNF
其他推荐依据	
■ 药品名称	利福霉素　Rifamycin
抗菌谱与适应证	1. 用于治疗结核杆菌感染 2. 用于治疗耐甲氧西林的金黄色葡萄球菌、表皮葡萄球菌的重症感染 3. 用于难治性军团菌感染的联合治疗
制剂与规格	利福霉素钠注射液[保(乙)]：5ml：0.25g（25万U，以利福霉素计）
用法与用量	1. 成人：静脉滴注：轻度感染，一次500mg，用5%葡萄糖注射液250ml溶解，一日2次；中、重度感染，一次1000mg，一日2次。静脉注射：一次500mg，一日2~3次 2. 儿童：静脉滴注：一日10~30mg/kg，一日2次
注意事项	1. 胆道阻塞者、慢性酒精中毒者慎用 2. 用药期间应监测肝功能 3. 本品不宜与其他药物混合使用，以免药物析出 4. 用药后患者尿液呈红色，属于正常现象
禁忌	对本药过敏者、肝病或严重肝损害者禁用
不良反应	滴注过快时可出现暂时性巩膜或皮肤黄染；少数患者可出现一过性肝脏损害、黄疸及肾损害；其他不良反应有恶心、食欲缺乏及眩晕，偶见耳鸣及听力下降、过敏性皮炎等
特殊人群用药	肝功能、肾功能不全患者：肝功能不全者慎用，肝病或严重肝损害者禁用 妊娠与哺乳期妇女：用药应权衡利弊
药典	Eur. P.
国家处方集	CNF
其他推荐依据	
■ 药品名称	乙胺丁醇　Ethambutol
抗菌谱与适应证	1. 与其他抗结核药联合治疗结核分枝杆菌所致的肺结核和肺外结核，也适用于不能耐受链霉素注射的患者 2. 可用于治疗结核性脑膜炎及非典型结核分枝杆菌感染
制剂与规格	盐酸乙胺丁醇片[基,保(甲)]：0.25g 盐酸乙胺丁醇胶囊[基,保(甲)]：0.25g

续　表

用法与用量	成人：口服给药 1. 结核初治：①一次 0.015g/kg，一日 1 次，顿服；②一次 0.025~0.03g/kg，最高 2.5g，一周 3 次；③一次 0.05g/kg，最高 2.5g，一周 2 次 2. 结核复治：一次 0.025g/kg，一日 1 次，连续 60 日，继以一次 0.015g/kg，一日 1 次，顿服 3. 非结核分枝杆菌感染：一日 0.015~0.025g/kg，顿服 儿童：口服，13 岁以上用量与成人相同，13 岁以下不宜应用本药
注意事项	1. 痛风患者、视神经炎患者、糖尿病已发生眼底病变者慎用 2. 治疗期间应检查眼部，如视野、视力、红绿鉴别力等，以及血清尿酸浓度 3. 单用时可迅速产生耐药性，必须与其他抗结核药联合应用
禁忌	对本药过敏者、已知视神经炎患者、酒精中毒者禁用
不良反应	常见视物模糊、眼痛、红绿色盲或视力减退、视野缩小等；少见畏寒、关节肿痛等
特殊人群用药	肝功能、肾功能不全患者：肝功能、肾功能减退患者慎用 儿童：13 岁以下儿童禁用 老年人：老年患者因生理性肾功能减退，应按肾功能调整用量 妊娠与哺乳期妇女：妊娠安全性分级为 B 级；哺乳期妇女用药时须权衡利弊
药典	USP、Eur. P.、Chin. P.、Jpn. P.
国家处方集	CNF
其他推荐依据	
■ 药品名称	吡嗪酰胺　Pyrazinamide
抗菌谱与适应证	本药对人型结核杆菌有较好的抗菌作用，而对其他非结核分枝杆菌不敏感。与其他抗结核药（如链霉素、异烟肼、利福平及乙胺丁醇）联合用于治疗结核病，也可用于结核性脑膜炎
制剂与规格	吡嗪酰胺片[保(甲)]：①0.25g[基]；②0.5g 吡嗪酰胺胶囊[基,保(甲)]：0.25g
用法与用量	成人：口服，与其他抗结核药联合，一日 15~30mg/kg，顿服，或者一次 50~70mg/kg，每周 2~3 次。每日服用者最大剂量为一日 3g，每周服 2 次者最大剂量为一次 4g。亦可采用间歇给药法，一周用药 2 次，一次 50mg/kg
注意事项	糖尿病患者、痛风患者、血卟啉病患者、慢性肝病患者慎用
禁忌	对本药及乙硫异烟胺、异烟肼、烟酸或其他与本药化学机构相似的药物过敏者不宜使用，急性痛风患者、高尿酸血症患者、儿童禁用
不良反应	常见肝损害、关节痛，偶见过敏反应
特殊人群用药	肝功能、肾功能不全患者：慢性肝病及严重肝功能减退者、肾功能不全患者慎用 儿童：禁用 妊娠与哺乳期妇女：妊娠安全性分级为 C 级
药典	USP、Eur. P.、Chin. P.、Jpn. P.
国家处方集	CNF
其他推荐依据	

续　表

■ 药品名称	利福喷汀　Rifapentine
抗菌谱与适应证	1. 与其他抗结核药联合用于治疗各类型、各系统初治与复治的结核病；对骨关节结核疗效较好，但不宜用于治疗结核性脑膜炎 2. 可用于治疗非结核性分枝杆菌感染 3. 可与其他抗麻风药联合治疗麻风病 4. 也可用于对其他抗金黄色葡萄球菌抗生素耐药的重症金黄色葡萄球菌感染
制剂与规格	利福喷汀胶囊[保(甲)]：①100mg；②150mg；③200mg；④300mg
用法与用量	成人口服给药，抗结核：一次 600mg，一日 1 次，空腹时用水送服（体重< 55kg 者应酌减）；一周服药1~2 次。需与其他抗结核药物联合应用，疗程 6~9 个月
注意事项	1. 嗜酒者及酒精中毒者慎用 2. 应用过程中，应经常检查血象和肝功能的变化情况 3. 应在空腹时（餐前 1 小时）用水送服；服利福平出现胃肠道刺激症状时患者可改服利福喷汀 4. 单独用于治疗结核病可能迅速产生细菌耐药性，必须与其他抗结核药合用
禁忌	对本药或其他利福霉素类抗菌药过敏者、胆道阻塞者、肝病及肝功能异常者（尤其是黄疸患者）、血细胞显著减少者、孕妇禁用
不良反应	少数病例可出现白细胞、血小板减少；AST（GOT）及 ALT（GPT）升高；皮疹、头晕、失眠等。少见胃肠道反应
特殊人群用药	儿童：5 岁以下小儿应用的安全性尚未确定 老年人：老年患者肝功能有所减退，用药量应酌减 妊娠与哺乳期妇女：孕妇禁用，妊娠安全性分级为 C 级；哺乳期妇女使用时须权衡利弊后决定，用药应暂停授乳
药典	
国家处方集	CNF
其他推荐依据	
■ 药品名称	利福布汀　Rifabutin
抗菌谱与适应证	1. 用于耐药、复发性结核病治疗 2. 用于鸟复合型分枝杆菌（MAC）感染 3. 用于预防及治疗早期 HIV 感染患者中的 MAC 复合体疾病
制剂与规格	利福布汀胶囊[保(乙)]：150mg
用法与用量	成人：口服给药，抗结核：一日 150~300mg，一日 1 次。抗鸟复合型分枝杆菌：一日 300mg，一日 1 次
注意事项	1. 中性粒细胞减少或血小板减少患者，肌炎或眼葡萄膜炎患者慎用 2. 胆管梗阻、慢性酒精中毒患者应适当减量
禁忌	对本药或其他利福霉素类药物过敏者、用药后出现过血小板减少性紫癜的患者禁用
不良反应	常见皮疹、胃肠道反应、中性粒细胞减少症等

续 表

特殊人群用药	肝功能、肾功能不全患者：肝功能不全患者慎用 妊娠与哺乳期妇女：慎用。妊娠初始3个月内应避免使用
药典	USP、Eur. P.
国家处方集	CNF
其他推荐依据	
■ 药品名称	对氨基水杨酸钠　Sodium Aminosalicylate
抗菌谱与适应证	适用于结核分枝杆菌所致的肺及肺外结核病。静脉滴注可用于治疗结核性脑膜炎及急性血行播散型结核病
制剂与规格	对氨水杨酸钠片[保(甲)]：0.5g 对氨水杨酸钠肠溶片[基,保(甲)]：0.5g 注射用对氨水杨酸钠[保(甲)]：①2g[基]；②4g
用法与用量	成人：口服给药，结核病一日8~12g，分4次服。静脉滴注，结核性脑膜炎及急性血行播散型结核病一日4~12g。儿童：口服给药，一日0.2~0.3g/kg，分3~4次服，一日剂量不超过12g。静脉滴注，一日0.2~0.3g/kg
注意事项	充血性心力衰竭患者、消化性溃疡患者、葡萄糖-6-磷酸脱氢酶缺乏者慎用
禁忌	对本药及其他水杨酸类药过敏者禁用
不良反应	常见食欲缺乏、恶心、呕吐、腹痛、腹泻；过敏反应有瘙痒、皮疹、药物热、哮喘、嗜酸性粒细胞增多
特殊人群用药	肝功能、肾功能不全患者：严重肝功能、肾功能损害者慎用 妊娠与哺乳期妇女：妊娠安全性分级为C级；哺乳期妇女使用时须权衡利弊
药典	USP
国家处方集	CNF
其他推荐依据	
■ 药品名称	帕司烟肼　Pasiniazid
抗菌谱与适应证	1. 常与其他抗结核药合用于治疗结核病 2. 可作为与结核相关手术的预防用药
制剂与规格	帕司烟肼片[保(乙)]：①100mg；②140mg 帕司烟肼胶囊[保(乙)]：100mg
用法与用量	成人：与其他抗结核药合用，一日10~20mg/kg，顿服。儿童：一日20~40mg/kg，顿服。预防：一日按体重10~15mg/kg，顿服
注意事项	1. 精神病及癫痫患者、充血性心力衰竭患者、消化性溃疡患者、葡萄糖-6-磷酸脱氢酶缺乏者慎用 2. 用药期间应定期进行肝功能检查 3. 如疗程中出现视神经炎症状，需立即进行眼部检查，并定期复查
禁忌	对本药过敏者、曾因使用异烟肼而致肝炎的患者禁用

续　表

不良反应	偶见头晕、头痛、失眠、发热、皮疹、恶心、乏力、黄疸、周围神经炎、视神经炎及血细胞减少等不良反应发生
特殊人群用药	肝功能、肾功能不全患者：慢性肝病及肾功能不全患者慎用 儿童：12 岁以下儿童慎用 妊娠与哺乳期妇女：孕妇使用应权衡利弊；哺乳期妇女应暂停授乳
药典	
国家处方集	CNF
其他推荐依据	
■ 药品名称	卷曲霉素　Capreomycin
抗菌谱与适应证	主要用于经一线抗结核药（如链霉素、异烟肼、利福平和乙胺丁醇等）治疗失败者，或用于因药物毒性或细菌产生耐药性而不适用上述一线抗结核药者
制剂与规格	注射用硫酸卷曲霉素[保(乙)]：①0.5g（50 万 U）；②0.75g（75 万 U）
用法与用量	成人：肌内注射，一日 1g，连用60~120 日，然后改为一次 1g，每周 2~3 次。现多推荐一次 0.75g，一日 1 次
注意事项	1. 脱水患者、听力减退者、重症肌无力患者、帕金森病患者慎用 2. 用药期间应注意检查：听力、前庭功能、肝肾功能、血钾浓度 3. 卷曲霉素单用时细菌可迅速产生耐药，故只能与其他抗菌药物联合用于结核病的治疗 4. 注射时需作深部肌内注射，注射过浅可加重疼痛并发生无菌性脓肿
禁忌	对本药过敏者、孕妇、哺乳期妇女禁用
不良反应	具有肾毒性、对第Ⅷ对脑神经有损害、有一定神经肌肉阻滞作用等
特殊人群用药	肝功能、肾功能不全患者：肾功能不全患者慎用 儿童：不推荐在儿童患者中使用 老年人：需根据肾功能调整剂量 妊娠与哺乳期妇女：禁用
药典	USP、Chin. P.
国家处方集	CNF
其他推荐依据	
■ 药品名称	丙硫异烟胺　Protionamide
抗菌谱与适应证	与其他抗结核药联合用于结核病经一线药物（如链霉素、异烟肼、利福平和乙胺丁醇）治疗无效者。本药仅对分枝杆菌有效
制剂与规格	丙硫异烟胺肠溶片[保(乙)]：100mg
用法与用量	成人：口服给药，与其他抗结核药合用，一次 250mg，每 8~12 小时 1 次；儿童：口服给药，与其他抗结核药合用，一次 4~5mg/kg，每 8 小时 1 次

续 表

注意事项	1. 糖尿病患者、营养不良者、酗酒者、卟啉病患者慎用 2. 治疗期间须进行丙氨酸氨基转移酶（谷丙转氨酶）、天冬氨酸氨基转移酶（谷草转氨酶）及眼部检查
禁忌	对本药及异烟肼、吡嗪酰胺、烟酸或其他与本化学结构相近的药物过敏者禁用
不良反应	精神忧郁、步态不稳或麻木、针刺感、烧灼感等
特殊人群用药	肝功能、肾功能不全患者：严重肝功能减退者慎用 儿童：12 岁以下儿童不宜服用 妊娠与哺乳期妇女：本药可致畸胎，孕妇禁用
药典	Jpn. P.、Chin. P.
国家处方集	CNF
其他推荐依据	

第十六节 抗病毒药

■ 药品名称	阿德福韦酯 Adefovir Dipivoxil
适应证	用于治疗乙型肝炎病毒活动复制并伴有 ALT（GPT）或 AST（GOT）持续升高的肝功能代偿的成年慢性乙型肝炎患者
制剂与规格	阿德福韦酯片[保(乙)]：10mg
用法与用量	用法：口服，饭前或饭后均可。用量：成人（18~65 岁）推荐剂量为每日 1 粒，每粒 10mg
注意事项	1. 患者停止治疗会发生急性加重，停止治疗的患者应密切监测肝功能，若必要，应重新进行抗乙肝治疗 2. 使用前应进行人类免疫缺陷病毒（HIV）抗体检查。使用药物，可能出现 HIV 耐药 3. 单用核苷类似物或合用其他抗逆转录病毒药物会导致乳酸性酸中毒和严重的伴有脂肪变性的肝大，包括致命事件 4. 建议用阿德福韦酯治疗的育龄妇女要采取有效的避孕措施
禁忌	对阿德福韦酯过敏者禁用
不良反应	常见虚弱、头痛、恶心、腹痛、腹胀、腹泻和消化不良
特殊人群用药	肝功能、肾功能不全患者：肾功能不全者慎用 儿童：不宜使用本药 老年人：65 岁以上患者用药的安全及有效性尚未确定
	妊娠与哺乳期妇女：妊娠安全性分级为 C 级；哺乳妇女用药期间应暂停授乳
药典	
国家处方集	CNF
其他推荐依据	

续　表

■ 药品名称	拉米夫定　Lamivudine
适应证	1. 用于乙型肝炎病毒（HBV）感染：治疗伴有 HBV 复制的慢性乙型肝炎；用于慢性肝硬化活动期 2. 与其他抗逆转录病毒药联用于治疗人类免疫缺陷病毒（HIV）感染
制剂与规格	拉米夫定片[保(乙)]：100mg
用法与用量	用于治疗 HBV：每日口服 1 次，每次 100mg。儿童剂量每日 3mg/kg。艾滋病患者合并慢性乙型肝炎时剂量需加大至每日口服 2 次，每次 150mg；并需与其他抗 HIV 药联合应用。拉米夫定-齐多夫定片：齐多夫定 300mg，拉米夫定 150mg。用于治疗 HIV 感染。口服：12 岁以上患者，一次 1 片，一日 2 次
注意事项	1. 治疗期间应对患者的临床情况及病毒学指标进行定期检查 2. 少数患者停止使用后，肝炎病情可能加重。因此如果停用，需对患者进行严密观察，若肝炎恶化，应考虑重新使用拉米夫定治疗 3. 肌酐清除率< 30ml/min 者，不建议使用。肝脏损害者不影响拉米夫定的药物代谢过程 4. 拉米夫定治疗期间不能防止患者感染他人，故应采取适当保护措施
禁忌	对拉米夫定或制剂中任何成分过敏者及妊娠早期 3 个月内的患者禁用
不良反应	常见上呼吸道感染样症状、头痛、恶心、身体不适、腹痛和腹泻，症状一般较轻并可自行缓解
特殊人群用药	肝功能、肾功能不全患者：严重肝大和肝脏脂肪变性者慎用 妊娠与哺乳期妇女：妊娠早期 3 个月内禁用；哺乳期妇女用药期间应暂停授乳；妊娠安全性分级为 C 级
药典	USP、Eur. P.
国家处方集	CNF
其他推荐依据	
■ 药品名称	恩夫韦地　Enfuvirtide
适应证	本药为 HIV 融合抑制药，为 HIV-1 跨膜融合蛋白 gp41 内高度保守序列衍生而来的一种合成肽类物质，可防止病毒融合及进入细胞内。用于 HIV 感染，常与其他抗逆转录病毒药联用
制剂与规格	注射用恩夫韦地：每瓶内含恩夫韦肽 108mg
用法与用量	成人：恩夫韦地的推荐剂量为每次 90mg，每日 2 次。注射于上臂、前股部或腹部皮下。每次注射的部位应与前次不同，并且此部位当时没有局部注射反应。儿童：对 6~16 岁儿童患者推荐剂量为一次 2mg/kg，最大剂量为一次 90mg，一日 2 次
注意事项	1. 与其他抗逆转录病毒药物一样，本品必须作为联合方案中的一部分使用 2. 对非 HIV-1 感染个体（如用于暴露后预防）使用可能会诱导产生抗恩夫韦肽抗体，可能导致抗 HIV ELISA 测试出现假阳性结果
禁忌	已知对本品或所含成分过敏的患者禁用
不良反应	注射部位轻至中度疼痛或不适，不影响日常活动。少量引起的过敏反应，包括皮疹、发热、恶心呕吐、颤抖、僵直、低血压和血清 ALT（GPT）及 AST（GOT）升高等

续 表

特殊人群用药	肝功能、肾功能不全患者：慎用 儿童：6岁以下儿童用药的安全性及有效性尚未确定 妊娠与哺乳期妇女：妊娠安全性分级为B级。正在使用本品者停止母乳喂养
药典	
国家处方集	CNF
其他推荐依据	
■ 药品名称	恩曲他滨 Emtricitabine
适应证	1. 用于成人人类免疫缺陷病毒1型（HIV-1）感染，常与其他抗逆转录病毒药联用 2. 用于慢性乙型肝炎
制剂与规格	恩曲他滨胶囊[保(乙)]：200mg
用法与用量	成人：口服给药，一次200mg，一日1次或2次，空腹或餐后服用
注意事项	心功能不全者慎用
禁忌	对本品过敏者禁用
不良反应	常见有恶心、呕吐、腹泻、嗜睡、咽炎、疲乏、无力、感染、咳嗽、鼻炎等反应
特殊人群用药	肝功能、肾功能不全患者：肾功能不全者慎用 儿童：不推荐使用 老年人：慎用 妊娠与哺乳期妇女：妊娠安全性分级为B级；哺乳期妇女用药期间应避免授乳
药典	
国家处方集	CNF
其他推荐依据	
■ 药品名称	恩替卡韦 Entecavir
适应证	用于治疗病毒复制活跃、血清丙氨酸氨基转移酶（ALT（GPT））持续升高或肝脏组织学显示有活动性病变的慢性成人乙型肝炎
制剂与规格	恩替卡韦片[基,保(乙)]：0.5mg
用法与用量	口服给药，一次0.5mg，一日1次，餐前或餐后至少2小时空腹服用。拉米夫定治疗时发生病毒血症或出现耐药突变者，一次1mg，一日1次
注意事项	1. 有慢性乙型肝炎患者停止治疗后，出现重度急性肝炎发作的报道。应在医师的指导下改变治疗方法 2. 核苷类药物在单独或与其他抗逆转录病毒药物联合使用时，已经有乳酸型酸中毒和重度的脂肪性肝大，包括死亡病例的报道 3. 使用恩替卡韦治疗并不能降低经性接触或污染血源传播HBV的危险性。因此，需要采取适当的防护措施
禁忌	对恩替卡韦或制剂中任何成分过敏者禁用
不良反应	常见ALT（GPT）升高、疲乏、眩晕、恶心、腹痛、腹部不适、肝区不适、肌痛、失眠和皮疹

续　表

特殊人群用药	肝功能、肾功能不全患者：接受肝移植者，脂肪性肝大者，肾功能损害者慎用 儿童：16岁以下患儿用药的安全性和有效性尚未建立 妊娠与哺乳期妇女：妊娠安全性分级为C级；不推荐哺乳期妇女使用
药典	
国家处方集	CNF
其他推荐依据	
■ 药品名称	替比夫定　Telbivudine
适应证	本药用于有病毒复制证据以及有血清氨基转移酶（ALT（GPT）或AST（GOT））持续升高或肝组织活动性病变证据的慢性乙型肝炎成人患者
制剂与规格	替比夫定片[保(乙)]：600mg
用法与用量	口服给药：推荐剂量为一次600mg，一日1次。本品可用于有肾功能受损的慢性乙型肝炎患者。对于肌酐清除率≥50ml/min的患者，无需调整推荐剂量。对于肌酐清除率< 50ml/min的患者及正接受血透治疗的终末期肾病（ESRD）患者需要调整给药间隔。对于终末期肾病患者，应在血透后服用本品 替比夫定在肾功能不全患者中的给药间隔调整：肌酐清除率≥50 ml/min，600 mg，每天1次；肌酐清除率30~49 ml/min，600 mg，每48小时1次；肌酐清除率< 30 ml/min（无须透析），600 mg，每72小时1次；终末期肾疾病患者，600 mg，每96小时1次
注意事项	1. 停止治疗可能发生肝炎急性加重，停止治疗时应密切监测肝功能，若必要，应重新进行抗乙肝治疗 2. 单用核苷类药物或合用其他抗逆转录病毒药物会导致乳酸性酸中毒和严重的伴有脂肪变性的肝大，包括致命事件 3. 在治疗过程中可出现肌无力、触痛或疼痛，应及时报告医师 4. 使用替比夫定治疗并不能降低经性接触或污染血源传播HBV的危险性，需要采取适当的防护措施 5. 服用本品期间，应当定期监测乙型肝炎生化指标、病毒学指标和血清标志物，至少每6个月1次
禁忌	对替比夫定及本品的其他任何成分过敏的患者禁用
不良反应	常见恶心、腹泻、腹胀、消化不良、头晕、头痛、皮疹、血淀粉酶升高、脂肪酶升高、ALT（GPT）升高、CK升高等
特殊人群用药	肝功能、肾功能不全患者：在肾功能障碍或潜在肾功能障碍风险的患者，使用时应调整给药间隔，并密切监测肾功能 儿童：不推荐儿童使用本药 老年人：慎用 妊娠与哺乳期妇女：妊娠安全性分级为B级。对妊娠妇女只有在利益大于风险时，方可使用。建议用药时停止授乳
药典	
国家处方集	CNF
其他推荐依据	

续 表

■ 药品名称	奥司他韦 Oseltamivir
适应证	1. 用于治疗成人和1岁及以上儿童的甲型和乙型流行性感冒 2. 用于预防成人和13岁及以上青少年的甲型和乙型流行性感冒
制剂与规格	磷酸奥司他韦胶囊[基,保(乙)]：75mg
用法与用量	成人和青少年（13岁以上）：口服给药，①预防：推荐用量为一次75mg，一日1次。与感染者密切接触后，预防用药的时间不少于7日，流感流行期间则应为6周；②治疗：推荐用量为一次75mg，一日2次，连用5日。儿童（1岁以上）治疗用药：体重≤15kg，一次30ml，一日2次，共5日。体重23~40kg，一次60ml，一日2次，共5日。体重>40kg，一次75mg，一日2次，共5日
注意事项	1. 奥司他韦不能取代流感疫苗；其使用不应影响每年接种流感疫苗；只有在可靠的流行病学资料显示社区出现了流感病毒感染后才考虑用于治疗和预防 2. 对肌酐清除率10~30ml/min的患者，用于治疗和预防的推荐剂量应做调整。不推荐用于肌酐清除率<10ml/min的患者和严重肾衰竭需定期进行血液透析和持续腹膜透析的患者 3. 应对患者自我伤害和谵妄事件进行密切监测
禁忌	对奥司他韦及其制剂中任何成分过敏者禁用
不良反应	极少见皮肤发红、皮疹、皮炎和大疱疹、肝炎和AST（GOT）及ALT（GPT）升高、胰腺炎、血管性水肿、喉部水肿、支气管痉挛、面部水肿、嗜酸性粒细胞增多、白细胞减少和血尿
特殊人群用药	肝功能、肾功能不全患者：肌酐清除率（Ccr）<10ml/min或严重肾衰竭需定期血液透析或持续腹膜透析者不推荐使用，肾功能不全者（Ccr为10~30ml/min）慎用 儿童：慎用 妊娠与哺乳期妇女：妊娠安全性分级为C级；哺乳期妇女应权衡利弊后使用
药典	
国家处方集	CNF
其他推荐依据	
■ 药品名称	利巴韦林 Ribavirin
适应证	1. 主要用于呼吸道合胞病毒（RSV）引起的病毒性肺炎与支气管炎 2. 用于流感病毒感染 3. 用于皮肤疱疹病毒感染 4. 局部用于单纯疱疹病毒性角膜炎 5. 与干扰素α-2b联用，用于治疗慢性丙型肝炎
制剂与规格	利巴韦林片[保(甲)]：①20mg；②50mg；③100mg[基] 利巴韦林含片[保(甲)]：①20mg；②100mg[基] 利巴韦林分散片[基,保(甲)]：100mg 利巴韦林胶囊[保(甲)]：①100mg[基]；②150mg 利巴韦林颗粒：①50mg；②100mg；③150mg 利巴韦林泡腾颗粒：①50mg；②150mg 利巴韦林口服液：5ml：150mg 利巴韦林滴眼液[保(甲)]：0.1%（8ml：8mg）

续　表

用法与用量	成人：口服，①体重< 65kg 者，一次 400mg，一日 2 次；②体重 65~85kg 者早 400mg，晚 600mg；③体重> 85kg 者一次 600mg，一日 2 次
注意事项	长期或大剂量服用对肝功能有影响、血象有影响。有严重贫血、肝功能异常者慎用
禁忌	对本药过敏者，有心脏病史或心脏病患者，肌酐清除率< 50ml/min 的患者，有胰腺炎症状或胰腺炎患者，自身免疫性肝炎患者，活动性结核患者，地中海贫血和镰状细胞贫血患者，孕妇和可能妊娠的妇女，计划妊娠妇女的男性配偶禁用
不良反应	常见贫血、乏力等，停药后即消失。少见疲倦、头痛、失眠、食欲减退、恶心、呕吐、轻度腹泻、便秘等
特殊人群用药	肝功能、肾功能不全患者：肝功能、肾功能异常者慎用 老年人：不推荐使用 妊娠与哺乳期妇女：妊娠安全性分级为 X 级。孕妇及可能妊娠的妇女禁用，不推荐哺乳期妇女使用
药典	USP、Eur. P.、Chin. P.
国家处方集	CNF
其他推荐依据	
■ 药品名称	金刚烷胺　Amantadine
适应证	1. 用于原发性帕金森病，脑炎、一氧化碳中毒、老年人合并脑动脉硬化所致的帕金森叠加综合征及药物诱发的锥体外系反应 2. 也用于预防或治疗亚洲 A-Ⅱ型流感病毒引起的呼吸道感染
制剂与规格	盐酸金刚烷胺片[基,保(甲)]：100mg 盐酸金刚烷胺胶囊[保(甲)]：100mg
用法与用量	成人：口服给药，抗帕金森病：一次 100mg，一日 1~2 次。一日最大剂量为 400mg；抗病毒，一次 200mg，一日 1 次；或一次 100mg，每 12 小时 1 次。儿童：口服给药，①1~9 岁儿童，抗病毒，每 8 小时用 1.5~3mg/kg，或每 12 小时用 2.2~4.4mg/kg，也有推荐每 12 小时用 1.5mg/kg。一日最大量不宜超过 150mg。疗程 3~5 日，不宜超过 10 日；②9~12 岁儿童，抗病毒，每 12 小时口服 100mg；③12 岁或 12 岁以上儿童，抗病毒，同成人用量
注意事项	1. 有癫痫史、精神错乱、幻觉、充血性心力衰竭、肾功能不全、外周血管性水肿或直立性低血压的患者应在严密监护下使用 2. 治疗帕金森病时不应突然停药 3. 用药期间不宜驾驶车辆、操纵机械或高空作业 4. 每日最后一次服药时间应在下午 4 时前，以避免失眠
禁忌	对金刚烷胺过敏、新生儿和 1 岁以下婴儿、哺乳期妇女禁用
不良反应	常见眩晕、失眠和神经质，恶心、呕吐、畏食、口干、便秘
特殊人群用药	肝功能、肾功能不全患者：肾功能不全者，肝脏疾病患者慎用 老年人：慎用 妊娠与哺乳期妇女：妊娠安全性分级为 C 级；孕妇慎用；哺乳妇女禁用
药典	USP、Eur. P.、Chin. P.、Jpn. P.

续 表

国家处方集	CNF
其他推荐依据	
■ 药品名称	金刚乙胺 Rimantadine
适应证	1. 本药适用于预防成人 A 型（包括 H1N1、H2N2、H3N2）流感病毒感染 2. 本药适用于预防儿童 A 型流感病毒感染
制剂与规格	盐酸金刚乙胺片[保(乙)]：0.1g 盐酸金刚乙胺口服颗粒[保(乙)]：2g：50mg
用法与用量	成人及 10 岁以上儿童：口服给药，①预防：一次 100mg，一日 2 次；②治疗：一次 100mg，一日 2 次。从症状开始连续治疗约 7 日。肾功能不全时剂量：对于肾衰竭（Ccr≤10ml/min）患者，推荐剂量为一日 100mg。肝功能不全时剂量：对于严重的肝功能不全患者，推荐剂量为一日 100mg。老年人剂量：对于中老年家庭护理患者，推荐剂量为一日 100mg。儿童（10 岁以下）：口服给药用于预防：5mg/kg，一日 1 次，但总量不超过 150mg
注意事项	癫痫患者慎用。金刚烷类药物可改变患者的注意力和反应性
禁忌	对金刚烷类药物过敏者及严重肝功能不全者禁用
不良反应	1. 胃肠道反应：恶心、呕吐、腹痛、食欲缺乏、腹泻 2. 神经系统障碍：神经过敏、失眠、集中力差、头晕、头痛、老年人步态失调 3. 其他：无力、口干
特殊人群用药	肝功能、肾功能不全者：慎用 儿童：本药用于 1 岁以下儿童的有效性和安全性尚不明确 老年人：慎用 妊娠与哺乳期妇女：妊娠安全性分级为 C 级；哺乳期妇女用药应权衡利弊
药典	USP
国家处方集	CNF
其他推荐依据	
■ 药品名称	伐昔洛韦 Valaciclovir
适应证	1. 主要用于带状疱疹 2. 用于治疗单纯疱疹病毒感染及预防复发，包括生殖器疱疹的初发和复发
制剂与规格	盐酸伐昔洛韦片[保(乙)]：①150mg；②300mg
用法与用量	口服给药：一次 0.3g，一日 2 次，饭前空腹服用。带状疱疹连续服药 10 日。单纯性疱疹连续服药 7 日
注意事项	1. 严重免疫功能缺陷者长期或多次应用本品治疗后可能引起单纯疱疹和带状疱疹病毒对本品耐药 2. 服药期间应给予患者充分的水，防止药物在肾小管内沉淀 3. 生殖器复发性疱疹感染以间歇短程疗法给药有效。生殖器复发性疱疹的长期疗法也不应超过 6 个月
禁忌	对本品及阿昔洛韦过敏者禁用

续 表

不良反应	偶有头晕、头痛、关节痛、恶心、呕吐、腹泻、胃部不适、食欲减退、口渴、白细胞减少、蛋白尿及尿素氮轻度升高、皮肤瘙痒等
特殊人群用药	肝功能、肾功能不全患者：慎用 儿童：2 岁以下儿童禁用，2 岁以上儿童慎用 老年人：老年患者由于生理性肾功能衰退，剂量与用药间期需调整 妊娠与哺乳期妇女：孕妇禁用。妊娠安全性分级为 B 级；哺乳妇女应慎用
药典	Chin. P.
国家处方集	CNF
其他推荐依据	
■ 药品名称	沙奎那韦 Saquinavir
适应证	与其他抗逆转录病毒药物联用，治疗 HIV-1 感染
制剂与规格	甲磺酸沙奎那韦片：600mg
用法与用量	口服给药：一次 600mg，一日 3 次，饭后服用
注意事项	糖尿病或高血糖症患者，A 型和 B 型血友病患者慎用
禁忌	对本药过敏者，严重肝功能受损者禁用
不良反应	腹泻、恶心和腹部不适
特殊人群用药	肝功能、肾功能不全患者：严重肝功能受损者禁用；中度肝功能受损者，严重肾功能不全者慎用 儿童：16 岁以下患者使用本药的安全性及有效性尚不明确 老年人：60 岁以上老年患者用药研究尚不充分 妊娠与哺乳期妇女：妊娠安全性分级为 B 级；用药妇女应暂停授乳
药典	USP
国家处方集	CNF
其他推荐依据	
■ 药品名称	阿昔洛韦 Aciclovir
适应证	1. 单纯疱疹病毒（HSV）感染：①口服用于生殖器疱疹病毒感染初发和复发患者；对反复发作患者可用作预防；②静脉制剂用于免疫缺陷者初发和复发性皮肤黏膜 HSV 感染的治疗以及反复发作患者的预防；也用于单纯疱疹性脑炎的治疗；③外用可用于 HSV 引起的皮肤和黏膜感染 2. 带状疱疹病毒（HZV）感染：①口服用于免疫功能正常者带状疱疹和免疫缺陷轻症患者的治疗；②静脉制剂用于免疫缺陷者严重带状疱疹或免疫功能正常者弥散型带状疱疹的治疗；③外用可用于 HZV 引起的皮肤和黏膜感染 3. 免疫缺陷者水痘的治疗 4. 眼部疾病：①结膜下注射或全身用药（口服或静脉滴注）：用于急性视网膜坏死综合征（ARN）、视网膜脉络膜炎、HSV 性葡萄膜炎；②局部用药：滴眼液或眼膏，用于 HZV 性角膜炎、结膜炎、眼睑皮炎及 HSV 性角膜炎

续 表

制剂与规格	阿昔洛韦片[保(甲)]：①100mg；②200mg[基]；③400mg 阿昔洛韦咀嚼片[保(甲)]：①400mg；②800mg 阿昔洛韦胶囊[保(甲)]：①100mg；②200mg[基] 注射用阿昔洛韦[保(乙)]：①250mg；②500mg 阿昔洛韦氯化钠注射液：①100ml（阿昔洛韦 100mg、氯化钠 900mg）；②250ml（阿昔洛韦 250mg、氯化钠 2.25g） 阿昔洛韦眼膏[保(甲)]：2g∶60mg 阿昔洛韦滴眼液[基,保(甲)]：8ml∶8mg
用法与用量	口服给药： 1. 急性带状疱疹：①片剂、分散片、咀嚼片：一次 200~800mg，每 4 小时 1 次，一日 5 次，连用 7~10 日；②缓释片：一次 1600mg，每 8 小时 1 次，连用 10 日 2. 生殖器疱疹： （1）初发：①片剂、分散片、咀嚼片：一次 200mg，每 4 小时 1 次，一日 5 次，连用 10 日；②缓释片、缓释胶囊：一次 400mg，每 8 小时 1 次，连用 10 日 （2）慢性复发：①片剂、分散片、咀嚼片：一次 200~400mg，一日 2 次，持续治疗 4~6 个月或 12 个月，然后进行再评价。根据再评价结果，选择一次 200mg，一日 3 次，或一次 200mg、一日 5 次的治疗方案。在症状初期，可及时给予间歇性治疗：一次 200mg，每 4 小时 1 次，一日 5 次，连用 5 日以上；②缓释片、缓释胶囊：一次 200~400mg，一日 3 次，持续治疗6~12 个月，然后进行再评价。根据再评价结果，选择适宜的治疗方案 3. 水痘：①片剂、分散片、咀嚼片：一次 800mg，一日 4 次，连用 5 日；②缓释片：一次 1600mg，一日 2 次，连用 5 日 静脉滴注：一日最大剂量为 30mg/kg 1. 重症生殖器疱疹初治：一次 5mg/kg，每 8 小时 1 次，共 5 日 2. 免疫缺陷者皮肤黏膜单纯疱疹或严重带状疱疹：一次 5~10mg/kg，每 8 小时 1 次，滴注 1 小时以上，共 7~10 日 3. 单纯疱疹性脑炎：一次 10mg/kg，每 8 小时 1 次，共 10 日 4. 急性视网膜坏死综合征：一次 5~10mg/kg，每 8 小时 1 次，滴注 1 小时以上，连用 7~10 日，然后改为口服给药，一次 800mg，一日 5 次，连续用药 6~14 周
注意事项	1. 对本品不能耐受者，精神异常或对细胞毒性药出现精神反应者（因静脉应用本药易产生精神症状），脱水者慎用 2. 宜缓慢静脉滴注，以避免本品在肾小管内沉淀，导致肾功能损害，并应防止药液漏至血管外，以免引起疼痛及静脉炎
禁忌	对阿昔洛韦过敏者禁用
不良反应	常见注射部位的炎症或静脉炎、皮肤瘙痒或荨麻疹、皮疹、发热、轻度头痛、恶心、呕吐、腹泻、蛋白尿、血液尿素氮和血清肌酐值升高、肝功能异常如 AST（GOT）、ALT（GPT）、碱性磷酸酶、乳酸脱氢酶、总胆红素轻度升高等
特殊人群用药	肝功能、肾功能不全者：慎用 儿童：儿童用药尚未发现特殊不良反应，但仍应慎用 老年人：无充分的研究资料表明对 65 岁以上老人用药和年轻人用药有明显不同，但老年人用药仍应谨慎 妊娠与哺乳期妇女：能透过胎盘，孕妇用药应权衡利弊，妊娠安全性分级为 B 级；哺乳妇女用药应权衡利弊

续 表

药典	USP、Eur. P.、Chin. P.
国家处方集	CNF
其他推荐依据	
■ 药品名称	泛昔洛韦 Famciclovir
适应证	用于治疗带状疱疹和原发性生殖器疱疹
制剂与规格	泛昔洛韦片[保(乙)]：①125mg；②250mg 泛昔洛韦胶囊[保(乙)]：125mg
用法与用量	口服给药：一次 250mg，每 8 小时 1 次。治疗带状疱疹的疗程为 7 日，治疗急性原发性生殖器疱疹的疗程为 5 日
注意事项	乏昔洛韦不能治愈生殖器疱疹，是否能够防止疾病传播尚不清楚
禁忌	对泛昔洛韦及喷昔洛韦过敏者禁用
不良反应	常见头痛、恶心。此外尚可见头晕、失眠、嗜睡、感觉异常、腹泻、腹痛、消化不良、疲劳、发热、寒战、皮疹、皮肤瘙痒等
特殊人群用药	肝功能、肾功能不全患者：肾功能不全者慎用 儿童：不推荐使用 老年人：需注意调整剂量 妊娠与哺乳期妇女：本药的妊娠安全性分级为 B 级；哺乳期妇女用药时应暂停授乳
药典	Chin. P.
国家处方集	CNF
其他推荐依据	
■ 药品名称	喷昔洛韦 Penciclovir
适应证	用于口唇及面部单纯疱疹、生殖器疱疹等
制剂与规格	喷昔洛韦乳膏[保(乙)]：①2g：20mg；②5g：50mg；③10g：100mg 注射用喷昔洛韦：250mg
用法与用量	局部给药：外涂患处，一日 4~5 次，应尽早（有先兆或损害出现时）开始治疗。静脉滴注：一次 5mg/kg，每 12 小时 1 次
注意事项	1. 仅用静脉滴注给药，且应缓慢（1 小时以上），防止局部浓度过高，引起疼痛及炎症 2. 溶液配制后应立即使用，不能冷藏，用剩溶液应废弃，稀释药液时出现白色浑浊或结晶则不能使用 3. 软膏不用于黏膜，因刺激作用，勿用于眼内及眼周
禁忌	对喷昔洛韦及泛昔洛韦过敏者禁用
不良反应	注射后可见头痛、头晕、肌酐清除率少量增加，血压轻度下降等。外用时偶见头痛、用药局部灼热感、疼痛、瘙痒等

续 表

特殊人群用药	儿童：12 岁以下儿童用药的安全性和有效性尚未确立 妊娠与哺乳期妇女：妊娠安全性分级为 B 级
药典	
国家处方集	CNF
其他推荐依据	
■ 药品名称	**更昔洛韦 Ganciclovir**
适应证	1. 主要用于免疫缺陷患者（包括艾滋病患者）并发巨细胞病毒（CMV）视网膜炎的诱导期和维持期治疗 2. 也用于接受器官移植的患者预防 CMV 感染 3. 用于单纯疱疹病毒性角膜炎
制剂与规格	更昔洛韦胶囊[保(乙)]：250mg 更昔洛韦注射液[保(乙)]：①10ml：500mg；②5ml：250mg 注射用更昔洛韦[保(乙)]：①50mg[基]；②150mg[基]；③250mg[基]；④500mg 更昔洛韦滴眼液：8ml：8mg 更昔洛韦眼膏：2g：20mg 更昔洛韦眼用凝胶[保(乙)]：5g：7.5mg
用法与用量	静脉滴注： 1. 治疗 CMV 视网膜炎：①初始剂量：5mg/kg，每 12 小时 1 次，连用 14~21 日；②维持剂量：5mg/kg，一日 1 次，一周 5 日；或 6mg/kg，一日 1 次，一周 5 日 2. 预防器官移植受者的 CMV 感染：①初始剂量：5mg/kg，每 12 小时 1 次，连用 7~14 日；②维持剂量：5mg/kg，一日 1 次，一周 7 日；或 6mg/kg，一日 1 次，一周 5 日 口服给药： 1. CMV 视网膜炎的维持治疗：在诱导治疗后，推荐维持量为一次 1000mg，一日 3 次。也可在非睡眠时一次服 500mg，每 3 小时 1 次，一日 6 次。维持治疗时若 CMV 视网膜炎有发展，则应重新进行诱导治疗 2. 晚期 HIV 感染患者 CMV 感染的预防：预防剂量为一次 1000mg，一日 3 次 3. 器官移植受者 CMV 感染的预防：预防剂量为一次 1000mg，一日 3 次。用药疗程根据免疫抑制的时间和程度确定。经眼给药：一次 1 滴，一日 4 次，疗程 3 周
注意事项	1. 本品可引起中性粒细胞减少、血小板减少，并易引起出血和感染，用药期间应注意口腔卫生 2. 用药期间应每 2 周进行血清肌酐或肌酐清除率的测定
禁忌	对本药或阿昔洛韦过敏者，严重中性粒细胞减少（$<0.5\times10^9$/L）或严重血小板减少（$<25\times10^9$/L）的患者禁用
不良反应	1. 常见的为骨髓抑制 2. 可出现中枢神经系统症状，如精神异常、紧张、震颤等 3. 可出现皮疹、瘙痒、药物热、头痛、头晕、呼吸困难等
特殊人群用药	儿童：由于本药有致癌和影响生殖能力的远期毒性，在儿童中静脉或口服使用本药应充分权衡利弊后再决定是否用药 妊娠与哺乳期妇女：孕妇应充分权衡利弊后再决定是否用药。妊娠安全性分级为 C 级；哺乳妇女在用药期间应停止授乳

续　表

药典	USP、Chin. P.
国家处方集	CNF
其他推荐依据	
■ 药品名称	碘苷　Idoxuridine
适应证	用于治疗带状疱疹病毒感染、单纯疱疹性角膜炎和牛痘病毒性角膜炎
制剂与规格	碘苷滴眼液：①8ml∶8mg；②10ml∶10mg
用法与用量	经眼给药：滴于患侧结膜囊内，一次1~2滴，每1~2小时1次
注意事项	1. 碘苷对单纯疱疹病毒Ⅱ型感染无效 2. 可与睫状肌麻痹药、抗生素及肾上腺皮质激素合用。激素能促使病毒感染扩散，故禁用于浅层角膜炎，但可用于基质性角膜炎、角膜水肿或虹膜炎
禁忌	眼外科手术创伤愈合期，对本药及碘制剂过敏的患者禁用
不良反应	有畏光、局部充血、水肿、痒或疼痛等不良反应；也可发生过敏反应眼睑水肿。长期滴用，可引起接触性皮炎、点状角膜病变、滤泡性结膜炎、泪点闭塞等
特殊人群用药	儿童：儿童用药尚缺乏资料，一般不用于婴幼儿 妊娠与哺乳期妇女：孕妇不宜使用；哺乳期妇女不宜使用
药典	USP、Eur. P.、Chin. P.、Jpn. P.
国家处方集	CNF
其他推荐依据	
■ 药品名称	阿糖腺苷　Vidarabine
适应证	用于治疗疱疹病毒感染所致的口炎、皮疹、脑炎及巨细胞病毒感染
制剂与规格	注射用阿糖腺苷：200mg 注射用单磷酸阿糖腺苷：①100mg；②200mg
用法与用量	肌内注射或缓慢静脉注射：成人，按体重一次5~10mg/kg，一日1次
注意事项	如注射部位疼痛，必要时可加盐酸利多卡因注射液解除疼痛症状
禁忌	妊娠与哺乳期妇女禁用
不良反应	可见注射部位疼痛
特殊人群用药	肝功能、肾功能不全患者：慎用 妊娠与哺乳期妇女：孕妇禁用。妊娠安全性分级为C级；哺乳妇女禁用
药典	USP
国家处方集	CNF
其他推荐依据	

续 表

■ 药品名称	酞丁安 Ftibamzone
适应证	1. 用于各型沙眼 2. 用于单纯疱疹、带状疱疹 3. 用于尖锐湿疣、扁平疣 4. 用于浅部真菌感染，如体癣、股癣、手足癣等
制剂与规格	酞丁安滴眼液：0.1%（8ml：8mg） 酞丁安搽剂：5ml：25mg 酞丁安软膏：①10g：100mg；②10g：300mg
用法与用量	经眼给药：摇匀后滴眼，一次1滴，一日2~4次。局部给药：①单纯疱疹、带状疱疹：涂于患处，一日3次；②尖锐湿疣、扁平疣：涂于患处，一日3次；③浅部真菌感染：涂于患处，早晚各1次，体癣、股癣连用3周，手足癣连用4周
注意事项	1. 软膏剂、搽剂使用时注意勿入口内和眼内 2. 涂布部位有灼烧感、瘙痒、红肿等，应停止用药，洗净
禁忌	对制剂药品中任何成分过敏者禁用
不良反应	少数病例有局部瘙痒刺激反应，如皮肤红斑、丘疹及刺痒感
特殊人群用药	儿童：儿童用药尚缺乏资料，一般不用于婴幼儿 妊娠与哺乳期妇女：哺乳期妇女不宜使用；孕妇禁用，育龄妇女慎用
药典	
国家处方集	CNF
其他推荐依据	
■ 药品名称	膦甲酸钠 Foscarnet Sodium
适应证	1. 主要用于免疫缺陷者（如艾滋病患者）的巨细胞病毒性视网膜炎 2. 免疫功能损害患者耐阿昔洛韦单纯疱疹病毒性皮肤黏膜感染
制剂与规格	膦甲酸钠注射液[保(乙)]：①100ml：2.4g；②250ml：3g；③250m：6g；④500ml：6g 膦甲酸钠氯化钠注射液[保(乙)]：①100ml：2.4g；②250ml：3g 膦甲酸钠乳膏：①5g：150mg；②10g：300mg
用法与用量	静脉滴注： 1. 艾滋病患者巨细胞病毒性视网膜炎：①诱导期，推荐初始剂量60mg/kg，每8小时1次，连用2~3周，视治疗后的效果而定，也可每12小时90mg/kg；②维持期，维持剂量一日90~120mg/kg，滴注时间不得少于2小时。如患者在维持期视网膜炎症状加重时，应仍恢复诱导期剂量 2. 艾滋病患者巨细胞病毒性鼻炎：初始剂量60mg/kg，每8小时1次，滴注时间至少1小时，连用2~3周。根据患者肾功能和耐受程度调整剂量和给药时间。维持量一日90~120mg/kg，滴注2小时 3. 耐阿昔洛韦的皮肤黏膜单纯疱疹病毒感染和带状疱疹病毒感染：推荐剂量一次40mg/kg，每8小时（或12小时）1次，滴注时间不得少于1小时，连用2~3周或直至治愈。外用：耐阿昔洛韦的皮肤黏膜单纯疱疹病毒感染：乳膏，一日3~4次，连用5日为一疗程

续 表

注意事项	1. 用药期间必须密切监测肾功能，根据肾功能情况调整剂量 2. 不能与其他肾毒性药物同时使用，不能与喷他脒联合静脉滴注，以免发生低钙血症 3. 注射剂避免与皮肤、眼接触，若不慎接触，应立即用清水洗净 4. 乳膏剂严格限用于免疫功能损害患者耐阿昔洛韦的单纯疱疹病毒性皮肤、黏膜感染
禁忌	对膦甲酸钠过敏者禁用
不良反应	肾功能损害、电解质紊乱、惊厥、贫血或血红蛋白降低、注射部位静脉炎、生殖泌尿道刺激症状或溃疡等
特殊人群用药	肝功能、肾功能不全患者：肌酐清除率< 0.4ml/min 者（以 kg 计）禁用。肝肾功能不全者慎用 儿童：用药应权衡利弊 老年人：老年患者的肾小球滤过率下降，故用药前及用药期间应检查肾功能 妊娠与哺乳期妇女：妊娠安全性分级为 C 级；哺乳期妇女用药期间应暂停授乳
药典	Eur. P.
国家处方集	CNF
其他推荐依据	

第十七节 抗真菌药

■ 药品名称	两性霉素 B　Amphotericin B
抗菌谱与适应证	1. 用于治疗隐球菌病、北美芽生菌病、播散性念珠菌病、球孢子菌病、组织胞质菌病 2. 用于治疗由毛霉菌、根霉属、犁头霉菌属、内胞霉属和蛙粪霉属等所致的毛霉病 3. 用于治疗由申克孢子丝菌引起的孢子丝菌病 4. 用于治疗由烟曲菌所致的曲菌病 5. 外用制剂适用于着色真菌病、烧伤后皮肤真菌感染、呼吸道念珠菌、曲菌或隐球菌感染、真菌性角膜溃疡
制剂与规格	注射用两性霉素 B[基,保(甲)]：①5mg（5000U）；②25mg（2.5 万 U）；③50mg（5 万 U） 注射用两性霉素 B 脂质体[保(乙)]：①2mg（2000U）；②10mg（1 万 U）；③50mg（5 万 U）；④100mg（10 万 U）
用法与用量	静脉滴注：①起始剂量为 1~5mg 或按体重一次 0.02~0.10mg/kg，以后根据患者耐受情况每日或隔日增加 5mg，当增加至一次 0.6~0.7mg/kg 时即可暂停增加剂量；②最高单次剂量不超过 1mg/kg，每日或隔 1~2 日给药 1 次，总累积量 1.5~3.0g，疗程 1~3 个月，视患者病情也可延长至 6 个月。治疗鼻脑毛霉病时，累积治疗量至少 3~4g，治疗白色念珠菌感染，疗程总量约为 1g；治疗隐球菌脑膜炎，疗程总量约为 3g；③对敏感真菌所致的感染宜采用较小剂量，即一次 20~30mg，疗程也宜较长。鞘内注射对隐球菌脑膜炎，除静脉滴注外尚需鞘内给药。首次剂量为 0.05~0.10mg，以后逐渐增至一次 0.5mg，最大量一次不超过 1mg，每周2~3次，总量 15mg 左右。雾化吸入：5~10mg，一日分 2 次喷雾，疗程 1 个月。两性霉素 B 脂质体：静脉注射，起始剂量一日 0.1mg/kg，如无不良反应，第 2 日开始增加一日 0.25~0.5mg/kg，剂量逐日递增至维持剂量一日 1~3mg/kg。输液速度以不大于 0.15mg/ml 为宜

续 表

注意事项	1. 治疗期间定期严密随访血、尿常规，肝肾功能，血钾，心电图等，如血尿素氮或血肌酐明显升高时，则需减量或暂停治疗，直至肾功能回复 2. 为减少不良反应，给药前可给非类固醇抗炎药和抗组胺药 3. 本品宜缓慢避光滴注，每剂滴注时间至少 6 小时 4. 药液静脉滴注时应避免外漏，因其可致局部刺激
禁忌	对两性霉素 B 过敏及严重肝病患者禁用
不良反应	1. 静脉滴注过程中或静脉滴注后发生寒战、高热、严重头痛、食欲缺乏、恶心、呕吐，有时可出现血压下降、眩晕等 2. 几乎所有患者在疗程中均可出现不同程度的肾功能损害，尿中可出现红细胞、白细胞、蛋白和管型、血尿素氮和肌酐增高，肌酐清除率降低，也可引起肾小管性酸中毒 3. 低钾血症 4. 血液系统毒性反应有正常红细胞性贫血，偶有白细胞或血小板减少
特殊人群用药	肝功能、肾功能不全患者：肝病患者，肾功能损害者慎用。严重肝病患者禁用 老年人：减量慎用 妊娠与哺乳期妇女：妊娠安全性分级为 B 级。哺乳期妇女应避免应用本药或用药时暂停授乳
药典	USP、Eur. P.、Chin. P.、Jpn. P.
国家处方集	CNF
其他推荐依据	
■ 药品名称	氟康唑　Fluconazol
抗菌谱与适应证	1. 念珠菌病：①全身性念珠菌病：如念珠菌败血症、播散性念珠菌病及其他非浅表性念珠菌感染等，包括腹膜、心内膜、肺部、尿路的感染；②黏膜念珠菌病：包括口咽部及食管感染、非侵入性肺及支气管感染、念珠菌尿症等；③阴道念珠菌病 2. 隐球菌病：用于治疗脑膜以外的新型隐球菌病；也用于两性霉素 B 与氟胞嘧啶联用初治后的维持治疗 3. 皮肤真菌病：如体癣、手癣、足癣、头癣、指（趾）甲癣、花斑癣等，还可用于皮肤着色真菌病 4. 用于真菌感染所引起的睑缘炎、结膜炎、角膜炎等 5. 预防真菌感染的发生，常见于恶性肿瘤、免疫抑制、骨髓移植、接受细胞毒类药化疗或放疗等患者 6. 球孢子菌病、芽生菌病、组织胞质菌病等
制剂与规格	氟康唑片[保(甲)]：①50mg[基]；②100mg[基]；③150mg；④200mg 氟康唑胶囊[保(甲)]：①50mg[基]；②100mg[基]；③150mg 氟康唑注射液[保(乙)]：①50ml：100mg；②100ml：200mg[基]
用法与用量	静脉滴注： 1. 念珠菌败血症、播散性念珠菌病及其他非浅表性念珠菌感染：常用剂量为第 1 日 400mg，以后一日 200mg。根据临床症状，可将日剂量增至 400mg 2. 口咽部念珠菌病：常用剂量为一次 50mg，一日 1 次，连用 7~14 日 3. 食管感染、非侵入性肺及支气管感染、念珠菌尿症等：剂量为一次 50mg，一日 1 次，连用 14~30 日。对异常难以治愈的黏膜念珠菌感染，剂量可增至一次 100mg，一日 1 次 4. 阴道念珠菌病：单剂 150mg

续 表

	5. 隐球菌性脑膜炎及其他部位隐球菌感染：常用剂量为第 1 日 400mg，以后一日 200~400mg，疗程根据临床症状而定，但对隐球菌性脑膜炎，疗程至少为 6~8 周。为防止艾滋病患者的隐球菌性脑膜炎的复发，在完成基本疗程治疗后，可继续给予维持量，一日 200mg 6. 预防真菌感染（如恶性肿瘤患者等）：患者在接受化疗或放疗时，一次 50mg，一日 1 次
注意事项	1. 需定期监测肝肾功能，用于肝肾功能减退者需减量应用 2. 在免疫缺陷者中的长期预防用药，已导致念珠菌属等对氟康唑等吡咯类抗真菌药耐药性的增加，应避免无指征预防用药 3. 与肝毒性药物合用、需服用氟康唑 2 周以上或接受多倍于常用剂量的本品时，可使肝毒性的发生率增高，需严密观察
禁忌	对氟康唑或其他吡咯类药物有过敏史者禁用
不良反应	1. 常见恶心、呕吐、腹痛或腹泻等 2. 过敏反应，可表现为皮疹，偶可发生严重的剥脱性皮炎、渗出性多形红斑 3. 肝毒性，治疗过程中可发生轻度一过性 AST（GOT）及 ALT（GPT）升高 4. 可见头晕、头痛
特殊人群用药	肝功能、肾功能不全患者：肝功能、肾功能损害者慎用 儿童：本药对小儿的影响缺乏充足的研究资料，用药需谨慎 妊娠与哺乳期妇女：孕妇用药须权衡利弊。妊娠安全性分级为 C 级；不推荐哺乳期妇女使用
药典	USP、Chin. P.
国家处方集	CNF
其他推荐依据	
■ 药品名称	**伊曲康唑 Itraconazole**
抗菌谱与适应证	1. 注射液：用于全身性真菌感染，如曲霉病、念珠菌病、隐球菌病（包括隐球菌性脑膜炎）、组织胞质菌病、孢子丝菌病、巴西副球孢子菌病、芽生菌病和其他多种少见的全身性或热带真菌病。用于口腔、咽部、食管、阴道念珠菌感染以及真菌性结膜炎、真菌性角膜炎 2. 胶囊剂：适用于治疗肺部及肺外芽生菌病；组织胞质菌病，包括慢性空洞性肺部疾病和非脑膜组织胞质菌病，以及不能耐受两性霉素 B 或两性霉素 B 治疗无效的肺部或肺外曲霉病。浅部真菌感染，如手足癣、体癣、股癣、花斑癣等。口腔、咽部、食管、阴道念珠菌感染，以及真菌性结膜炎、真菌性角膜炎。用于皮肤癣菌和/或酵母菌所致甲真菌病 3. 口服液：适用于粒细胞缺乏患者怀疑真菌感染的经验治疗，口咽部和食管念珠菌病的治疗 4. 静脉注射液：适用于粒细胞缺乏患者怀疑真菌感染的经验治疗，还适用于治疗肺部及肺外芽生菌病；组织胞质菌病，包括慢性空洞性肺部疾病和非脑膜组织胞质菌病；以及不能耐受两性霉素 B 或两性霉素 B 治疗无效的肺部或肺外曲霉病
制剂与规格	伊曲康唑胶囊[基,保(乙)]：100mg 伊曲康唑口服液[基,保(乙)]：150ml：1.5g 伊曲康唑注射液[基,保(乙)]：25ml：250mg

续 表

用法与用量	口服给药： 1. 体癣、股癣：一日 100mg，疗程 15 日；手足癣：一次 200mg，一日 2 次，疗程 7 日，或一日 100mg，疗程 30 日 2. 花斑癣：一次 200mg，一日 1 次，疗程 7 日 3. 甲真菌病：①冲击疗法：一次 200mg，一日 2 次，连服 1 周。指（趾）甲感染分别需要 2 个和 3 个冲击疗程，每个疗程间隔 3 周；②连续治疗：一次 200mg，一日 1 次，连用 3 个月 4. 真菌性角膜炎：一次 200mg，一日 1 次，疗程 21 日 5. 曲霉病：一次 200mg，一日 1 次，疗程 2~5 个月；对侵袭性或播散性感染者，可增加剂量至一次 200mg，一日 2 次 6. 念珠菌病：①常用量一次 100~200mg，一日 1 次，疗程 3 周至 7 个月；②口腔念珠菌病：一次 100mg，一日 1 次，疗程 15 日；③念珠菌性阴道炎：一次 200mg，一日 1 次，疗程 3 日 7. 非隐球菌性脑膜炎：一次 200mg，一日 1 次，疗程 2 个月至 1 年 8. 隐球菌性脑膜炎：一次 200mg，一日 2 次，疗程 2 个月至 1 年。维持量一日 1 次
注意事项	1. 对持续用药超过 1 个月者，及治疗过程中出现畏食、恶心、呕吐、疲劳、腹痛或尿色加深的患者，建议检查肝功能。如出现异常，应停止用药 2. 发生神经系统症状时应终止治疗 3. 对有充血性心力衰竭危险因素的患者，应谨慎用药，并严密监测
禁忌	1. 禁用于已知对伊曲康唑及辅料过敏的患者 2. 注射液禁用于不能注射 0.9%氯化钠注射液的患者 3. 注射液禁用于肾功能损伤患者肌酐清除率< 30ml/min 者 4. 禁止与特非那定、阿司咪唑、咪唑斯汀、西沙比利、多非利特、奎尼丁等合作
不良反应	1. 常见畏食、恶心、腹痛和便秘 2. 已有潜在病理改变并同时接受多种药物治疗的大多数患者，长疗程治疗时可见低钾血症、水肿、肝炎和脱发等症状
特殊人群用药	肝功能、肾功能不全患者：肝功能、肾功能不全者，肝酶升高、活动性肝病或有其他药物所致肝毒性史者不宜使用本药 儿童：用药应权衡利弊 老年人：慎用 妊娠与哺乳期妇女：孕妇用药应权衡利弊。本药的妊娠安全性分级为 C 级；哺乳期妇女用药应权衡利弊
药典	Eur. P.
国家处方集	CNF
其他推荐依据	
■ 药品名称	**伏立康唑　Voriconazole**
抗菌谱与适应证	1. 侵袭性曲霉病 2. 对氟康唑耐药的念珠菌（包括克柔念珠菌）引起的严重侵袭性感染 3. 由足放线病菌属和镰刀菌属引起的严重感染 4. 非中性粒细胞减少患者的念珠菌血症 5. 应主要用于治疗免疫功能减退患者的进展性、可能威胁生命的感染

续　表

制剂与规格	伏立康唑薄膜衣片[保(乙)]：①50mg；②200mg 伏立康唑干混悬剂：40mg/ml 注射用伏立康唑[保(乙)]：200mg
用法与用量	口服给药： 1. 患者体重≥40kg：①用药第1日给予负荷剂量：一次400mg，每12小时1次；②开始用药24小时后给予维持剂量：一次200mg，一日2次 2. 患者体重<40kg：①用药第1日给予负荷剂量：一次200mg，每12小时1次；②开始用药24小时后给予维持剂量：一次100mg，一日2次 静脉给药： 1. 用药第1日给予负荷剂量：一次6mg/kg，每12小时1次 2. 开始用药24小时后给予维持剂量：一次4mg/kg，一日2次 3. 如果患者不能耐受维持剂量，可减为一次3mg/kg，一日2次
注意事项	1. 治疗前或治疗期间应监测血电解质，如有电解质紊乱应及时纠正 2. 连续治疗超过28日者，需监测视觉功能 3. 片剂应在餐后或餐前至少1小时服用，其中含有乳糖成分，先天性的半乳糖不能耐受者、Lapp乳糖酶缺乏或葡萄糖-半乳糖吸收障碍者不宜应用片剂 4. 在治疗中患者出现皮疹需严密观察，如皮损进一步加重则需停药。用药期间应避免强烈的、直接的阳光照射
禁忌	已知对伏立康唑或任何一种赋形剂有过敏史者、孕妇禁用
不良反应	常见视觉障碍、发热、皮疹、恶心、呕吐、腹泻、头痛、败血症、周围性水肿、腹痛及呼吸功能紊乱、肝功能检测值增高
特殊人群用药	肝功能、肾功能不全患者：严重肝功能减退患者慎用 儿童：12岁以下儿童的用药安全性和有效性尚未建立 妊娠与哺乳期妇女：孕妇用药应权衡利弊。妊娠安全性分级为D级。哺乳期妇女用药应权衡利弊
药典	
国家处方集	CNF
其他推荐依据	
■ 药品名称	卡泊芬净　Caspofungin
抗菌谱与适应证	1. 用于对其他药物治疗无效或不能耐受的侵袭性曲霉菌病 2. 用于念珠菌所致的食管炎、菌血症、腹腔内脓肿、腹膜炎及胸膜腔感染 3. 用于考虑系真菌感染引起的发热、中性粒细胞减少患者的经验治疗
制剂与规格	注射用醋酸卡泊芬净[基,保(乙)]：①50mg；②70mg
用法与用量	静脉滴注：首日给予单次70mg的负荷剂量；之后给予一日50mg的维持剂量。对疗效欠佳且对本药耐受较好的患者，可将维持剂量加至一日70mg
注意事项	与环孢素同时使用，需权衡利弊
禁忌	对本品任何成分过敏者、哺乳期及妊娠期妇女禁用

续 表

不良反应	常见发热、头痛、腹痛、疼痛、恶心、腹泻、呕吐、AST（GOT）升高、ALT（GPT）升高、贫血、静脉炎/血栓性静脉炎。静脉输注并发症、皮肤皮疹、瘙痒等
特殊人群用药	肝功能、肾功能不全患者：肝功能不全或肝脏疾病患者，肾功能不全患者慎用 儿童：不推荐18岁以下的患者使用本药 妊娠与哺乳期妇女：除非必要，孕妇不得使用本药。妊娠安全性分级为C级；用药期间不宜授乳
药典	
国家处方集	CNF
其他推荐依据	
■ 药品名称	米卡芬净 Micafungin
抗菌谱与适应证	由曲霉菌和念珠菌引起的下列感染：真菌血症、呼吸道真菌病、胃肠道真菌病
制剂与规格	注射用米卡芬净钠[保(乙)]：50mg
用法与用量	静脉给药：成人一次50~150mg，一日1次，严重或难治性患者，可增加至一日300mg。切勿使用注射用水溶解本品。剂量增加至一日300mg用以治疗严重或难治性感染的安全性尚未完全确立。体重为50kg或以下的患者，一日剂量不应超过6mg/kg
注意事项	1. 可能出现肝功能异常或黄疸，应严密监测患者的肝功能 2. 溶解本品时勿用力摇晃输液袋，因易起泡，且泡沫不易消失 3. 本品在光线下可慢慢分解，给药时应避免阳光直射
禁忌	禁用于对本品任何成分有过敏史的患者
不良反应	1. 血液学异常：中性粒细胞减少症、血小板减少或溶血性贫血 2. 可能发生休克、过敏样反应 3. 可能出现肝功能异常或黄疸 4. 可能发生严重的肾功能不全如急性肾衰竭
特殊人群用药	儿童：儿童静脉使用本药的安全性和有效性尚未建立 妊娠与哺乳期妇女：妊娠安全性分级为C级；哺乳妇女用药需权衡利弊
药典	
国家处方集	CNF
其他推荐依据	
■ 药品名称	特比萘芬 Terbinafine
抗菌谱与适应证	1. 口服给药：①由毛癣菌、小孢子菌和絮状表皮癣菌等所致皮肤、头发和指（趾）甲的感染；由念珠菌所致皮肤酵母菌感染；②多种癣病，如体癣、股癣、手癣、足癣和头癣等；③由丝状真菌引起的甲癣 2. 局部给药：由皮肤真菌、酵母菌及其他真菌所致体癣、股癣、手癣、足癣、头癣、花斑癣

续 表

制剂与规格	盐酸特比萘芬片[保(乙)]：①125mg；②250mg 特比萘芬乳膏：①1g：10mg（1%）；②10g：100mg（1%） 盐酸特比萘芬软膏[保(乙)]：①10g：100mg；②15g：150mg 特比萘芬溶液剂：30ml：300mg（1%） 盐酸特比萘芬搽剂：15ml：150mg 盐酸特比萘芬喷雾剂：15ml：150mg 盐酸特比萘芬散：10g：100mg
用法与用量	口服给药：一次125mg～250mg，一日1次。疗程视感染程度及不同的临床应用而定：体、股癣2～4周；手、足癣2～6周；皮肤念珠菌病2～4周；头癣4周；甲癣6～12周。局部给药：涂（或喷）于患处及其周围。①乳膏、搽剂、散剂：一日1～2次。一般疗程：体癣、股癣1～2周；花斑癣2周；足癣2～4周；②溶液剂：用于体癣、股癣，一日2次，连用1～2周；用于手癣、足癣、花斑癣，一日2次，连用2～4周；③喷雾剂：一日2～3次，1～2周为一疗程，喷于患处
注意事项	1. 口服对花斑癣无效 2. 使用过程中如出现不良反应症状，应停止用药 3. 软膏、凝胶及擦剂仅供局部皮肤使用皮肤涂敷后，可不必包扎。不宜用于开放性伤口，不能用于眼内，避免接触鼻、口腔及其他黏膜
禁忌	对特比萘芬或萘替芬及本药制剂中其他成分过敏者禁用
不良反应	1. 最常见胃肠道症状（腹满感、食欲减退、恶心、轻度腹痛及腹泻）或轻型的皮肤反应（皮疹、荨麻疹等） 2. 个别严重的有皮肤反应病例，如Stevens-Johnson综合征、中毒性表皮坏死松解症
特殊人群用药	肝功能、肾功能不全患者：肝功能、肾功能不全者慎用；严重肝功能、肾功能不全者禁用 儿童：不推荐用于2岁以下的儿童 老年人：适当调整给药剂量 妊娠与哺乳期妇女：孕妇用药应权衡利弊。本药的妊娠安全性分级为B级；哺乳期妇女用药期间应暂停哺乳
药典	Eur. P.
国家处方集	CNF
其他推荐依据	
■ 药品名称	氟胞嘧啶 Flucytosine
抗菌谱与适应证	用于治疗念珠菌属心内膜炎、隐球菌属脑膜炎、念珠菌属或隐球菌属真菌败血症、肺部感染和尿路感染
制剂与规格	氟胞嘧啶片[保(乙)]：①250mg；②500mg 氟胞嘧啶注射液[保(乙)]：250ml：2.5g
用法与用量	口服给药：一次1000～1500mg，一日4次，用药疗程为数周至数月。为避免或减少恶心、呕吐，一次服药时间持续15分钟 静脉注射：一日50～150mg/kg，分2～3次给药 静脉滴注：一日100～150mg/kg，分2～3次给药，静脉滴注速度为4～10ml/min

续 表

注意事项	1. 单用氟胞嘧啶在短期内可产生真菌对本品的耐药菌株。治疗播散性真菌病时通常与两性霉素 B 联合应用 2. 骨髓抑制、血液系统疾病或同时接受骨髓移植药物者慎用 3. 用药期间应检查周围血象、肝肾功能，肾功能减退者需监测血药浓度
禁忌	对本品过敏者禁用
不良反应	1. 可致恶心、呕吐、畏食、腹痛、腹泻等胃肠道反应 2. 皮疹、嗜酸性粒细胞增多等变态反应 3. 可发生肝毒性反应，一般表现为 ALT（GPT）及 AST（GOT）一过性升高，偶见血清胆红素升高 4. 可致白细胞或血小板减少，偶可发生全血细胞减少，骨髓抑制和再生障碍性贫血
特殊人群用药	肝功能、肾功能不全患者：肝功能、肾功能损害者，尤其是同时应用两性霉素 B 或其他肾毒性药物时慎用；严重肝功能、肾功能不全者禁用 儿童：不宜使用 老年人：需减量 妊娠与哺乳期妇女：孕妇用药应权衡利弊。妊娠安全性分级为 C 级；哺乳期妇女用药应暂停授乳
药典	USP、Eur. P.、Chin. P.、Jpn. P.
国家处方集	CNF
其他推荐依据	
■ 药品名称	制霉菌素 Nystatin
抗菌谱与适应证	用于念珠菌属引起的消化道、口腔、阴道、皮肤等念珠菌感染
制剂与规格	制霉菌素片：①10 万 U；②25 万 U；③50 万 U 制霉菌素阴道片：10 万 U 制霉菌素阴道泡腾片：10 万 U 制霉菌素阴道栓：10 万 U 制霉菌素口含片：10 万 U 制霉菌素软膏：①1g：10 万 U；②1g：20 万 U
用法与用量	口服给药：①消化道念珠菌病：一次（50~100）万 U，一日 3 次，连用 7~10 日。小儿按体重一日（5~10）万 U/kg；②口腔念珠菌病：取适量糊剂涂抹，2~3 小时 1 次；口含片一次 1~2 片，一日 3 次。 外用：皮肤念珠菌病，应用软膏，一日1~2 次，一次 1~2g 或适量涂抹于患处 阴道给药：①阴道片或栓剂：阴道念珠菌病，一次 10 万 U，一日 1~2 次；②阴道泡腾片：一次 10 万 U，一日 1~2 次，置于阴道深处，疗程 2 周或更久
注意事项	1. 本品对全身真菌感染无治疗作用 2. 本品混悬剂在室温中不稳定，临用前宜新鲜配制并于短期用完
禁忌	对本品过敏者禁用
不良反应	只服较大剂量时可发生腹泻、恶心、呕吐和上腹疼痛等消化道反应，减量或停药后迅速消失。局部应用可引起过敏性接触性皮炎

续　表

特殊人群用药	儿童：5 岁以下儿童慎用 妊娠与哺乳期妇女：妊娠安全性分级为 C 级。孕妇慎用；哺乳期妇女慎用
药典	USP、Eur. P.、Jpn. P.
国家处方集	CNF
其他推荐依据	

药品名称索引（汉英对照）

C

D

E

F

G

H

J

K

L

M

N

P

Q

R

S

T

W

X

Y

Z

中/长链脂肪乳注射液（$C_{6\sim24}$）（$C_{8\sim24}$） Mediumand Long Chain Fat Emulsion Injection（$C_{6\sim24}$）（$C_{8\sim24}$） 418

名词缩略语

1，25-$(OH)_2$-D_3	1，25-二羟维生素 D_3
17-OHCS	尿 17-羟类固醇
25-（OH）-D_3	末梢血血清 25-羟维生素 D_3
ACEI	血管紧张素转换酶抑制剂
ACTH	促肾上腺皮质激素
ADE	药品不良事件
ADH	抗利尿激素
ADR	药品不良反应
AITD	自身免疫性甲状腺病
ALT	丙氨酸转氨酶
APA	醛固酮分泌瘤
ARB	血管紧张素受体阻滞剂
ARDS	急性呼吸窘迫综合征
ARR	血浆醛固酮/肾素活性比值
AST	天冬氨酸转氨酶
AUC	药-时曲线下面积
AVP	抗利尿激素
BNF	英国国家处方集
BNFC	英国国家儿童处方集
BP	英国药典（未特殊标明系指 2010 版）
BSA	体表面积
CA	儿茶酚胺
CCB	钙离子拮抗剂
CCU	重症加强护理病房
Chin. P.	中国药典（2005 版）
CNF	中国国家处方集（2010 版）
CNFC	中国国家处方集（儿童版）2013 年版
CRH	促肾上腺皮质激素释放激素
CRP	C 反应蛋白
CT	电子计算机 X 射线断层扫描技术
D2	多巴胺受体 2
DCCT	糖尿病控制和并发症试验
DDAVP	1-脱氨-8-右旋精氨酸血管加压素
DNA	脱氧核糖核酸
DPP-4 抑制剂	二肽基肽酶抑制剂
E	肾上腺素
EM	快代谢型
ENA	抗可溶性抗原
Eur. P.	欧洲药典（2008 版及补充本 6.1~6.8）
FHI	原发性醛固酮增多症
FPG	空腹血糖
Fr. P.	法国药典（1982 版及 2003 现版）
FT3	血清游离三碘甲腺原氨酸
FT4	血清游离甲状腺素
GADA	胰岛自身抗体阳性
GD	格雷夫斯病
Ger. P.	德国药典（2007 版）
GRA	中性粒细胞
GSH	谷胱甘肽
GSH	醛固酮增多症
HbA1c	糖化血红蛋白
HPA	人血小板抗原
IAA	胰岛素自身抗体
ICA	胰岛细胞抗体
ICD	国际代码标识符
IGF-1	胰岛素样生长因子 1
Int. P.	国际药典（第 4 版及 2008 补充本 1）
It. P.	意大利药典（2002 版）
Jpn. P.	日本药典（2006 版及补充本 1）
LADA	成人迟发性自身免疫性糖尿病
MDI	多次皮下胰岛素注射
MEN	多发内分泌腺瘤
MIBG	间碘苄胍
MMI	甲巯咪唑
MN	甲氧基肾上腺素
NAPA	N-乙酰卡尼

NE	去甲肾上腺素
NMN	甲氧基去甲肾上腺素
OB	成骨细胞
OGTT	口服葡萄糖耐量试验
PA	原发性醛固酮增多症
PET	正电子发射计算机断层显像
PHPT	原发性甲状旁腺功能亢进症
PM	慢代谢型
Pol. P.	波兰药典（2002 版及补充本 2005）
PPI	质子泵抑制药
PRL	催乳素
PTH	甲状旁腺激素
PTU	丙硫氧嘧啶
RF	类风湿因子
Ru486	米非司酮
SERM	选择性雌激素受体调节剂
Span. P.	西班牙药典（2002 版及补充本 2. 1）
sTSH	血清超敏促甲状腺素
Swiss. P.	瑞士药典（2006 版）
T1DM	1 型糖尿病
T3	三碘甲状腺原氨酸
T4	四碘甲状腺原氨酸
TBG	甲状腺素结合球蛋白
TBII	TSH 结合抑制免疫球蛋白
TgAb	甲状腺球蛋白抗体
TPOAb	甲状腺过氧化物酶抗体
TS-Ab	血清促甲状腺素受体抗体
TSBAb	甲状腺刺激阻断抗体
TSH	促甲状腺激素
TT3	总三碘甲状腺原氨酸
TT4	总甲状腺素
TZD	噻唑烷二酮类
UFC	尿游离皮质醇
USNF	美国国家处方集（2010 及补充本 1）
USP	美国药典（2006 版及补充本 1）
Viet. P.	越南药典（2002 版）
VMA	香草扁桃酸

参考文献

[1] American Diabetes Association. Standards of medical care in diabetes-2012 [J] . Diabetes Care, 2012, 35 Suppl 1: S11-S63.

[2] Baris D, Gridley G, Ron E, et al. Acromegaly and cancer risk: a cohort study in Sweden and Denmark [J] . Cancer Causes Control, 2002, 13 (5): 395-400.

[3] Bilezikian JP, Brandi ML, Eastell R, et al. Guidelines for the management of asymptomatic primary hyperparathyroidism: summary statement from the Fourth International Workshop [J] . J Clin Endocrinol Metab, 2014, 99 (10): 3561-3569.

[4] Cryer PE, Axelrod L, Grossman AB, et al. Evaluation and management of adult hypoglycemic disorders: an Endocrine Society Clinical Practice Guideline [J] . J Clin Endocrinol Metab, 2009, 94 (3): 709-728.

[5] Duan L, Huang M, Yan H, et al. Cost-effectiveness analysis of two therapeutic schemes in the treatment of acromegaly: a retrospective study of 168 cases [J] . J Endocrinol Invest, 2015, 38 (7): 717-723.

[6] Duan L, Zhu H, Xing B, et al. Prolonged preoperative treatment of acromegaly with Somatostatin analogs may improve surgical outcome in patients with invasive pituitary macroadenoma (Knosp grades 1-3): a retrospective cohort study conducted at a single center [J] . BMC Endocr Disord, 2017, 17 (1): 55.

[7] Garby L, Caron P, Claustrat F, et al. Clinical characteristics and outcome of acromegaly induced by ectopic secretion of growth hormone-releasing hormone (GHRH): a French nationwide series of 21 cases [J] . J Clin Endocrinol Metab, 2012, 97: 2093.

[8] Kandaswamy L, Raghavan R, Pappachan JM. Spontaneous hypoglycemia: diagnostic evaluation and management [J] . Endocrine, 2016, 53 (1): 47-57.

[9] Katznelson L, Laws ER Jr, Melmed S, et al. Acromegaly: an endocrine society clinical practice guideline [J] . J Clin Endocrinol Metab, 2014, 99 (11): 3933-3951.

[10] Kauppinen-Mäkelin R, Sane T, Välimäki MJ, et al. Increased cancer incidence in acromegaly--a nationwide survey [J] . Clin Endocrinol (Oxf), 2010, 72 (2): 278-279.

[11] Melmed S. Medical progress: Acromegaly [J] . N Engl J Med, 2006, 355: 2558.

[12] Melmed S, Polonsky KS, Larsen PR, et al. Williams Textbook of Endocrinology [M] 12th ed. Philadelphia, PA: Saunders, 2011: 159.

[13] Pivonello R, Auriemma RS, Grasso LF, et al. Complications of acromegaly: cardiovascular, respiratory and metabolic comorbidities [J] . Pituitary, 2017, 20 (1): 46-62.

[14] Ribeiro-Oliveira A Jr, Barkan A. The changing face of acromegaly--advances in diagnosis and treatment [J] . Nat Rev Endocrinol, 2012, 8: 605.

[15] Shlomo Melmed, Kenneth S. Polonsky, P. Reed Larsen, et al. Williams Textbook of Endocrinology [M] . 13th Edition. Amsterdam: Elsevier, 2016.

[16] Shlomo Melmed, Kenneth S. Polonsky, P. Reed Larsen, et al. Williams Textbook of Endocrinology [M] . 12th Edition. Saunders: Elsevier, 2011.

[17] van der Lely AJ, Biller BM, Brue T, et al. Long-term safety of pegvisomant in patients with acromegaly: comprehensive review of 1288 subjects in ACROSTUDY. J Clin Endocrinol Metab, 2012, 97: 1589.
[18] Wilson JD. Williams Textbook of Endocrinology [M]. 9th Edition. Edinburgh: Harcourt Publishers Limited, 1998.
[19] World Health Organization. Definition, diagnosis and classifications of diabetes mellitus and its complications. Report of a WHO consultation, Part 1: Diagnosis and classification of diabetes mellitus [S]. Geneva: WHO, 1999.
[20] 陈家伦. 临床内分泌学 [M]. 上海：上海科学技术出版社，2011：176.
[21] 成人甲状腺功能减退症诊治指南 [J]. 中华内分泌代谢杂志，2017，33 (2)：167-180.
[22] 方朝晖，吴以岭，赵进东. 糖尿病周围神经病变中医临床诊疗指南（2016年版）[J]. 中医杂志，2017，58 (7)：625-630.
[23] 葛均波，徐永健. 内科学 [M]. 8版. 北京：人民卫生出版社，2013.
[24] 国际糖尿病足工作组. 糖尿病足国际临床指南 [M]. 北京：人民军医出版社，2011.
[25] 国际糖尿病足工作组. 糖尿病足国际临床指南 [M]. 北京：人民军医出版社，2004.
[26] 廖二元，曹旭. 湘雅代谢性骨病学 [M]. 北京：科学出版社，2013.
[27] 廖二元，莫朝晖. 内分泌学. 北京：人民卫生出版社，2010.
[28] 毛家玺，程铭，汤晓静. 金水宝治疗糖尿病肾病的系统评价 [J]. 中国中西医结合肾病杂志，2012，13 (6)：526-530.
[29] 美国感染疾病协会. 糖尿病足感染诊断和治疗的临床实用指南 [S]. 2012.
[30] 美国甲状腺协会，美国内分泌医师协会. 甲亢及其他病因引起的甲状腺毒症诊治指南 [S]. THYROID，2011，21 (6)：1-54.
[31] 宁光. 内分泌学高级教程 [M]. 北京：人民军医出版社，2011.
[32] 沈为林，曹龙，王梦迪. 川芎嗪联合脑苷肌肽治疗糖尿病周围神经病的疗效 [J]. 实用医学杂志，2007，23 (17)：2745-2747.
[33] 史轶蘩. 协和内分泌代谢学 [M]. 北京：科学出版社，1999.
[34] 糖皮质激素类药物临床应用指导原则 [S]. 卫生部办公厅：卫办医政发 [2011] 23号，2011.
[35] 王辰，王建安. 内科学 [M]. 3版. 北京：人民卫生出版社，2016.
[36] 吴欣莉，李靖，刘美奇，等. 黄葵胶囊治疗糖尿病肾病疗效和安全性的系统评价 [J]. 中国中西医结合肾病杂志，2014 (12)：1081-1084.
[37] 徐苓. 骨质疏松症新进展 [M]. 上海：上海科学技术出版社，2008.
[38] 杨宝峰. 药理学 [M]. 8版. 北京：人民卫生出版社，2013.
[39] 中国超重/肥胖医学营养治疗专家共识编写委员会. 中国超重/肥胖医学营养治疗专家共识 [J]. 中华糖尿病杂志，2016，8 (9)：525.
[40] 中国成人血脂异常防治指南修订联合委员会. 中国成人血脂异常防治指南（2016年修订版）[J]. 中国循环杂志，2016，31 (10)：937-953.
[41] 中国垂体腺瘤协作组. 中国垂体催乳素腺瘤诊治共识（2014版）[J]. 中华医学杂志，2014，94 (31)：2406-2411.
[42] 中国甲状腺疾病诊治指南·甲状腺功能亢进症 [J]. 中华内科杂志，2007，46：876-882.
[43] 中国微循环学会，糖尿病与微循环专业委员会. 糖尿病微循环障碍临床用药专家共识 [J/CD]. 中国医学前沿杂志（电子版），2017，9 (2)：34-41.
[44] 中国心脏联盟，中国康复医学会心脏预防与康复专业委员会，脂必泰胶囊临床应用中国专家共识组. 脂必泰胶囊临床应用中国专家共识 [J]. 中华内科杂志，2017，56 (8)：628-632.

[45] 中国医师协会内分泌代谢科医师分会 . 2 型糖尿病早期大血管病变无创性检查的专家共识 [J] . 中国循环杂志，2014，29（3）：167-171.
[46] 中国医师协会外科医师分会肥胖和糖尿病外科医师委员会 . 中国肥胖和 2 型糖尿病外科治疗指南（2014）[J] . 中华实用外科杂志，2014，34（11）：1005.
[47] 中华人民共和国卫生部疾病控制司 . 中国成人超重和肥胖症预防控制指南（试用）[M] . 北京：人民卫生出版社，2003.
[48] 中华人民共和国卫生行业标准（WS 397—2012）. 糖尿病筛查和诊断 [S/OL] . http：//www. moh. gov. cn/zwgkzt/s9492/201209/55981. shtml.
[49] 中华医学会骨质疏松和骨矿盐疾病分会，内分泌分会代谢性骨病组 . 原发性甲状旁腺功能亢进症诊疗指南 [S] . 2014.
[50] 中华医学会骨质疏松和骨矿盐疾病分会 . 原发性骨质疏松症诊治指南 [S] . 2011.
[51] 中华医学会骨质疏松和骨矿盐疾病分会 . 原发性骨质疏松症诊治指南（2011 年）[J] . 中华骨质疏松和骨矿盐疾病杂志，2011，4：2-17.
[52] 中华医学会核医学分会 . ^{131}I 治疗格雷夫斯甲亢指南 [J] . 中华核医学与分子影像杂志，2013，33：83-94.
[53] 中华医学会 · 临床诊疗指南 · 内分泌及代谢性疾病分册 [M] . 北京：人民卫生出版社，2009.
[54] 中华医学会内分泌学分会 . 成人甲状腺功能减退症诊治指南 [J] . 中华内分泌代谢杂志，2017，33（2）：167-180.
[55] 中华医学会内分泌学分会肥胖学组 . 中国成人肥胖症防治专家共识 [J] . 中华内分泌代谢杂志，2011，27（9）：711.
[56] 中华医学会内分泌学分会肾上腺学组 . 嗜铬细胞瘤和副神经节瘤诊断治疗的专家共识 [J] . 中华内分泌代谢杂志，2016，32（3）：181-187.
[57] 中华医学会内分泌学分会肾上腺学组 . 原发性醛固酮增多症诊断治疗的专家共识 [J] . 中华内分泌代谢杂志，2016，（32）：188-195.
[58] 中华医学会内分泌学分会，中华医学会神经外科学分会，中国垂体腺瘤协作组 . 中国肢端肥大症诊治指南（2013 版）[J] . 中华医学杂志，2013，93（27）：2106-2111.
[59] 中华医学会神经病学分会肌电图与临床神经电生理学组，中华医学会神经病学分会神经肌肉病学组 . 糖尿病周围神经病诊断和治疗共识 [J] . 中华神经科杂志，2013，46（11）：787-789.
[60] 中华医学会糖尿病学分会微血管并发症学组 . 糖尿病肾病防治专家共识（2014 版）[J] . 中华糖尿病杂志，2014，6（11）：792-801.
[61] 中华医学会糖尿病学分会 . 中国 2 型糖尿病防治指南（2013 年版）[J] . 中华内分泌代谢杂志，2014，30（10）：893-942.
[62] 中华医学会糖尿病学分会 . 中国 2 型糖尿病防治指南（2013 年版）[J] . 中华糖尿病杂志，2014，6（7）：447-498.
[63] 中华医学会糖尿病学分会 . 中国 1 型糖尿病诊治指南 [S] . 2012.
[64] 中华医学会眼科学会眼底病学组 . 我国糖尿病视网膜病变临床诊疗指南（2014 年）[J] . 中华眼科杂志，2014，50（11）：851-865.
[65] 钟历勇 . 糖尿病周围神经病变的药物治疗现况 [J] . 临床药物治疗杂志，2009，7（1）：1-6.
[66] 贡联兵，赵志刚，赵秀丽，等 . 北京市基本医疗保险和工伤保险用药信息参考 [M] . 北京：中国医药科技出版社，2006.
[67] 国家药典委员会 . 中国药典 [M] . 北京：中国医药科技出版社，2010.
[68] 美国药典委员会 . 美国药典 [M] . 37 版 . 罗克维尔：美国药典委员会，2013.
[69] 欧洲药典委员会 . 欧洲药典 [M] . 8 版 . 斯特拉斯堡：欧洲药品质量管理局，2010.

[70] 日本抗生物质学术协议会，日本抗生物质医药品基准（日抗基）. 药业时报社，1998.
[71] 日本药局方编辑委员会. 日本药典 [M]. 16版. 东京：日本厚生省，2011.
[72] 世界卫生组织专家委员会. 国际药典. 日内瓦世界卫生组织，2011.
[73] 希恩. C. 斯威曼（Sean C. Sweetman）编. 李大魁，金有豫，汤光，等译. 马丁代尔大药典 [M]. 北京：化学工业出版社，2008.
[74] 中国国家处方集编委会. 中国国家处方集（儿童版） [M]. 北京：人民军医出版社，2012.
[75] 中国国家处方集编委会. 中国国家处方集（化学药品与生物制品卷）[M]. 北京：人民军医出版社，2010.

致读者

本系列图书中介绍的药物剂量和用法是编委专家根据当前医疗观点和临床经验并参考本书附录中的相关文献资料慎重制订的，并与通用标准保持一致，编校人员也尽了最大努力来保证书中所推荐药物剂量的准确性。必须强调的是，临床医师开出的每一个医嘱都必须以自己的理论知识、临床实践为基础，以高度的责任心对患者负责。本书列举的药物用法和用量主要供临床医师参考，并且主要针对疾病诊断明确、临床表现典型的患者。读者在选用药物时，还应该认真研读药品说明书中所列出的适应证、禁忌证、用法、用量、不良反应等，并参考《中华人民共和国药典》《中国国家处方集》等权威著作为据。此书仅为参考，我社不对使用此书所造成的医疗后果负责。

中国协和医科大学出版社

《临床路径治疗药物释义》专家组